EUROPA FACHBUCHREIHE
für Berufe im Gesundheitswesen

Martin Trebsdorf

Funktionelle Anatomie des Bewegungssystems

Lehrbuch und Atlas

2. Auflage

VERLAG EUROPA-LEHRMITTEL • Nourney, Vollmer GmbH & Co. KG
Düsselberger Straße 23 • 42781 Haan-Gruiten

Europa-Nr.: 68484

Autor:
Dr. paed. Martin Trebsdorf

Anatomische Zeichnungen:
Steffen Faust, Berlin

2. Auflage 2022
Druck 5 4 3 2 1

Alle Drucke derselben Auflage sind parallel einsetzbar, sie bis auf die Korrektur von Druckfehlern identisch sind.

ISBN 978-3-8085-6487-5

Umschlag: tiff.any GmbH, 10999 Berlin
Umschlagfoto: adimas – Fotolia.com

Illustrationen, Layout und Satz: Gerhard Schäfer, Kassel
Druck: Plump Druck & Medien, 53619 Rheinbreitbach

Vorwort

Voraussetzung für das Verstehen von Erkrankungen bzw. Verletzungen des Bewegungsapparates sind gründliche Kenntnisse seiner normalen Funktion.
Deshalb ist die Betrachtung des Bewegungsapparates, insbesondere das Zusammenwirken von Gelenken, Muskeln, Muskelgruppen und Bändern, unter funktionellen Gesichtspunkten für therapeutische Berufe besonders wichtig.
Das vorliegende Buch konzentriert sich auf diese Funktionszusammenhänge. In Wort und Bild werden die funktionellen Aspekte des Bewegungsapparates in den Mittelpunkt gestellt.
Es ist vorgesehen für die Ausbildung von:

- Physiotherapeuten,
- Masseuren/medizinischen Bademeistern,
- Sporttherapeuten,
- Ergotherapeuten,
- Motopäden,
- medizinisch-technischen Assistenten.

Inhaltliche Schwerpunkte

- Kurzer Abriss der allgemeinen Knochen- und Gelenklehre,
- Skelettmuskulatur einschließlich Hilfseinrichtungen der Muskeln und Sehnen,
- Muskelmechanik,
- spezielle funktionelle Anatomie der oberen und unteren Extremität sowie des Rumpfes (einschließlich wichtiger Bewegungsmöglichkeiten der Gelenke, funktioneller Besonderheiten und Lageverhältnisse einzelner Muskeln bzw. Muskelgruppen),
- kurzer Abriss: versorgende Blut- und Lymphgefäße, wichtige Lymphknotengruppen, Hauptnerven der Extremitäten.

Didaktisches Konzept

Im vorliegenden Buch wird die funktionelle Anatomie mithilfe eines umfangreichen Bildmaterials klar und treffend dargestellt. Durchgängig ist deshalb das Prinzip „lesen" und „sehen" berücksichtigt.
Die zahlreichen Bilder sind übersichtlich beschriftetet und immer in unmittelbarer Nähe des dazugehörigen Textes zu finden.
Zum besseren Verständnis erfolgt die Darstellung der Muskeln in 2 Formen:

- als Schema mit farblicher Darstellung von Ursprung und Ansatz,
- realistische Darstellung.

In allen Kapiteln sind in der Regel die deutschen und Fachbezeichnungen sowie gebräuchliche eingedeutschte Schreibweisen aufgeführt.
Merksätze fassen das Wichtigste kurz und prägnant zusammen und stellen gemeinsam mit den Bildern eine verständliche Kurzversion dar.
Eine klare und verständliche Sprache sowie präzise Aufgabenstellungen zur Wiederholung schärfen den Blick auf das Wesentliche und helfen, das Erlernte aus anderem Blickwinkel zu vertiefen.

Vorwort

Dem *schnelleren Zugriff* auf bestimmte Inhalte dienen:
- eine übersichtliche Gliederung der Kapitel,
- eine Auflistung der wichtigsten Fachbegriffe sowie Lage- und Richtungsbezeichnungen am Anfang des Lehrbuches, die das zeitaufwendige Nachschlagen in Wörterbüchern ersetzt,
- ein umfangreiches Stichwortverzeichnis am Ende des Buches,
- Angaben der Bewegungsumfänge in der Schreibweise der Neutral-Null-Methode,
- die Schemazeichnungen mit den Muskelursprüngen (grün) und -ansätzen (blau) sowie Muskelverläufe.

Für die wissenschaftliche Durchsicht danke ich meinem Sohn Dr. med. Frank Trebsdorf, Facharzt für Orthopädie, sowie Frau Mandy Gerin, Diplommedizinpädagogin und Physiotherapeutin.
Besonderen Dank schulde ich Herrn Gerhard Schäfer, der durch seine Kreativität entscheidenden Anteil an der Buchgestaltung hatte, und Herrn Steffen Faust für die Herstellung der Abbildungen.
Meiner Lektorin Frau Dr. Ute Bandelin bin ich für die altbewährte Zusammenarbeit erneut zu Dank verpflichtet.
Zum Schluss möchte ich nicht versäumen, dem Verlag Europa-Lehrmittel, insbesondere Frau Julia Wagner, für die verständnisvolle Zusammenarbeit und Unterstützung herzlich zu danken.

Frühjahr 2017 Autor und Verlag

Vorwort 2. Auflage: Funktionelle Anatomie des Bewegungsapparates

In der vorliegenden 2. Auflage wurden alle Kapitel gründlich durchgesehen und gefundene Fehler und andere Unstimmigkeiten beseitigt. In die Kapitel Binde- und Stützgewebe, allgemeine Knochenlehre und allgemeine Gelenklehre wurden neue Erkenntnisse eingebracht sowie viele Details neu strukturiert.
Sämtliche Muskeltabellen wurden überarbeitet und zum besseren Verständnis überschaubarer gestaltet.
Weitere Veränderungen dieser neuen Auflage sind:
- einige Neuzeichnungen sowie
- Umzeichnungen und Verbesserungen vorhandener Abbildungen.

Herbst 2022 Autor und Verlag

Inhaltsverzeichnis

Abkürzungen wichtiger Fachbegriffe

***Einzahl** (Singular)*	***Abk.***	***Mehrzahl** (Plural)*	***Abk.***	***Bedeutung***
Arteria	A.	Arteriae	Aa.	Arterie: Blutgefäß, welches das Blut vom Herzen wegführt (Ausnahme: Herzkranzarterien)
Articulatio	Art.	Articulationes	Artt.	Gelenk, Knochenverbindung
Glandula	Gl.	Glandulae	Gll.	Drüse
Ligamentum	Lig.	Ligamenta	Ligg.	Band
Musculus	M.	Musculi	Mm.	Muskel
Nervus	N.	Nervi	Nn.	Nerv
Processus	Proc.	Processus	Procc.	Fortsatz
Ramus	R.	Rami	Rr.	Ast
Vena	V.	Venae	Vv.	Vene: Blutgefäß, welches das Blut zum Herzen hinführt (Ausnahme: Lungenvenen)
	VNS			Vegetatives Nervensystem
	ZNS			Zentrales Nervensystem

Wichtige Fachbegriffe

Angulus	Anguli	Winkel
Anulus	Anuli	Ring
Arcus	Arcus	Bogen
Bursa	Bursae	Schleimbeutel
Caput		Kopf
Canalis	Canales	Kanal
Cavitas		Höhle, Hohlraum
Chiasma	Chiasmata	Kreuzung
Collum		Hals
C(K)ondylus	Condylae	Gelenkknorren, Gelenkfortsatz eines Knochens
Cornu	Cornua	Horn
Corpus	Corpora	Körper
Costa	Costae	Rippe
Crista	Cristae	Kamm, Leiste
Dens	Dentes	Zahn
Discus	Disci	Scheibe
Ductus	Ductus	Gang, Verbindungsgang
Eminentia	Eminentiae	Erhebung
Facies	Facies	Fläche, Außenfläche, Gesicht
Fascia	Fasciae	Faszie, Muskelhülle aus Bindegewebe
Foramen	Foramina	Loch, Öffnung
Fossa	Fossae	längliche Grube, Vertiefung
Funiculus	Funiculi	Strang, Nervenstrang
Hiatus		Spalt, Durchtrittsstelle
Incisura	Incisurae	Einschnitt
Labium	Labia	Lippe
Lamina	Laminae	Schicht, dünne Platte
Linea	Lineae	Linie
Margo	Marginae	Rand
Membrana	Membranae	Membran, Häutchen, Grenzfläche
Nodus	Nodi	Knoten
Nucleus	Nuclei	Kern
Os	Ossa	Knochen
Pars	Partes	Teil
Pes	Pedes	Fuß
Phalanx	Phalangae	Finger-, Zehenglied
Plexus		Geflecht
Plica	Plicae	Falte
Radix	Radices	Wurzel
Recessus	Recessus	Ausbuchtung
Rete	Retia	Netz
Retinaculum	Retinacula	Halteband
Septum	Septi	Scheidewand
Spatium		Raum, Zwischenraum
Spina	Spinae	Stachel
Sulcus	Sulci	Rinne, Furche
Tendo	Tendinae	Sehne
Tractus		Strang, Bahn
Trigonum		Dreieck
Truncus	Trunci	Stamm
Tuber		Höcker
Tuberculum	Tubercula	kleiner Höcker
Tuberositas	Tuberositates	Rauigkeit, Knochenvorsprung mit rauer Oberfläche
Vas	Vasa	Gefäß
Venter	Ventres	Bauch

Richtungs- und Lagebezeichnungen

Richtungs- und Lagebezeichnungen

abdominal	zum Bauch gehörend
afferent	zuführend, aufsteigend
anterior	vorn, beim Menschen identisch mit ventral
apikal	an der Spitze liegend
axial	in Richtung einer Achse
caudal, kaudal	schwanzwärts, zum Steißbein hin gelegen
collateral, kollateral	seitlich, benachbart
cranial, kranial	schädelwärts, beim aufrecht stehenden Menschen oben
dexter	rechts
distal	vom Rumpf entfernt liegend
dorsal	rückenseits liegend, hand- bzw. fußrückenwärts gelegen
efferent	heraus-, hinabführend, absteigend
externus	außen, an der Außenseite liegend
fibular	zum Wadenbein gehörend
frontal	stirnseitig, zur Stirn gehörig
inferior	unten, beim Menschen identisch mit kaudal
infra	unterhalb (von)
inter	zwischen
internus	nach innen gelegen, tiefer liegend
intra	innerhalb
ipsilateral	auf der selben Seite liegend
kontralateral	auf der gegenüberliegenden Seite liegend
lateral	seitwärts gelegen
longitudinal	in Längsrichtung, entlang der Körperlängsachse
major, majus	größer
medial	zur Mitte hin gelegen
median	in der Mitte gelegen
minor, minus	kleiner
nasal	nasenwärts gelegen
okzipital	zum Hinterhauptbein hin gelegen
oral	mundwärts
palmar	handflächenseitig, identisch mit volar
para	neben
paramedian	neben der Mitte gelegen
peri	um…herum
plantar	fußsohlenwärts
post	nach, hinter
posterior	hinten, beim Menschen identisch mit dorsal
prae	vor, vorher
praevertebral	vor der Wirbelsäule liegend
profundus	tief, in der Tiefe liegend
proximal	zum Rumpf hin liegend
radial	zur Speiche (Radius) gehörend
rostral	zum vorderen (oberen) Körperende, zur Kopfvorderseite hin gelegen
sagittal	parallel zur Sagittalachse, senkrecht zur Frontalebene
sinister	links
superficialis	oberflächlich gelegen
superior	oben, beim Menschen identisch mit kranial
supra	oberhalb (von)
temporal	schläfenwärts gelegen
terminal	am Ende liegend, das Ende betreffend
tibial	zum Schienbein gehörend
ulnar	zur Elle (Ulna) gehörend
ventral	bauchseits gelegen
viszeral	eingeweideständig, die Eingeweide betreffend
volar	hohlhandseitig, identisch mit palmar

Besonders hervorgehoben sind einzelne Passagen mit folgenden Markierungen:

Praxis Passagen mit dieser Markierung sind Informationen, die einen Praxisbezug darstellen.

Merke! Die Merksätze stellen zusammen mit den Bildern eine Kurzversion des Inhaltes dar, welche sowohl das Lernen auf das Wesentliche lenkt als auch eine gute Wiederholung für Prüfungen ermöglicht.

Aus Gründen der Übersichtlichkeit sind einige schematische Muskelverläufe farblich unterschiedlich gestaltet.

Allgemeine Symbole und Sonderzeichen

↑ = Erhöhung, Anstieg   > = größer
↓ = Reduzierung, Abfall   < = kleiner
■ (grün) = Muskelursprung
■ (blau) = Muskelansatz
➡ = siehe

1

Aufbau des menschlichen Körpers (Überblick)

Der Körper des Menschen ist wie der aller Wirbeltiere hierarchisch aufgebaut. Viele mit *Zellorganellen* ausgestattete gleichartige *Zellen* bilden durch Zusammenschluss ein bestimmtes *Gewebe*. Unterschiedliche Gewebe bilden die *Organe*. Diese schließen sich zu *Organsystemen* zusammen, welche in ihrer Gesamtheit den menschlichen *Organismus* aufbauen.

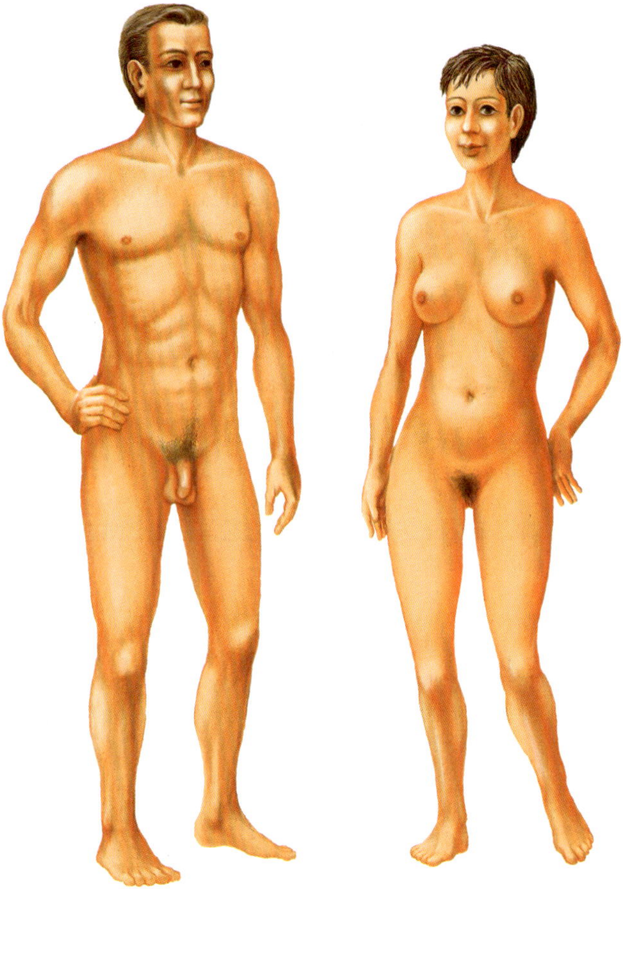

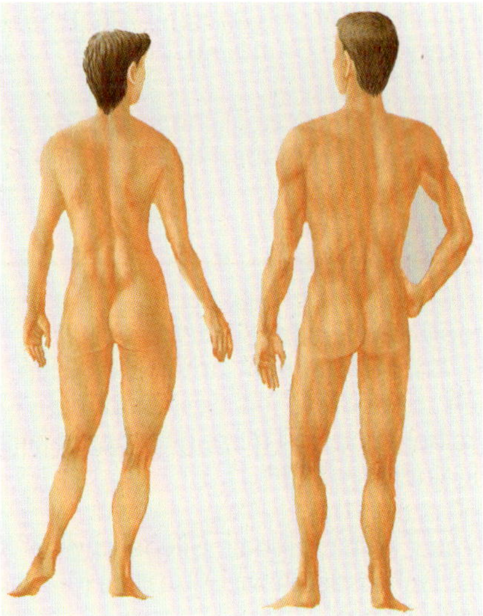

1 Aufbau des Menschlichen Körpers

1.1 Gliederung und Körperregionen

Kopf (Caput)
Im *Kopf* befinden sich:
- Gehirn,
- Gehör-, Seh-, Gleichgewichts-, Geruchs- und Geschmackssinnesorgan,
- Anfangsorgane des Verdauungs- und Atmungstraktes.

Die knöcherne Grundlage des Kopfes ist der *Schädel* (Cranium).

Hals (Collum, Cervix)
Der *Hals* verbindet den Kopf mit dem Rumpf. Im Hals befinden sich:
- vorn Kehlkopf, Anfang der Luftröhre, Schilddrüse und Nebenschilddrüsen,
- hinter der Luftröhre der Anfangsteil der Speiseröhre und
- seitlich Leitungsbahnen (Nerven, Blut- und Lymphgefäße).

Die knöcherne Grundlage des Halses ist die *Halswirbelsäule* im hinteren Bereich.

Brust (Pectus), ***Brustkorb*** (Thorax)
Die *Brust* bildet den oberen Teil des Rumpfes. In der Brusthöhle (Cavitas thoracis) befinden sich:
- rechte und linke Lunge,
- Herz,
- Endstück der Luftröhre,
- längster Teil der Speiseröhre und
- große Gefäße.

Die knöcherne Grundlage der Brust sind *Brustkorb* und *Brustwirbelsäule*.

Bauch (Abdomen)
Der *Bauch* ist der untere Teil des Rumpfes. In der Bauchhöhle befinden sich:
- Hauptorgane des Verdauungssystems (Magen, Dünn- und Dickdarm, Leber mit Gallenblase, Bauchspeicheldrüse) sowie
- Nieren und große Leitungsbahnen (Bauchaorta, untere Hohlvene).

Die knöcherne Grundlage des Bauches ist die *Lendenwirbelsäule*.

Becken (Pelvis)
Das *Becken* schließt den Rumpf nach unten ab. In der Beckenhöhle (Cavitas pelvis) befinden sich:
- Mastdarm (Enddarm als letzter Abschnitt des Verdauungssystems),
- Harnblase,
- innere Geschlechtsorgane
  (*Frau:* Gebärmutter, 2 Eierstöcke, 2 Eileiter; *Mann:* 2 Samenleiter, 2 Samenblasen, Vorsteherdrüse).

Die knöcherne Grundlage des Beckens ist der *Beckengürtel* als Verbindungselement zu den unteren Gliedmaßen.

Rücken (Dorsum)
Der *Rücken* ist der dorsale Teil des Rumpfes. Die knöcherne Grundlage des Rückens sind die *Brust-* und *Lendenwirbelsäule*.

Obere Gliedmaße (obere Extremität)
Die *obere Gliedmaße* wird vom Schultergürtel und Arm gebildet.
Der Arm gliedert sich in:
- Oberarm (Brachium),
- Unterarm (Antebrachium) und
- Hand (Manus) mit den Fingern (Digiti manus).

Die knöcherne Grundlage bilden *30 Knochen*.

Untere Gliedmaße (untere Extremität)
Die *untere Gliedmaße* setzt sich zusammen aus dem Beckengürtel und dem Bein.
Das Bein gliedert sich in:
- Oberschenkel (Femur),
- Unterschenkel (Crus),
- Fuß (Pes) mit den Zehen (Digiti pedis).

Die knöcherne Grundlage bilden *58 Knochen*.

Merke! Der menschliche Körper gliedert sich in folgende Hauptabschnitte:
1. Kopf,
2. Rumpf und
3. Gliedmaßen.

Hauptregionen des Körpers
Die Körperregionen unterteilen den Körper nach topografischen Gesichtspunkten in größere Bereiche und diese gegebenenfalls weiter in kleinere (➡ Bild 1.1).

Praxis Die regionale Gliederung der Körperoberfläche ist eine wichtige Hilfe für Diagnostik und Therapie.

Bild 1.1 ***Körperregionen***

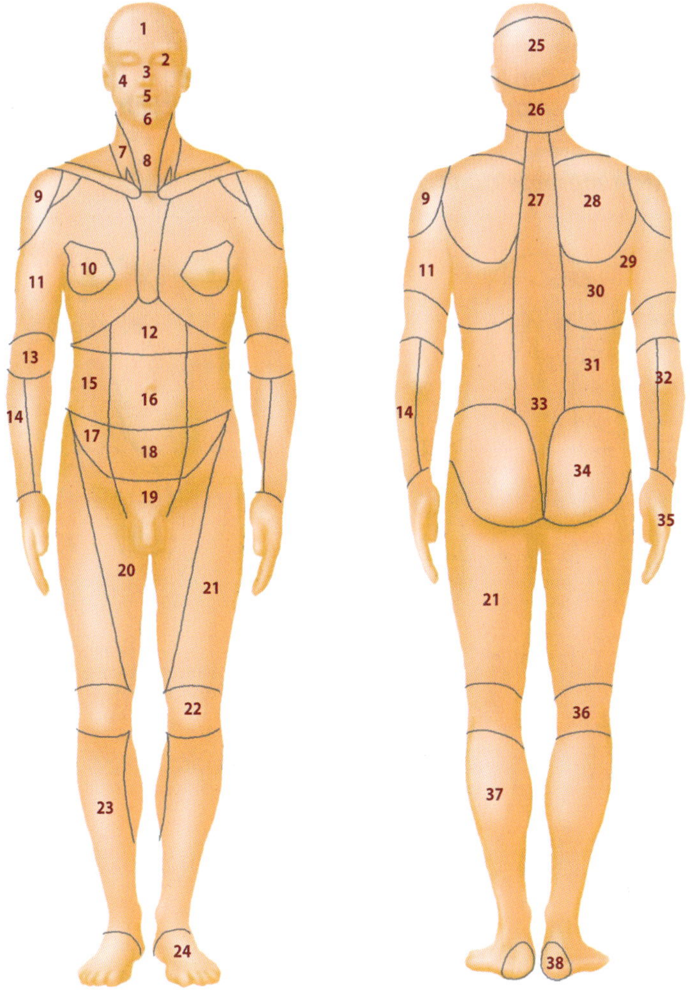

1 Stirnregion (Regio frontalis)
2 Augenregion (Regio orbitalis)
3 Nasenregion (Regio nasalis)
4 Wangenregion (Regio buccalis)
5 Mundregion (Regio oralis)
6 Kinnregion (Regio mentalis)
7 seitliche Halsregion (Regio cervicalis lateralis)
8 vordere Halsregion (Regio cervicalis anterior)
9 Deltamuskelregion (Regio deltoidea)
10 Brustkorbregion (Regio pectoralis)
11 Oberarmregion (Regio brachialis)
12 mittlere Oberbauchregion (Regio epigastrica)
13 Ellenbeuge (Regio cubitalis anterior)
14 Unterarmregion (Regio antebrachialis)
15 seitliche Bauchregion (Regio lateralis)
16 Nabelregion (Regio umbilicalis)
17 Leistenregion (Regio inguinalis)
18 untere Bauchregion (Regio hypogastrica)
19 Schamregion (Regio pubica)
20 vordere Oberschenkelinnenseite (Trigonum femorale)
21 Oberschenkelregion (Regio femoris lateralis)
22 vordere Knieregion (Regio genus anterior)
23 Vorderseite des Unterschenkels (Regio cruris anterior)
24 Fußrücken (Dorsum pedis)
25 Region über dem Hinterhauptbein (Regio occipitalis)
26 Nackenregion (Regio cervicalis posterior)
27 Wirbelsäulenregion (Regio vertebralis)
28 Schulterregion (Regio scapularis)
29 Achselregion (Regio axillaris)
30 Region unter dem Schulterblatt (Regio infrascapularis)
31 Lendenregion (Regio lumbalis)
32 Ellbogenregion (Regio cubitalis posterior)
33 Kreuzbeinregion (Regio sacralis)
34 Gesäßregion (Regio glutaea)
35 Handrücken (Dorsum manus)
36 Kniekehlenregion (Regio genus posterior)
37 Rückseite des Unterschenkels (Regio cruris posterior)
38 Fersenregion (Regio calcanea)

1.2 Hauptachsen und -ebenen sowie Lage- und Richtungsbezeichnungen

Die Bilder 1.2 und 1.3 stellen den Menschen in der anatomischen Normalposition dar. Um die Lagebeschreibung anatomischer Strukturen möglichst exakt vornehmen zu können, verwendet man:

- *Hauptachsen*,
- *Hauptebenen*,
- *Lage*- und *Richtungsbezeichnungen*.

***Bild 1.2** Lage- und Richtungsbezeichnungen am Körper*

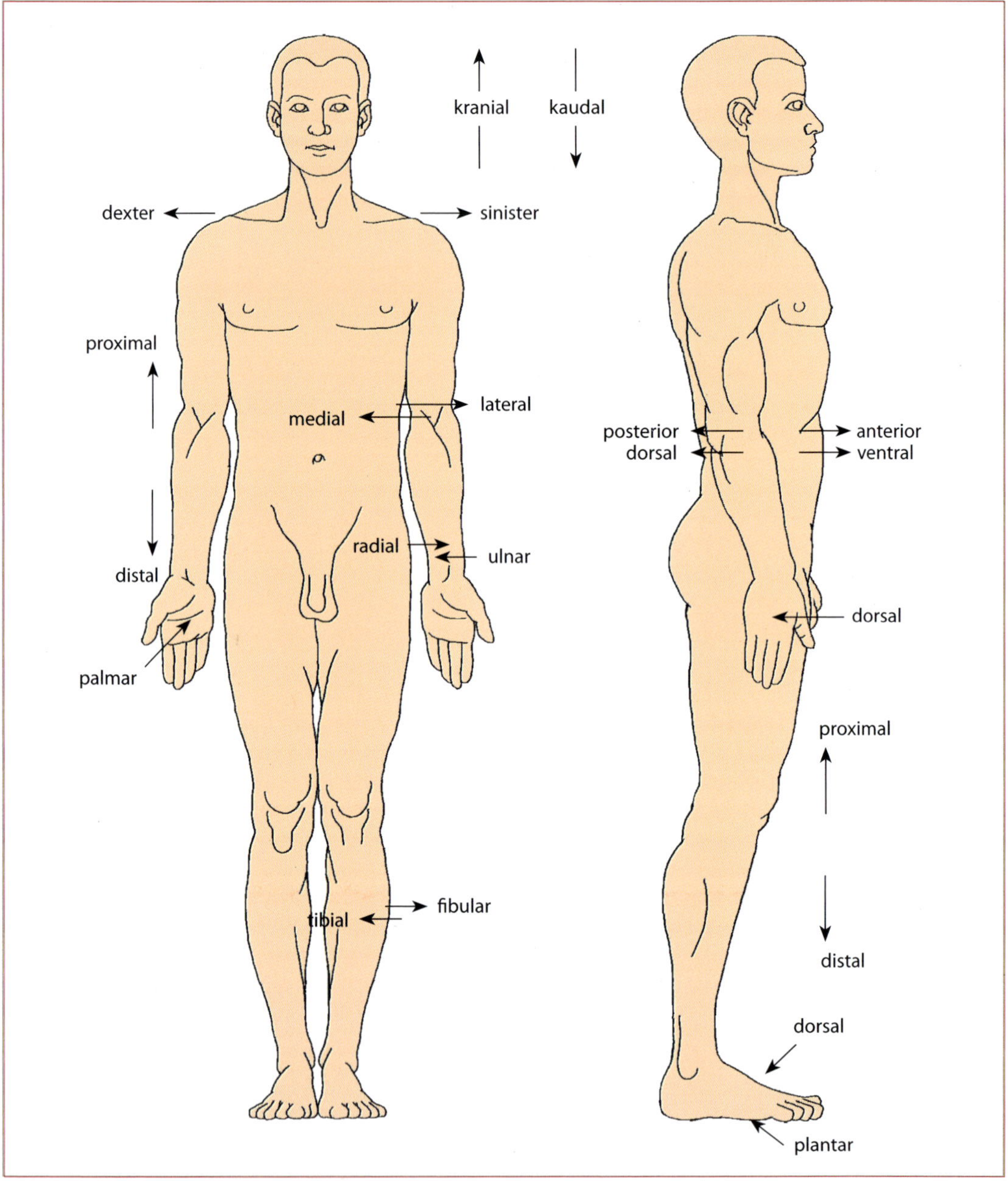

Hauptachsen des Körpers (➡ Bild 1.3):

1. *Längsachse* (Longitudinalachse, Vertikalachse, kranio-kaudale Achse); die Längsachse verläuft vom Scheitel bis zur Fußsohle, also bei aufrechtem Stand senkrecht zur Standfläche.
2. *Querachse* (Horizontalachse, Transversalachse); die Querachse verläuft von rechts nach links bzw. umgekehrt und steht senkrecht auf der Längsachse.
3. *Pfeilachse* (Sagittalachse, dorso-ventrale Achse); die Pfeilachse verläuft von vorn nach hinten bzw. umgekehrt und steht senkrecht sowohl zur Längs- als auch Querachse.

Körperebenen

(Körperebenen sind gedachte Schnittflächen durch den Körper, ➡ Bild 1.3):

1. *Medianebene* (Körpermittelebene, Symmetrieebene); die Medianebene teilt den Körper in 2 äußerlich spiegelbildliche (linke und rechte) Hälften. Es gibt also nur eine Medianebene.
2. *Sagittalebenen*; die Sagittalebenen liegen parallel zur Medianebene.
3. *Frontalebenen*; die Frontalebenen zerlegen den Körper in einen vorderen und hinteren Abschnitt.
4. *Transversal- oder Horizontalebenen*; die Transversalebenen gliedern den Körper in einen oberen und einen unteren Abschnitt.

Merke! Es gibt unendlich viele Sagittal-, Frontal- und Transversalebenen, aber nur 1 Medianebene. Die Medianebene gehört zu den Sagittalebenen.

Bild 1.3 Körperachsen und -ebenen

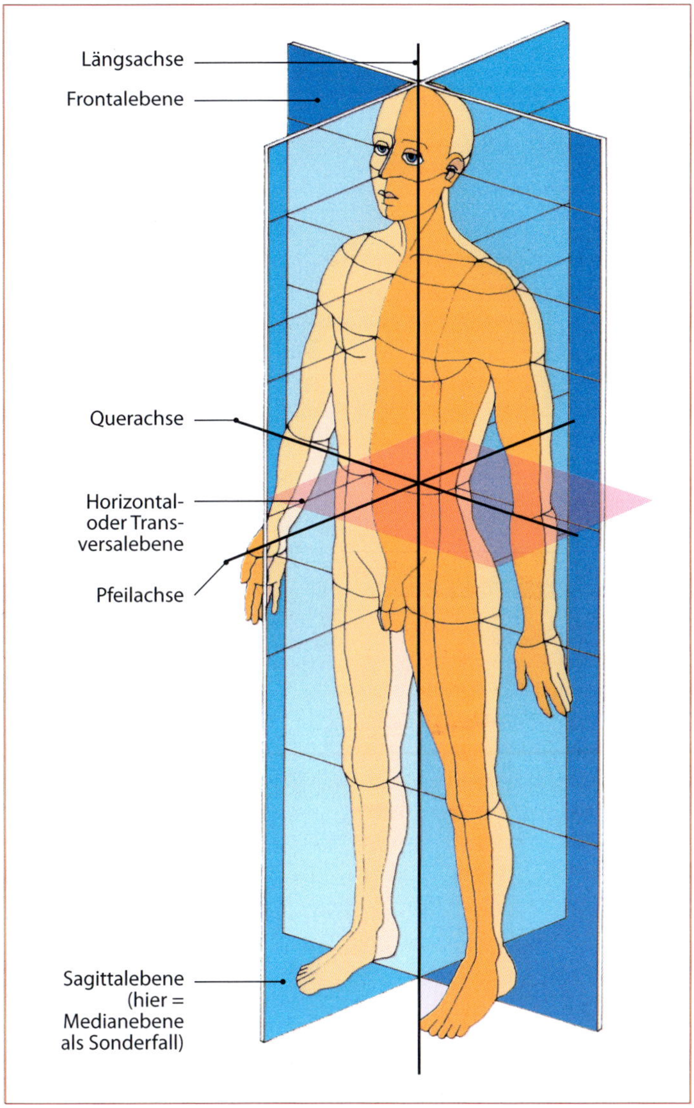

1.3 Aufgaben

1. Erklären Sie die hierarchische Organisation des menschlichen Körpers. (Kap. 1)
2. Nehmen Sie eine Gliederung des menschlichen Körpers vor, und suchen Sie wichtige Körperregionen auf. (1.1)
3. Erläutern Sie: Lage- und Richtungsbezeichnungen, Hauptebenen und Hauptachsen am menschlichen Körper. (1.2)

1

2

Binde- und Stützgewebe

Mit dem Begriff *Binde-* und *Stützgewebe* wird eine Reihe von Gewebstypen zusammengefasst, die einerseits entscheidende Gemeinsamkeiten aufweisen, sich aber andererseits in Form und Funktion stark unterscheiden.
Die Zellen bilden keine geschlossenen Verbände, wie dies z. B. bei den Epithelgeweben der Fall ist, sondern sind mehr oder weniger weit durch die aus spezifischen Makromolekülen zusammengesetzte ***Extrazellulärmatrix*** (EZM, extrazelluläre Substanz, Interzellularsubstanz, Zwischenzellsubstanz) getrennt.

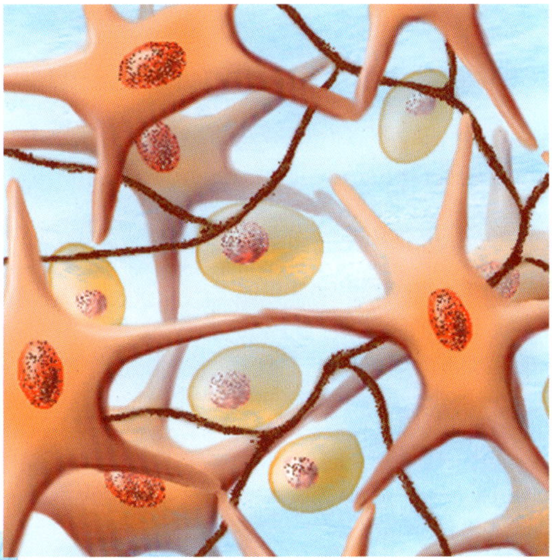

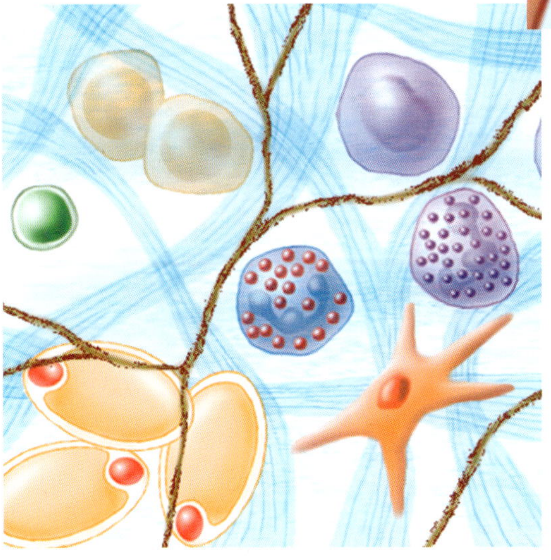

Die Behandlung des Binde- und Stützgewebes spielt in der Physiotherapie eine zentrale Rolle. Beispiele sind: die physiotherapeutische Behandlung von Faszien und Kapseln durch Dehnungen und Mobilisation, von Sehnen und Bändern durch Massagen oder die Unterstützung von Diffusions- und Osmosevorgängen durch physiologische Be- und Entlastung zwecks Verbesserung der Durchblutung z. B. bei der Wundheilung.

2 Binde- und Stützgewebe

Einteilung

Die Einteilung erfolgt zunächst in:
- Bindegewebe im engeren Sinn,
- Stützgewebe.

Mesenchym

Das *Binde-* und *Stützgewebe* geht unabhängig von seiner Lokalisation aus dem Mesenchym (embryonales Bindegewebe) hervor.
Aus mesenchymalen Stammzellen entwickeln sich die typischen Fibroblasten, Chondroblasten, Osteoblasten, Stromazellen des Knochenmarks, Fettzellen, Fibroblasten der lymphatischen Gewebe.

2.1 Bindegewebe (im engeren Sinn)

Wie in den Tabellen 2.1 und 2.2 ersichtlich, bezeichnet das Bindegewebe im engeren *Sinn* eine Gruppe recht unterschiedlicher Gewebsformen.
Typisch für sie ist, dass die Bindegewebszellen mehr oder weniger locker verteilt in eine umfangreiche ***Extrazellulärmatrix*** (EZM) eingebettet sind.
Das Bindegewebe erfüllt zahlreiche Aufgaben:
- es bildet formgebende Stützstrukturen,
- es umhüllt und schützt epitheliale Organstrukturen und bildet Kapseln und Septen,
- es baut gemeinsam mit dem Gefäß- und Nervensystem das Stroma[1] der Organe auf,
- es ermöglicht aufgrund seines Wassergehaltes die vielfältigen Stofftransporte, z. B. Sauerstoff-, Kohlendioxid- und Nährstofftransport durch Diffusion,
- im Bindegewebe laufen die Entzündungsreaktionen ab.

[1] Stützendes Bindegewebe der Organe

Tab. 2.1 Einteilung der Binde- und Stützgewebe

Bindegewebe im engeren Sinn	Stützgewebe
1. Embryonales Bindegewebe	1. Knorpelgewebe
2. Retikuläres Bindegewebe	2. Knochengewebe
3. Lockeres (kollagenfaseriges) Bindegewebe	
4. Straffes Bindegewebe	
5. Gallertartiges Bindegewebe	
6. Spinozelluläres Bindegewebe	
7. Fettgewebe	

Bild 2.1 Bindegewebszellen

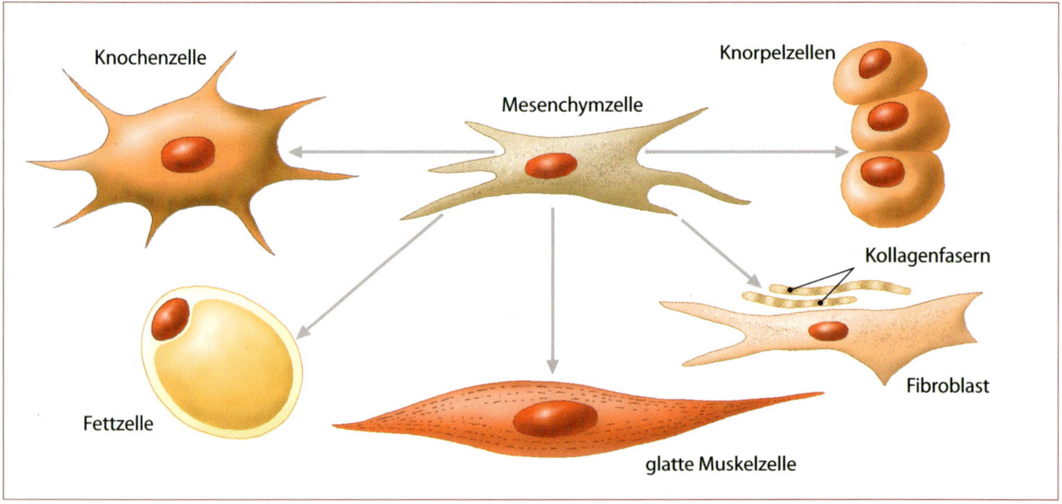

2.1.1 Bindegewebszellen

Bindegewebszellen werden eingeteilt in:
- ortsständige (fixe) Zellen,
- mobile (bewegliche, freie) Zellen.

Ortsständige (fixe) **Zellen**
Ortsständige Zellen kommen nur im Binde- und Stützgewebe vor. Sie besitzen keine oder nur geringe Mobilität.
Zu ihnen gehören: Fibroblasten, Chondroblasten, Osteoblasten, Fettzellen.
Man unterscheidet:
- aktive Zellen, welche die EZM sezernieren (Endung: ***-blasten***),
- weniger aktive Zellen (Endung: ***-zyten***).

Binde- und Stützgewebe	Aktive Zellen	Weniger aktive Zellen
Bindegewebe	Fibroblasten	Fibrozyten (Bindegewebszellen)
Knorpelgewebe	Chondroblasten	Chondrozyten (Knorpelzellen)
Knochengewebe	Osteoblasten	Osteozyten (Knochenzellen)

Fibroblasten
- langlebige Zellen, welche die EZM produzieren und deren Zusammensetzung und Menge kontrollieren,
- ihre Gestalt variiert und ist teilweise vom Bau der EZM abhängig,
- sie besitzen ein hoch differenziertes Zytoskelett.

Praxis Während chronischer entzündlicher Prozesse kann es zu einer krankhaften Überaktivität von Fibroblasten kommen. Dies führt zu Funktionseinbußen von Geweben und Organen infolge einer Kollagenvermehrung (Fibrose, Sklerose). ⌟

Mobile (bewegliche, freie) **Zellen**
Zu den *mobilen Zellen* gehören:
- Lymphozyten,
- eosinophile Granulozyten,
- Plasmazellen,
- Makrophagen,
- Mastzellen.

Die *mobilen Zellen* patrouillieren als Zellen des Immunsystems ständig im Bindegewebe und dienen somit der Abwehr von Schadstoffen und Krankheitserregern.

Bild 2.2 ***Fibroblast***

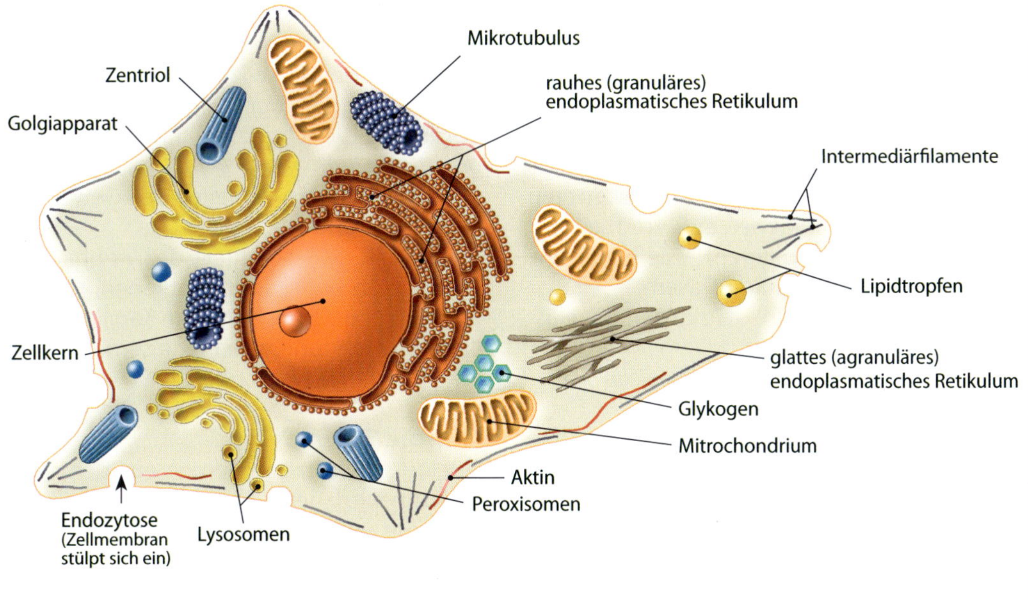

Ihre Anzahl und Zusammensetzung können sich in Abhängigkeit vom Funktionszustand sowohl von Organ zu Organ als auch innerhalb eines Organs beträchtlich unterscheiden.

Hinweis
Im Detail werden die mobilen Zellen im Lehrbuch „Biologie Anatomie Physiologie", ebenfalls Verlag Europa-Lehrmittel, besprochen.

2.1.2 Extrazellulärmatrix (EZM)

Die *Extrazellulärmatrix* der Binde- und Stützgewebe ist ein dreidimensionales Netzwerk aus verschiedenen *Makromolekülen*. Aus ihrer spezifischen Zusammensetzung resultieren die unterschiedlichen biomechanischen Eigenschaften der Binde- und Stützgewebe.

Makromoleküle (Hauptgruppen)
- *Bindegewebsfasern*: Kollagenfasern, retikuläre Fasern (Kollagenfasern aus Kollagen Typ III), elastische Fasern,
- Glykosaminoglykane,
- Proteoglykane,
- nicht-kollagene Proteine (Verbindungs- und Vernetzungsproteine),
- Wasser.

Die funktionell eng miteinander verbundenen Komponenten werden, außer dem Wasser, sämtlich intrazellulär von den Bindegewebszellen produziert.

Bindegewebsfasern
Die *Bindegewebsfasern* bestehen jeweils aus mehreren Tausend hintereinander geketteten Eiweißmolekülen, von denen es 2 Arten gibt:
- *Kollagenmoleküle* (Kollagen) – sie bilden die kollagenen und retikulären Fasern,
- *Elastinmoleküle* (Elastin) - sie bilden die elastischen Fasern.

Kollagene
Kollagen bedeutet leimgebend. Die Kollagene sind Strukturproteine und nach Wasser der häufigste Bestandteil der Binde- und Stützgewebe. Sie präsentieren 25 – 30 % des Körpereiweißes und sind unter physiologischen Bedingungen wasserunlöslich.

Man unterscheidet die ***Kollagentypen*** 1 bis 27, wobei 95 % des gesamten Kollagens von den Typen 1 bis 4 gebildet wird.

Praxis Kollagene können sowohl vermindert als auch verstärkt synthetisiert oder vermehrt abgebaut werden.
Vermehrte Synthese, z. B. physiologisch bei der Wundheilung, pathologisch bei Lungenfibrose, Atherosklerose und Leberzirrhose.
Verminderte Synthese, z. B. bei hohen Kortisongaben über längere Zeit.
Vermehrter Abbau, z. B. bei Ruhigstellung, in Hungerperioden oder rheumatoider Arthritis. ⌟

Kollagenfasern
Die *Kollagenfasern* besitzen eine große ***Zugfestfestigkeit***. Sie sind nur minimal reversibel dehnbar.
Vorkommen
Bänder, Sehnen, Faszien, Gelenk- und Organkapseln, Stroma der Organe.
Außerdem sind sie wichtige Bestandteile von Knorpel, Knochen und Dentin.
Die *Anordnung* der Fasern ist in den jeweiligen Organen deren Form und Funktion angepasst (z. B. *Scherengitter* in Faszien, leicht *gewellt* und *parallel* in Sehnen, als dichtes *Geflecht* in der Hornhaut des Auges).

Retikuläre Fasern (Retikulinfasern, Gitterfasern)
Die *retikulären Fasern* sind 20 – 40 nm dicke sich verzweigende kollagene Fasern aus überwiegend *Typ 3-Kollagen*. Sie sind netzartig angeordnet und leicht dehn- und biegbar.
Vorkommen
- Retikuläre Fasern verhelfen den Geweben zu Festigkeit und Stabilität,
- sind wichtige Bestandteile der lymphatischen Organe und der Basalmembranen,
- bilden schützende Netze um Kapillaren, Muskel- und periphere Nervenfasern, Fettzellen und Epithelzellverbände.

Elastische Fasern
Die *elastischen Fasern* werden aus dem Protein *Elastin* und dem Glykoprotein *Fibrillin* gebildet. Sie verleihen den Geweben ***Elastizität***. Ihre Dehnbarkeit beträgt 100 % bis 150 % mit völliger Rückkehr in die Ausgangsposition.

Vorkommen
Elastische Fasern kommen aufgrund ihrer ausgezeichneten Rückstellkraft in fast jedem Gewebstyp vor, v. a. aber dort, wo elastische Eigenschaften eine wichtige Rolle für die Funktion des Gewebes bzw. Organs spielen. Dazu zählen: herznahe Arterien, Lunge, Stimmbänder, Lederhaut, Organkapseln, Stroma von Organen, elastischer Knorpel, Zwischenbogenbänder (Ligg. flava) der Wirbelsäule.

Praxis Mit zunehmendem Alter lässt die Elastizität nach. Folgen können sein:
- Lunge → Emphysem,
- Haut → Erschlaffung,
- Arterien → Aneurysma.

Glykosaminoglykane: Bestehen aus langen Kohlenhydratketten ohne Proteinanteil, sie bilden den größten Volumenanteil an der EZM. Wichtige Glykosaminoglykane sind z. B. Hyaluronsäure (Hyaluronan) und Heparin.
Funktion
Glykosaminoglykane binden aufgrund ihrer starken negativen Ladung zusammen mit Na^+ große Wassermengen in der Matrix. Durch die so entstehende ***Polsterfunktion*** tragen sie maßgeblich zur Druckbeständigkeit der Gewebe bei. ***Hyaluronan*** ist Hauptbestandteil der Gelenkflüssigkeit und wirkt als Schmiermittel bei den Gelenkbewegungen. Weiterhin unterstützt es durch Erweiterung der Zellzwischenräume die Wanderung der Zellen.

Proteoglykane: Bestehen aus Kohlenhydraten (95 %) und Proteinen (5 %),
Funktion
- Wasserbindung → Stütz- und Dämpfungsfunktion,
- inaktivieren extrazelluläre Enzyme.

Verbindungs- und Vernetzungsproteine:
Mit ihrer Hilfe werden die kollagenen Fasern mit den Proteoglykanen und Zellen verbunden und vernetzt. Außerdem binden sie Wasser. Auf diese Weise entsteht ein ***stabiles dreidimensionales Netzwerk*** der Gewebe und Organe.

Die wichtigsten ***Aufgaben der EZM*** lassen sich wie folgt zusammenfassen:
- Sie gibt dem Zellverband Halt und absorbiert Belastungen,
- das zwischen Proteoglykanen und Fasern eingebundene Wasser verleiht dem Gewebe Volumen und versetzt z. B. Bandscheiben in die Lage, Stöße zu dämpfen und Masse zu tragen,
- sorgt für die Versorgung der Zellen und dient der Zellkommunikation,
- sie gewährleistet den Stofftransport,
- dient beweglichen Zellen als Wanderroute.

Bild 2.3 ***Bindegewebsformen***

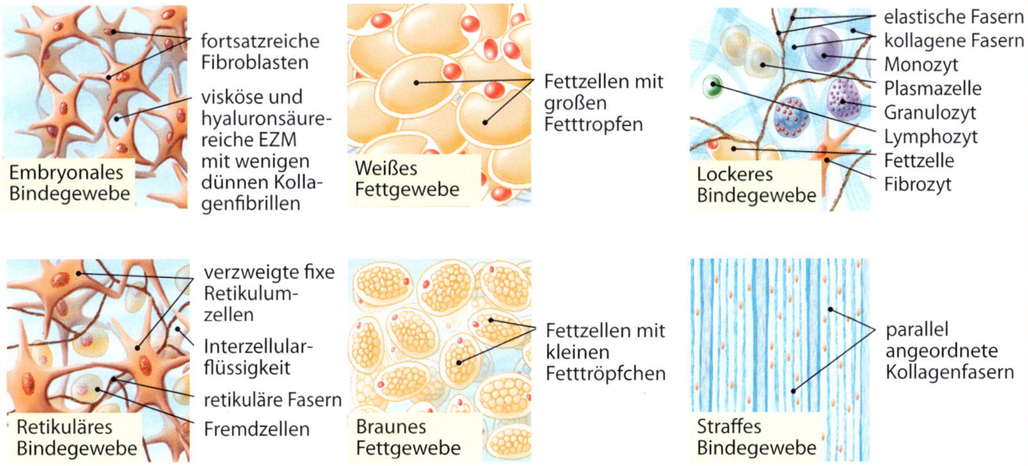

Tab. 2.2 Bindegewebsformen

Bindegewebe	Strukturelle Merkmale	Vorkommen, Funktion
Embryonales Bindegewebe (Mesenchym)	Zell- und matrixreiches, morphologisch kaum differenziertes embryonales Gewebe; die miteinander verbundenen Zellen sind fortsatzreich, beweglich und teilungsfreudig, sie ähneln ursprünglichen Fibroblasten; die EZM ist zähflüssig, hyaluronsäurereich und enthält wenige dünne Kollagenfibrillen.	Füll- und Stammgewebe des Embryos; Ausgangsgewebe der Binde- und Stützgewebe.
Retikuläres Bindegewebe	Die Retikulumzellen bilden ein von flüssiger Interzellularsubstanz durchsetztes Gitterwerk und produzieren v. a. Kollagenfasern vom Kollagen Typ III (retikuläre Fasern); zwischen den Retikulumzellen sind sehr viele freie Zellen angesiedelt.	Grundgerüst der lymphatischen Organe (Mandeln, Milz, Lymphknoten), rotes Knochenmark, Peyer-Plaques.
Fettgewebe (Sonderform des Bindegewebes); vom Bautyp her wird unterschieden: ***weißes*** und ***braunes Fettgewebe***	Die Fettzellen sind auf die Synthese und Speicherung von energiereichen Triglyzeriden spezialisiert.	
	Weißes Fettgewebe In den kugeligen Fettzellen (Adipozyten) befindet sich ein riesiger Fetteinschluss, der das Zytoplasma samt Zellkern an den Zellrand drängt.	***Baufett***, z. B. Augenhöhle, Hand- und Fußsohlen, große Gelenke; Schutzpolster und Lagesicherung von Organen, z. B. Niere, Augapfel, weibliche Brustdrüse. ***Speicherfett***, z. B. Hals, Kinn, Gesäß, Mesenterien, Bauch- und Flankenhaut; speichert Energie, sezerniert regulatorische Faktoren, z. B. Zytokine.
	Braunes Fettgewebe Fettzellen speichern das Fett in Form mehrerer kleiner Lipidtropfen und besitzen viele Mitochondrien.	Mitochondrien produzieren durch Fettsäureoxidation Wärme; kommt v. a. bei Neugeborenen und Säuglingen vor.
Lockeres (kollagen-faseriges) ***Bindegewebe***	Locker verteilte Fibroblasten sind in eine locker strukturierte extrazelluläre Matrix eingebettet, die aus Kollagenfasern, einzelnen elastischen Fasern und proteoglykanreicher Grundsubstanz besteht; enthält fixe und viele freie Zellen; Gefäße und Nerven verlaufen durch das Gewebe zu ihren Zielstrukturen.	Ist als Füll-und Verschiebegewebe nahezu überall im Körper vorhanden; bildet das Stroma der Organe und schützt diese; sehr guter Wasserspeicher; bei Abwehrvorgängen (z. B. Entzündungen) kommt es zur Ödembildung und zur Ansammlung von Abwehrzellen.
Straffes Bindegewebe Vom Bautyp her wird unterschieden: ***straffes geflechtartiges*** und ***straffes parallelfaseriges Bindegewebe***	Das straffe Bindegewebe enthält mehr Kollagenfasern als Grundsubstanz und besitzt kaum Zellen.	
	Straffes geflechtartiges Bindegewebe Kennzeichnend sind dichtgepackte Kollagenfaserbündel, die in verschiedener Richtung verlaufen.	Lederhaut, Bindegewebsschicht der harten Hirn-und Rückenmarkhaut, Knochenhaut, Organkapseln (z. B. Niere, Milz, Prostata).
	Straffes parallelfaseriges Bindegewebe Die Kollagenfasern verlaufen dicht gelagert und sind parallel ausgerichtet.	Bänder für den Zusammenhalt von Gelenken; Sehnen für die Übertragung der Muskelkraft auf die Knochen.
gallertiges Bindegewebe	Es enthält verzweigte Fibroblasten, welche eine wasser- und hyaluronsäurereiche Grundsubstanz sowie einzelne Kollagenfasern bilden.	Nabelschnur
spinozelluläres Bindegewebe	Es enthält dicht gelagerte Fibroblasten, die an Mesenchymzellen erinnern; die relativ geringe Extrazellulärmatrix enthält wenige Kollagenfasern vom Typ III.	Typisches Bindegewebe des Eierstocks.

Merke! Im Binde- und Stützgewebe bilden die Zellen keine geschlossenen Verbände. Man unterscheidet ortsständige (fixe) und mobile (freie) Zellen.
Ortsständige Zellen sind: Fibroblasten, Fibrozyten, Chondroblasten, Chondrozyten, Osteoblasten, Osteozyten.
Zu den mobilen Zellen gehören: Lymphozyten, eosinophile Granulozyten, Plasmazellen, Makrophagen, Mastzellen. Sie stehen v. a. im Dienste der Immunabwehr.
Die Extrazellulärmatrix (EZM) wird von den Fibroblasten und verwandten Zellen gebildet. Sie besteht aus:
- kollagenen, retikulären und elastischen Fasern (je mehr kollagene Fasern, desto höher die Zugfestigkeit, je mehr elastische Fasern, desto höher die Dehnbarkeit),
- Glykosaminoglykane,
- Proteoglykane,
- nicht-kollagene Proteine (Verbindungs- und Vernetzungsproteine),
- Wasser.

Die EZM erfüllt v. a. folgende Aufgaben:
- sie verleiht dem Gewebe sein Volumen und bildet ein stabiles Netzwerk, welches Belastungen absorbiert,
- eingebundenes Wasser dämpft Stöße und trägt Masse, sorgt für Diffusionsräume und gewährleistet den Transport von Nährstoffen, Gasen, Enzymen, Hormonen, Vitaminen und Abbauprodukten. ┘

2.2 Stützgewebe (Knorpel- und Knochengewebe)

Knorpel - und *Knochengewebe* haben aufgrund ihrer besonderen Festigkeit eine Eigenform. Sie dienen der Formgebung und besitzen eine tragende sowie schützende Funktion.
Das formgebende Prinzip ist eine *feste Extrazellulärmatrix*.

Passiver und aktiver Bewegungsapparat
Der passive Bewegungsapparat besteht v. a. aus Knochen, Knorpeln und speziellen Bindegewebsstrukturen wie Sehnen und Bändern. Diese werden von der Skelettmuskulatur als aktiven Bewegungsapparat bewegt. Das zug- und druckfeste aber kaum elastische Knochengewebe fängt die dabei entstehenden Kräfte ab.

Merke! Beim Stützgewebe steht die Stütz- und Skelettfunktion ganz im Vordergrund. ┘

2.2.1 Knorpelgewebe (Knorpel)

Knorpel (Cartilago) ist ein auf Zug oder Druck elastisches und verformbares Gewebe.
Während der Skelettentwicklung werden beim Embryo bzw. Fetus viele Knochen zunächst als knorpeliges Modell angelegt. Danach beginnt seine Verknöcherung, die bei bestimmten Knochen erst im Kindesalter abgeschlossen wird. Die knorpeligen Epiphysenfugen der Röhrenknochen verknöchern sogar erst im jungen Erwachsenenalter (➠ 3.1, S. 30).
Knorpel ist gefäß- und nervenfrei. Seine Zellen werden durch Diffusion versorgt.

Bestandteile
Knorpel besteht aus Knorpelzellen, Extrazellulärmatrix und einer Knorpelhaut (fehlt beim Faser- und hyalinen Gelenkknorpel).

Knorpelzellen
- ***Chondroblasten*** („Knopelbildner")
  - teilungsfähige Vorläuferzellen der Chondrozyten, welche als aktive Form der Knorpelzellen die EZM produzieren,
  - bei Erwachsenen nur noch unter der Knorpelhaut zwecks Regeneration vorhanden.
- ***Chondrozyten***
  - entwickeln sich aus Chondroblasten,
  - können sich im unausgereiften Zustand noch teilen, sobald sie ausdifferenziert sind, verlieren sie ihre Teilungsfähigkeit,
  - bilden ***isogene*** (genetisch identische) ***Gruppen***, die in einer *Knorpelhöhle* beieinander liegen.
    Die EZM (➠ S. 26) um die Knorpelhöhle wird *Territorium* (Knorpelhof) und zwischen den benachbarten isogene Gruppen *Interterritorium* genannt.
    Eine isogene Gruppe mit ihrem Territorium heißt ***Chondron***.

Extrazellulärmatrix (EZM) ***des Knorpels***
Die weiträumige *EZM* wird von den Knorpelzellen produziert, umgebaut und erhalten. Ihre genaue Zusammensetzung ist bei den 3 Knorpelarten unterschiedlich, wodurch diese spezifische Eigenschaften besitzen und verschiedene Funktionen erfüllen können.
Wichtige *Bestandteile* der EZM sind:
- Kollagene von den Typen II, IX, X, XI,
- Glykosaminoglykane (z. B. Hyaluronan),
- Proteoglykane (z. B. mit Aggrecan),
- verschiedene Glykoproteine, die u. a. die *EZM* mit den Knorpelzellen verbindet,
- Wasser (ca. 80 %).

Knorpelhaut (Perichondrium)
Die *Knorpelhaut* umgibt den Knorpel und enthält Blut- und Lymphgefäße sowie Nerven für die Versorgung und Regeneration des ***Knorpelgewebes***.
Faserknorpel und hyaliner Gelenkknorpel müssen wegen der fehlenden Knorpelhaut durch die Gelenkschmiere (Synovia) versorgt werden.

Knorpeltypen
Man unterscheidet 3 Knorpeltypen:
- *hyaliner Knorpel* (einschließlich Gelenkknorpel),
- *Faserknorpel*,
- *elastischer Knorpel* (→ Bild 2.4).

Die 3 Knorpeltypen bestehen aus den gleichen Grundelementen (Knorpelzellen, Extrazellulärmatrix, Knorpelhaut). Ihre genaue Ausdifferenzierung ist aber unterschiedlich.
Die einzigen Zellen im normalen Knorpelgewebe sind: stoffwechselaktive Chondroblasten oder kaum aktive Chondrozyten.

Hyaliner Knorpel (→ S. 46f)
- ist die am häufigsten vorkommende Knorpelart beim Erwachsenen und besonders ***druckelastisch***,
- die runden/ovalen Knorpelzellen bilden isogene Gruppen (→ S. 25),
- die EZM besteht hauptsächlich aus:
  - Kollagenfibrillen (v. a. Kollagen Typ II), die im Knorpel aber keine Kollagenfasern bilden,
  - Proteoglykane.

Hyaliner Gelenkknorpel (→ S. 46f)
- er besitzt weder Knorpelhaut noch mesenchymale Zellen, kann sich deshalb kaum regenerieren und muss durch die Gelenkflüssigkeit versorgt werden,
- besondere Eigenschaften sind:
  - gleichmäßige Kraftverteilung über die Gelenkfläche,
  - Stoßdämpfung.

Vorkommen
Skelettanlage des Feten, Rippenknorpel, Epiphysenfugen, Schwertfortsatz, Knorpelskelett der Nase, Kehlkopfskelett, Knorpelspangen der Luftröhre und Bronchien, Gelenkknorpel.

Bild 2.4 ***Knorpelarten***

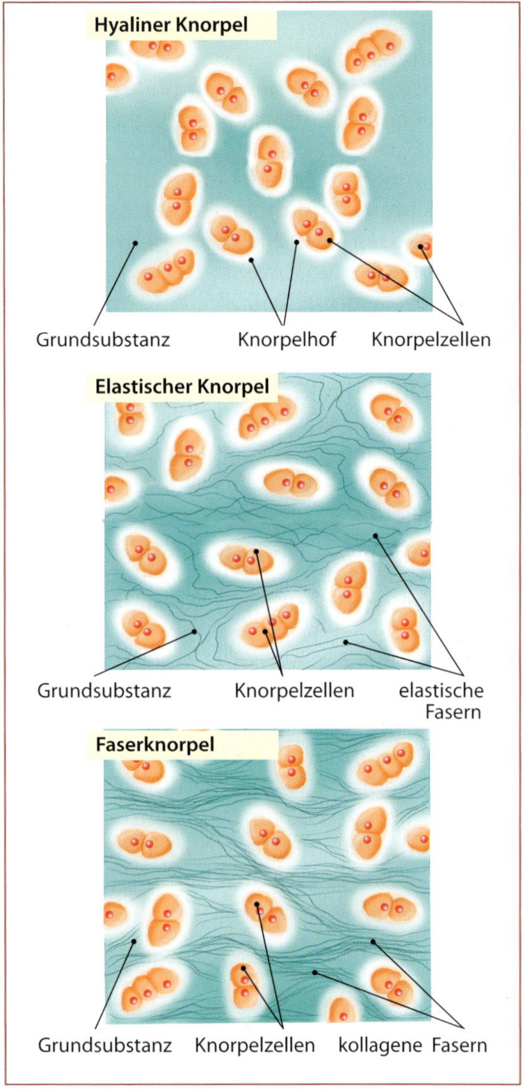

Elastischer Knorpel
- besitzt eine hohe ***Druck***- und ***Biege-Elastizität,***
- zellreichster Knorpel mit kaum sichtbaren Chondronen,
- enthält ausgedehnte Fasernetze aus elastischen Fasern, die für die gelbliche Farbe sorgen.

Vorkommen
Ohrmuschel, Kehldeckel, Teile der Ohrtrompete, äußerer Gehörgang.

Faserknorpel
- ist ***druckabfedernd***, ***zugfest*** und ***resistent*** gegen Scherkräfte, er vereint somit die Druckelastizität des Knorpels mit der Zugfestigkeit des straffen Bindegewebes,
- besitzt nur wenige kleine Chondrone mit schmalem Knorpelhof,
- die Versorgung erfolgt durch das über ihm liegende straffe Bindegewebe.

Vorkommen
Überall dort, wo Scherkräfte auftreten, z. B. Bandscheiben, Schambeinfuge, Disci und Menisci der Gelenke, Sehnenansätze am Knochen.

Praxis Ein entstandener Knorpelschaden wird wegen der fehlenden Nerven im Knorpelgewebe von den Betroffenen zunächst nicht bemerkt, weil keine Schmerzen zum Gehirn weitergeleitet werden. Deshalb ist die Früherkennung schwierig. Schmerzen entstehen erst dann, wenn umliegende Teile mitbetroffen sind.
Risikofaktoren für einen Knorpelschaden sind u. a. Fehlstellungen der Beinachsen (➡ S. 252), Überbeanspruchungen, Stoffwechselstörungen (Gicht, Diabetes), Gelenkinstabilitäten, Übergewicht. Am häufigsten von Knorpelschaden betroffen sind hyaline Knorpel, z. B. Osteoarthritis des Gelenkknorpels.
Die Regenerationskraft des Knorpels ist beim Erwachsenen schlecht. ⌟

Merke! Aus den Mesenchymzellen des Embryos entwickeln sich 3 Knorpelgewebstypen: Hyaliner Knorpel (z. B. Knorpelskelett der Nase), elastischer Knorpel (z. B. Ohrmuschel), Faserknorpel (z. B. Bandscheiben).
Das Knorpelgewebe (Knorpel) ist ein druckelastisches und verformbares Gewebe aus Knorpelzellen (Chondroblasten, Chondrozyten) und der sie umgebenden Extrazellulärmatrix (EZM). Die EZM besteht aus geformten (kollagene bzw. elastische Fasern) und ungeformten (Glykosaminoglykane, Proteoglykane, *Wasser*) Komponenten. Sie ist in den 3 Knorpeltypen unterschiedlich zusammengesetzt, sodass diese unterschiedliche physikalische Eigenschaften besitzen und verschiedene Funktionen erfüllen können.
Die Knorpelzellen werden wegen der fehlenden Blutgefäße mittels Diffusion versorgt: Hyaliner und elastischer Knorpel über die Knorpelhaut, Gelenkknorpel über die Synovia, Faserknorpel vom benachbarten Bindegewebe (Bänder) bzw. über die Synovia (Disci und Menisci). ⌟

2.2.2 Knochengewebe (➡ Tab. 2.3)

Das *Knochengewebe* als wesentlicher Teil des Bewegungsapparates bildet das menschliche Skelett, welches zwischen 209 bis 212 Knochen umfasst.
Es ist als einziges Gewebe fest und hart und besitzt folgende mechanische Eigenschaften:
- hohe *Druck*- und *Zugfestigkeit* sowie hohe *Biegungselastizität*,
- große *Widerstandsfähigkeit* gegenüber Drehung um sich selbst.

Diese besonderen Eigenschaften sind auf die Einlagerung von Kalziumsalzen in seine Knochenmatrix zurückzuführen („Verkalkung").
Außer der Schutzfunktion (Sinnesorgane, Gehirn, Rückenmark) hat das Knochengewebe eine zentrale Stoffwechselfunktion. Es vermittelt die schnelle Ein- und Auslagerung von Kalzium und Phosphaten, wodurch das Knochensystem zum wichtigsten Kalzium- und Mineralstoffdepot des Körpers wird. So befinden sich von den 1 – 2 kg Kalzium im Körper 99 % im Knochen. Ca^{2+} spielen auch eine wichtige Rolle bei der Blutgerinnung und der Muskelkontraktion. Weiterhin werden im Knochen HPO_4^{2-}, Na^+, Mg^{2+} u. a. gespeichert.

Bestandteile
Das Knochengewebe besteht aus einem Netzwerk von Knochenzellen, die in eine speziell mineralisierte Knochenmatrix (Extrazellulärmatrix, EZM) eingebettet sind.

Tab. 2.3 Knochengewebe

Bestandteile	
Knochenzellen	**Extrazellularmatrix (EZM)**
• ***Osteoblasten*** Knochenbildende Zellen, bilden die organische EZM (Osteoid)	• 45 % ***anorganische Stoffe,*** v. a. Hydroxylapatit
• ***Osteozyten*** Eingemauerte Knochenzellen mit langen Zellfortsätzen	• 30 % ***organische Stoffe,*** v. a. Kollagen Typ 1
• ***Osteoklasten*** Große Zellen, welche die verkalkte EZM abbauen und resorbieren	• 25 % ***Wasser***

Knochenzellen

Osteoblasten – produzieren die organische *Knochenmatrix*. Die anfangs noch nicht verkalkte Form heißt ***Osteoid***.

Osteozyten – sind ausdifferenzierte Osteoblasten, welche in die EZM eingemauert werden. Ihre pflaumenkernartigen Zellkörper liegen in kleinen Höhlen (Lakunen).

Die Osteozyten stehen durch lange Zellfortsätze, welche in Knochenkanälchen liegen, untereinander und mit den Osteoblasten in Verbindung. Dadurch können Informationen über verschiedene Reize und zellbiologische Faktoren ausgetauscht werden.

Osteoklasten und ***Chondroklasten*** – mehrkernige Fresszellen, die durch die Fusion von mononukleären Vorläuferzellen entstehen. Osteoklasten bauen die verkalkte Matrix ab und resorbieren sie. Chondroklasten sind für den Abbau von Knorpelgewebe verantwortlich.

Extrazellulärmatrix (EZM) ***des Knochens***

Die EZM besteht aus:

- ***45 % anorganische Stoffe:*** Hauptbestandteil ist das Hydroxylapatit, ein hydroxyliertes Kalziumphosphatsalz von hohem Härtegrad). Weiterhin finden sich Magnesium, Kalium, Eisen, Chlor, Karbonat.
- ***30 % organische Stoffe:*** 90 % aus Kollagen Typ I und 10 % aus nichtkollagenartigen Proteinen, u. a. Phospho- und Glykoproteine, Proteoglykane, Albumin.
- ***25 % Wasser***.

Praxis Mit zunehmendem Alter nehmen die Knochenelastizität und die Knochenmasse ab. Das Knochengewebe wird spröder (Ursache für häufige Knochenbrüche).
Vorbeugende Maßnahmen:
- ausreichend Kalzium aufnehmen,
- regelmäßige Bewegung zur Stärkung von Muskeln und Gelenken,
- täglich 5 – 20 Minuten sonnen.

Merke! Das Knochengewebe verleiht dem Knochen seine Stabilität. Es besteht aus Knochenzellen, die in eine Extrazellulärmatrix (EZM) eingebettet sind. Diese besteht aus 3 Komponenten: 45 % anorganische Stoffe (v. a. Kalzium und Phosphat in Form von *Hydroxylapatit*), 30% organische Stoffe, v. a. Kollagenfibrillen und 25 % Wasser..

2.3 Aufgaben

1. Nehmen Sie eine Einteilung des Binde- und Stützgewebes vor. (2.1)
2. Was ist das Mesenhym? (Kap. 2)
3. Welche Aufgaben hat das Binde- und Stützgewebe? (2.1)
4. Was sind a) ortsständige und b) bewegliche Bindegewebszellen? (2.1)
5. Wie ist die Extrazellulärmatrix zusammengesetzt, was sind ihre Aufgaben? (2.1.2)
6. Charakterisieren Sie die verschiedenen Fasertypen des Binde- und Stützgewebes. Wo kommen sie vor? (2.1.2)
7. Welche Funktion haben a) Glykosaminoglykane, b) Proteoglykane? (2.1.2)
8. Unterscheiden Sie passiven und aktiven Bewegungsapparat. (5.2.3)
9. Welche morphologischen Gemeinsamkeiten und Unterschiede bestehen zwischen den 3 Knorpeltypen? (2.2.1)
10. Welche Funktionen haben die 3 Knorpeltypen und wo kommen sie vor? (2.2.1)
11. Was wissen Sie über den Gelenkknorpel? (2.2.1, 4.1.2)
12. Welche Gemeinsamkeiten und Unterschiede bei Bau und Funktion bestehen zwischen Knorpel- und Knochengewebe? (2.2.1, 2.2.2)
13. Unterscheiden Sie Osteoblasten, Osteozyten, Osteoklasten. (2.2.2)

3

Allgemeine Knochenlehre (Osteologie)

Mit dem Wort „Knochen" werden sowohl das Knochengewebe als auch eine Struktur (z. B. Elle oder Wadenbein) bezeichnet.

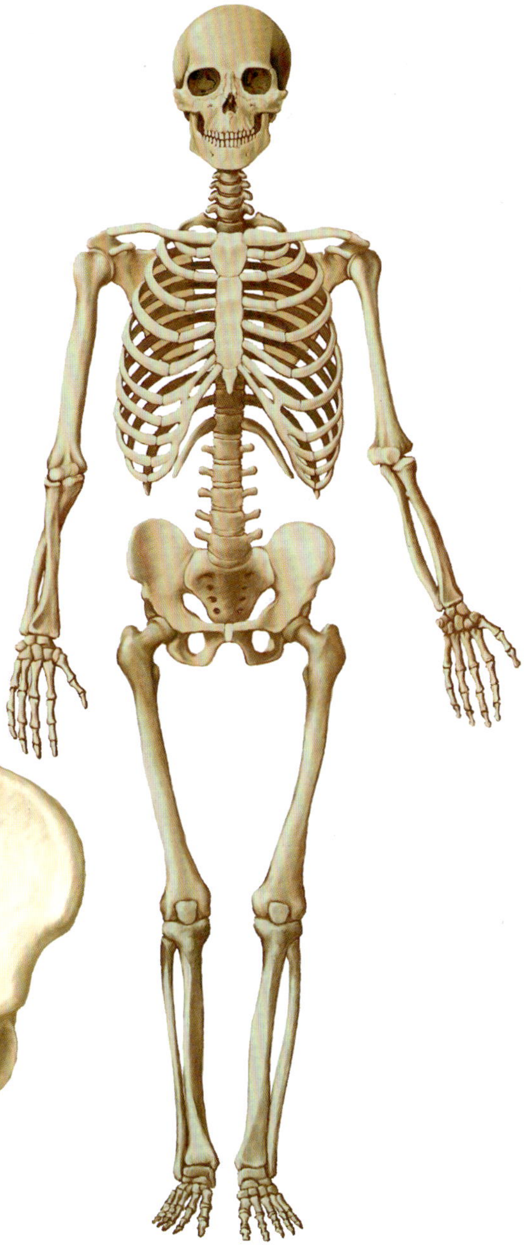

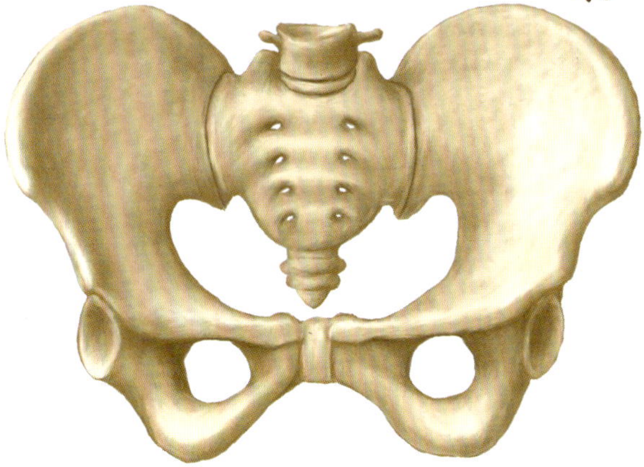

3 Allgemeine Knochenlehre (Osteologie)

3.1 Knochenbildung (Ossifikation[1]), Osteogenese[2]) und Knochenwachstum

Die Bildung von *Knochengewebe* (Ossifikation) verläuft immer nach dem gleichen Prinzip, Osteoblasten produzieren Osteoid, das anschließend mineralisiert wird. Gleichzeitig differenzieren sich die Osteoblasten zu Osteozyten.
Man unterscheidet:
- *primäre* Ossifikation → erstmalige Bildung von Knochengewebe, dabei entsteht immer *Geflechtknochen*,
- *sekundäre* Ossifikation → Umbau von schon vorhandenen Knochen in *Lamellenknochen*.

Ausgangspunkt der Knochenbildung sind wie bei allen anderen Binde- und Stützgeweben Mesenchymzellen.
Die Bildung der individuellen Knochen (Osteogenese) erfolgt auf 2 Wegen:
- *desmale Ossifikation* (desmale Osteogenese),
- *chondrale Ossifikation* (chondrale Osteogenese).

1. *Desmale Ossifikation* – *Bildung des primären Geflechtknochens*

Der durch *desmale Ossifikation* gebildete Knochen wird *Geflecht-*, *Bindegewebs-*, *Deck-* oder *Belegknochen* genannt.
Er entsteht vor der Geburt ***direkt*** aus dem Mesenchym. Folgende Vorgänge laufen ab:
- *Mesenchymzellen* konzentrieren sich an gefäßreichen Ossifikationspunkten und differenzieren sich zu Osteoblasten, welche Osteoid produzieren,
- die *Osteoblasten* lagern um sich herum Osteoid ab (➡ S.28), sodass es zu einer Art Einmauerung kommt,
- das weitere Wachstum erfolgt appositionell, indem von außen so lange schrittweise neue Knochensubstanz angelagert wird, bis das umwandlungsfähige Bindegewebe verbraucht ist.
- danach verknöchern benachbarte Skelettteile und vereinigen sich,
- es kommt durch Einlagerung von Kalzium und Phosphat in Form von Hydroxylapatitkristallen zur *Mineralisierung* bzw. *Verkalkung* des Osteoids und die Osteoblasten werden zu Osteozyten.

Der ***Geflechtknochen*** ist gut durchblutet und enthält viele Knochenzellen, die unregelmäßig verteilt sind. Die zu Bündeln gefassten Kollagenfasern haben keine bevorzugte Verlaufsrichtung.
Aufgrund seines geringen Mineralisierungsgrades und hohen Wassergehaltes ist er biege- und zugfest.
Der Geflechtknochen wird nach der Geburt größtenteils zu Lamellenknochen umgebaut und aus dem primären Knochenmark wird das sekundäre blutbildende Knochenmark. Aufgrund dieser Eigenschaften ist er beim Erwachsenen u. a. an den Ansatzstellen von Sehnen, Bändern und Muskeln verbaut.
Nach Frakturen wird durch Geflechtknochen der Defekt geschlossen.

Bild 3.1 Geflechtknochen

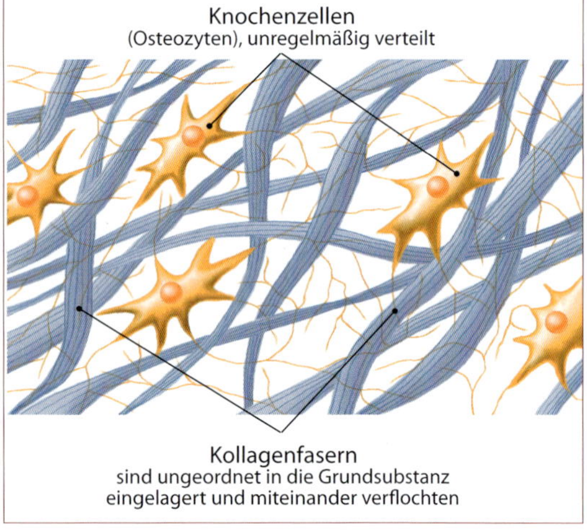

2. *Chondrale Ossifikation* (indirekte Knochenbildung)

Bei dieser Form der Ossifikation werden bis auf wenige Ausnahmen alle Knochen des Skeletts ***indirekt*** über eine Zwischenstufe aus Knorpel vorgebildet und danach durch Knochengewebe ersetzt (➡ Bild 3.2).
Es entsteht somit ein „Knorpelskelett", das sog. ***Primordialskelett*** aus „Knorpelknochen", die im Wesentlichen den endgültigen Knochen entsprechen.

[1] Bildung von Knochengewebe,
[2] Bildung eines individuellen Knochens.

Bild 3.2 ***Chondrale Ossifikation*** *(Röhrenknochen)*

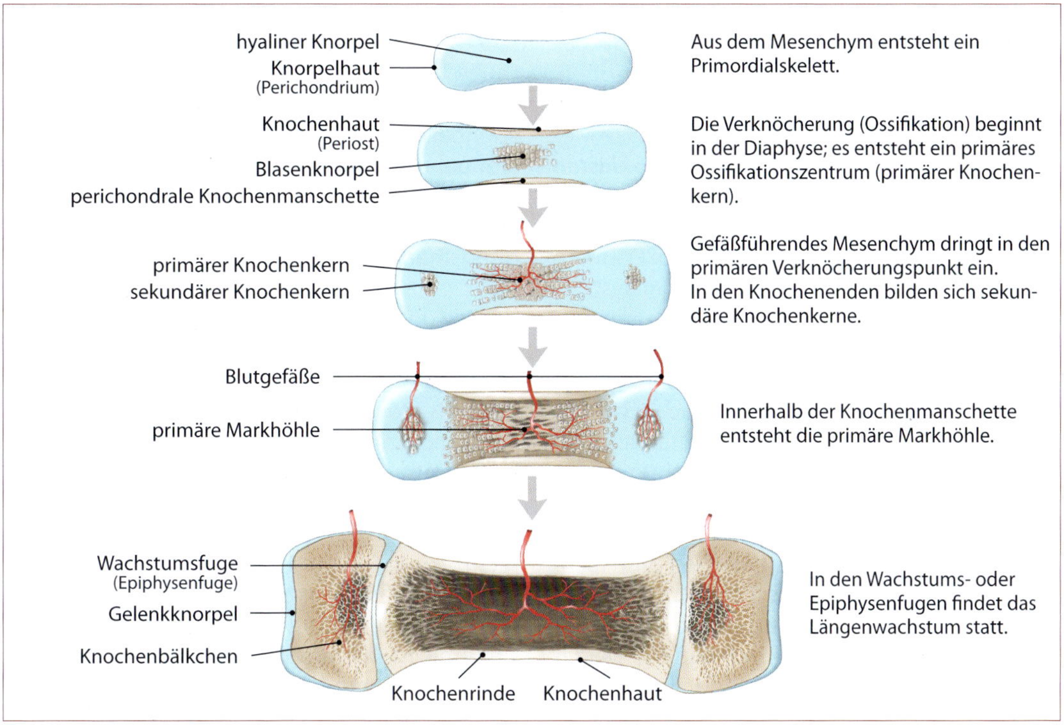

Ein Vorteil der chondralen Ossifikation ist, dass der Knorpel relativ rasch gebildet wird und sofort eine gewisse Stützfunktion ausüben kann. Auf diese Weise entstehen die meisten Knochen des Körpers (Extremitäten-, Wirbel- und Beckenknochen).
Man unterscheidet 2 Typen:
- *perichondrale Ossifikation,*
- *enchondrale Ossifikation.*

Chondrale Ossifikation der Röhrenknochen
Die *Ossifikation* der *Röhrenknochen* erfolgt sowohl um die knorpelige Vorlage herum (perichondral) als auch innerhalb dieser (enchondral). Sie beginnt bei den Diaphysen bereits vor der Geburt. Die Epiphysen hingegen fangen erst nach der Geburt an zu verknöchern. Die Wachstums- oder Epiphysenfugen verknöchern im Jugendalter.

2.1 Perichondrale Ossifikation
Bei der *perichondralen Ossifikation* läuft die ***Verknöcherung von außen*** wie folgt ab (➡ Bild 3.2):
Knochenmanschette
Um die Mitte der knorpeligen Diaphyse differenzieren sich in der Knorpelhaut Osteoblasten und bilden desmal eine *Knochenmanschette*, welche den abzubauenden „Knorpelknochen" stützt. Die Knorpelhaut (Perichondrium) wird zur Knochenhaut (Periost).
Blasenknorpel
Die Knorpelzellen innerhalb der Knochenmanschette quellen auf. Wegen ihres blasigen Aussehens werden sie *Blasenknorpel* genannt. Die Zellen des Blasenknorpels initiieren in ihrer Umgebung die Mineralisierung (Verkalkung) der Knorpelmatrix und gehen zugrunde. Es entsteht ein primärer Verknöcherungspunkt (primäres Ossifikationszentrum).

2.2 Enchondrale Ossifikation
Bei der *enchondralen Ossifikation* erfolgt die ***Verknöcherung von innen***.

Diaphyse

Osteoklasten der Knorpelhaut „fressen" Kanäle in die Knochenmanschette, durch die Blutgefäße in den Verknöcherungspunkt eindringen. Mit den Gefäßen wandern in den zugrunde gehenden Blasenknorpel undifferenzierte Mesenchymzellen ein, die sich zu ***Chondroklasten*** und ***Osteoblasten*** differenzieren.

Die Chondroklasten bauen den degenerierten Blasenknorpel bis auf kleine Reste ab. Dadurch entsteht ein wabenähnliches Hohlraumsystem. In die leeren Knorpelhöhlen wandern mit einwachsenden Blutgefäßen Osteoblasten ein, bilden auf den verkalkten Knorpelbälkchen einen tapetenähnlichen Zellverband und scheiden Osteoid (➡ S. 28) ab, welches allmählich verkalkt und die Hohlräume mit Geflechtknochen ausfüllt.

Nun differenzieren sich auch die ersten Osteozyten und die Knochenbälkchen verwachsen mit der Knochenmanschette. Im weiteren Verlauf wird das Knorpelgewebe innerhalb der Knochenmanschette in Richtung beider Epiphysen sukzessive durch Knochengewebe ersetzt.

Die Epiphysen verknöchern später ebenfalls enchondral. An ihren Gelenkflächen verbleibt aber zeitlebens eine dünne Knorpelschicht: der ***Gelenkknorpel***.

Epiphysenfuge

An der Nahtstelle zwischen Epiphyse und Diaphyse, der *Metaphyse*, bleibt bis etwa zum 20. Lebensjahr ebenfalls eine Knorpelplatte erhalten, die *Epiphysenfuge* oder *Wachstumsplatte*. Hier läuft das Wachstum so lange ab, bis die endgültige Knochenlänge erreicht ist.

Der nischenreiche Raum innerhalb der Knochenmanschette heißt *primäre Markhöhle* und wird zunächst noch von Mesenchymzellen ausgefüllt.

In der weiteren Entwicklung differenzieren sich auch die Stammzellen der Blutbildung (***Myeloblasten***). Die Bildung der Blutzellen beginnt im 5. Fetalmonat. Ab diesem Zeitpunkt wird der Raum als *sekundäre Markhöhle* bezeichnet.

Der Neu-, Um- und Abbau von Knochengewebe erfolgt nicht nur während der Wachstumsphase. Vielmehr besteht im gesunden Organismus zwischen diesen Vorgängen ein ***dynamisches Gleichgewicht*** (Fließgleichgewicht). Ständig werden Mineralstoffe des Knochens in das Blut abgegeben und wieder aufgenommen. Durch diese Dynamik sind die Knochen in der Lage, sich z. B. durch die Neubildung von Knochenbälkchen (Spongiosa) veränderten Belastungen anzupassen oder nach einer Fraktur wieder zusammenwachsen. Spongiosa kann auch wieder abgebaut werden, z. B. bei Bewegungsmangel.

Praxis Ist der Mineralstoffgehalt der Knochen z. B. bei Vitamin-D-Mangel vermindert, kommt es zu einer „Knochenerweichung", die beim Kind als ***Rachitis*** und beim Erwachsenen als ***Osteomalazie*** bezeichnet wird.

Bestimmte genetisch bedingte Störungen der Kollagenbiosynthese führen zur Entstehung der Glasknochenerkrankung (***Osteogenesis imperfecta***), kurz: OI). Sie ist durch eine unvollständige Knochenbildung gekennzeichnet mit der Folge von zahlreichen Knochenbrüchen.

Generell ist für die Knochengesundheit eine bewusste und frühzeitige Prophylaxe von großer Bedeutung (am effektivsten bis etwa zum 35. Lebensjahr).

Merke! Die Bildung von Knochengewebe (Ossifikation) verläuft immer gleich, Osteoblasten produzieren Osteoid, das anschließend mineralisiert wird.

Es werden 2 Formen der Knochenentwicklung unterschieden:

- *desmale Ossifikation:* Knochen bildet sich direkt aus dem Mesenchym,
- *chondrale Ossifikation:* Knochen bildet sich indirekt über Knorpel als Zwischenstufe. Auf diese Art und Weise entstehen die meisten Knochen des Körpers.

Die Röhrenknochen verknöchern sowohl *perichondral* als auch *enchondral*.

Bei beiden Ossifikationsformen entsteht zuerst Geflechtknochen.

Umbau des Geflechtknochens zum Lamellenknochen

Wie bereits erwähnt, entsteht bei allen Ossifikationsarten zuerst der stammesgeschichtlich ältere Geflechtknochen. Im Kindesalter wird er, ausgelöst durch die Belastungen bei der Fortbewegung, allmählich in den kalziumreicheren, funktionstüchtigeren Lamellenknochen mit geordneter Struktur umgebaut. Durch diesen funktionellen Umbau bekommt er seine spezifischen mechanischen Eigenschaften. Ein Rest Geflechtknochen bleibt an den Insertionsstellen (Ansatzstellen der Sehnen und Bänder) des Lamellenknochens aber immer erhalten.

Der ***Lamellenknochen*** (➡ Bilder 3.3, 3.5 und 3.6) ist durch sein ***lamelläres Ordnungsprinzip*** der Interzellularsubstanz gekennzeichnet. Dieses kommt wie folgt zustande: Osteoblasten der Knochenhaut (Periost) produzieren an der Außenseite lamellenförmig neues Knochengewebe, die ***äußeren Grundlamellen***. Sie liegen direkt unter der Knochenhaut, ummanteln also den gesamten Knochen.

Wie auf Seite 31f bei der enchondralen Ossifikation beschrieben, wachsen vom Periost Gewebssprosse mit Blutgefäßen in das Innere.

Um je ein Blutgefäß werden 5 bis 10 konzentrisch angeordnete ***Spezial-*** oder ***Havers-Lamellen*** gebildet, welche im Zentrum den ***Havers-Kanal*** aussparen. In diesem verlaufen dann Blutgefäße und Nerven.

Die auf diese Weise entstehenden wenige Millimeter langen Zylinder aus ineinander geschobenen Röhrchen (Lamellen) heißen ***Osteone*** oder ***Havers-System***. Es sind die funktionellen Einheiten des Lamellenknochens. Ihre Lamellen werden von den Osteoblasten so abgelagert, dass sie genau den mechanischen Anforderungen gerecht werden.

Die ***Osteone*** bilden die feste Rindenschicht (***Substantia corticalis***) der Knochen. Besonders deutlich ausgebildet sind sie in der ***Substantia compacta*** der Röhrenknochen (➡ S. 38).

Die Speziallamellen der Osteone werden aus einer sehr harten Form der Kalksalze mit eingebetteten spiralig und scherengitterartig verlaufenden kollagenen Fibrillen aufgebaut,

Bild 3.3 Lamellenknochen

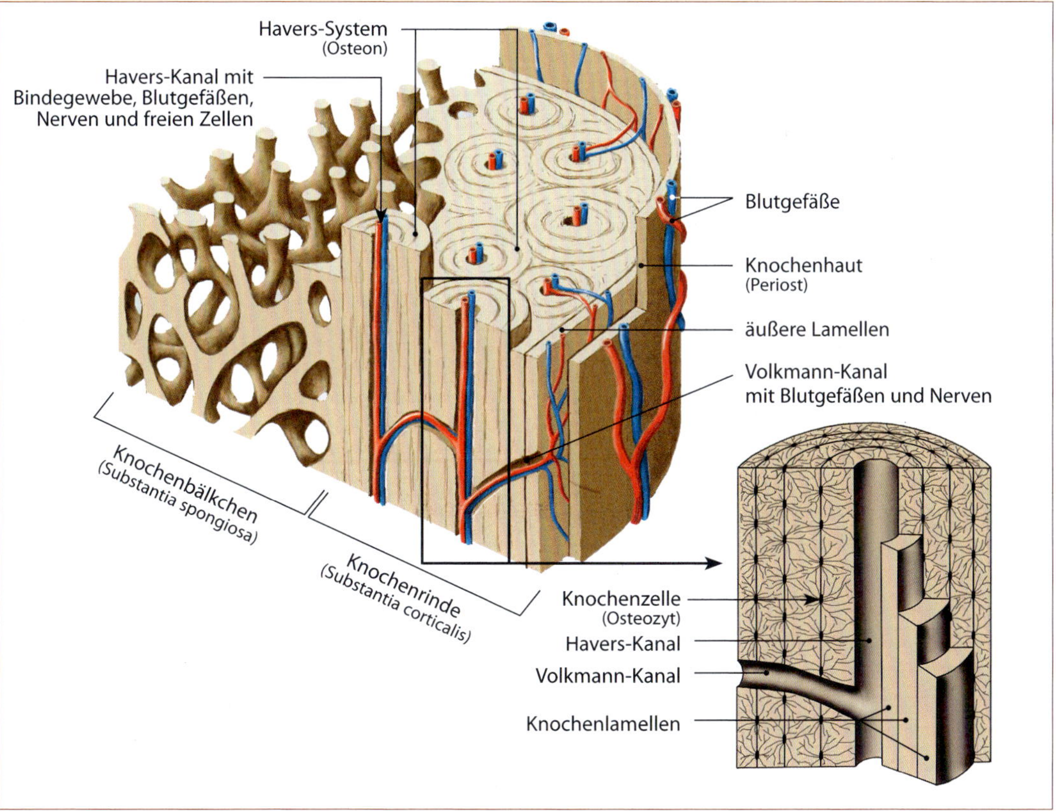

wodurch der Knochen eine relativ hohe ***Dreh-*** und ***Biegefestigkeit*** erhält. Kittflächen aus Osteoid mit den in ovalen Aussparungen liegenden Knochenzellen (Osteozyten) verbinden die einzelnen Lamellen miteinander.
Durch winzige Knochenkanälchen stehen die Knochenzellen mit ihren ebenso winzigen Fortsätzen untereinander und mit den im Havers-Kanal liegenden Havers-Blutgefäßen in Verbindung.
Komplettiert wird die Knochenrinde durch die Ausbildung 2 weiterer Lamellensysteme. Die zwischen den Osteonen vorhandenen Reste älterer Lamellensysteme fungieren als ***Schaltlamellen*** und als Grenze zur Markhöhle werden noch die ***inneren Grundlamellen*** gebildet.
Die Gelenkenden, angrenzenden Teile des Schaftes sowie die Muskelansatzhöcker der Röhrenknochen werden immer von ***Knochenbälkchen*** (*Substantia spongiosa*) ausgefüllt.
Diese feinen anastomosierenden Gebilde verlaufen in bestimmten Zügen, welche den Zug-Druck-, Schub- und Drehkräften des jeweiligen Knochens entsprechen.
Außer den längs verlaufenden Havers-Kanälen der Osteone besitzt der Knochen noch die lamellenlosen ***Volkmann-Kanäle***. Diese Kanälchen durchsetzen den Knochen quer oder schräg und münden in die Havers-Kanäle, die sie auch miteinander verbinden.
In den Volkmann-Kanälen verlaufen ebenfalls zarte Blutgefäße und Nervenfäserchen.
Die gebildeten Lamellenknochen passen sich im Laufe des Lebens ständig den sich ändernden Belastungen (z. B. Änderung der Körpermasse oder körperlichen Aktivität, Frakturen und andere Erkrankungen) an. Dementsprechend zeigt der Knochen einen ***funktionellen Aufbau***. D. h., die Knochensubstanz ist so angeordnet, dass sie mit dem geringsten Materialaufwand die auftretenden Kräfte optimal auffangen und übertragen kann (*Prinzip der Leichtbauweise*).

Praxis Bei der ***Frakturheilung*** legt der Organismus um den Bruchspalt einen stützenden Verband in folgender Art und Weise an:
- Zunächst wächst hauptsächlich vom Periost gefäßreiches Bindegewebe in und um den Bruchspalt (bindegewebiger Kallus).
- Im Bindegewebe entstehen Osteoblasten, welche um den Bruchspalt eine Knochenmanschette legen (knöcherner Kallus).
- Jetzt, nach Fixierung der Bruchstücke, verknöchert das Bindegewebe im Spalt.
- Zum Schluss des Heilungsprozesses wird die Knochenmanschette abgebaut.

Merke! In einem komplexen Zusammenspiel wandeln Osteoblasten und Osteoklasten den von der Epiphysenfuge produzierten Knorpel in die differenzierte Struktur des Röhrenknochens um. Chondroklasten resorbieren Knorpel und schaffen Platz für einwandernde Gefäße und die Markhöhle. Durch Knochenneubildung werden die stabile Knochenrinde (Substantia corticalis) und eine der Belastung entsprechende Knochenbälkchenstruktur (Substantia spongiosa) gebildet.
Die Osteone (Havers-Systeme) bilden die funktionellen Einheiten der Röhrenknochen.
Jedes Osteon besteht aus:
- dem im Zentrum liegenden Havers-Kanal mit kleinen Blutgefäßen und Nerven,
- konzentrisch angeordneten Speziallamellen (Havers-Lamellen),
- Knochenzellen (Osteozyten) an den Grenzen der Speziallamellen.

Knochenwachstum

Die Knochenmanschette gewährleistet, dass sich die weitere Knochenbildung nur in Richtung der beiden Epiphysen vollzieht. Zu diesem Zweck ordnet sich der Knorpel säulenförmig an (➡ Bild 3.2, Seite 31). Dazwischen wird Osteoid mit Kalksalzen beladen, sodass Verkalkungspunkte als Ausgangspunkt für die nachfolgende enchondrale Ossifikation entstehen. Diese wird an der Übergangsstelle Diaphyse/Epiphyse beendet. Hier bleibt, wie oben beschrieben, die Epiphysenfuge als Zuwachsfläche erhalten.
Die Ossifikation der einzelnen Knochen geschieht zeitlich verschoben.
Beim Neugeborenen sind die Diaphysen der langen Röhrenknochen verknöchert und ihre Epiphysen bestehen mit Ausnahme der distalen Femurepiphyse (hier ist bei der Geburt bereits ein Knochenkern vorhanden) aus Knorpel. Beim Jugendlichen sind alle Röhrenknochen

mit Ausnahme der Epiphysenfuge komplett verknöchert.

Praxis Die im Röntgenbild der Hände und Füße eines Kindes sichtbaren Knochenkerne erlauben eine genaue Beurteilung seines Entwicklungsstandes.

Längenwachstum

Das *Längenwachstum* ist an die enchondrale Ossifikation gebunden. Es erfolgt von der ***Epiphysenfuge*** (➡ S. 38f) aus. Hier werden bis zum Epiphysenfugenschluss ständig Knorpelzellen gebildet und gleichzeitig wieder abgebaut und durch Knochengewebe ersetzt.

Die Verknöcherung der Epiphysenfuge zur „Epiphysennarbe" oder „Epiphysenlinie" beginnt zwischen dem 15. und 17. Lebensjahr und endet um das 20. bis 22. Lebensjahr.

Das Längenwachstum in den Epiphysen- oder Wachstumsfugen verläuft bei den verschiedenen Knochen unterschiedlich. Während z. B. im Oberarmknochen die Längenentwicklung maßgeblich von der distalen Epiphysenfuge bestimmt wird, ist es beim Oberschenkelknochen genau umgekehrt.

Meist verknöchern die beiden Epiphysenfugen eines Röhrenknochens zu unterschiedlichen Zeitpunkten (z. B. proximale Epiphysen von Elle und Speiche um das 15. und ihre distalen Epiphysen um das 20. Lebensjahr).

Die Geschwindigkeit des Längenwachstums ist altersabhängig und durch ***2 Wachstumsschübe*** gekennzeichnet. Der 1. fällt in das 1. Lebensjahr und der 2. erfolgt in der Pubertät. Das Längenwachstum endet bei der Frau um das 18. bis 20. und beim Mann um das 20. bis 22. Lebensjahr.

Praxis Verletzungen (z. B. Fraktur durch die Epiphyse) und Knochenmarkerkrankungen können zu einem vorzeitigen Schluss der Epiphysenfugen führen, was z. B. ungleiche Beinlängen oder Achsfehlstellungen (übermäßige X- oder O-Beinstellung) zur Folge haben kann.

Merke! Während des Wachstums sorgen die Knorpelzellen der Epiphysenfuge durch Zellvermehrung und Matrixproduktion für das Längenwachstum der Röhrenknochen. Mit der Verknöcherung der Epiphysenfuge kommt das Längenwachstum zum Stillstand.

Dickenwachstum

Das *Dickenwachstum* geht von der Knochenhaut (Periost) aus. Man spricht daher von ***periostaler Ossifikation*** (➡ S. 31 und 38). Dabei werden außen durch Osteoblasten neue Knochenschichten angelagert und innen an der Grenze zur Markhöhle wird von Osteoklasten gleichzeitig Knochen abgebaut.

Da die Knochenhaut zeitlebens funktionstüchtig bleibt, ist das Dickenwachstum das ganze Leben möglich.

Merke! Durch fortgesetzten Knochenabbau an der Innenseite der Knochenrinde und Knochenanbau an ihrer Außenseite vergrößert sich der Knochendurchmesser.

Das Dickenwachstum der Knochen einschließlich ihrer Umbauvorgänge zur Anpassung an sich ändernde Belastungen bleibt zeitlebens erhalten.

Regulation des Wachstums

Das Längen- und Dickenwachstum der Knochen wird von mehreren Hormonen gesteuert: Das Wachstumshormon (STH) des Hypophysenvorderlappens und die Schilddrüsenhormone Thyroxin und Trijodthyronin fördern das Längenwachstum, die Geschlechtshormone hingegen hemmen es.

Praxis Einerseits führen Hormonüberschuss oder -mangel zu erheblichen Wachstumsstörungen (z. B. Zwerg- oder Riesenwuchs), andererseits können durch gezielte Hormongaben Wachstumsstörungen kompensiert werden.

Während ein häufiger Wechsel von Be- und Entlastung das Längenwachstum anregt, wird es durch zu großen Dauerdruck gehemmt.

Knochen befinden sich ständig in einem ***dynamischen Gleichgewicht*** zwischen Knochenaufbau durch die Osteoblasten und Knochenab-

bau durch die Osteoklasten. Damit verbunden ist eine stetige Mineralstoffaufnahme (v. a. Kalzium und Phosphate) aus dem Blut und Abgabe an das Blut.
Aufgrund dieser Dynamik ist das Knochengewebe in der Lage, sich ständig ändernden Anforderungen anzupassen (➡ 3.2).

3.2 Strukturelle und funktionelle Anpassungsfähigkeit der Knochen

3.2.1 Strukturelle Anpassung

Jeder Knochen des Skeletts weist durch seine ***funktionelle Struktur*** 4 typische mechanische Eigenschaften auf:
1. Druckfestigkeit,
2. Zugfestigkeit,
3. Biegefestigkeit,
4. Elastizität.

Unter der funktionellen Struktur versteht man die Fähigkeit des Knochengewebes (Substantia spongiosa, Substantia compacta), sich durch *adaptive Umbauvorgänge* der jeweils aktuellen mechanischen Belastung optimal anzupassen.
Die ***Knochenbälkchen*** *(Substantia spongiosa)* ordnen sich in bestimmten Zügen an, die ziemlich genau den grafisch darstellbaren Hauptspannungslinien – den sog. ***Trajektorien*** (Hauptverstrebungen) – der größten Zug-, Druck-, Schub- und Drehkräfte entsprechen. Verändern sich diese Kräfte, wandelt sich die Spongiosaarchitektur und passt sich diesen erneut an. Mit dem trajektoriellen Knochenbau wird mit einem Minimum an Material ein Maximum an Stabilität erzielt.
Die ***Knochenrinde*** *(Substantia corticalis bzw. compacta)* ist ebenfalls wandlungsfähig, benötigt aber für ihre Anpassung deulich mehr Zeit. An den Knochenenden der langen Röhrenknochen (z. B. Oberschenkelknochen, Oberarmknochen) sorgt eine relativ dünne Rindenschicht zusammen mit der darunter liegenden Knochenbälkchenstruktur für die notwendige Zug- und Druckfestigkeit.
Im Bereich der größten Biegungsbeanspruchung, also in der Schaftmitte, befindet sich die wesentlich stärkere kompakte Rindenschicht, die Substantia compacta. Ihre hohe Biege- und Drehfestigkeit wird insbesondere erreicht durch:
- die *Lamellenstruktur der Osteone* (Bauprinzip der ineinander geschobenen Röhren) und
- die spiraligen, scherengitterartigen mit wechselndem Steigungswinkel verlaufenden *kollagenen Fibrillen* (kleine Fäserchen).

Bild 3.4 Trajektorieller Bau des proximalen Femurendes

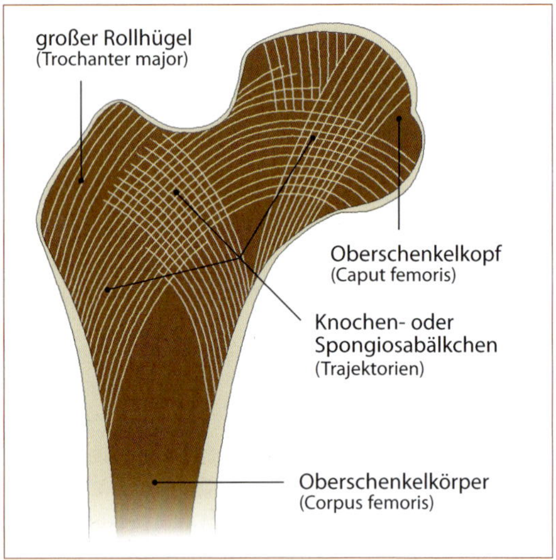

Bild 3.5 Osteon oder Havers-System *(Schema)*

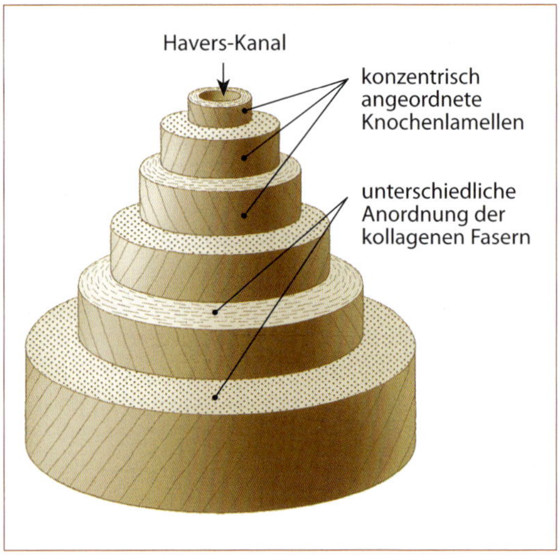

3.2.2 Funktionelle Anpassung

Diese Anpassung findet ihren Ausdruck in Form einer Knochenhypertrophie bzw. Knochenatrophie. Als Reiz wirken Spannungsveränderungen infolge veränderter Krafteinwirkungen auf einen Knochen:
- *Knochenhypertrophie*: verstärkter Knochenanbau bei Spannungserhöhungen,
- *Knochenatrophie*: Abbau von Knochensubstanz bei Spannungsminderung.

Praxis Bei der Osteoporose, einer Stoffwechselerkrankung, kommt es zum Verlust von Knochenbälkchen, sodass z. B. Wirbelkörper keilförmig zusammenbrechen.
Sowohl die strukturelle als auch funktionelle Anpassungsfähigkeit des Knochensystems können durch gesunde Ernährung und regelmäßige angepasste körperliche Betätigung bis in das hohe Alter erhalten werden, sodass eine vorzeitige Altersatrophie vermieden werden kann. ┘

Merke! Knochen werden zeitlebens umgebaut (permanenter Knochenauf- und -abbau).
Strukturelle Anpassung: Fähigkeit sowohl der Knochenbälkchen als auch der Knochenrinde, ihre Struktur sich verändernden einwirkenden Kräften durch Wandlung anzupassen.
Funktionelle Anpassung: Spannungserhöhungen führen zu einer Knochensubstanzzunahme, Spannungsminderungen bewirken das Gegenteil. ┘

3.3 Funktion der Knochen

Knochen sind Organe, bei denen das Knochengewebe den Hauptanteil darstellt. Die Knochen erfüllen die folgenden Aufgaben:
1. *Stützfunktion*: Alle Knochen bilden das Skelett (Stützwerk), das maßgeblich die Körpergestalt bestimmt.
2. *Schutzfunktion*: Das Skelett schützt lebenswichtige Organe, z. B. Gehirn in der Schädelhöhle, Rückenmark im Wirbelkanal, Herz und Lunge im Brustkorb, Harn- und Geschlechtsorgane im kleinen Becken.
3. *Bewegungsfunktion*: Knochenverbindungen bewirken zusammen mit den Muskeln Bewegungen.
4. *Bildung der Blutzellen*: Das rote Knochenmark ist die wichtigste Bildungsstätte der Blutzellen.

Der Knochen ist kein totes Gebilde, er hat einen intensiven Stoffwechsel.

Merke! Die wesentlichen Aufgaben der Knochen sind:
- Stützfunktion und Formgebung,
- Schutzfunktion,
- Bewegungsfunktion,
- Bildung der Blutzellen im roten Knochenmark,
- Mineralstoffspeicher, v. a. Kalzium. ┘

3.4 Knochentypen (Knochenformen)

Das menschliche Skelett besteht aus einer Vielzahl unterschiedlicher Knochen. Man kann sie entsprechend ihrer Form und Funktion in 3 Gruppen einteilen:

1. Röhrenknochen
- längliche Knochen mit einem röhrenförmigen Schaft,
- besitzen außen eine dichte, feste Knochenschicht (Knochenrinde), deren Stärke von der mechanischen Belastung abhängt,
- insbesondere bei den langen Röhrenknochen wird das Innere der beiden Knochenenden von einer aufgelockerten Struktur (Knochenbälkchen) mit rotem Knochenmark ausgefüllt.

Aufgabe
Hauptsächlich Stützfunktion.

Man unterscheidet lange und kurze Röhrenknochen.

Lange Röhrenknochen
- Oberarmknochen (Humerus),
- Elle (Ulna),
- Speiche (Radius),
- Oberschenkelknochen (Femur),
- Schienbein (Tibia),
- Wadenbein (Fibula).

Kurze Röhrenknochen
- Mittelhand- und Mittelfußknochen,
- Finger- und Zehenknochen.

2. Platte Knochen
- flache, kompakte Knochen mit einer festen Außenschicht und einer inneren aufgelockerten Schicht.

Aufgabe
Umschließen größere Hohlräume und schützen die darin liegenden Organe; bieten breite Ansatzflächen für Muskeln.
Zu den platten Knochen gehören:
- Schulterblätter,
- Hüftbeine und
- die Knochen des Schädeldaches.

3. Unregelmäßige Knochen (kurze Knochen)
- sind größtenteils würfel- oder quaderförmig. Sie sind ebenfalls durch eine feste Außen- und aufgelockerte Innenschicht gekennzeichnet. Zu den unregelmäßigen Knochen gehören z. B.:
  - Wirbelknochen,
  - Hand- und Fußwurzelknochen,
  - Knochen des Gesichtsschädels.

Merke! Bei den Knochen werden folgende Typen unterschieden:
- kurze und lange Röhrenknochen,
- platte Knochen,
- unregelmäßige (kurze) Knochen.

3.5 Bau eines Knochens

Knochen bestehen aus:
- ***Knochenrinde*** (Substantia corticalis, kurz: Kortikalis): Äußere kompakte Knochenschicht,
- ***Knochenbälkchen*** oder ***Trabekel*** (Substantia spongiosa, kurz: Spongiosa): Lockere innere Knochensubstanz. Sie befindet sich bei den Röhrenknochen nur in den Epiphysen, während sie bei allen anderen Knochen überall zu finden ist.

Bei den ***Röhrenknochen*** unterscheidet man allgemein 4 Abschnitte (➡ Bild 3.6):
1. ***Epiphyse*** (Gelenkende): Alle Röhrenknochen, außer den Finger- und Zehenendgliedern, haben 2 Epiphysen, deren Form von der Gelenkart abhängt (➡ S. 43ff). Sind sie gelenkig mit anderen Knochen verbunden, besitzen sie einen Überzug aus *hyalinem Gelenkknorpel*.
2. ***Wachstumsplatte*** (Wachstumsfuge, Epiphysenfuge): Hyaline Knorpelzone, die zwischen der Epiphyse und der Diaphyse für die Dauer des Längenwachstums erhalten bleibt. Nach dem Wachstumsabschluss verknöchert sie und bleibt als Epiphysenlinie oft bis ins Alter sichtbar.
3. ***Diaphyse*** (Schaft): Hauptteil zwischen den beiden Gelenkenden; der Teil, der an die Wachstumsplatte angrenzt, heißt *Metaphyse*.
4. ***Apophyse***: Ansatzstelle für Muskeln, Sehnen und Bänder, kann deren Hebelarm verlängern.

Knochenhaut (Periost)
Jeder Knochen wird, mit Ausnahme der Gelenkflächen, von einer *Knochenhaut* umgeben. Sie ist durch zugfeste Fasern im Knochen verankert. Die Knochenhaut ist *gefäß-* und *nervenreich*. Von ihr aus dringen Blutgefäße und Nerven in das Knocheninnere und versorgen den Knochen (➡ Bild 3.3, S. 33).

Knochenmark
Man unterscheidet:
- das ***rote*** *Knochenmark* im Bereich der Substantia spongiosa, es ist das Gewebe der Blutzellbildung,
- das ***gelbe*** *Knochenmark* (Fettmark) in den Markhöhlen der Röhrenknochen bei Erwachsenen.

Bild 3.6 ***Bau eines Röhrenknochens*** *(Oberschenkelknochen)*

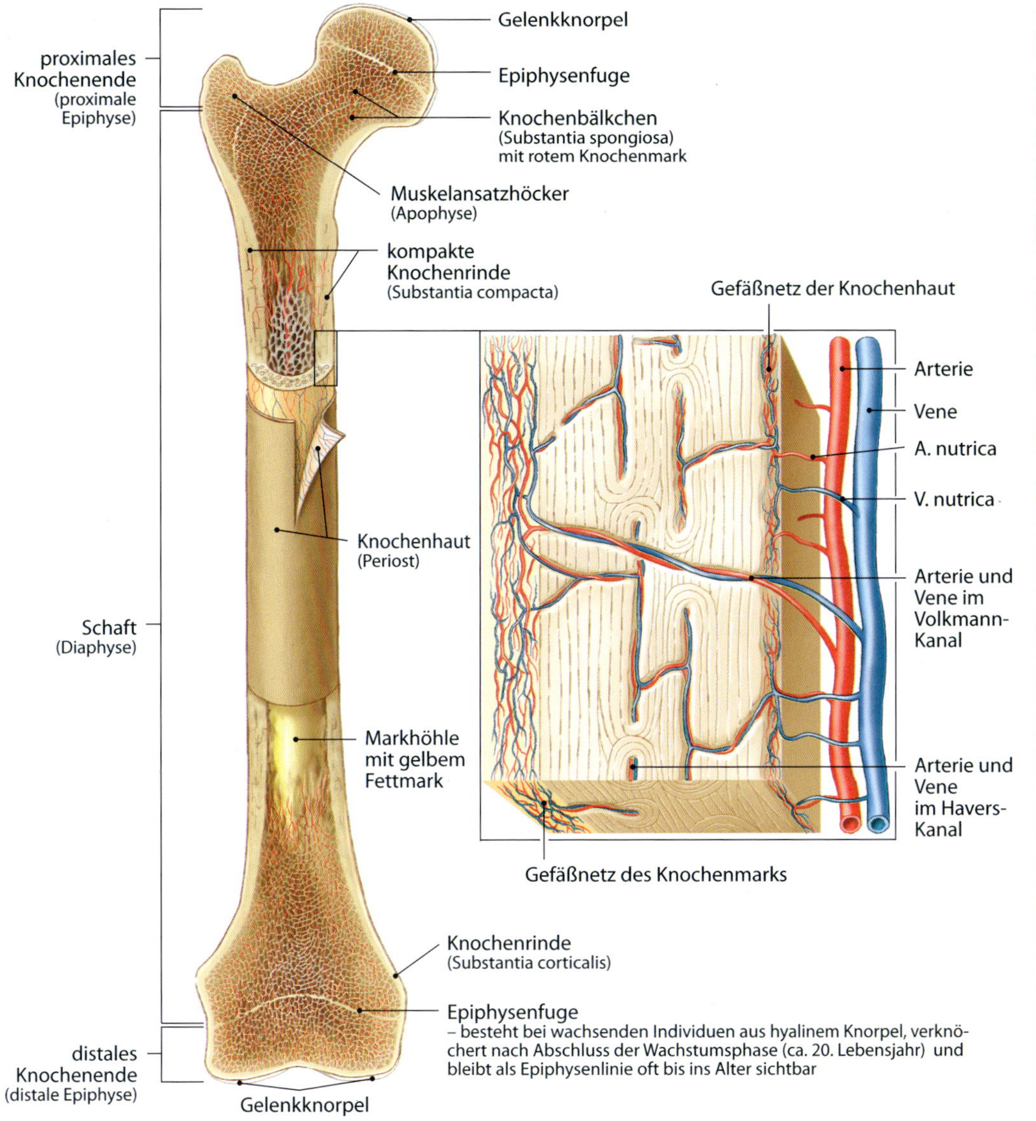

Zuggurtungsprinzip

Das *Zuggurtungsprinzip* beschreibt, wie Zugkräfte, die durch Biegebeanspruchung entstehen, reduziert werden können.

Beispiel: ***Oberschenkelknochen*** (Femur)

Durch die schräge Lage zur Körperachse entsteht im Femur, v. a. im Schenkelhals, eine erhebliche Biegebelastung. Da Biegespannungen höher als Zug- oder Druckspannungen sind, werden sie durch Zuggurtung reduziert.

Im Bild 3.7 ist zu erkennen, dass auf die mediale Seite des Femur Druckkräfte und auf die laterale Zugkräfte wirken.

Durch eine zunehmende Zugverspannung/Zuggurtung auf der lateralen Seite des

Oberschenkels, die vom Beckenkamm bis zur seitlichen Tibiafläche reicht, wird die Biegespannung in physiologischen Bereichen gehalten. Verantwortlich hierfür ist der ***Tractus iliotibialis als Zuggurt*** (➡ S. 236f und Bild 3.7).

Die entstehenden lateralen Zugkräfte werden durch das Zuggurtungsprinzip auf der medialen Seite in Druckkräfte umgewandelt. Mithilfe dieses Systems wird die asymmetrische Belastung des Femur ausgeglichen.

Bild 3.7 Zuggurtungsprinzip des Femur

An Knochen (z. B. Femur) entstehen unter axialer Belastung durch Muskelzug oder bei Gelenkbewegung immer Zug- und Druckspannungen.

Der Oberschenkelknochen wird lateral durch den Tractus tibialis so verspannt, dass die auftretenden Zugspannungen in der Längsachse in Druckspannungen umgewandelt werden und dadurch eine Entlastung des Femur mit reduzierter Biegebeanspruchung entsteht.

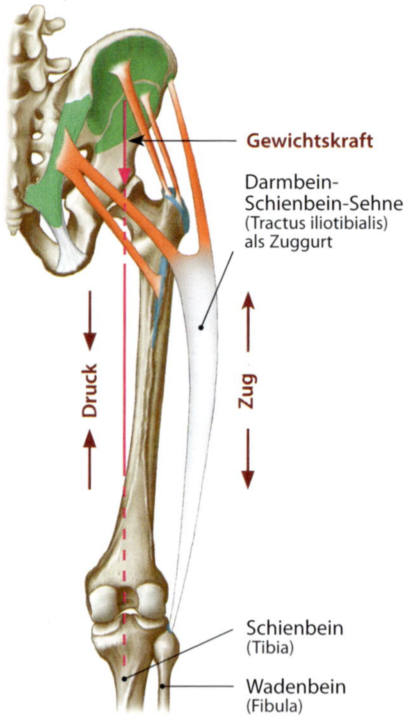

Bild 3.8 Herabsetzung der Biegebeanspruchung durch das Zusammenwirken mehrerer Muskeln am Ellbogengelenk

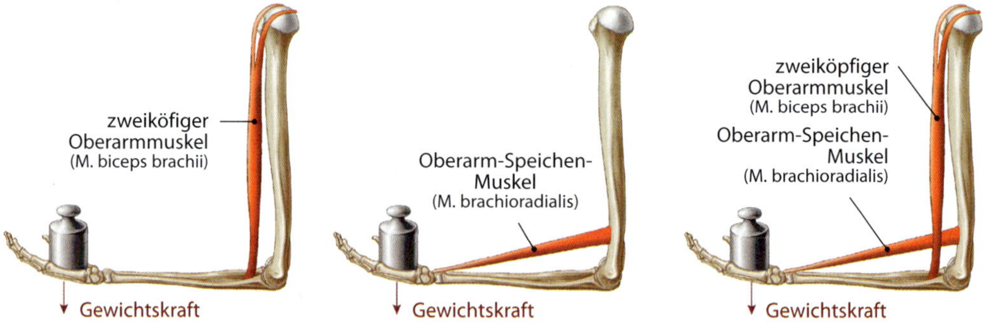

Biegebeanspruchung
Unterarm: stark
Oberarm: gering

Biegebeanspruchung
Unterarm: gering
Oberarm: stark

Das gleichzeitige Vorhandensein beider Muskeln reduziert die Biegkräfte der Knochen auf ein Minimum

Praxis Knochen können brechen. Es gibt offene und geschlossene Brüche (Frakturen). Kennzeichen des geschlossenen Bruches sind: keine Hautverletzung, keine Wunde und damit keine Infektionsgefahr.
Kennzeichen des *offenen* Bruches sind:
Wunde, möglicherweise sichtbare Knochensplitter und damit erhöhtes Infektionsrisiko.
Wird ein Knochen gewaltsam gedreht, z. B. bei Skiunfällen, entsteht ein Biegungsbruch mit schraubiger Rissfläche.
Die größere Frakturgefahr im Alter ist u. a. auch darauf zurückzuführen, dass die spannungsherabsetzende Wirkung der Muskeln als Zuggurte geringer ist.
Um die Heilung insbesondere von Gelenkfrakturen anzuregen, müssen durch entsprechende Maßnahmen die auf die Knochen einwirkenden Zugkräfte neutralisiert oder im Idealfall in Druckkräfte umgewandelt werden.
Bei allen Brüchen können Nerven, Gefäße, Weichteile und innere Organe verletzt sein. Besonders bei Schäden an großen Knochen (z. B. Becken, Oberschenkelknochen) drohen erhebliche, z. T. lebensgefährliche Blutverluste.
Bei Osteoporose und Tumoren können durch Dauerbelastung Spontanbrüche auftreten.
Das Fettmark kann unter besonderen Umständen (z. B. bei großen Blutverlusten oder Leukämie) in rotes Knochenmark umgewandelt werden. ┘

Merke! Die meisten Knochen bestehen aus einer kompakten, festen Knochenrinde (Substantia corticalis bzw. compacta) und einer schwammartigen Innenzone (Substantia spongiosa), bestehend aus Knochenbälkchen mit rotem Knochenmark. Außen sind sie von einer Knochenhaut (Periost) umhüllt, die u. a. für die nervale und die Blutversorgung zuständig ist.
Bei den meisten Röhrenknochen werden 2 Gelenkenden (Epiphysen) und der dazwischen liegende Knochenschaft (Diaphyse) unterschieden.
Die in einem Gelenk zusammenwirkenden Knochenteile sind mit Gelenkknorpel überzogen.
Muskeln als elastische Zuggurte wandeln die auf einen Knochen wirkenden Zugkräfte auf der Gegenseite in Druckkräfte um und setzen auch einseitige Beanspruchungen der Gelenkknorpel herab. ┘

3.6 Aufgaben

1. Unterscheiden Sie desmale und chondrale Ossifikation. (3.1)
2. Beschreiben Sie den mikroskopischen Bau eines Lamellenknochens!
   Was ist ein Osteon und wie ist es aufgebaut? (3.1)
3. Wie erfolgt die Heilung einer Knochenfraktur? (3.1)
4. Beschreiben Sie
   a) das Längen- und
   b) das Dickenwachstum eines Röhrenknochens. (3.1)
5. Was versteht man unter
   a) struktureller und
   b) funktioneller Anpassungsfähigkeit der Knochen? (3.2)
6. Nennen Sie die Aufgaben der Knochen. (3.3)
7. Aus welchen Knochentypen ist das menschliche Skelett aufgebaut? Geben Sie 2 bis 3 Beispiele für jeden Typ an. (3.4)
8. Beschreiben Sie den Bau eines Röhrenknochens! Welche Aufgaben erfüllen die verschiedenen Strukturen? (3.5)
9. Begründen Sie den praktisch lebenslang stattfindenden Knochenumbau. (3.1)
10. Was versteht man unter Zuggurtung und worin besteht ihre Bedeutung? (3.5)

4

Allgemeine Gelenklehre (Arthrologie)

Die allgemeine Gelenklehre befasst sich mit den verschiedenen ***Knochenverbindungen*** oder ***Gelenken*** (Bau, Funktion, Formen, pathologische Aspekte und ihre Behandlung).

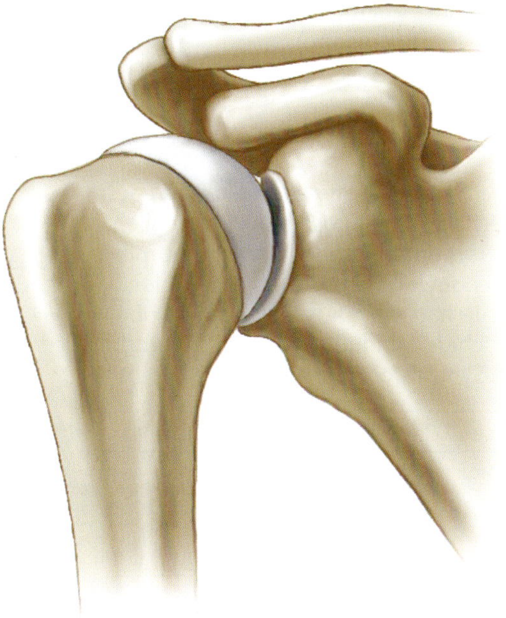

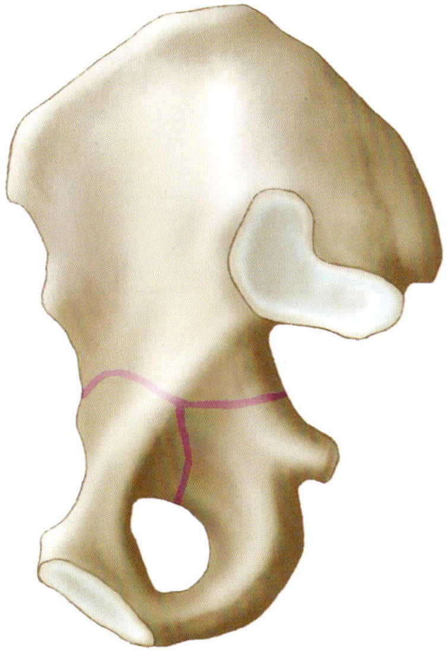

4 Allgemeine Gelenklehre (Arthrologie)

4.1 Gelenke

Als Gelenke werden die Übergänge zwischen benachbarten Knochenenden bezeichnet. Erst sie ermöglichen die verschiedenen Bewegungen. Entsprechend ihres Aufbaus unterscheidet man 2 Formen:
- ***unechte Gelenke*** (Synarthrosen),
- ***echte Gelenke*** (Diarthrosen).

Im menschlichen Körper befinden sich ca. 70 unechte und ca. 140 echte Gelenke.

4.1.1 Unechte Gelenke (Synarthrosen, Fugen, Haften)

Unechte Gelenke weisen ***keinen Gelenkspalt*** auf und sind deshalb nur eingeschränkt beweglich. Die Knochen werden durch Binde-, Knorpel- oder Knochengewebe verbunden, eine Gelenkhöhle fehlt. Je nachdem aus welcher Gewebeart die Knochenverbindung besteht, werden 4 Arten von Synarthrosen unterschieden:

Synarthrose	Verbindendes Gewebe
Syndesmose (Bandhaft)	Bindegewebe
Synchondrose (Knorpelhaft)	Hyalines Knorpelgewebe
Symphyse	Faserknorpel
Synostose (Knochenhaft)	Knochengewebe

Nach Art des Haftmaterials werden folgende Formen unterschieden:

1. Bandhaften oder ***Bandfugen*** (Syndesmosen, Juncturae fibrosae)

Die Knochenenden werden durch *straffes Bindegewebe* verbunden.

Beispiele:

1. Wirbelbogenbänder

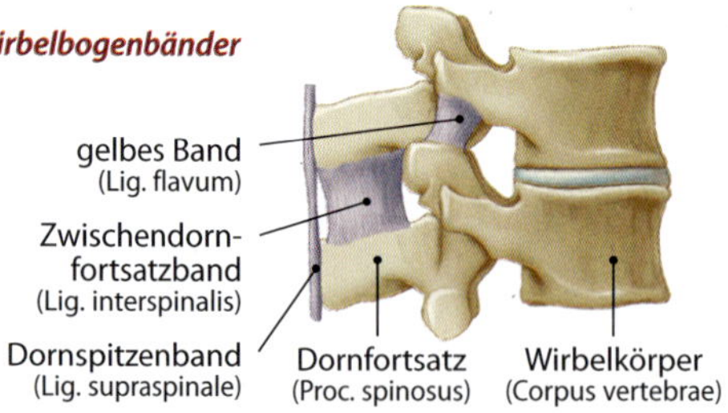

2. Zwischenknochenmembran (Membrana interossea) verbindet Elle und Speiche bzw. Schien- und Wadenbein

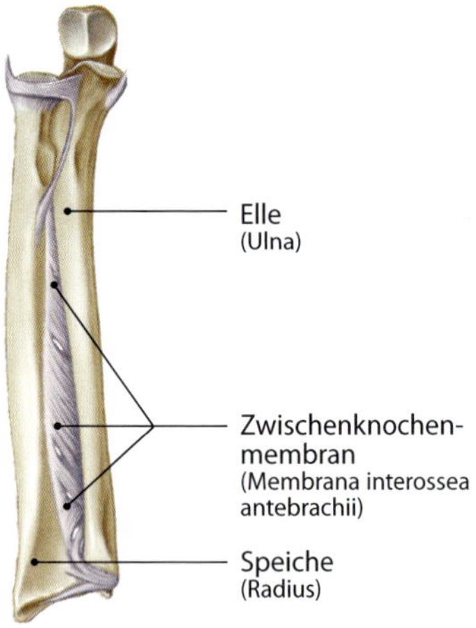

3. Einzapfung (Gomphosis) – federnde Befestigung der Zähne in den Zahnfächern (Alveolen) durch Bindegewebsfasern der Wurzelhaut

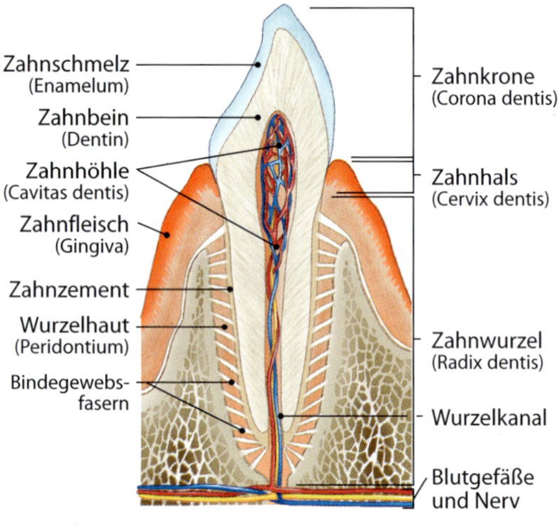

4. Fontanellen bis zum 2. Lebensjahr als Verbindung der Schädeldachknochen

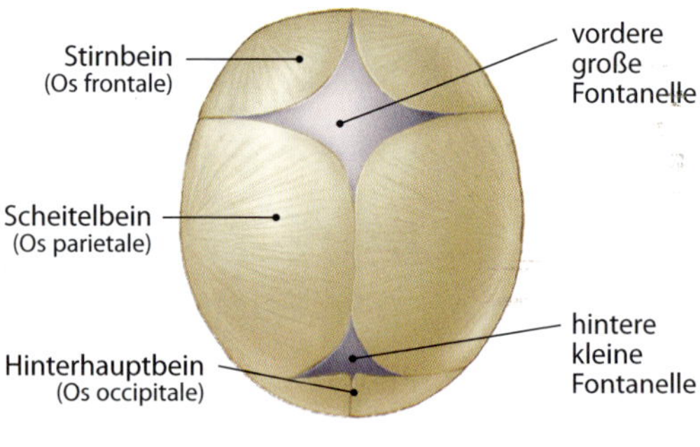

Die Fontanellen ermöglichen die Verformung des Schädels während der Geburt und danach das Wachstum der Schädelknochen.

2. *Knorpelhafte*

(Synchondrosen, Juncturae cartilagineae)
Die Knochenenden werden durch ***Knorpelgewebe*** verbunden.

Beispiele:

1. Rippenknorpel aus hyalinem Knorpel

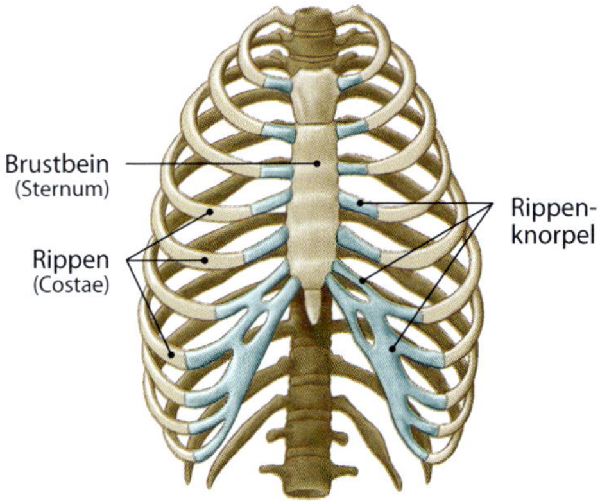

2. Schambeinfuge (Symphysis pubica) und
3. Zwischenwirbelscheiben (Disci intervertebrales)
aus Faserknorpel

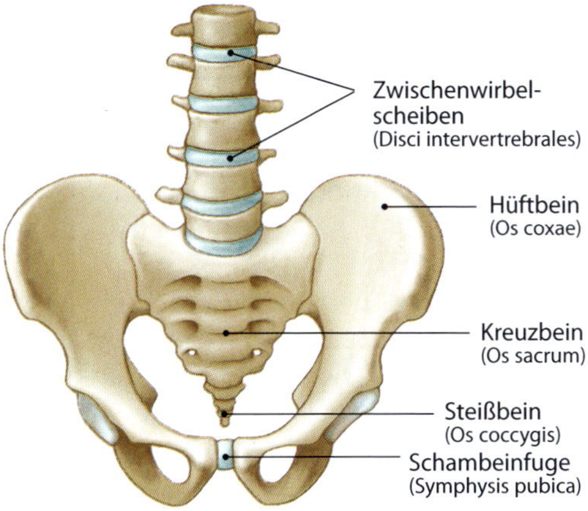

3. *Knochenhaften*

(Synostosen, Juncturae osseae)
Die Knochenenden werden durch ***Knochengewebe*** verbunden. Synostosen entstehen durch Verknöcherungsprozesse des bindegewebigen bzw. knorpeligen Zwischengewebes von Band- bzw. Knorpelfugen.

Beispiele:

1. Schädelnähte (Suturae) ab dem 2. Lebensjahr

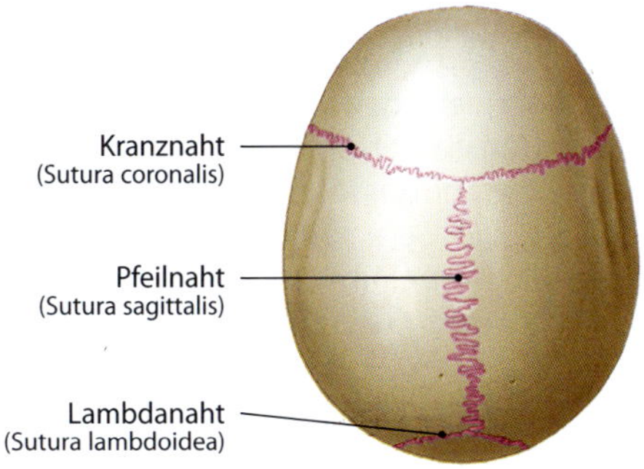

2. Knöcherne Verbindung der 5 Kreuzbeinwirbel

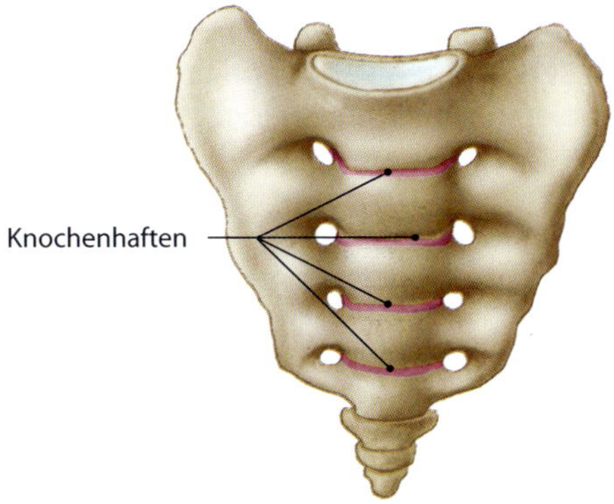

3. Knöcherne Verbindungen zwischen Darm-, Scham- und Sitzbein

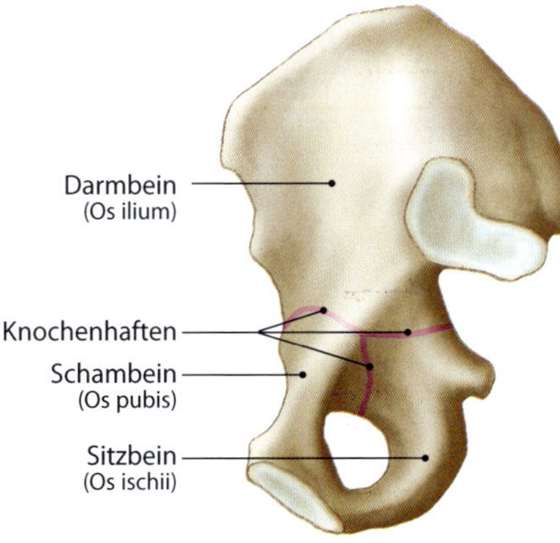

4.1.2 Echte Gelenke (Diarthrosen, synoviale Gelenke)

Synonyme: Articulationes synoviales, Juncturae synoviales

Wenn von einem Gelenk gesprochen wird, ist praktisch immer ein echtes Gelenk gemeint.

Echte Gelenke verfügen über einen ***Gelenkspalt*** zwischen den Knochenenden, welcher einen höheren Bewegungsspielraum des Gelenkes ermöglicht. Die Gelenkflächen sind mit hyalinem Gelenkknorpel überzogen.
Sie besitzen eine Gelenkhöhle, die von einer Gelenkkapsel umschlossen wird.
Einteilungsmöglichkeiten sind:
- Anzahl der Bewegungsachsen,
- Anzahl der Freiheitsgrade,
- Form der Gelenkenden.

Straffe Gelenke (Amphiarthrosen) sind echte Gelenke, deren Bewegungsumfang aber durch einen sehr straffen Bandapparat zwischen den am Gelenk beteiligten Knochen stark eingeschränkt wird.

Freiheitsgrade: Anzahl der Achsen im Gelenk, um die sich der Gelenkkörper frei drehen kann. *Einachsige* Gelenke besitzen demnach 1 Achse, *zweiachsige* 2 und *dreiachsige* 3 Hauptachsen. Um jede Achse sind 2 gegensinnige Hauptbewegungen möglich, z. B. Beugen (Flexion) – Strecken (Extension), Einwärtsdrehen (Innenrotation) – Auswärtsdrehen (Außenrotation), Abspreizen (Abduktion) – Heranführen (Adduktion).

Beispiele
- Schultergelenk, Sprunggelenk, Kniegelenk, Iliosakralgelenk (straffes Gelenk).

Bestandteile echter (synovialer) Gelenke
Hinweis: Die aufgeführten Bestandteile kommen in den verschiedenen Gelenken nicht gleichzeitig vor.
- Mindestens ***2 Gelenkkörper*** (Gelenkenden) mit unterschiedlich geformten Gelenkflächen, die von hyalinem, druckelastischem *Gelenkknorpel* überzogen sind.
  Ein konvexer Gelenkkörper heißt *Gelenkkopf*, ein konkaver *Gelenkpfanne*.

Synoviales Gelenk (Schema)

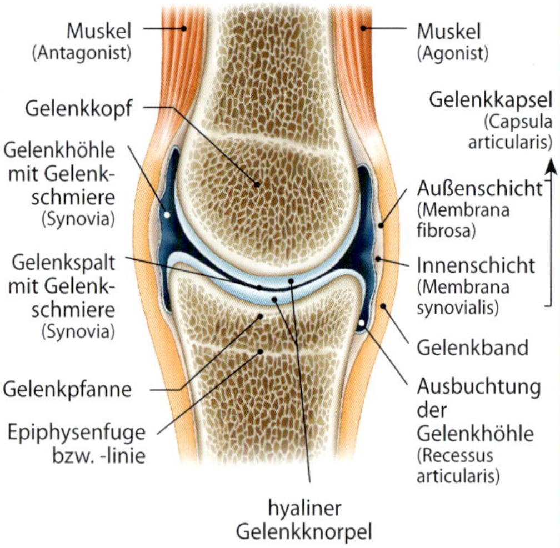

Die Gelenkpfanne ist meistens deutlich kleiner als der Gelenkkopf.
Der hyaline ***Gelenkknorpel*** ermöglicht die physiologische Gelenkfunktion und hat folgende biomechanische Eigenschaften:
- er ist *elastisch*,
- er kann *hohe Stoßbelastungen* tolerieren,
- er bildet eine gegenüber Druck- und Scherkräften stabile, *reibungs-* und *abriebsfreie Oberfläche*.

Verantwortlich für diese Eigenschaften ist eine spezielle ***extrazelluläre Matrix***, welche mit über 95 % am Gesamtvolumen des Gelenkknorpels beteiligt ist. Die Knorpelzellen (Chondrozyten) als einziger Zelltyp haben nur einen Anteil von 1 bis 5 %.
Der Gelenkknorpel des Erwachsenen hat ***keine eigene Blutversorgung***. Seine Ernährung erfolgt durch Diffusion über die Gelenkinnenhaut (Membrana synovialis) und die unter dem Knorpel liegenden Knochen.
- ***Gelenkhöhle*** (Cavitas articularis)
  Mit Gelenkflüssigkeit gefüllter Raum zwischen Gelenkkapsel und Gelenkkörpern. Der Teil der Gelenkhöhle zwischen den überknorpelten Gelenkflächen heißt ***Gelenkspalt***. Die Gelenkhöhle kann Ausstülpungen (*Recessus*) aufweisen.

- ***Gelenkkapsel*** *(Capsula articularis)*
  Die *Gelenkkapsel* schließt den Gelenkraum luftdicht ab und ist zweischichtig:
  - derbe *Außenschicht* (***Membrana fibrosa***) aus straffem, kollagenem Bindegewebe mit Nervenfasergeflechten, die sich am Rand der überknorpelten Gelenkflächen in das Periost fortsetzt. Sie ist maßgeblich für den Gelenkzusammenhalt mit verantwortlich.
  - glatte *Innenschicht* oder *Gelenkinnenhaut* (***Membrana synovialis***), bestehend aus lockerem Binde- und Fettgewebe. Sie enthält zahlreiche Nerven-, Blut- und Lymphgefäße, sezerniert und resorbiert die ***Gelenkflüssigkeit*** (Gelenkschmiere, Synovia, Synovialflüssigkeit).
    Gelenkkapseln können straff gespannt (z. B. Darmbein-Kreuzbein-Gelenke), aber auch weit und schlaff (z. B. Schultergelenk) sein.
- ***Gelenkbänder*** aus straffem Bindegewebe
  Gelenkbänder sind meistens in die Gelenkkapsel eingebunden. Man nennt sie hier intrakapsuläre, kapselverstärkende Bänder. So verlaufen z. B. die Ligg. ischiofemorale, iliofemorale und pubofemorale in der Membrana fibrosa der Hüftgelenkkapsel (➡ S. 229) oder die Kreuzbänder in der Membrana synovialis der Kapsel des Kniegelenks (➡ S. 261).
  Andererseits können die Gelenkbänder aber auch ohne Kapselbezug die artikulierenden Knochen verbinden, wie z. B. das Lig. collaterale fibulare des Kniegelenks.
  Die Gelenkbänder sichern und stabilisieren das Gelenk, sie schränken in Gestalt von *Führungs-* und *Hemmungsbändern* das Ausmaß der Bewegungsmöglichkeiten ein, unterstützen also die Gelenkführung.
  In Verbindung mit dem Muskeltonus stabilisieren sie ganz entscheidend die Körperhaltung, was gleichzeitig Einsparung von Muskelarbeit bedeutet.
- ***Muskeln***
  Die über das Gelenk ziehenden *Muskeln* stabilisieren und bewegen das Gelenk als Agonisten und Antagonisten.
- ***Schleimbeutel*** (*Sing.*: Bursae synovialis)
  Schleimbeutel liegen sehr oft in Gelenknähe. Sie können mit der Gelenkhöhle kommunizieren (➡ 5.2.3.4, S. 67).
- ***intraartikuläre Strukturen***
  Die *intraartikulären Strukturen* verbessern die Kongruenzverhältnisse zwischen den Gelenkkörpern, wodurch die kraftaufnehmende Fläche vergrößert und damit die Druckbelastung des Gelenkknorpels gemindert wird. Außerdem federn sie Stöße ab und schonen so den Gelenkknorpel.

Zu den intraartiklären Strukturen gehören:

- ***Gelenkzwischenscheiben*** (*Disci articulares, Sing.: Discus articularis*)
  Scheibenförmige Gebilde aus Faserknorpel und straffem parallelfaserigem Bindegewebe; unterteilen das Gelenk in 2 getrennte Kammern.
  Beispiele:
  proximales Handgelenk (Art. radiocarpalis proximalis, ➡ 7.11.2.1, S. 156),
  inneres Schlüsselbeingelenk (Art. sternoclavicularis, ➡ 6.2.3, S. 93).
- ***Menisci articulares*** (Sing.: Meniscus articularis)
  Halbmondförmige, im Querschnitt keilförmige Faserknorpelscheiben, die nur im Kniegelenk vorhanden sind (➡ Kap. 9.6.4, S. 256).

Aufgaben der Disken und Menisken

- Sie vergößern die Kontaktfläche zwischen Gelenkkopf und -pfanne,
- sie gleichen Ungleichheiten (Inkongruenzen) der Gelenkflächen aus,
- sie puffern den auf dem Gelenk lastenden Druck und verteilen ihn gleichmäßiger,
- sie unterstützen die Gelenkführung.

- ***Gelenklippe*** (*Labra articularia,* Sing.: Labrum articulare), aus Faserknorpel bestehende Auflagerungen auf den Rändern der Schulter- und Hüftgelenkspfanne zu deren Vergrößerung.

Aufgaben der Gelenkflüssigkeit (Synovia)

- Ernährung des Gelenkknorpels durch Diffusion und Konvektion,
- Reibungsminderung durch Schmierung des Gelenkknorpels,
- Stoßdämpferfunktion durch gleichmäßige Druckverteilung.

Praxis Häufige Gelenkerkrankungen sind:
- ***Gelenkentzündungen***, welche die Zusammensetzung der Synovia verändern können, sodass ihre Schmierfähigkeit vermindert wird und damit auch die Gleitfähigkeit der Gelenkflächen,
- ***rheumatoide Arthritis*** (entzündliche Veränderungen der Gelenkkapsel) und
- ***Arthrose*** (Abnutzung bzw. Verschleiß des Gelenkknorpels einschließlich der Gelenkflächen).

Als sekundäre Folge kann es zum Auswachsen von Knochenvorsprüngen kommen.
Derartige Erkrankungen schränken die Beweglichkeit des betroffenen Gelenkes mehr oder weniger stark ein.

Merke! Synarthrosen (unechte Gelenke, Haften, Fugen) halten die beteiligten Knochen mehr oder weniger unverrückbar zusammen.
Diarthrosen (synoviale oder echte Gelenke) sind frei bewegliche Gelenke (Ausnahme: Amphiarthrosen).
Die echten Gelenke sind gekennzeichnet durch: Gelenkenden (Kopf und Pfanne) mit dazwischen liegendem Gelenkspalt, Gelenkschmiere (Synovia) und einen gelenkkapselspezifischen Bandapparat.
Zusätzliche Einrichtungen der echten Gelenke sind:
- Gelenkzwischenscheiben in Form von Disken und Menisken, wobei Disken den Gelenkraum vollständig trennen und Menisken nur teilweise,
- Gelenklippen und Schleimbeutel.

Das synoviale Gelenk bzw. die Gelenkflächen werden zusammengehalten durch:
- die Schwerkraft,
- die Eigenspannung (Tonus) und die Zugwirkung der Muskeln,
- die Gelenkkapsel, die Gelenkbänder sowie die Adhäsionskräfte im Gelenkspalt.

4.1.2.1 Einteilung der echten Gelenke (Diarthrosen)

A. Nach der Zahl der Hauptachsen

1. Einachsige Gelenke

(Gelenke mit 1 Feiheitsgrad, ➡ S. 46); es sind Bewegungen um 1 Achse möglich.

1.1 Scharnier- oder Winkelgelenk

Kennzeichen
- Rollen- oder walzenförmiger Gelenkkopf meist mit Führungsrinne,
- konvexe Gelenkpfanne meist mit Führungsleiste,
- kräftige Außenbänder verhindern seitliche Bewegungen,
- kurze Bänder verhindern Überstreckungen auf der Beugeseite.

Scharniergelenk

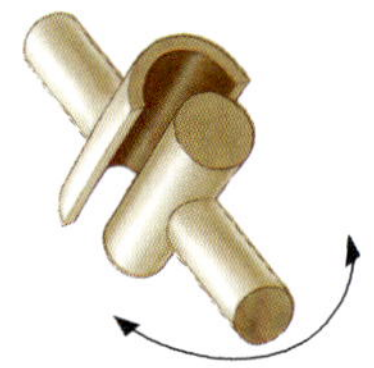

Bewegungsmöglichkeiten
- Beugen und Strecken

Beispiel: ***Oberarm-Ellen-Gelenk*** (Art. humeroulnaris, ➡ S. 135)

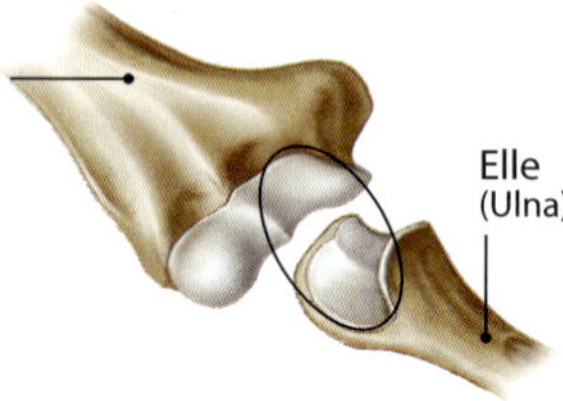

1.2 Drehgelenk

1.2.1 Zapfengelenk

Kennzeichen

Konvexer Gelenkkopf dreht sich als Zapfen in der konkaven Gelenkpfanne.

Zapfengelenk

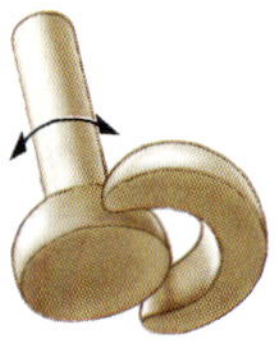

Bewegungsmöglichkeiten
- Drehbewegungen

Beispiel: ***Proximales Ellen-Speichen-Gelenk***
(Art. radioulnaris proximalis, ➡ S. 136)

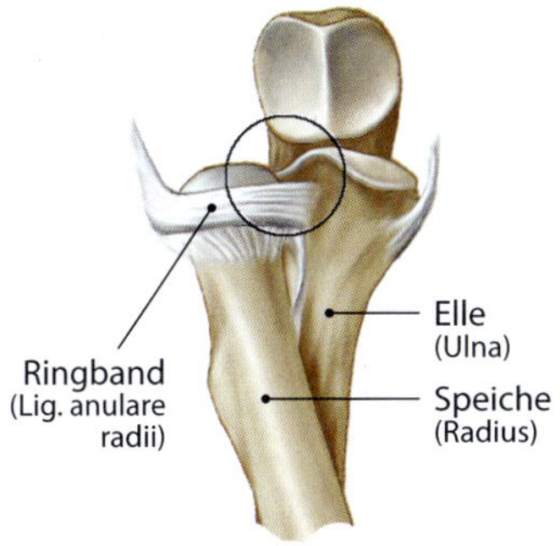

1.2.2 Radgelenk
Kennzeichen
Konkave Gelenkpfanne dreht sich um feststehenden Zapfen.

Radgelenk

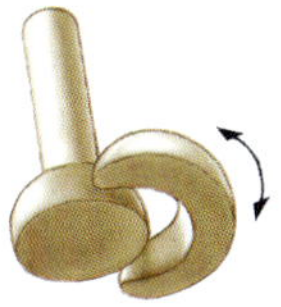

Bewegungsmöglichkeiten
- Drehbewegungen

Beispiel: ***Distales Ellen-Speichen-Gelenk***
(Art. radioulnaris distalis, ➡ S. 136).

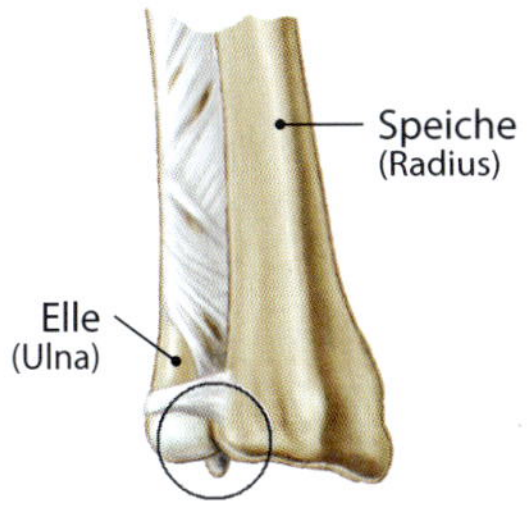

2. Zweiachsige Gelenke
(Gelenke mit 2 Freiheitsgraden; es sind Bewegungen um 2 Achsen möglich).

2.1 Ei- oder Ellipsoidgelenk
Kennzeichen
- Eiförmige Gelenkkörper,
- Bewegungen erfolgen um 2 senkrecht aufeinander stehenden Achsen.

Eigelenk

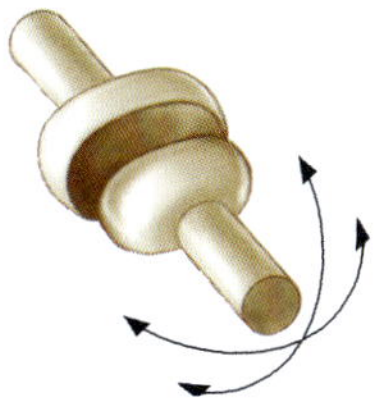

Bewegungsmöglichkeiten
- Beugen und Strecken um die Querachse,
- Bewegung zur Daumen- und Kleinfingerseite um eine 2. Achse.

Beispiel: ***Proximales Handgelenk***
(Art. radiocarpalis, ➡ S. 156)

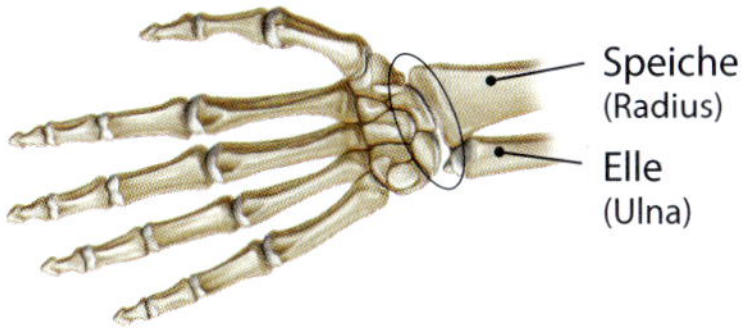

2.2 Dreh-Scharnier-Gelenk
Kennzeichen
- 2 konvexe Gelenkkörper des Oberschenkelknochens artikulieren mit fast ebenen Schienbeingelenkknorren.

Bewegungsmöglichkeiten
- Beugen und Strecken,
- Drehen in Beugestellung.

Beispiel: ***Kniegelenk*** (Art. genus, S. 252)

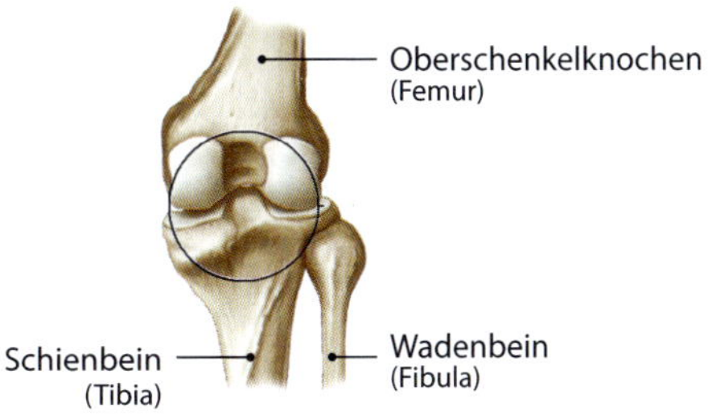

2.3 Sattelgelenk
Kennzeichen
- Sattelförmige Gelenkkörper

Bewegungsmöglichkeiten
- Abspreizen des Daumens vom Zeigefinger und wiederheranführen,
- Daumen den anderen Fingern gegenüberstellen.

Beispiel: **Daumensattelgelenk** (Art. carbometacarpalis pollicis, ➡ S. 186)

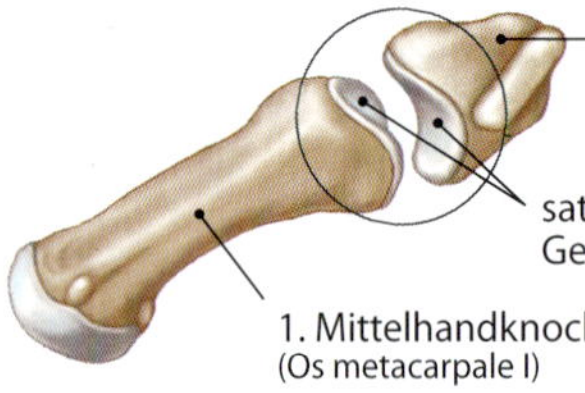

3. Dreiachsige Gelenke

(Gelenke mit 3 Freiheitsgraden; es sind Bewegungen um 3 Achsen bzw. in allen Richtungen des Raumes möglich; beweglichste Gelenke).

Kennzeichen
- Gelenkkopf halbkugel- oder kugelförmig
- konkave Gelenkpfanne

Kugelgelenk

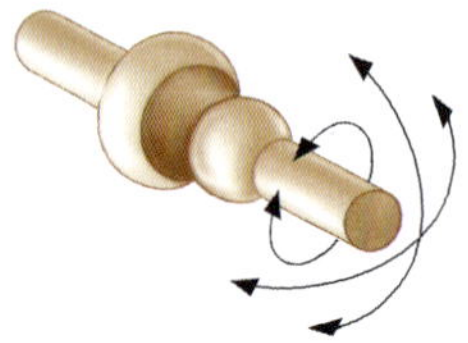

Bewegungsmöglichkeiten
- Beugen und Strecken,
- Weg- und Heranführen,
- Drehen und Kreisen.

Beispiel: **Schultergelenk** (Art. humeri, ➡ S. 113)

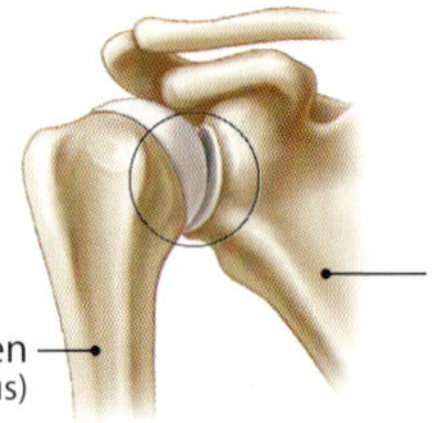

- ***Nussgelenk*** (Sonderform des Kugelgelenks) Gelenkpfanne mit Gelenklippe umschließt den Gelenkkopf bis zu 2/3, dadurch Einschränkung des Bewegungsausmaßes.

Beispiel: **Hüftgelenk** (Art. coxae, ➡ S. 227)

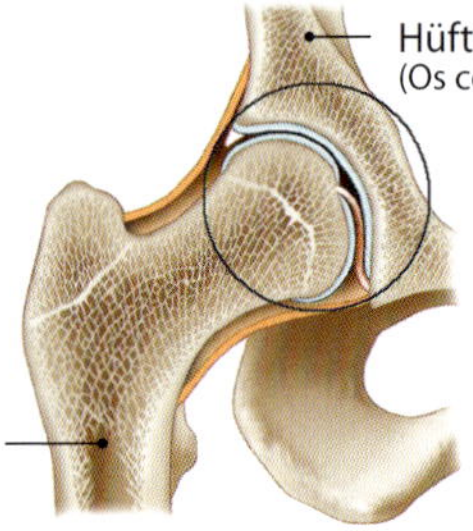

B. Nach der Anzahl der am Gelenk beteiligten Knochen

1. ***Einfache Gelenke:*** 2 Gelenkenden werden von einer Gelenkkapsel umschlossen, dazu gehören fast alle Gelenke (z. B. Schultergelenk, Kniegelenk).
2. ***Zusammengesetzte Gelenke:*** Mehr als 2 Gelenkenden werden von einer Gelenkkapsel umschlossen (z. B. Ellbogengelenk).

Merke! Die synovialen (echten) Gelenke können eingeteilt werden:
1. nach der Zahl der Hauptachsen: ein-, zwei- und dreiachsige Gelenke,
2. nach der Zahl der beteiligten Knochen: einfache und zusammengesetzte Gelenke.

4.1.2.2 Gelenkbewegungen

Bei den *Gelenkbewegungen* handelt es sich immer um ***Rollgleitbewegungen*** zweier Gelenkflächen innerhalb der Gelenkkapsel. Die Kombination aus Rollen und Gleiten ist notwendig, weil die Gelenkflächen menschlicher Gelenke nie 100%ig kongruent sind.
Durch die Rollgleitbewegung wird ein einseitiges Auseinanderziehen bzw. Komprimieren des Gelenkknorpels verhindert und ein weitestgehend gleichbleibender Abstand der Gelenkflächen zueinander gewährleistet.
Gelenkbewegungen finden um Achsen, die man durch das jeweilige Gelenk legen kann, statt. Um jede Achse sind Bewegungen im entgegengesetzten Richtungssinn möglich.

Die gebräuchlichsten Gelenkbewegungen sind in der folgenden Übersicht alphabetisch zusammengestellt:

- ***Abduktion*** (abduzieren):
  Bewegung von der Körpermitte weg (z. B. den Arm abspreizen oder das Schulterblatt von der Wirbelsäule weg bewegen)
- ***Adduktion*** (adduzieren):
  Bewegung zur Körpermitte hin (z. B. den Arm von der Seite an den Rumpf heranführen oder das Schulterblatt zur Wirbelsäule hin bewegen)
- ***Anteversion***:
  Vorwärtsbewegen (z. B. Vorschwingen eines Beines oder Armes)
- ***Außenrotation*** (Exorotation):
  Auswärtsdrehen (z. B. Drehung des Beines im Hüftgelenk nach außen)
- ***Depression***:
  Senken einer Schulter
- ***Dorsalextension***:
  Bewegung der Hand bzw. des Fußes hand- bzw. fußrückenwärts
- ***Elevation***:
  Heben des Armes über die Horizontalebene als Fortsetzung der Abduktion
- ***Extension*** (extendieren):
  Streckbewegung in einem Gelenk (z. B. in den Fingermittel- und -endgelenken)
- ***Flexion*** (flektieren):
  Beugebewegung in einem Gelenk (z. B. in den Fingermittel- und -endgelenken)
- ***Innenrotation*** (Endorotation, innenrotieren):
  Einwärtsdrehen (z. B. Drehung des Beines im Hüftgelenk nach innen)
- ***Inklination***: Beugung nach ventral (Kopf, Rumpf)
- ***Opposition*** (opponieren):
  Gegenüberstellen (z. B. Gegenüberstellung des Daumens gegen den Zeigefinger)
- ***Palmarflexion*** (Volarflexion):
  Bewegung der Hand hohlhandwärts,
- ***Plantarflexion***:
  Bewegung des Fußes fußsohlenwärts
- ***Pronation*** (pronieren):
  Einwärtsdrehen der Hand bzw. Heben des äußeren bei gleichzeitigem Senken des inneren Fußrandes
- ***Protraktion***:
  Ziehen der Schultern nach ventral
- ***Radialabduktion***:
  Bewegung der Hand speichenwärts
- ***Reklination***:
  Streckung nach dorsal, Zurückneigen (Wirbelsäule, Kopf, Rumpf)
- ***Reposition*** (reponieren):
  Zurückstellen (z. B. Daumen vom Zeigefinger wieder in die Grundstellung zurück, aber auch: Wiederzurücksetzen von Frakturen oder Luxationen)
- ***Retraktion***:
  Ziehen der Schultern nach dorsal
- ***Retroversion***:
  Rückwärtsbewegen (z. B. Rückschwingen eines Beines oder Armes)
- ***Supination*** (supinieren):
  Auswärtsdrehen der Hand bzw. Heben des inneren und gleichzeitiges Senken des äußeren Fußrandes
- ***Ulnarabduktion***:
  Bewegung der Hand ellenwärts
- ***Zirkumduktion***:
  Kreisen der Hand im Handgelenk und des Fußes im Fußgelenk sowie des Beines im Hüftgelenk.

Sich bedingende Bewegungsbezeichnungen sind:

Schultergürtel (Schultergürtelgelenke)
Elevation – Depression
Protraktion – Retraktion.

Extremitäten
Abduktion – Adduktion (Hüft-, Schultergelen lenk),
Radialabduktion – Ulnarabduktion (Handgelenk),
Opposition – Reposition (Daumensattelgelenk),
Flexion – Extension (Hüft-, Ellbogen-, Kniegelenk, Wirbelsäule),
Dorsalextension – Palmarflexion (Handgelenk),
Anteversion – Retroversion (Schultergelenk),
Außenrotation – Innenrotation (Schulter-, Hüft-, Kniegelenk),
Supination – Pronation (proximales/distales Handgelenk, unteres Sprunggelenk).

Wirbelsäule
Flexion – Extension.

4.1.2.3 Neutral-Null-Methode

Die *Neutral-Null-Methode* dient dazu, den Verlauf von Gelenkerkrankungen besser beurteilen zu können. Es ist eine ***orthopädische Messmethode,*** mit deren Hilfe alle Gelenkbewegungen von einer einheitlich definierten Nullstellung aus gemessen werden können.
Als Nullstellung ist definiert: Aufrechter Stand mit geschlossenen Füßen und angelegten Handflächen bei nach vorn zeigendem Daumen.
Die Bewegungen werden von der Nullstellung aus in Winkelgraden angegeben, sodass auch jede Bewegungseinschränkung eindeutig ermittelt werden kann.

Die Protokollierung erfolgt einheitlich durch 3 Zahlen.
Beispiel
Dorsalextension und Palmarflexion im Handgelenk (➡ S. 155).

1. Zahl: Aus der Nullstellung wird die Hand zum Handrücken hin bewegt. Dies ist um ca. 50° möglich.
2. Zahl: Nullstellung. Diese ist beim Gesunden immer 0°.
3. Zahl: Aus der Nullstellung wird die Hand zur Handinnenfläche hin bewegt. Dies ist um ca. 80° möglich.

Neutral-Null-Methode
(Handgelenk)

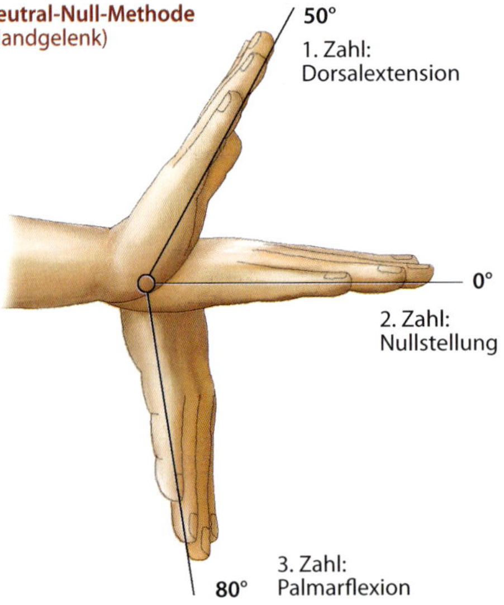

Die Protokollierung sieht wie folgt aus:

Bewegungsumfang (Neutral-Null-Methode)
Dorsalextension – Palmarflexion: 50° – 0° – 80°

Merke! Gelenkbewegungen sind Rollgleitbewegungen, die um Achsen verlaufen. Während sich bei den Rotationsbewegungen die Winkel zwischen den beteiligten Knochen ändern und dadurch physiologisch ein Rollen im Gelenk entsteht, findet bei den Translationsbewegungen (sog. joint play = Gelenkspiel) ein Gleiten, also eine Verschiebung der Gelenkflächen ohne Winkelveränderung, statt.
Mithilfe der Neutral-Null-Methode ist es möglich, die Endstellungen der Gelenkbeweglichkeit zu messen.

4.1.2.4 Bewegungsführung, Bewegungsspielraum und Gelenkstabilität

Die in einem Gelenk möglichen Bewegungsarten und deren Ausmaße werden beeinflusst von:

Gelenkform

Die *Form* der sich gegenüberstehenden Gelenkflächen bedingt eine mehr oder weniger starke *Knochenführung* (deutlich zu erkennen beim Oberarm-Ellen-Gelenk, ➡ S. 135 und Hüftgelenk, ➡ S. 227).

Gelenkbänder und Gelenkkapsel

Die *Gelenkkapsel* (weit oder eng, straff oder schlaff) sowie extra- und intrakapsuläre *Gelenkbänder* führen bzw. beschränken die Bewegungen ebenfalls (z. B. lassen die bei Scharniergelenken vorkommenden Seitenbänder nur Beugen – Strecken zu).

Die meisten Bänder (Ligamenta) bestehen aus kollagenem Bindegewebe. Ihre wichtigsten Aufgaben sind:

- Sie verstärken die Gelenkkapseln und sichern so den Zusammenhalt der am Gelenk beteiligten Knochen (***Verstärkungs***- oder ***Haftbänder***),
- sie unterstützen die Bewegungsführung (***Führungsbänder***) und
- sie hemmen unerwünschte Bewegungsausmaße (***Hemmungsbänder***) in den Gelenken.

Gelenkkapsel und Gelenkbänder sind darüber hinaus sehr wichtig für die passive Stabilität eines Gelenkes. Besonders ausgeprägt ist die Bänderführung beim Kniegelenk (Art. genus).

Muskeln

Die über das Gelenk ziehenden *Muskeln* ermöglichen entsprechend ihrem Verlauf nur ganz bestimmte Bewegungen. Außerdem sind sie aktive Stabilisatoren der Gelenke, indem sie den Gelenkkopf in der Gelenkpfanne fixieren. Eine besonders gut ausgeprägte *Muskelführung* finden wir beim Schultergelenk.

Weichteilmantel

Der *Weichteilmantel* schränkt bestimmte Bewegungen, z. B. die Flexion im Kniegelenk, mehr oder weniger ein.

Der Bewegungsspielraum eines Gelenkes kann einschränkt werden durch:

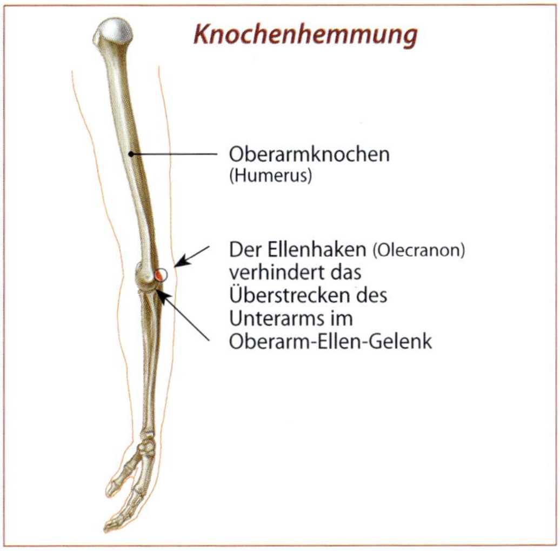

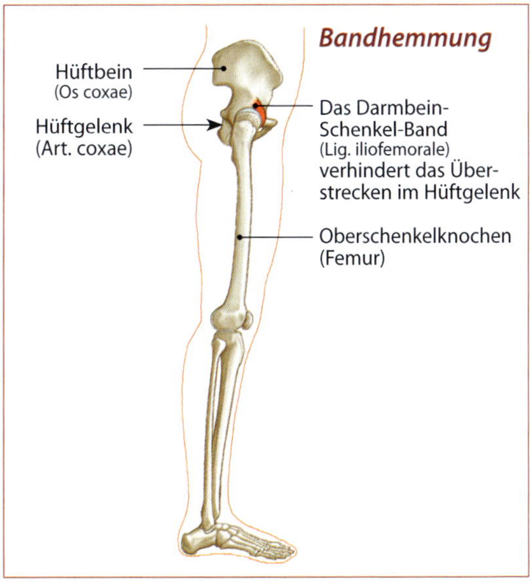

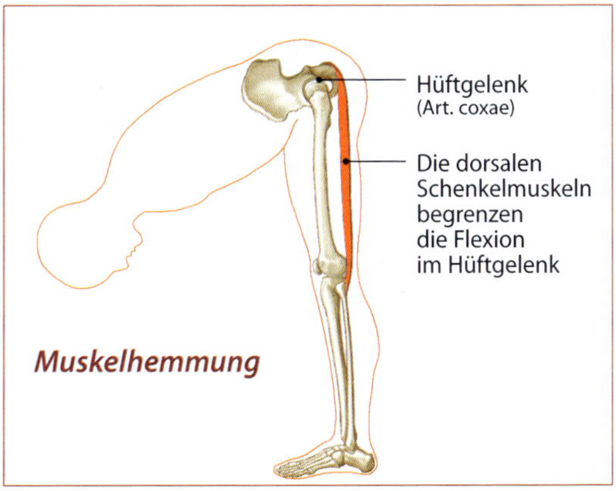

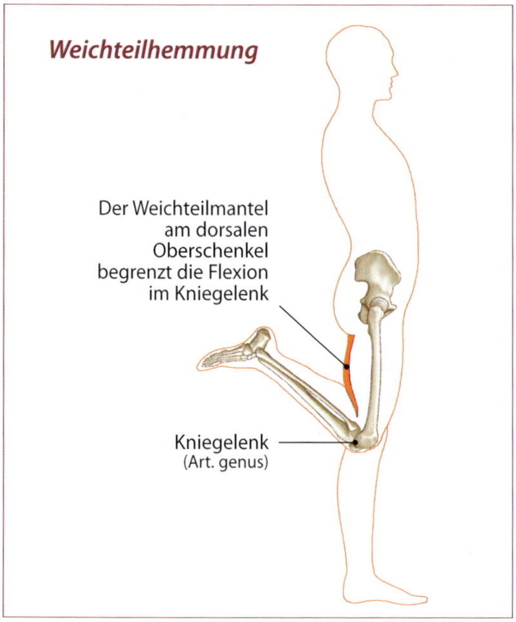

Praxis Bei Störungen oder Schwächung einer dieser Komponenten kann eine Gelenkführung durch eine andere teilweise kompensiert werden. Zum Beispiel wird trotz einer Kreuzbandruptur die Funktion des Kniegelenks aufgrund einer gut ausgebildeten Oberschenkelmuskulatur kaum beeinträchtigt. ⌟

Bei der ***Gelenkstabilität*** werden unterschieden:
- ***aktive Stabilität***: Stabilisierung bzw. Sicherung eines Gelenkes durch Muskeltätigkeit,
- ***passive Stabilität***: Stabilisierung bzw. Sicherung eines Gelenkes durch nicht kontraktile Strukturen, wie Gelenkflächen, Gelenkkapseln, Gelenkbänder, Disken, Menisken, Gelenklippen.

Bewegungsmöglichkeiten und Gelenkstabilität
Je umfangreicher die Bewegungsmöglichkeiten oder Freiheitsgrade (➡ S. 42) eines Gelenkes sind, desto instabiler wird es (z. B. häufigere Verletzung des Schultergelenkes im Vergleich zum Hüftgelenk).
Man kann davon ausgehen, dass die möglichen Bewegungsausmaße[1] unserer Gelenke biologisch die sinnvollsten sind.

Praxis Durch Verkürzung und Verklebung der Gelenkkapseln und Bänder wird der Bewegungsumfang eines Gelenks eingeschränkt. Durch Überdehnung oder Verletzung von Gelenkkapseln und Bändern kann eine Instabilität des Gelenks entsteten. ⌟

Merke! Die Bewegungsmöglichkeiten und Stabilität der einzelnen Gelenke werden hauptsächlich bestimmt von:
- der Form des Gelenks,
- der Gelenkkapsel (z. B. straff, schlaff, eng, weit),
- den Gelenkbändern (z. B. Anzahl, Stärke, Verlauf),
- den Muskeln, die über das Gelenk ziehen (z. B. Verlauf, Eigenspannung, Kraftentwicklung),
- den Weichteilen.

Die Sicherung der Gelenke sowie die Bewegungsführung und -hemmung erfolgen in erster Linie durch Bänder und Muskeln. Letztere erhöhen auch wesentlich die Belastbarkeit der Gelenke. ⌟

4.2 Aufgaben

1. Welche Arten von Knochenverbindungen kennen Sie? Nennen Sie Beispiele! (4.1, 4.2)
2. Was sind Amphiarthrosen? (4.1)
3. Beschreiben Sie Bau und Funktion eines synovialen Gelenkes. (4.3)
4. Welche Funktion haben
   a) Gelenkzwischenscheiben und
   b) Gelenklippen? (4.3)
5. Welche Arten von Gelenkbändern gibt es und welche Funktionen erfüllen sie? (4.3)
6. Nehmen Sie eine Einteilung der synovialen Gelenke vor und nennen Sie Beispiele. (4.4)
7. Demonstrieren Sie die wichtigsten Gelenkbewegungen. (4.5)
8. Was versteht man unter der Neutral-Null-Methode und welche Bedeutung hat sie? (4.5.2)
9. Wie erfolgen Führung und Sicherung der Gelenkbewegungen?
   Nennen Sie Beispiele. (4.6)
10. Welches Verhältnis besteht zwischen Bewegungsmöglichkeit und Stabilität eines Gelenkes? (4.6)

[1] Anzahl der Winkelgrade um eine Achse, s. auch Neutral-Null-Methode, ➡ 4.5.2, S. 51.

5

Allgemeine Muskellehre

Die Muskulatur setzt sich aus der Gesamtheit der Muskeln eines Lebewesens zusammen. Muskeln sind ***kontraktile Organe***, die sich auf einen Reiz hin verkürzen (kontrahieren) können und danach wieder erschlaffen (relaxieren).

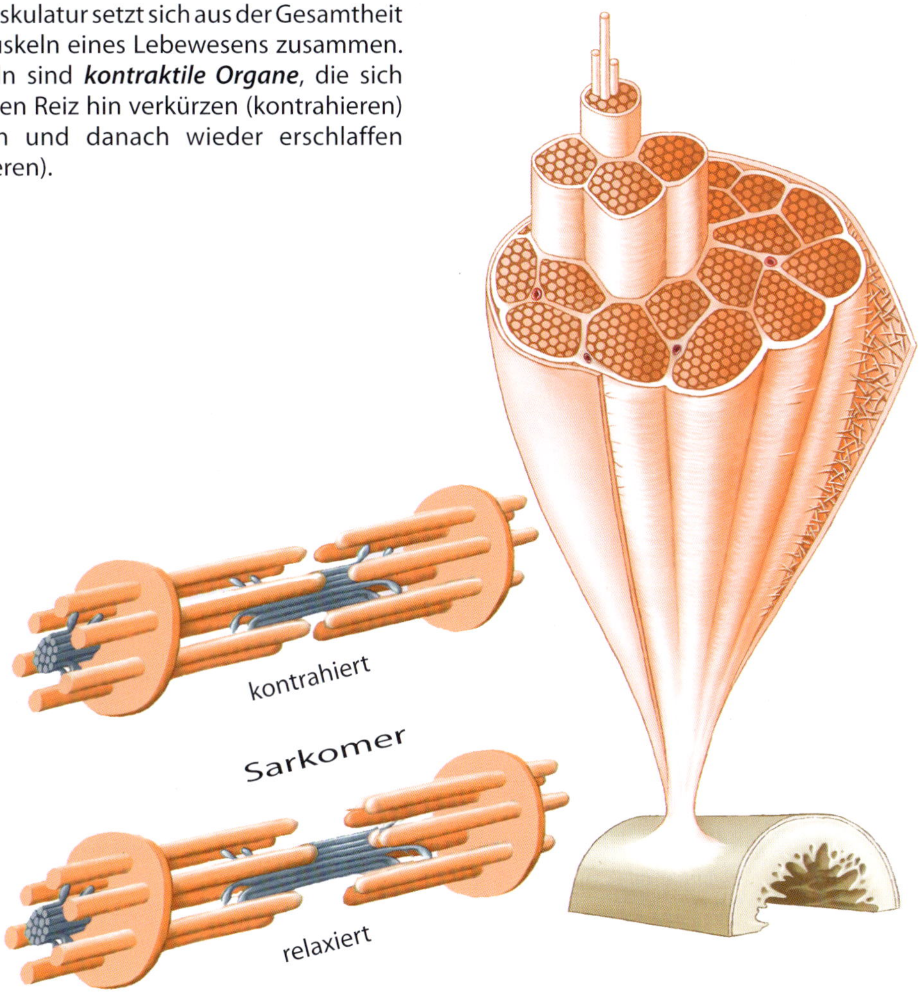

5 Allgemeine Muskellehre

5.1 Bedeutung der Muskulatur

Die Bedeutung der Muskulatur besteht in Folgendem:
- *Bewegung von äußeren Körperstrukturen* (z. B. Arm, Bein, Kopf) als Grundlage der aktiven Fortbewegung bzw. Gestaltveränderung,
- *Bewegung von inneren Körperstrukturen* als Voraussetzung vieler innerer Körperfunktionen (z. B. peristaltische Bewegungen der Speise- und Harnröhre) ,
- *statische Aufgabe:* Als elastische Zuggurte setzen sie sowohl die Biegebelastung der Knochen als auch einseitige Beanspruchungen der Gelenkknorpel herab (➡ Bild 3.7, S. 40),
- *Schutz* und *Stützung* von passiven Strukturen, z. B. durch die Muskelschichten der Blutgefäße,
- *Haltung* des Körpers durch Aufrechterhaltung einer entsprechenden Muskelgrundspannung (Tonus),
- *Blutkreislauf:* Die Pumptätigkeit des Herzmuskels und Kontraktionen der Venenmuskulatur (venöser Rückstrom) sind unabdingbare Voraussetzungen für die Blutzirkulation,
- *Wärmebildung:* 25 – 30 % des Gesamtstoffwechsels spielen sich bereits im Ruhezustand in der Muskulatur ab,
- *Information* des Organismus durch in den Muskeln befindliche Rezeptoren (Muskelspindeln) über: Muskelspannung, Stellung im Schwerefeld der Erde sowie Lage der Gelenke.

Praxis Veränderungen der Muskulatur (Schwäche oder Verkürzung) können Ursache für Fehlhaltungen, Bewegungseinschränkungen und pathologische Bewegungsabläufe sein.

5.2 Muskelarten

Nach der histologischen Struktur und den Kontraktionsmechanismen werden beim Menschen ***3 Muskelarten*** unterschieden:

1. Glatte Muskulatur (Eingeweidemuskulatur, viszerale Muskulatur)
- Hauptbestandteil: kontraktiles glattes Muskelgewebe

2. Herzmuskulatur (Herzmuskel, Myokard)
- Hauptbestandteil: Herzmuskelgewebe

3. Quergestreifte Muskulatur (Skelettmuskulatur)
- Hauptbestandteil: quergestreiftes Muskelgewebe.

Außer dem Muskelgewebe finden wir bei den einzelnen Muskelarten v. a. noch lockeres und straffes Bindegewebe, Nerven und Blutgefäße.
Verantwortlich für die Kontraktilität der Muskelarten sind feinste Fäserchen, die ***Myofibrillen***, in welchen sich die kontraktilen Strukturproteine ***Aktin*** und ***Myosin*** befinden.
Die zytologischen Strukturen der Muskelzellen bzw. -fasern werden wie folgt bezeichnet:
- Zellmembran ➡ ***Sarkolemm***,
- Zytoplasma ➡ ***Sarkoplasma***,
- glattes endoplasmatisches Retikulum ➡ ***sarkoplasmatisches Retikulum***,
- Mitochondrium ➡ ***Sarkosom***.

5.2.1 Glatte Muskulatur

Die *glatte Muskulatur* ist der „Motor" der Hohlorgane, indem sie u. a. ihre Funktion, Anpassung (z. B. an unterschiedliche Füllungszustände) und Form gewährleistet.

Vorkommen
- Verdauungstrakt,
- Urogenitaltrakt (Harnleiter, Harnblase, Gebärmutter),
- Atmungstrakt (Luftröhre, Bronchien),
- Wände der Blut- und Lymphgefäße.

Feinbau
- Bauelement des glatten Muskels ist die *spindelförmige glatte Muskelzelle* mit zentralgelegenem Zellkern (l = 50 bis 500 µm, d = 2 bis 10 µm),

Bild 5.1 Glattes Muskelgewebe

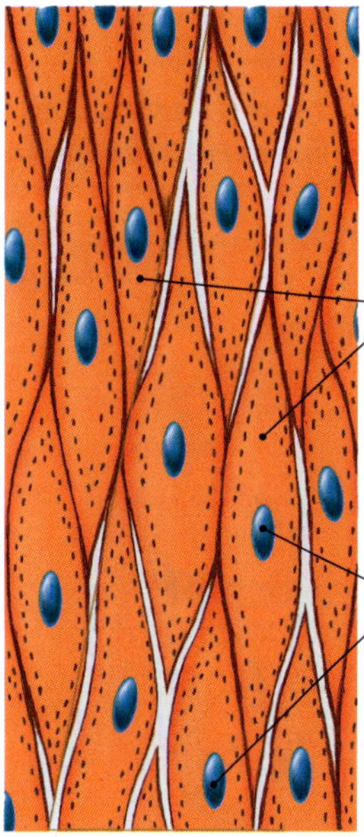

- Myofibrillen verlaufen im Sarkoplasma mehr oder weniger parallel zur Längsachse der Zelle, es gibt aber keine Sarkomere und folglich auch keine Querstreifung,
- keine motorischen Endplatten.

Kontraktion
Im Unterschied zum Skelettmuskel bestehen folgende *Besonderheiten*:
- ist nicht dem Willen unterworfen,
- kontrahiert langsamer,
- benötigt relativ wenig Energie, was bei lang anhaltenden Dauerkontraktionen bedeutungsvoll ist,
- längere Latenzzeit zwischen Reiz und Kontraktionsbeginn,
- besitzt großes Verkürzungspotenzial, wie es bei den peristaltischen Bewegungen notwendig ist,
- kann einen bestimmten Spannungs- bzw. Dehnungszustand oft über viele Stunden aufrecht erhalten (z. B. Magen, Harnblase, Schließmuskeln), ermüdet also kaum.

Kontraktionsformen
2 Kontraktionsformen sind vorherrschend:
1. *anhaltend-tonische Kontraktionen*, z. B. tonische Kontraktionen der Arterien und Venen, des Magenfundus, der Gallenblase, der Ringmuskeln (Sphinkter) mit Verschluss- und Öffnungsfunktionen (z. B. Sphinkter der Speiseröhre, des Magen- und Darmausgangs und der Harnröhre).
2. *phasisch-rhythmische* Kontraktionen, bei denen 3 Typen bevorzugter Frequenzen (f) unterschieden werden können:
   2.1 *Minutenrhythmik*, z.B. bei Blutgefäßen f = 1/min,
   2.2 *basale organspezifische Rhythmen*, z.B. Magenperistaltik: f = 3/min, Blutdruckrhythmik: f = 6/min, rhythmische Segmentierungen des Dünndarms: f = 12/min,
   2.3. *Stundenrhythmus*, z. B. Gebärmuttermuskulatur.

Zwischen den beiden Kontraktionsformen gibt es eine Fülle von Mischformen. Als Beispiel sei die Kombination tonischer und phasischer Kontraktionen bei den Darmmuskeln genannt.

Die stabilen Eigenfrequenzen von bestimmten glatten Muskeln können als Grundlage unserer „inneren Uhr" angesehen werden.

Innervation und Kontraktionsauslösung
Die Kontraktion des glatten Muskels wird durch Impulse des *vegetativen Nervensystems* (VNS) oder *lokale Faktoren* ausgelöst.
Die glatten Muskelzellen zeichnen sich durch eine *hochgradige Autonomie* aus. Das heißt, sie besitzen Programme zur Selbststeuerung. Man spricht von *myogener Selbststeuerung*.
Auslösende lokale Faktoren in der Muskelzelle sind z. B.: ATP-Spiegel, pH-Wert, kontraktionsfördernde und -hemmende Prostaglandine (Gewebshormone), letztere bestimmen insbesondere das Ausmaß der spontanen Aktivität.
Neben den inneren löst eine Reihe äußerer lokaler Faktoren die Kontraktion aus. Dazu gehören:
- Neurotransmitter (Azetylcholin, Noradrenalin) des vegetativen Nervensystems aus endständigen Auftreibungen der Nervenfasern,
- Hormone,

- weitere lokale Wirkstoffe (z. B. Sauerstoffkonzentration des Blutes),
- Blutdruck,
- Dehnung kann bei vielen glatten Muskeln die Kontraktion verstärken, wie dies bei Blutgefäßen oder der Harnblase der Fall ist.

Praxis Mithilfe von Medikamenten und weiteren Mitteln kann eine gestörte Kontraktionstätigkeit glatter Muskeln beeinflusst werden (Asthma, Verdauungsstörungen, Nieren- und Gallenkoliken). Auch der Geburtsvorgang ist auf diese Weise steuerbar.

Merke! Die glatte Muskulatur befindet sich vornehmlich in den Wänden der Hohlorgane. Ihr Bauelement sind meist schichtartig angeordnete spindelförmige Zellen ohne Sarkomere und infolgedessen auch ohne Querstreifung.
Man unterscheidet anhaltend-tonische und phasisch-rhythmische Kontraktionen sowie zahlreiche Mischformen.
Die glatte Muskulatur wird vom VNS innerviert und gesteuert, ist also nicht dem Willen unterworfen. Viele glatte Muskelzellen sind allerdings spontan aktiv und bilden myogene Erregungen, welche sich auf benachbarte Muskelzellen ausbreiten.
Als Auslöser kommt eine ganze Reihe von lokalen Faktoren innerhalb und außerhalb der Zellen infrage.

5.2.2 Herzmuskulatur

Der *Herzmuskel* (Myokard) bildet die mittlere und die mit Abstand stärkste der 3 Herzwandschichten. Er garantiert die Pumpfunktion des Herzens zur Aufrechterhaltung des Blutkreislaufs und besteht aus 3 Faserschichten:
1. innere Längsfaserschicht,
2. mittlere Ringfaserschicht und
3. äußere Schrägfaserschicht.

Die Anordnung der Schichten ermöglicht eine optimale Verkleinerung der Herzinnenräume.
Zur Aufrechterhaltung einer stetigen Blutzirkulation muß der Herzmuskel 2 Bedingungen erfüllen:
1. Kontraktion und Erschlaffung müssen schnell erfolgen und
2. es darf keine Ermüdung auftreten.

Bild 5.2 *Faserschichten des Herzmuskels im Bereich der linken Herzkammer*

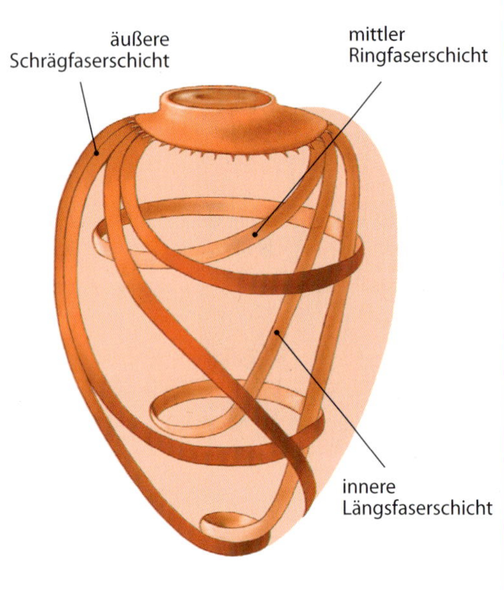

Bild 5.3 *Herzmuskelgewebe*

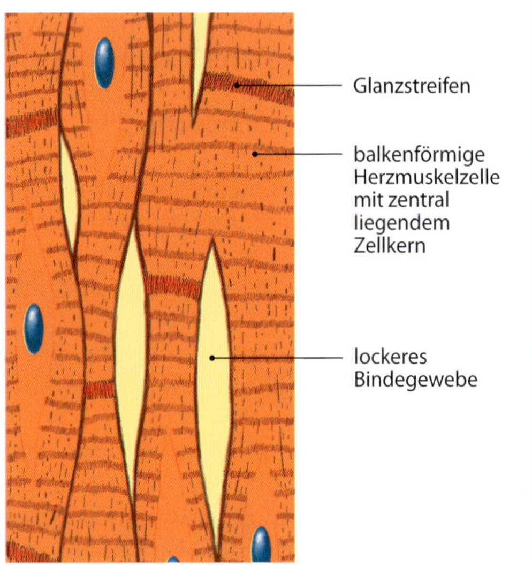

Feinbau (➡ Bild 5.3)
Der Herzmuskel ist auf Dauerleistung angelegt. Er nimmt baulich und funktionell eine *Mittelstellung* zwischen glatter und quergestreifter Muskulatur ein.
Bauelement sind die verzweigten quergestreiften *Herzmuskelzellen* (100 – 150 µm lang und 10 – 25 µm dick) mit einem meist mittelständigen Zellkern. Sie werden über sog. *Glanzstreifen* (feste Verzahnungen zwischen den Zellen) balken- oder kettenartig untereinander verbunden.
Die *Myofibrillen* ziehen ungeachtet der Zellgrenzen längs durch den gesamten „Balken", daher auch die Bezeichnung „Herzmuskelfasern".
In den Glanzstreifen sind enthalten:
- *Desmosomen* (Adhäsionskontakte), das sind spezielle Haftkontakte, welche die Zellen mechanisch verbinden. Sie stabilisieren das Herzmuskelgewebe und dienen der Kraftübertragung.
- *Gap junctions* (Kommunikationskontakte), sie dienen dem Ionenaustausch und damit der Weiterleitung von Aktionspotenzialen als Voraussetzung für eine synchrone Kontraktion des Herzmuskels nach dem Alles-oder-Nichts-Gesetz[1)].

Die Herzmuskulatur ist stark kapillarisiert. Beim Erwachsenen hat jede Herzmuskelzelle mit einer Kapillare Kontakt.

Man unterscheidet 2 Arten von Herzmuskelzellen

1. *Herzmuskelzellen des Arbeitsmyokards* („Arbeitsmuskulatur"), welche durch ihre Verzweigungen (Querverbindungen) das Bild eines Netzwerkes entstehen lassen.
2. Spezifische *Herzmuskelzellen*, welche ausschließlich der Erregungsbildung (Sinus- und AV-Knoten) und der *Erregungsleitung* von einem Herzabschnitt zum anderen dienen (His-Bündel, Kammerschenkel, Purkinje-Fasern).

Innervation und Steuerung des Herzmuskels
Die Herzmuskulatur besitzt eine *myogene Automatie*.
Im gesunden Herzen bildet der Sinusknoten spontan Aktionspotenziale (Erregungen), welche die Grundsteuerung übernehmen.
Die Anpassung der Herztätigkeit an kurzfristige Blutdruck- und Blutvolumenschwankungen erfolgt automatisch (Frank-Starling-Mechanismus) mit dem Ziel, dass beide Herzkammern das gleiche Schlagvolumen auswerfen.
Die Anpassung an wechselnde körperliche Belastungen sichert das Kreislaufzentrum im verlängerten Mark (Medulla oblongata) und das VNS (Sympathikus regt an, Parasympathikus dämpft).

Praxis Bei zunehmender Belastung kommt es zur Hypertrophie der Herzmuskelzellen.
Reicht die Blutversorgung nicht mehr aus, entsteht eine Herzinsuffizienz (Herzmuskelschwäche).
Bei einem Herzinfarkt sterben infolge des Verschlusses einer Koronararterie die von ihr versorgten Herzmuskelzellen ab. Sie werden durch Bindegewebe ersetzt und es entsteht eine Narbe. Der Herzmuskel wird geschwächt. ⌟

Merke! Die Herzmuskulatur nimmt eine Mittelstellung zwischen glatter und Skelettmuskulatur ein. Eine Besonderheit sind die Verzweigungen und die Glanzsteifen, welche die Herzmuskelzellen miteinander verbinden.
Die Glanzstreifen enthalten Desmosomen zur Stabilisierung des Herzmuskelgewebes und Gap Junctions für die Erregungsübertragung.
Der Sinusknoten, bestehend aus spezialisierten Herzmuskelzellen, ist für die Grundsteuerung der Herzaktion verantwortlich, indem er spontan Aktionspotenziale erzeugt (in Ruhe 60 – 80 Impulse pro Minute).
Die Anpassung der Herztätigkeit an sich verändernde Bedingungen (z. B. Volumenschwankungen, körperliche Belastung) erfolgt durch den Frank-Starling-Mechanismus, das Kreislaufzentrum im verlängerten Mark und das VNS. ⌟

[1)] Eine Reaktion auf einen Reiz erfolgt entweder vollständig oder gar nicht.

5.2.3 Skelettmuskulatur (quergestreifte Muskulatur)

Auf die *Skelettmuskulatur* entfallen beim Mann ca. 40 % und bei der Frau ca. 20 % der Gesamtkörpermasse. Sie bildet mit ca. 650 Muskeln den ***aktiven Teil*** des ***Bewegungsapparates*** und bewegt den aus 206 Knochen bestehenden passiven Bewegungsapparat.
Alle Bewegungen des Menschen lassen sich auf Längen- und Kraftänderungen der Skelettmuskeln zurückführen.
Die Skelett- oder quergestreiften Muskeln unterliegen der ***willkürlichen Steuerung***. Nur sie erlauben zielgerichtete, aktive Bewegungen (z. B. Bein-, Kopf-, Zwerchfell- und Zungenbewegungen). Im Einzelnen erfüllen sie folgende Aufgaben:
- sie erlauben verschiedene ***Fortbewegungsformen*** (z. B. gehen, hüpfen) mit unterschiedlichen Geschwindigkeiten,
- sie ermöglichen ***Bewegungen am Ort*** (z. B. schnelle und langsame Arm- oder Rumpfbewegungen),
- sie sichern eine bestimmte ***Körperhaltung*** (z. B. Stehen, Sitzen) durch einen entsprechenden Muskelgrundtonus,
- sie ermöglichen dem Menschen nonverbale Kommunikation (Mimik, Gestik),
- sie ***erzeugen Wärmeenergie***, die als „Überschuss" bei der Muskeltätigkeit entsteht,
- ***Muskelpumpe*** für den Rücktransport des Blutes (v. a. Beinmuskulatur).

Bild 5.4 ***Quergestreiftes Muselgewebe*** *(Teil einer Muskelfaser)*

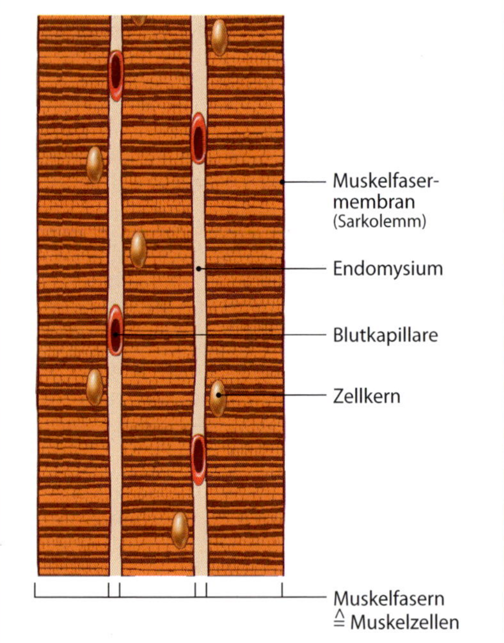

5.2.3.1 Makroskopischer Bau

Normalerweise werden durch einen Skelettmuskel über Sehnen 2 Knochen miteinander verbunden und folgende Teile unterschieden:
- ***Ursprung*** *(Kopf)* mit Ursprungssehne → in der Regel rumpfnahe Befestigung am unbeweglicheren Knochen (***Punctum fixum***),
- ***Ansatz*** *mit Ansatzsehne* → in der Regel rumpfferne Befestigung am beweglicheren Knochen (***Punctum mobile***).

Bild 5.5 ***Makroskopischer Bau des Skelettmuskels***

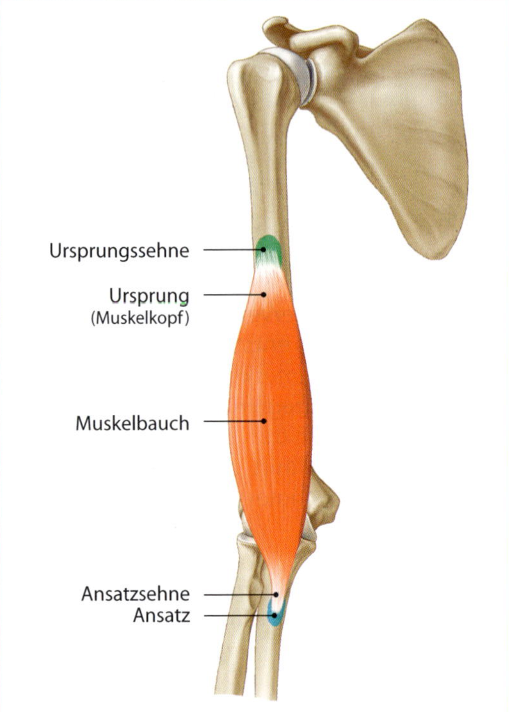

Der kontrahierende Muskel zieht den Knochen seines Ansatzes zum Knochen seines Ursprungs:

- fleischiger ***Muskelbauch*** (Venter) → kontraktionsfähiger Teil aus quergestreiften Muskelfasern, der an beiden Enden in eine Sehne (Tendo) übergeht,
- ***Muskelfaszie*** (Muskelbinde) → äußere Schutzhülle des Muskels aus straffem kollagenen Bindegewebe. Sie bildet insbesondere bei langen Muskeln die Führungsröhren und hält sie so in ihrer Lage. Gleichzeitig ermöglicht sie ein relativ reibungsloses Aneinandergleiten benachbarter Muskeln bzw. Muskelgruppen.

Man unterscheidet: *Einzelfaszien*, die einen Muskel und *Gruppenfaszien*, die eine Muskelgruppe mit gleicher Funktion einhüllen.

An den Extremitäten erstrecken sich von den oberflächlichen Gruppenfaszien in die Tiefe zum Knochen hin bindegewebige *Trennwände* (Septa intermuscularia) zur Trennung von Muskelgruppen bzw. als Ursprung für sie.

Das quergestreifte Skelettmuskelgewebe zeigt bereits makroskopisch einen *faserigen* Aufbau, der beim gekochten Fleisch gut zu erkennen ist. Seine stoffliche Zusammensetzung sieht wie folgt aus:

- Wasser: 70 – 80 %,
- Eiweiße: 15 – 20 %, davon
  - Enzyme des Energiestoffwechsels und Myoglobin als Sauerstoffträger (ca. 30 %),
  - Struktureiweiße Aktin und Myosin sowie die Regulatoreiweiße Troponin und Tropomyosin (ca. 70 %),
- Elektrolyte: 3 – 4 %.

Bild 5.6 Bau des Skelettmuskels

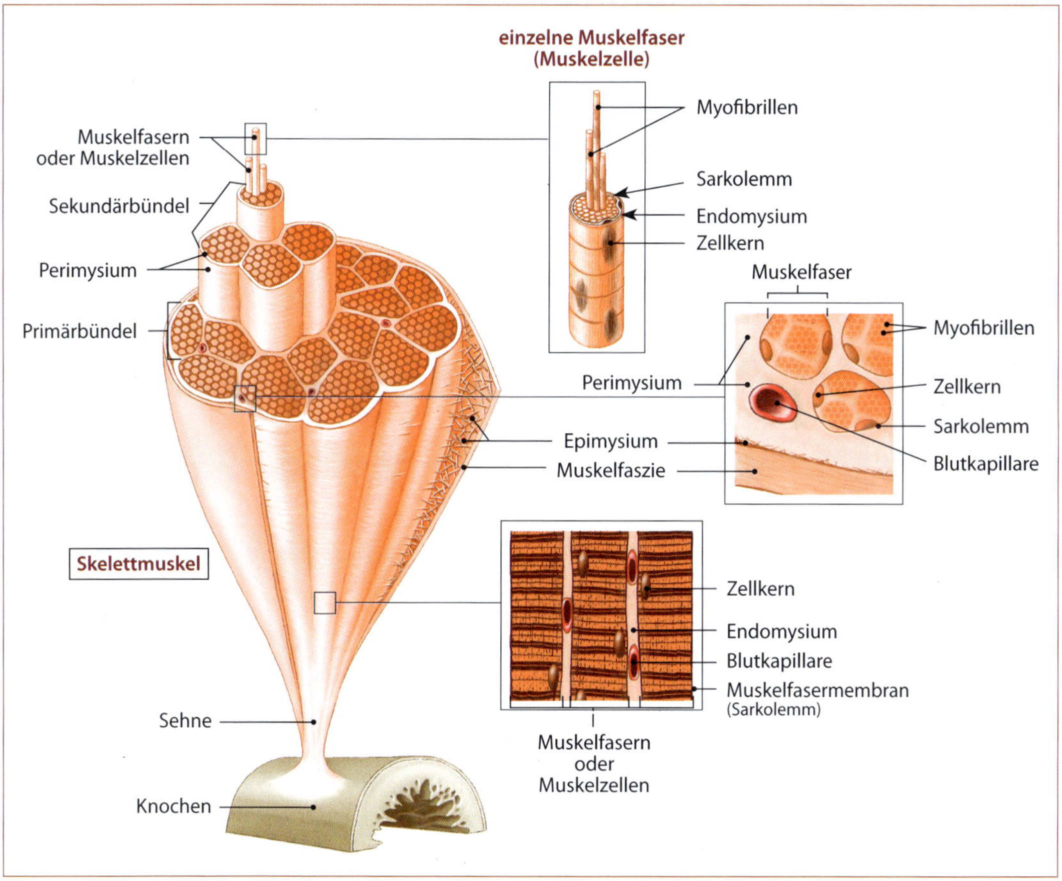

Bauelement der Skelettmuskeln sind die bis zu 20 cm langen und ca. 0,1 mm dicken ***Skelettmuskelfasern*** (Muskelzellen), welche eng mit Bindegewebe verknüpft sind, sodass eine funktionelle Einheit entsteht.
Das Sarkoplasma der Muskelfasern wird vom dehnungsfähigen Sarkolemm begrenzt.
Das ***Bindegewebe*** bildet Hüllen, die folgende Aufgaben haben:

- ***Endomysium*** (innerste Hülle): umhüllt als lockeres Bindegewebe die Muskelfasern, enthält ein feines Kapillarnetz zur Blutversorgung und die Endaufzweigungen der motorischen Axone zu den motorischen Endplatten, ist verantwortlich für die Reißfestigkeit des Muskels.
- ***Perimysium***: bindegewebige Hüllschicht, die als *Perimysium internum* ca. 200 – 250 Muskelfasern zu *Primärbündeln* und als *Perimysium externum* mehrere Primärbündel zu *Sekundärbündeln* (makroskopisch sichtbare Faserung des Muskels, sog. „Fleischfasern") zusammenfasst, Bindegewebsstraße für Blut- und Lymphgefäße sowie Nerven, wichtig für die Kraftübertragung auf die Sehnen.
- ***Epimysium***: lockere kollagene Bindegewebshülle um den gesamten Muskel unmittelbar unter der Muskelfaszie.

Beachte:
Mit dem bloßen Auge sichtbar sind an einem Muskelquerschnitt nur Muskelbündel, keine Muskelfasern.

Gefäßversorgung
Die Skelettmuskulatur wird aufgrund ihres hohen Energiebedarfs von sehr vielen im Endomysium liegenden Blutgefäßen versorgt.
Jede Muskelfaser ist von 3 bis 4 Kapillaren umsponnen.
Die Eintrittsstelle (Hilus) der Gefäße und Nerven in den Muskel befindet sich etwa in seiner Mitte.

Nervenversorgung (Innervation)
Die Skelettmuskeln werden sowohl sensibel als auch motorisch innerviert. Sensible *(aufsteigende, afferente) Nervenfasern* leiten Informationen von den Muskelspindeln über die Muskeldehnung (Muskellänge) und Dehnungsgeschwindigkeit zum ZNS.

Motorische (absteigende, efferente motorische Neurone, Motoneurone) leiten die Informationen vom ZNS über die motorischen Endplatten zu den Muskelfasern.

Merke! Die Skelettmuskulatur ist für die willkürlichen, aktiven Bewegungen zuständig.
Die Struktur der einzelnen Skelettmuskeln ist grundsätzlich gleich.
Jeder Muskel besitzt zur Verankerung an den Knochen einen Ursprung und einen Ansatz und zwischen beiden einen kontraktionsfähigen Muskelbauch aus quergestreiften Muskelfasern, daher auch die Bezeichnung „quergestreifte Muskulatur".
Das Muskelfaserbindegewebe bildet verschiedene Hüllen (Endo-, Peri-, Epimysium). Sie ermöglichen die Zusammenlagerung der Skelettmuskeln in Bündel, die sich aufsteigend in Primär-, Sekundärbündel und Gesamtmuskel zusammenfassen lassen.
Weitere Aufgaben des Muskelfaserbindegewebes sind:

- es garantiert die freie Verschieblichkeit der Muskelfasern untereinander und vermindert die Reibung,
- es enthält die versorgenden Gefäße und Nerven.

Jeder Muskel wird außen von einer bindegewebigen Hülle, der Muskelfaszie, umgeben. ┘

5.2.3.2 Sehnen (Tendines), Muskel-Sehnen-Übergänge, Sehnenspindeln, Insertion

Sehnen
Sehnen befestigen die Muskeln am Knochen und übertragen den Muskelzug auf das Skelett.
Zwischensehnen verbinden 2 Muskelbäuche miteinander.
Sehnen besitzen:

- eine *hohe Zug- bzw. Reißfestigkeit*. So hält die Achillessehne (Tendo calcaneus) als stärkste Sehne des Menschen eine Zugbelastung von mehr als 1000 kp (= 9810 N) aus,

- eine *begrenzte Dehnbarkeit*, welche eine weiche, gedämpfte Kraftübertragung zwischen Muskel und Sehne gewährleistet.

Nach der ***Form*** können unterschieden werden:
- sehr *kurze* Sehnen, die „fleischige“ Anheftungsstellen haben, z. B. Ursprung des großen Brustmuskels am Schlüssel- und Brustbein,
- sehr *lange* Sehnen, z. B. Sehnen der Fuß- und Handmuskeln,
- *flächenhafte* Sehnen (Aponeurosen), z. B. die platten Sehnen der schrägen Bauchmuskeln oder die Ursprungssehnen bauchiger Muskeln (z. B. mittlerere Gesäßmuskeln).

Die Sehnenquerschnitte sind *rundlich, flachoval* oder *flächenförmig*.

Aufbau

Die Sehnen bestehen aus *Sehnenzellen* (Tendinozyten). Diese produzieren als Interzellularsubstanzen v. a. kollagene Fasern, Proteoglykane (großmolekulare Substanzen aus 95 % Kohlenhydraten und 5 % Eiweißen) und in geringen Mengen elastisches Material. Eine Sehnenhaut (Peritendineum) umgibt die Sehnen.

Die gewellten Kollagenfasern sind gebündelt und in Zugrichtung angeordnet. Sie besitzen eine ***sehr hohe Zugfestigkeit***. In den kurzen und langen Sehnen verlaufen sie hauptsächlich parallel und wellenförmig, in den Aponeurosen scherengitterartig. Beim Muskelzug wird die Wellung ausgeglichen.

Die *Gefäß-* und *Nervenversorgung* der Sehnen ist spärlich.

Muskel-Sehnen-Übergang und Sehnenspindeln

Die kontraktilen Skelettmuskelfasern sind in spezifischer Weise mit den zugfesten Sehnenfasern verbunden. Dies geschieht, indem sich die Myofibrillen der Muskelfasern und Fasern des Peri- und Endomysiums mit den Mikrofibrillen der Sehnenfasern durchflechten, sodass eine sehr feste Verankerung zwischen Sehnen- und Muskelgewebe entsteht.

Im Übergangsbereich zwischen den Muskel- und Sehnenfasern liegen die ***Sehnenspindeln*** (Golgi-Organe, Golgi-Sehnenrezeptoren). Diese messen die übertragene Muskelzugkraft und veranlassen bei zu starken Muskelkontraktionen eine reflektorische Entspannung zum Schutz der Sehnen bzw. Muskel-Sehnen-Übergänge.

Insertion *(Sehnenansatzzone)*

Ursprungs- und Ansatzsehnen sind in mechanisch günstiger Weise mit den Knochen verbunden.

Die Befestigungsstelle der Sehne am Knochen heißt *Sehnenansatzzone* oder *Insertion*. Diese hat außer der Befestigung noch die wichtige Aufgabe, die Elastizität der Sehnen an die der Knochen anzupassen (funktionelle Bedeutung der Insertion).

Es werden zwei Arten von ***Sehnenansätzen*** unterschieden:

1. *Sehnenansatzzonen im Apophysenbereich der Knochen* (➡ Abbildung 1)
   An den Apophysen der langen Röhrenknochen (z. B. großer Rollhügel) befindet sich zwischen Sehne und Knochen anstelle der Knochenhaut (Periost) eine Übergangszone aus Faserknorpel. In diese treten die Sehnenfasern ein und verflechten sich mit den Knorpelfasern. Ein Teil der Fasern verankert sich mit dem Knochen.
2. *Sehnenansatzzonen im Diaphysenbereich* der Knochen (➡ Abbildung 2)
   Bei der 2. Art der Sehnen-Knochen-Verbindung dringen die Sehnenfasern in das Periost. Ein Teil verflicht sich mit dessen Fasern, ein weiterer Teil durchsetzt es und endet als *Sharpey-Fasern* (zum Periost gehörende kollagene Fasern) in der Knochenrinde.

Beide Insertionsformen gewährleisten eine *Dehnungsdämpfung* des Sehnenzuges.

Abbildung 1

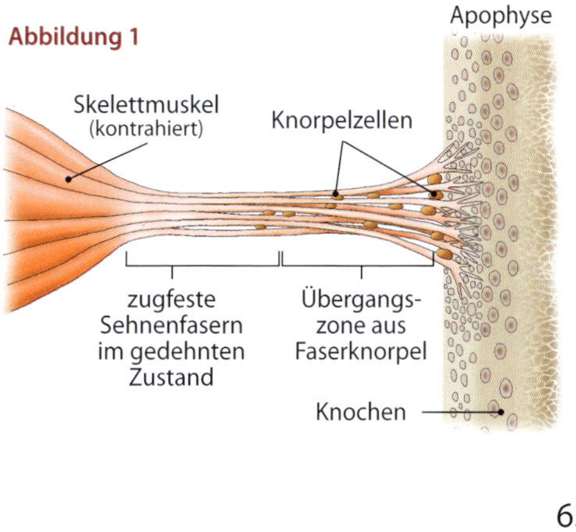

Abbildung 2

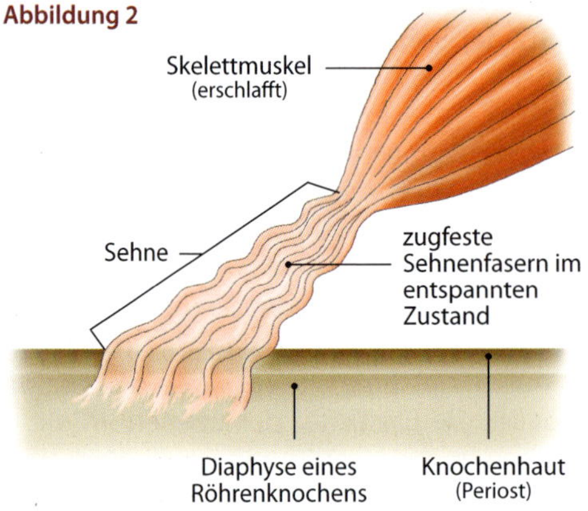

Praxis Hauptursache für Sehnenerkrankungen (Tendopathien) ist eine mechanische Überlastung. Häufig sind: Sehnenrisse (Rupturen) bzw. -einrisse, Sehnenabrissbrüche (Schädigungen im Bereich ihrer Verankerung), mechanisch bedingte Reizungen (Irritationen). Die am meisten betroffenen Sehnen sind: Achillessehne, Patellarsehne und die Adduktorensehnen. ⌟

Merke! Sehnen bestehen hauptsächlich aus gebündelten, fest miteinander verkitteten kollagenen Bindegewebsfasern. Diese sind von einer Sehnenhaut umgeben und besitzen eine hohe Zugfestigkeit.
Flächige Sehnen heißen Aponeurosen.
Sehnen dienen der Übertragung des Muskelzuges auf die Knochen an den Muskelenden, sie stellen das Verbindungsgewebe zwischen Muskel und Knochen dar.
Die Befestigung der Sehne am Muskel ist der Muskel-Sehnen-Übergang, ihre Befestigungsstelle am Knochen heißt Insertion.
Sehnen werden nur in geringem Umfang von Gefäßen und Nerven versorgt. Deshalb sind sie anfällig für abnutzungsbedingte (degenerative) und entzündliche Erkrankungen. Eine weitere Folge ist ihre schlechte Regenerationsfähigkeit.
Bei Überlastung werden die Sehnenspindeln aktiviert, die zum Schutz der Sehnen und Muskel-Sehnen-Übergänge eine reflektorische Hemmung der Muskelkontraktion bewirken. ⌟

5.2.3.3 Muskeltypen (Muskelgruppen)

Die Skelettmuskeln des Menschen können nach Faserverlauf (Fiederung), Muskelform, Gelenkbeteiligung und weiteren Kriterien in Muskeltypen bzw. -gruppen unterteilt werden.

1. Nach dem Faserverlauf werden unterschieden:

a) *Parallelfaserige Muskeln* (Schnelligkeitsmuskeln): Muskelfasern verlaufen parallel in Zugrichtung der Sehnenfasern.
Beispiel: Zwischenrippenmuskeln (Mm. intercostales).

b) *Gefiederte Muskeln* (Kraftmuskeln): Muskelfasern gehen wie bei einer Feder schräg in die durchgehende Sehne über. Der dadurch entstehende Fiederungswinkel (➡ S. 80) spielt eine große Rolle bei der Kraftübertragung.
   - *Einseitig gefiederte Muskeln*: Muskelfasern gehen auf einer Seite in die Sehne über.
     Beispiele:
     Halbmembranöser Muskel (M. semimembranosus), langer Zehenstrecker (M. extensor digitorum longus).
   - *Beidseitig gefiederte Muskeln:* Muskelfasern gehen auf beiden Seiten in die mittelständige Sehne über.
     Beispiele:
     Vorderer Schienbeinmuskel (M. tibialis anterior), radialer Handbeugemuskel (M. flexor carpi radialis).
   - *Mehrfach gefiederte Muskeln*: Sehnenabzweigungen strahlen in den Muskelbauch ein.
     Beispiel: Deltamuskel (M. deltoideus).

Da bei gefiederten Muskeln mehr Fasern an der Sehne ansetzen können, vergrößert sich ihr physiologischer Querschnitt (➡ S. 80) und damit die wirksame Muskelkraft.

2. Nach der Muskelform werden unterschieden:

a) *Spindelförmige Muskeln*: Der Muskelbauch verjüngt sich nach beiden Seiten und geht in seine kurze Ursprungs- und lange Ansatzsehne über.
Beispiele: zweiköpfiger Oberarmmuskel (M. biceps brachii), Oberarm-Speichen-Muskel (M. brachioradialis).

***Bild 5.7* Skelettmuskelformen**

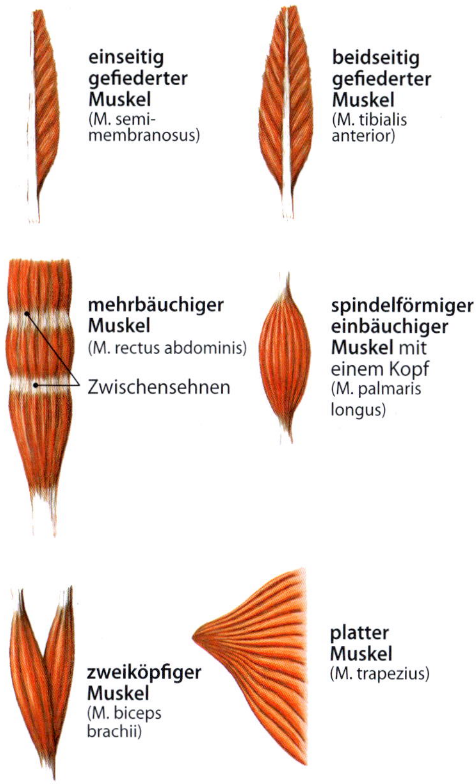

b) *Einbäuchige Muskeln*: Die meisten Skelettmuskeln besitzen nur einen Muskelbauch.
c) *Zweibäuchige Muskeln*: Der Muskelbauch wird durch eine Zwischensehne in 2 Bereiche gegliedert.
Beispiele: Zweibäuchiger Muskel (M. digastricus), Schulterblatt-Zungenbein-Muskel (M. omohyoideus).
d) *Mehrbäuchige Muskeln*: Der Muskelbauch wird durch mehrere Zwischensehnen in mehrere Bereiche gegliedert.
Beispiel: Gerader Bauchmuskel (M. rectus abdominis).
e) *Einköpfige Muskeln*: Die meisten Skelettmuskeln besitzen 1 Kopf (= Ursprung).
Beispiel: M. brachioradialis.
f) *Zweiköpfige Muskeln*:
Beispiel: Zweiköpfiger Oberarmmuskel (M. biceps brachii).
g) *Dreiköpfige Muskeln*:
Beispiel: Dreiköpfiger Oberarmmuskel (M. triceps brachii).
h) *Vierköpfige Muskeln*:
Beispiel: Vierköpfiger Oberschenkelmuskel (M. quadriceps femoris).
i) *Platte Muskeln*: Es handelt sich um breitflächige Muskeln mit breiten, flachen Sehnen (Aponeurosen).
Beispiel: Äußerer schräger Bauchmuskel (M. obliquus externus abdominis)

3. Nach der Gelenkbeteiligung werden unterschieden:

a) *Eingelenkige Muskeln*: Muskeln, die an einem Gelenk wirken und es überspringen.
Beispiel: Deltamuskel (M. deltoideus).
b) *Mehrgelenkige Muskeln*: Muskeln, die auf mehrere Gelenke wirken und sie überspringen.
Beispiele: Zweiköpfiger Oberarmmuskel (M. biceps brachii), ischiocrurale Muskulatur. Mehrgelenkige Muskeln haben immer eine Haupt- und eine oder mehrere Nebenfunktionen.

Hinweis: Die mimischen oder Gesichtsmuskeln wirken auf kein Gelenk.

4. Nach ihrer vorwiegenden Tätigkeit und Wirkungsweise auf die 3 Hauptachsen können z. B. unterschieden werden:

- Beuger (Flexoren),
- Strecker (Extensoren),
- Anzieher (Adduktoren),
- Abzieher (Abduktoren),
- Einwärtsdreher (Pronatoren),
- Auswärtsdreher (Supinatoren).

Jeder Skelettmuskel wirkt immer auf mehrere Gelenke und übt deshalb verschiedene Funktionen aus. So hat der zu den Beugemuskeln gehörende zweiköpfige Oberarmmuskel (M. biceps brachii) folgende Aufgaben:

- im Ellbogengelenk – Flexion und Supination,
- im Schultergelenk – Abduktion und Innenrotation (langer Kopf), Adduktion und Anteversion (kurzer Kopf),
- Zentrierung des Gelenkkopfes in der Gelenkpfanne.

5. Weitere Einteilungsmöglichkeiten sind:

- ***genetische Muskelgruppe:*** Muskeln gleicher Herkunft und Nervenversorgung, z. B. mimische Gesichtsmuskulatur, die vom Gesichtsnerv (N. facialis) versorgt wird,
- ***funktionelle Muskelgruppe***: Muskeln mit gleicher Funktion, z. B. Strecker (Extensoren) des Armes,
- ***Agonisten*** (Spieler, Hauptmuskeln): Muskeln, die am stärksten für eine bestimmte Bewegung zuständig sind.
  Beispiel:
  zweiköpfiger Oberarmmuskel (M. biceps brachii), Oberarmmuskel (M. brachialis) und Oberarm-Speichen-Muskel (M. brachioradialis) für die Beugung im Ellbogengelenk.
- ***Synergisten*** (Mitspieler): Muskeln, die gleichsinnig wirken, also bei einer Bewegung zusammenarbeiten bzw. den Agonisten helfen. Im obigen Fall sind es die Extensoren und Flexoren des Handgelenks und der Fingerbeuger.
  Bedeutungsvoll ist, bei Ausfall der Agonisten können die Synergisten das Gelenk immer noch bewegen, allerdings weniger stark.
- ***Antagonisten*** (Gegenspieler): Muskeln, die den Agonisten entgegenwirken bzw. die Gegenbewegung einleiten. So wirkt der dreiköpfige Oberarmmuskel (M. triceps brachii) den Beugern im Ellbogengelenk als Antagonist entgegen bzw. leitet die Streckung ein.
- ***Bewegungsmuskeln***: sog. „weiße" oder „anaerobe" Muskeln, die überwiegend schnelle, präzise Bewegungen ausführen und relativ schnell ermüden (➡ S. 71), z. B. Muskeln der Extremitäten, Augenmuskeln,
- ***Haltemuskeln:*** sog. „rote" oder aerobe Muskeln, die überwiegend Halteaufgaben ausüben, also auf Dauertätigkeit ausgerichtet sind (➡ S. 71), z. B. tiefe Rückenmuskeln (➡ S. 389).

Die meisten Muskeln nehmen mehr oder weniger beide Aufgaben wahr.

Praxis Zwischen Agonisten und Antagonisten muss sowohl auf der Spannungs- als auch auf der Leistungsebene ein Gleichgewicht bestehen. Bei einem Ungleichgewicht spricht man von muskulären Dysbalancen, die u. a. zu schmerzhaften Verspannungen im Schulterbereich führen können.

Merke! Die Einteilung der Skelettmuskeln kann u. a. nach folgenden Kriterien erfolgen: Faserverlauf, Muskelform, Gelenkbeteiligung, Wirkungsweise.

5.2.3.4 Hilfseinrichtungen der Muskeln und Sehnen

Folgende *Hilfseinrichtungen* können unterschieden werden:
- *Sehnenscheiden* (Vaginae synoviales tendinum),
- *Haltebänder* (Retinacula tendinis),
- *Schleimbeutel* (Bursae synoviales),
- *Sesambeine* (Ossa sesamoidea),
- *Hypomochlien* (Singular: Hypomochlion).

Sie erfüllen hauptsächlich folgende Aufgaben:
- Schutz der Muskeln und Sehnen vor mechanischen Schädigungen,
- Minimierung der Reibung,
- Verbesserung der Muskelmechanik durch Reduktion des Kraftaufwandes,
- Ernährung der Sehnen.

Sehnenscheiden (Vaginae synoviales tendinum) **und Haltebänder** (Retinacula)

Sehnenscheiden sind bindegewebige *Gleit-* und *Schutzhüllen* für lange sich stark verschiebende Sehnen, die großen Reibungskräften ausgesetzt sind oder sich bei der Muskelkontraktion von ihrer Unterlage abheben würden (z. B. Sehnen der langen Finger- und Zehenbeuger). Diese Sehnen werden durch bindegewebige Querzüge und Sehnenscheiden am Skelett befestigt.

Die röhrenförmigen Sehnenscheiden bestehen im einfachsten Fall aus 2 Hüllen:

1. ***äußere derbe Bindegewebsschicht*** (Stratum fibrosum),
2. ***innere glatte Synovialschicht*** (Stratum synoviale).

Die *Innenschicht* besteht aus 2 Blättern. Das innere ist mit der Sehne verbunden und das äußere mit der Bindegewebsschicht.

Zwischen beiden Blättern liegt ein schmaler Gleitspalt, der mit etwas Flüssigkeit (ähnlich der Gelenkschmiere) gefüllt ist.

Dieser Bau ermöglicht, dass sich sowohl beide Blätter der Sehnenscheide fast reibungslos gegeneinander bewegen können als auch die Sehne gegenüber ihren umliegenden Strukturen.

Die Umschlagstelle zwischen den beiden Blättern heißt Sehnengekröse (Mesotendineum). Es enthält die versorgenden Gefäße und Nerven zur Sehne.

Haltebänder dienen dazu, die Sehnen bzw. Sehnenscheiden am Skelett zu fixieren.

So bildet z. B. das Halteband am Handgelenk mit den distalen Enden der Elle und Speiche einen ***osteofibrösen Kanal*** (osteofibrös = aus Knochen und Bändern bestehend) für die Streckersehnen der Finger, damit diese bei Dorsalextension der Hand nicht von der knöchernen Unterlage abheben können.

Praxis Krankhafte Veränderungen von Sehnenscheiden heißen Tendovaginopathien.
Eine Sehnenscheidenentzündung (Tendovaginitis) kann bei Überbeanspruchung von Sehnen oder Stichverletzungen von Sehnenscheiden entstehen.

Bild 5.8 ***Sehnenscheide*** *(Vagina synovialis tendinis)*

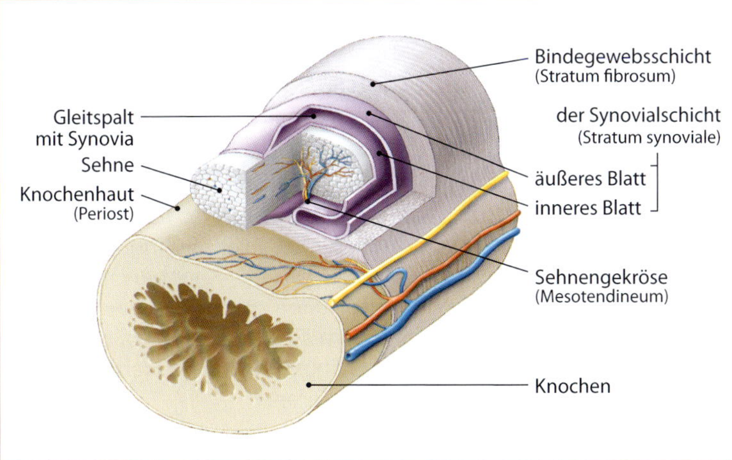

Schleimbeutel (Bursae synoviales ➡ Bild 7.7, S. 115 und Bild 9.15, S. 252)

Schleimbeutel sind dünnwandige, abgeplattete Säckchen, die mit Schleim oder Gelenkschmiere (Synovia) gefüllt sind. Ihr Wandaufbau entspricht dem der Gelenkkapseln.

Der Mensch besitzt über 150 Schleimbeutel. Wir finden sie am häufigsten an den Stellen, an denen Sehnen, Muskeln, Haut und Knochen auf engstem Raum zusammenwirken und Gewebeschichten stark gegeneinander verschoben werden. Das sind die *Ursprungs-* und *Ansatzbereiche von Sehnen* in unmittelbarer Nähe größerer Gelenke, z. B. Ellbogen-, Schulter-, Hüft-, Kniegelenk, wo sie auch häufig mit deren Gelenkhöhlen in Verbindung stehen und Reserveräume für die Gelenkschmiere bilden.
Dementsprechend unterscheidet man:

1. *kommunizierende Schleimbeutel* – stehen mit der Gelenkhöhle in Verbindung und
2. *nichtkommunizierende Schleimbeutel* – stehen nicht mit der Gelenkhöhle in Verbindung.

Weiterhin können folgende Gruppen von Schleimbeuteln unterschieden werden:

- *Sehnenschleimbeutel*: zwischen Sehne und Knochen,
- *Bandschleimbeutel*: zwischen Band und Knochen,
- *Hautschleimbeutel*: zwischen Haut und Knochen.

Funktion

- Schleimbeutel schützen als elastische Pufferkissen Muskeln, Faszien und Hautregionen gegen zu hohen Druck durch benachbarte Knochen, indem sie ihn gleichmäßig verteilen, und
- sie ermöglichen das annähernd reibungs- und schmerzlose Gleiten zwischen den oben genannten Strukturen.

Praxis Eine Schleimbeutelentzündung (Bursitis) entsteht meistens durch Drucküberlastung, aber auch bakterielle Infektionen, äußerliche Gewalteinwirkungen u. a. können Auslöser sein.

Sesambeine (Ossa sesamoidea, Sesamknochen)
Sesambeine sind in Sehnen eingelagerte kleine Knochen, die sowohl konstant (z. B. Kniescheibe) als auch variabel (z. B. Sehnen der Finger und Zehen) auftreten.
Funktion

- Sie sorgen für einen zusätzlichen Abstand zum Knochen und verlängern dadurch den wirksamen Hebelarm der Sehne, sodass eine geringere Kraft für die Bewegung des mit der Sehne verbundenen Knochens nötig ist (ohne Kniescheibe müsste der vierköpfige Oberschenkelmuskel, M. quadriceps femoris, ca. 20 % mehr Kraft entwickeln).
- Sie schützen die Sehnen vor zu großer Reibung und verhindern eine Druckschädigung.

Sesambeine des Menschen sind:

- Kniescheibe (Patella), größtes Sesambein des menschlichen Körpers in der Sehne des vierköpfigen Oberschenkelmuskels,
- Sesambeine der Hand, z. B. das Erbsenbein (Os pisiforme) in der Sehne des ulnaren Handbeugers (M. flexor carpi ulnaris),
- Sesambeine des Fußes.

Hypomochlion (Umlenkstelle)
Als *Hypomochlion* wird ein Drehpunkt oder Widerlager bezeichnet, an dem Sehnen ihre Verlaufsrichtung und damit auch den Muskelzug ändern.
In der Gelenklehre wirken v. a. Sesambeine, Knochenkanten oder -vorsprünge als Hypomochlion. So dient z. B. die Patella als Hypomochlion für die Sehne des vierköpfigen Oberschenkelmuskels (M. quadriceps femoris) oder das Erbsenbein als Hypomochlion in der Sehne des ulnaren Handbeugers (M. flexor carpi ulnaris).

Merke! ***Sehnenscheiden*** sind bindegewebige Gleitröhren um die langen Extremitätensehnen, die im Bereich der Hand- und Fußgelenke erhöhten Spannungen ausgesetzt sind. Sie dienen der besseren Gleitfähigkeit sowie dem Schutz der Sehnen und werden von den Haltebändern am Skelett fixiert.
Schleimbeutel sind flüssigkeitsgefüllte Spalträume, die Schutzfunktionen (Polsterung, Druckverteilung, Reibungsminderung) ausüben. Sie befinden sich v. a. in den Gelenkbereichen und dort, wo Sehnen, Muskeln oder Haut direkt dem Knochen aufliegen. ***Sesambeine*** erfüllen wichtige mechanische Aufgaben, indem sie als „Umlenkrolle" die biomechanische Wirkung (bessere Hebelwirkung) der Sehne optimieren.

5.2.3.5 Mikroskopischer Bau (Bau der Skelettmuskelfaser)

Bei der *Skelettmuskelfaser* handelt es sich um eine besonders ***langgestreckte, vielkernige Muskelzelle*** (durchschnittliche Länge: 15 cm, Durchmesser: 0,01 – 0,1 mm, ca. 50 Zellkerne pro mm bzw. 500 – 10000 pro Faser).
Sie ist ein sog. *Synzytium* (Gebilde, das durch die Verschmelzung von mehr oder weniger vielen Einzelzellen entsteht).

Im vorliegenden Fall haben wir es mit der Fusion vieler Vorläuferzellen (Myoblasten) der Muskelzellen zu tun.
An den Muskelfaserenden setzen die Sehnenfäden an, welche die Verbindung zum Knochen herstellen.
Wie bereits auf ➡ S. 62 beschrieben, wird jede Muskelfaser von einer Bindegewebsschicht, dem *Endomysium,* umgeben.
Die dominierenden *Zellorganellen* im Sarkoplasma sind: *Myofibrillen, Sarkosomen* sowie longitudinale und transversale *Tubuli.*

Bild 5.9 Skelettmuskel *(mikroskopischer Aufbau)*

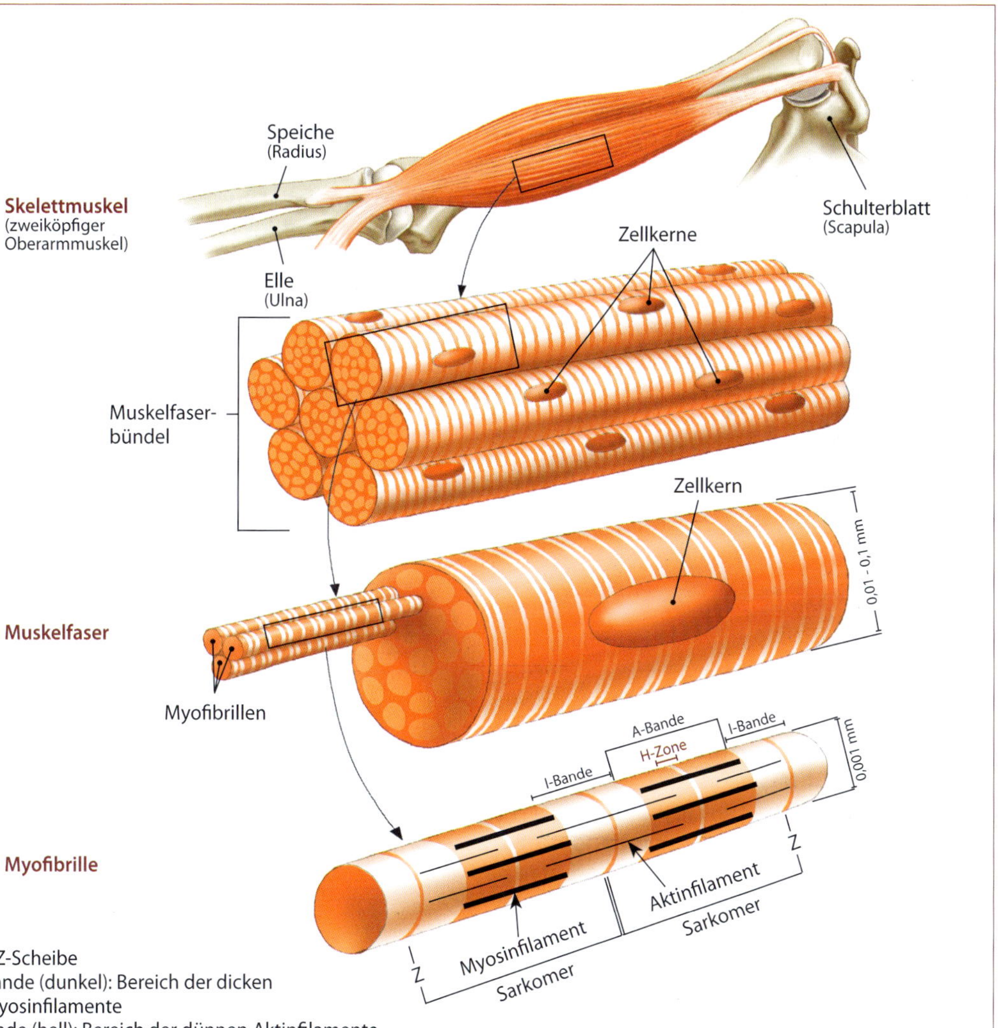

Z = Z-Scheibe
A-Bande (dunkel): Bereich der dicken Myosinfilamente
I-Bande (hell): Bereich der dünnen Aktinfilamente
H-Zone (Teil der A-Bande): nur Myosinfilamente

5 Allgemeine Muskellehre

Praxis Zwischen Zell- und Basalmembran liegen vereinzelte Myoblasten (Muskelbildungszellen). Diese ermöglichen sowohl das Wachstum der Muskelzellen (Hypertrophie) als auch ihre Vermehrung (Hyperplasie).

Myofibrillen (Muskelfibrillen)
Die *Myofibrillen* sind ca. 1 µm dicke kontraktile Schläuche, die durch *Z-Scheiben* (dünne, eiweißhaltige Trennwände) in zahlreiche ca. 2 µm lange Baueinheiten, die *Sarkomere*, unterteilt werden, die ihrerseits aus Myofilamenten bestehen. Die *Myofibrillen* durchziehen die Muskelfasern der Länge nach und sind zu Bündeln zusammengefasst.

Sarkomer
Das *Sarkomer* ist die *kleinste kontraktile Einheit* des Skelettmuskels. Es besteht hauptsächlich aus Myofilamenten.

Bild 5.10 Sarkomer

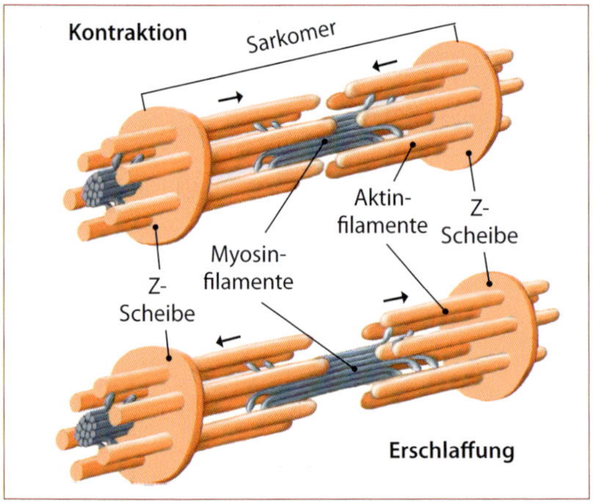

Myofilamente
Die *Myofilamente* sind fadenförmige Eiweißmoleküle. Man unterscheidet:

a) dicke ***Myosinfilamente***, sie befinden sich in der Mitte des Sarkomers und bestehen hauptsächlich aus Myosinmolekülen, welche 3 Abschnitte erkennen lassen (➡ Bild 5.13):
   - Myosinkopf,
   - Myosinhals,
   - Myosinschaft,

b) dünne ***Aktinfilamente***, sie liegen zwischen den Myosinfilamenten und sind an den Z-Scheiben wie die Borsten einer Bürste verankert. Gleichzeitig ragen sie immer in jeweils 2 Sarkomere, sodass diese miteinander verknüpft werden.
   Die Aktinfilamente sind aus 3 verschiedenen Proteinen aufgebaut, dem Strukturprotein *Aktin* und den beiden Regulatorproteinen *Troponin* und *Tropomyosin*.

c) ***Titinfilamente***, elastische Filamente, welche die Myosinfilamente mit den Z-Scheiben verbinden und eine Überdehnung des Muskels verhindern. Sie sorgen für eine strenge Ordnung der anderen Filamente.

Aus der regelmäßigen Anordnung der Myofilamente resultieren die typische *Querstreifung* der Myofibrillen und das charakteristische Bandmuster – helle Bänder im Bereich der dünnen Aktinfilamente, dunkle Bänder im Bereich der dicken Myosinfilamente (➡ Bild 5.9).

Longitudinales (L-System) **und transversales** (T-System) **Tubulussystem**
Diese beiden Systeme sind weitere markante Strukturen, die zwischen den Myofibrillen liegen.

Bild 5.11 Transversales und longitudinales Tubulussystem

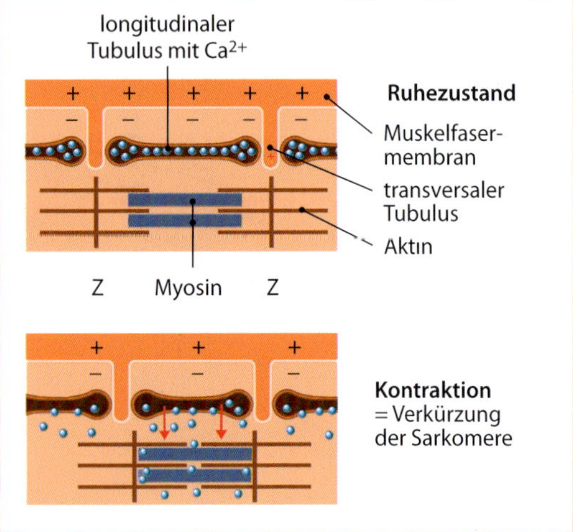

Das ***transversale System*** wird aus regelmäßigen tiefen Einstülpungen des Sarkolemms quer zur Muskelfaserrichtung, den *transversalen Tubuli*, gebildet. Sie dienen der Vergrößerung der Membranoberfläche und damit der schnellen Ausbreitung der Aktionspotenziale in das Innere der Muskelfaser.
Das ***longitudinale System*** (sarkoplasmatisches Retikulum) besteht aus longitudinalen Tubuli und verläuft längs zu den Myofibrillen. Die Tubuli sind an ihren Enden zu kleinen Endbläschen (Zisternen) erweitert.
Immer 2 Zisternen des sarkoplasmatischen Retikulums umfassen einen T-Tubulus, wodurch Triaden entstehen (1 T-Tubulus + 2 Zisternen des L-Systems).
Funktion
Speicherung von Kalziumionen, die bei Erregung freigetzt werden und so die Kontraktion der Myofibrillen bewirken.

Skelettmuskelfasertypen
Die menschlichen Skelettmuskeln bestehen hauptsächlich aus *2 Muskelfasertypen* (Einteilung nach biochemischen Eigenschaften).
Der Anteil der Fasertypen ist weitestgehend genetisch determiniert, aber nach neueren Erkenntnissen durch Kraft- bzw. Ausdauertraining begrenzt veränderbar.
1. Typ-I, rote, langsame Muskelfasern *(ST-Fasern = slow-twitch fibres)*
- hoher Myoglobingehalt (rote Farbe) für raschen intrazellulären Sauerstofftransport,
- sehr viele Mitochondrien und Kapillaren sowie Enzyme für die aerobe Energiefreisetzung,
- relativ wenig Glykogen und energiereiche Phosphate,
- können reichlich freie Fettsäuren für die Energiebereitstellung nutzen,
- kontrahieren langsam, besitzen also eine längere Kontraktionszeit,
- ermüden langsam,
- relativ geringe Kraftentwicklung.

Dieser Muskelfasertyp ist für ***Dauerleistungen*** (Stütz-, Haltearbeit) ausgelegt.
Typische Haltemuskeln sind: autochthone Rückenmuskeln.

2. Typ-II, weiße, schnelle Muskelfasern *(FT-Fasern = fast-twitch fibres)*
- niedriger Myoglobingehalt (hellere Farbe),
- relativ wenig Mitochondrien,
- viel Glykogen und energiereiche Phosphate,
- sind nur geringfügig in der Lage, freie Fettsäuren für die Energiebereitstellung zu nutzen,
- hoher Enzymgehalt für Glykolyse.

  2.1 Typ-II, FTO-Fasern (fast-twitch oxidative fibres)
  - aerobe Energiefreisetzung,
  - können schnell kontrahieren,
  - hohe Kraftentwicklung,
  - langsame Ermüdbarkeit.

  2.2 Typ-II, FTG-Fasern *(fast-twitch glycolytic fibres)*
  - Energiefreisetzung fast immer anaerob,
  - schnelle Kontraktion,
  - hohe Kraftentwicklung,
  - sehr schnelle Ermüdung.

Dieser Muskeltyp ist für explosive Bewegungen (Sprint, Sprung) ausgelegt.
Typische ***Schnelligkeitsmuskeln*** sind z. B.:
- zweiköpfiger Oberarmmuskel (M. biceps brachii) und
- innerer Oberschenkelmuskel (M. vastus medialis).

Muskelspindeln
Die Muskelspindeln liegen im Perimysium der Muskelfaser und gehören zu den Propriozeptoren (Rezeptoren der Tiefensensibilität). Sie bestehen aus ca. 3 mm langen spezialisierten quergestreiften Muskelfasern mit spiralig darum gewickelten Nervenfasern.
Ihre Aufgabe ist es, die ***Muskellänge*** bzw. ***-dehnung*** sowie die ***Dehnungsgeschwindigkeit*** zu messen und die Ergebnisse dem ZNS melden, damit sie veränderten Bedingungen angepasst werden können.
Je mehr Muskelspindeln ein Muskel besitzt, desto feiner können seine Bewegungen abgestimmt werden.
Die Muskelspindeln schützen die Muskeln auch vor Überdehnung und Verletzungen. Wird ein Muskel plötzlich gedehnt, lösen sie den sog. Dehnungsreflex (Eigenreflex) aus, wodurch der Muskel zu seinem Schutz wieder kontrahiert und auf diese Weise geschützt wird.

Leistungsanpassung
Muskeln sind außerordentlich anpassungsfähig bezüglich veränderter Leistungsanforderungen. So wird durch häufigere Aktivierung eine Leistungssteigerung erreicht.
Hierbei vollziehen sich folgende Veränderungen in den Muskelfasern:
- *rote Muskelfasern* erhöhen ihren Myoglobingehalt sowie die Anzahl der Mitochondrien und Kapillaren,
- *weiße Muskelfasern* erhöhen die Anzahl der Myofibrillen und ihren Glykogenvorrat. Dadurch nehmen Faser- und Muskeldurchmesser zu.

Praxis Die Anpassung der Muskeln an höhere Leistungen führt zur Muskelhypertrophie (Zellvolumenvergrößerung).
Leistungsmangel führt binnen kurzer Zeit zur Muskelatrophie (Muskelschwund).
Möglicherweise können durch Ausdauertraining schnelle Typ-II-Fasern in langsame Typ-I-Fasern umgewandelt werden.

Merke! Die Skelettmuskelfaser (Muskelzelle) besteht aus längs angeordneten Myofibrillenbündeln.
Die Myofibrillen sind aus hintereinander geschalteten Sarkomeren aufgebaut (kleinste kontraktile Einheiten der Muskeln), die durch Z-Streifen getrennt werden.
Die Sarkomere bestehen hauptsächlich aus den kontraktilen Eiweißen Aktin und Myosin.
Longitudinale und transversale Tubuli spielen eine wichtige Rolle bei der Erregung der Muskelfaser.
Myoglobinreiche, langsame rote Muskeln sind für energiesparende, nicht ermüdende Dauerleistungen geeignet.
Myoglobinarme, schnell ermüdende weiße Muskeln sind für kontinuierliche Muskelarbeit ungeeignet, weil sie vorwiegend anaerob Energie freisetzen und dabei Milchsäure anhäufen.
Sie können aber sehr schnell kontrahieren und werden deshalb auch als Schnelligkeitsmuskeln bezeichnet.
Alle Muskelfasern besitzen eine mehr oder weniger hohe Anzahl von Muskelspindeln zur Abstimmung von Bewegungen und zum Schutz vor Überdehnung.

5.2.3.6 Erregung und Kontraktion des Skelettmuskels

Die *Muskelkontraktion* ist auf die Verkürzung unzähliger Sarkomere der Muskelfasern (Muskelzellen) zurückzuführen. Sie wird durch *Motoneurone* (motorische Nervenzellen) gesteuert und kontrolliert.

Motorische Einheit
Das Motoneuron (motorische Nervenzelle) und die von ihm versorgten Muskelfasern werden als *motorische Einheit* (kleinste Funktionseinheit der Motorik) bezeichnet.
Ein Motoneuron kontrolliert immer mehrere Muskelfasern des gleichen Typs.
Je kleiner die motorische Einheit, d. h. je weniger Muskelfasern von einer motorischen Nervenzelle versorgt werden, desto präziser kann die Steuerung der Muskelkontraktion erfolgen.

***Bild 5.12** Motorische Einheit*

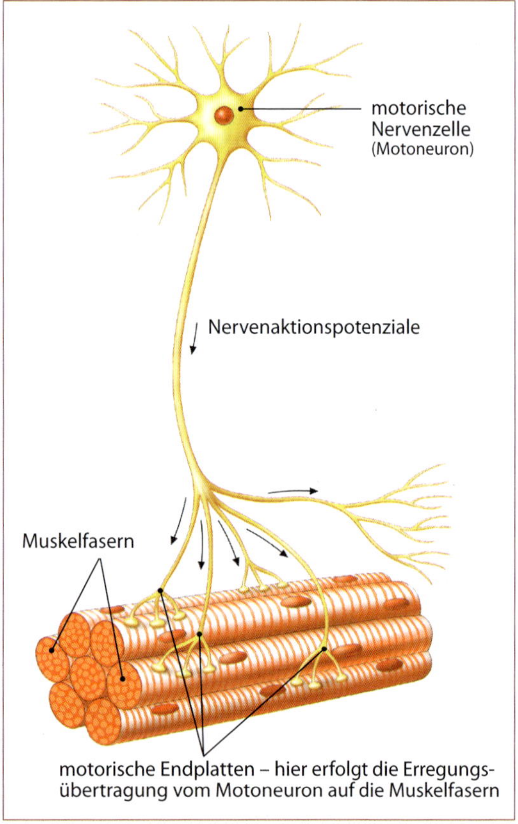

Beispiele

- Präzise Bewegungen, z. B. der äußeren Augen- und Fingermuskeln werden von kleinen motorischen Einheiten (< 100) kontrolliert, nur wenige Muskelzellen sind einer motorischen Nervenzelle untergeordnet,
- für grobe Bewegungsabläufe und Haltefunktionen, z. B. der Bein-, Gesäß- und Rückenmuskeln, sind große motorische Einheiten (> 2000) zuständig, einer motorischen Nervenzelle sind mehrere Tausend Muskelzellen untergeordnet.

Im Einzelnen führen folgende Vorgänge zur Kontraktion und Erschlaffung der Muskelfasern bzw. des Muskels:

Muskelkontraktion

(aktive Verkürzung bzw. Anspannung des Muskels)

1. Erregunsübertragung

Der *Kontraktionsvorgang* wird durch Aktionspotenziale von Motoneuronen, die entweder direkt durch das Gehirn oder reflektorisch über das Rückenmark aktiviert werden, ausgelöst. Die *Erregungsübertragung* vom Motoneuron auf die Muskelfasern erfolgt in neuromuskulären Synapsen, den ***motorischen Endplatten***:

- Aktionspotenziale (AP) des Motoneurons setzen an der motorischen Endplatte Azetylcholin frei, welches über den synaptischen Spalt zum Sarkolemm (besitzt Azetylcholinrezeptoren) diffundiert und hier Muskelaktionspotenziale auslöst.

2. Elektromechanische Kopplung

(Umsetzung der Erregung in Kontraktion)

a) *Erregungsleitung im T-System*
- AP gelangen über das transversale System in das Zellinnere zum sarkoplasmatischen Retikulum (longitudinales System ➡ Bild 5.11, S. 70) und breiten sich rasch über die gesamte Muskelfaser aus,

b) *Kalziumfreisetzung aus dem L-System* (sarkoplasmatisches Retikulum)
- die AP bewirken die Freisetzung von Ca^{2+} aus dem sarkoplasmatischen Retikulum, die über das Sarkoplasma zu den Myofilamenten diffundieren,

c) *Kalziumeinwirkung auf die Myofibrillen*
- Ca^{2+} bewirkt, dass die Bindungsstellen für die Myosinköpfe am Aktinmolekül frei werden.

3. Aktivierung der Myosinköpfe

Dies geschieht durch ATP-Spaltung mittels ihrer ATPase (ATP → ADP + Ⓟ[1] + *Kontraktionsenergie*). Die Energie wird aufgrund einer Konformationsänderung (ein Eiweiß verändert seine Form und kann dadurch eine neue Funktion ausüben) im Myosinkopf gespeichert.

[1] Phosphatgruppe (Summenformel: PO_4^{3-})

Bild 5.13 Querbrückenzyklus

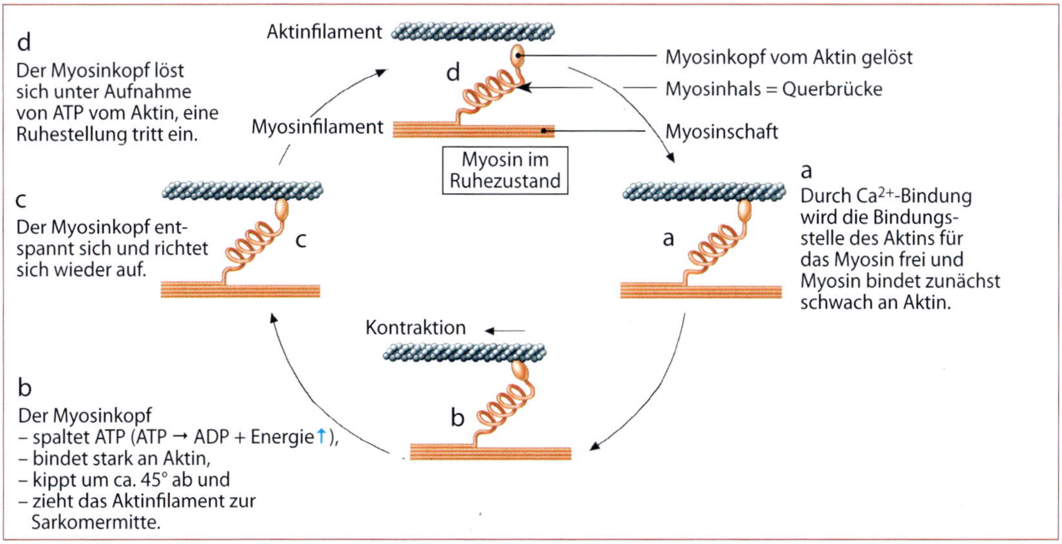

4. ***Querbrückenbildungen zwischen Myosin- und Aktinfilamenten, Umwandlung chemischer Bindungsenergie in mechanische Energie*** (➡ Bild 5.13, S. 73)

Folgende ***Vorgänge*** laufen ab:
- Die aktivierten Myosinköpfe verbinden sich zunächst schwach in einem Winkel von ca. 90° mit den Aktinfilamenten → a.
- Nach Abgabe von Ⓟund ADP entsteht eine starke Bindung, die Myosinköpfe kippen um 45° ab und ziehen die Aktinfilamente von beiden Seiten zwischen die Myosinfilamente, also zur Sarkomermitte hin, sodass sich das Sarkomer *verkürzt* (die Filamentlänge bleibt gleich) → b.
  Wenn die Enden der dicken Myosinfilamente an der Z-Scheibe anstoßen und sich die dünnen Aktinfilamente bereits überlappen, ist die maximale Verkürzung des Muskels erreicht (➡ Bild 5.10, S. 70).
- Überführung der starken in eine schwache Bindung durch erneute Bindung von ATP (sog. „Weichmacherwirkung" des ATP), die *Myosinköpfe* sind nun energieärmer, entspannen sich und *richten sich wieder auf* (45° → 90°). Dadurch wird der Muskel besser dehnbar, was u. a. wichtig für das leichte Nachgeben z. B. der Extensoren bei einer schnellen Beugebewegung ist → c.
- Treffen nun keine weiteren Aktionspotenziale ein, *lösen* sich die Myosinköpfe vom Aktinfilament, es tritt die *Ruhestellung* ein → d. Im Falle weiterer AP beginnt der Zyklus von vorn. Die sichtbare Kontraktion des Muskels wird durch die Verkürzung einer Vielzahl von Sarkomeren erreicht.

Muskelrelaxation (Muskelentspannung, Muskelerschlaffung)

Bei der *Relaxation* des Muskels spielen sich folgende Vorgänge ab:
- die Motoneurone stellen die Bildung von Aktionspotenzialen ein,
- in den motorischen Endplatten wird das Azetylcholin rasch durch Azetylcholinesterase in Azetat und Cholin gespalten,
- die Freisetzung von Ca^{2+} aus dem sarkoplasmatischen Retikulum in das Sarkoplama wird gestoppt und die Ca^{2+}-Pumpen (Ca^{2+}-ATPasen) transportieren die Ca^{2+} aktiv in das sarkoplamatische Retikulum zurück,
- die sinkende Ca^{2+} - Konzentration bringt den Filamentgleitmechanismus zum Stillstand, sodass keine Aktomyosinkomplexe mehr gebildet werden,
- die Aktin- und Myosinfilamente gleiten auseinander und es kommt zur Entspannung des Muskels bis zur Ruhelänge [1].

Praxis Das Elektromyogramm (EMG) ermöglicht die extrazelluläre Ableitung von Aktionspotenzialen der Muskelfasern mithilfe von Oberflächen- oder Nadelelektroden. Es dient der Diagnose von Muskelerkrankungen, wie Muskelschwächen (Myasthenien), unkontrollierter, starker Kontraktionen (Myotonien) oder Störungen des kontraktilen Systems (Muskeldystrophien).
Die Totenstarre (Leichenstarre) kommt zustande, weil im toten Organismus kein ATP mehr zum Lösen der stabilen Aktomyosinkomplexe gebildet wird. Sie wird erst dann aufgehoben, wenn die Aktin- und Myosinmoleküle infolge einsetzender Fäulnisprozesse zerstört werden.

Merke! Die Verkürzung bzw. Kontraktion des Skelettmuskels geschieht, indem Aktin- und Myosinfilamente übereinandergleiten.
Dabei werden die dünnen Aktinfilamente durch die Kippbewegungen der Myosinköpfe (Querbrücken) zur Sarkomermitte bewegt.
Ein durch AP ausgelöster Anstieg der sarkoplasmatischen Kalziumionenenkonzentration ist die Grundlage der elektromechanischen Ankopplung.
Bei der Erschlaffung (Relaxation) werden die Aktinfilamente aus den Myosinfilamenten wieder herausgezogen. Die Filamentlänge bleibt bei all diesen Vorgängen gleich. Für die Freigabe der Bindungsstelle der Myosinköpfe am Aktinfilament sind Ca^{2+} notwendig.
Sowohl für die Kippbewegung des Myosinkopfes als auch für die Lösung der Aktomyosinbindung wird ATP benötigt.

[1] Dehnungszustand eines Muskels, in dem sich die Aktin- und Myosinfilamente innerhalb der Sarkomere optimal überlappen, sodass der Muskel die maximale Kraft entwickeln kann.

5.2.3.7 Mechanik des Muskels

Die mechanischen Eigenschaften eines Muskels werden durch seine *Kraftentfaltung* und das Ausmaß seiner *Verkürzung* (Kontraktion) bestimmt.

Allgemeines Prinzip der Muskelkontraktion
Die Muskeln entwickeln nur bei ihrer Kontraktion Kraft (➡ 5.2.3.6, S. 72). Ihre entgegengesetzte Bewegung, die Erschlaffung bzw. Dehnung, erfolgt immer passiv.
Die Kontraktion eines Muskels (Agonist) hat demnach die Dehnung und Spannung eines anderen Muskels (Antagonist) zur Folge.
Für eine bestimmte Gelenkbewegung sind also mindestens 2 entgegengesetzt wirkende Muskeln, Agonist und Antagonist, notwendig (➡ S. 66).

Beispiel
Beugung (Flexion) und Streckung (Extension) im Ellbogengelenk (Art. cubiti).

a) *Beugung*
- kontahierende Agonisten: zweiköpfiger Oberarmmuskel (M. biceps brachii), kurz: Bizeps, Oberarm-Speichen-Muskel (M. brachioradialis), Oberarmmuskel (M. brachialis).
- erschlaffender bzw. sich dehnender *Antagonist*: Dreiköpfiger Oberarmstrecker (M. triceps brachii), kurz: Trizeps.

b) Streckung
- kontrahierender Agonist: Trizeps,
- erschlaffende Antagonisten: Bizeps, Oberarm-Speichen-Muskel, Oberarmmuskel.

Aus dem Beispiel ist ersichtlich: Bei der Beugung wirken die Synergisten Bizeps, Oberarm-Speichen-Muskel und Oberarmmuskel als Agonisten und der Trizeps als Antagonist, während es bei der Streckung umgekehrt ist.

Merke! Für die Muskelökonomie ist es von großem Vorteil, wenn Muskeln vor ihrer Kontraktion gespannt bzw. vorgedehnt werden, weil dadurch ihre Kontraktionskraft steigt.

Bild 5.14 ***Beugung und Streckung im Ellbogengelenk***

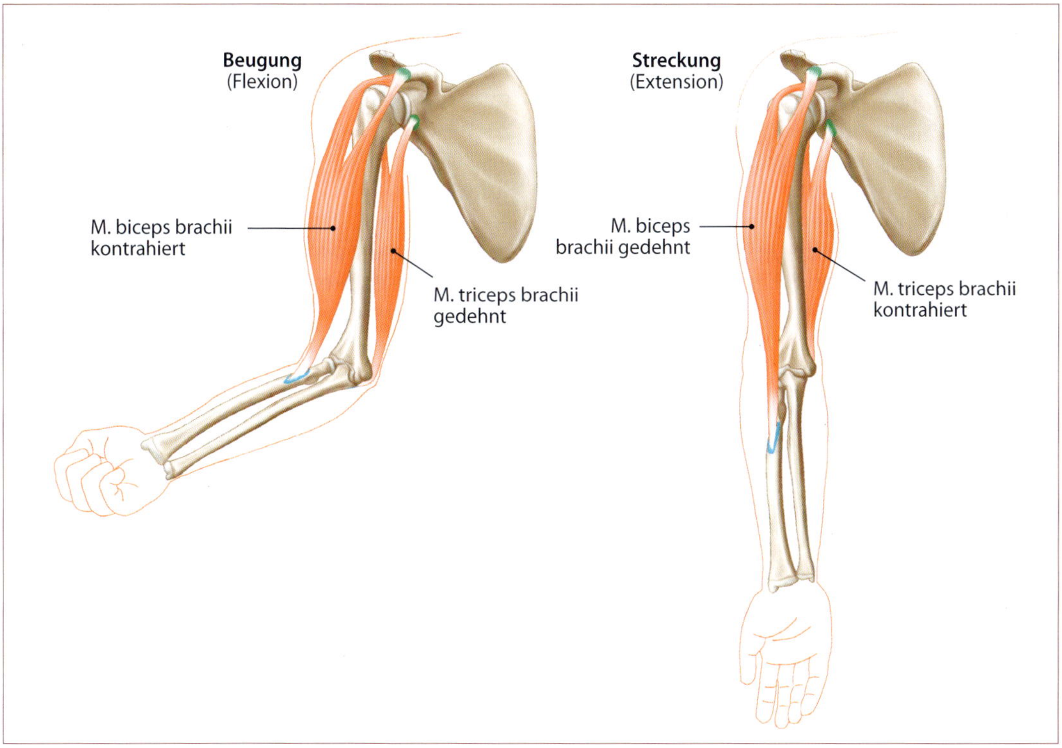

Physiologische Muskelinsuffizienz

Physiologische Muskelinsuffizienzen treten v. a. bei mehrgelenkigen Muskeln auf (➡ S. 65).
Mit zunehmender Verkürzung lässt die Kraftentfaltung der Muskeln nach. Ist der maximale Verkürzungszustand eines Agonisten erreicht, spricht man von ***aktiver Muskelinsuffizienz***.
Beispiel
Bei maximaler Streckung im Hüftgelenk können sich die dorsalen Oberschenkelmuskeln als Agonisten nicht mehr so weit verkürzen, um auch eine maximale Beugung im Kniegelenk zu erreichen.

Passive Muskelinsuffizienz tritt auf, wenn sich ein Agonist aufgrund bereits maximaler Dehnung seines Antagonisten nicht mehr weiter dehnen kann.
Beispiel
Bei gestreckten Knien lässt sich die dorsale Oberschenkelmuskulatur bei Hüftbewegung nicht so weit dehnen, dass eine maximale Beugung möglich ist. Die Muskulatur ist passiv insuffizient.

Abstufung der Muskelkraft in den motorischen Einheiten durch das ZNS

Die Kraft, die ein Skelettmuskel entwickeln kann, entspricht der Summe der Zugkräfte seiner Fasern. Sie ist demnach von der Anzahl der parallel liegenden Sarkomere bzw. vom physiologischen Querschnitt (➡ S. 80) abhängig (kurze, dicke Muskeln entwickeln große Kräfte).
Die Muskelkraft ist durch unseren Willen beeinflussbar. Ihre Abstufung kann durch das ZNS über 2 Mechanismen reguliert werden:

1. durch die *Aktivierung* (Rekrutierung) unterschiedlich vieler bzw. *großer motorischer Einheiten*, wobei kleinere Einheiten zuerst aktiviert werden (➡ S. 72),
2. durch die Änderung der Aktionspotenzialfrequenz der Motoneurone.

Einzelzuckung, Superposition, Dauerkontraktraktion (Tetanus)

Die Muskulatur gehorcht dem *Alles-oder-Nichts-Gesetz*. Das heißt, erreicht die Erregung einen bestimmten Schwellenwert, dann kommt es immer zur maximalen *Einzelzuckung* aller Muskelfasern der entsprechenden motorischen Einheit, aber nicht zur maximalen Verkürzung der Muskelfaser, weil ein Einzelreiz nicht ausreicht, das Filamentgleiten der Sarkomere bis zur Endstellung zu bringen.
Eine weitere Verkürzung geschieht nur, wenn während der 1. Einzelzuckung ein 2. Reiz, während der 2. Einzelzuckung ein 3. usw. eintrifft. Auf diese Weise kommt es zur Überlagerung von Einzelzuckungen (Superposition) und bei entsprechend hoher Reizfrequenz zur unvollständigen (f > 20) bzw. vollständigen (f = 50 bis 100) *Dauerkontraktion* (kurz: Tetanus).
Während die Ca^{2+}-Konzentration bei der Superposition zwischen den einzelnen Reizen immer wieder absinkt, bleibt sie bei der tetanischen Kontraktion erhöht.

Ruhetonus

Der *Ruhetonus* (Reflextonus) ist der *normale unwillkürliche Spannungszustand* (Grundspannung) der Muskeln. Er entsteht durch wechselweise Erregung einzelner motorischer Einheiten und ist typisch für die Haltemuskeln.

Bild 5.15 ***Einzelzuckung und Tetanus***

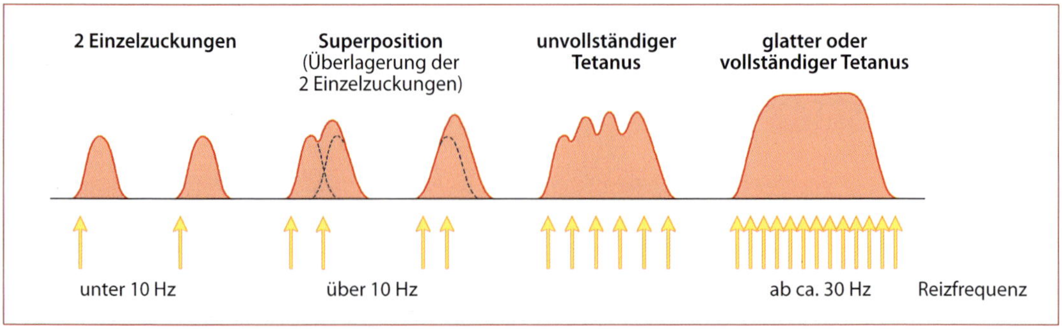

Bei geistiger Anspannung wird er unwillkürlich erhöht. Zum Erliegen kommt er nur bei tiefer Entspannung.

Praxis ***Kontrakturen*** sind reversible Dauerkontraktionen, die nicht durch AP, sondern einerseits aufgrund pathologisch veränderter extrazellulärer K^+- oder intrazellulärer Ca^{2+}-Konzentrationen und andererseits durch ATP- oder Sauerstoffmangel entstehen.
Rigor (Muskelstarre): Andauernd erhöhter Muskeltonus der Skelettmuskulatur durch gleichzeitige Aktivierung der Agonisten und Antagonisten. Ursache: Funktionsstörung des extrapyramidal-motorischen Systems (EPS), z. B. bei der Parkinsonschen Krankheit.
Besonders psychische, aber auch Fehlbelastungen u. a. können zu ***Verspannungen*** insbesondere der Nacken- und Schultermuskeln führen. Ihr Tonus ist in solchen Fällen ebenfalls anhaltend erhöht. Sie führen häufig zu Bewegungseinschränkungen und Schmerzen.
Muskelhypertrophie: Durch Muskeltraining können die Muskelfaserdicke und damit die Kraftentwicklung eines Muskels vergrößert werden. Der Muskel synthetisiert hierbei mehr Eiweiße als er abbaut.
Muskelatrophie: Werden über einen längeren Zeitraum (z. B. Ruhigstellung) mehr Muskeleiweiße abgebaut als neu synthetisiert, nehmen Muskelfaserdicke und Kraftentwicklung ab. Zum Beispiel kommt es bei Knieverletzungen schon nach 2 Wochen zur Atrophie vor allem des M. quadriceps femoris.
Beim ***Wundstarrkrampf***, der auch als Tetanus bezeichnet wird, handelt es sich um eine gefährliche Infektionskrankheit. Hier kommt es durch die Wirkung des Toxins der Tetanusbakterien zu lebensbedrohlichen Krämpfen.
Beim ***Botulismus*** hemmt das von Bakterien produzierte Gift Botulinumtoxin die Acetylcholinausschüttung an den motorischen Endplatten. Dies führt durch Lähmung der Atemmuskulatur letztlich zum Tod. ⌟

Merke! Muskeln kontrahieren aktiv und werden passiv gedehnt. Je nach Richtungssinn einer Bewegung wirkt ein Muskel entweder als Agonist oder Antagonist.
Es gibt aktive und passive Muskelinsuffizienzen.
Die Muskelkraft wird vom ZNS über 2 Mechanismen kontolliert bzw. reguliert:
1. durch Veränderung der Aktionspotenzialfrequenz der Motoneurone und
2. durch die Rekrutierung motorischer Einheiten.

Bei regelmäßig wiederholten Reizungen in entsprechend kleinen Zeitabständen summieren sich die Einzelzuckungen und es kommt zur tetanischen Kontraktion (kurz: Tetanus).
Besonders die Haltemuskeln werden durch wechselseitige Erregung der motorischen Einheiten in einem unwillkürlichen Spannungszustand, dem Ruhetonus, gehalten, der über Reflexe geregelt wird. ⌟

Muskeldehnbarkeit, passive und aktive Kraft

Muskelmodell
Einen Muskel kann man sich modellhaft so vorstellen, dass er sich aus 3 Komponenten zusammensetzt.
1. *kontraktile* Komponente (Aktin und Myosin),
2. *serienelastische* Komponente (z. B. Sehnen, Z-Scheiben)
3. *elastische* Komponente (z. B. Sarkolemm, longitudinale Tubuli, Bindegewebshüllen), ist

Bild 5.16 ***Muskelmodell***

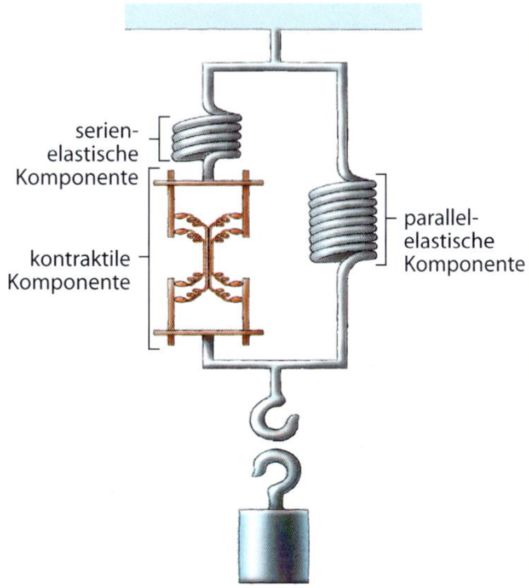

parallel zu den Komponenten 1 und 2 geschaltet.

Wird ein ruhender ATP-haltiger Muskel über seine Ruhelänge hinaus gedehnt, entwickelt er aufgrund seiner parallelelastischen Elemente, v. a. des Titins (➡ S. 70), eine passive Kraft (Ruhedehnungskraft) bzw. einen Dehnungswiderstand, wodurch das Auseinanderfallen der Sarkomere verhindert wird. Diese nimmt aber im Unterschied zu einer Feder nicht linear, sondern überproportional zu.

Bild 5.17 ***Ruhedehnungskurve***

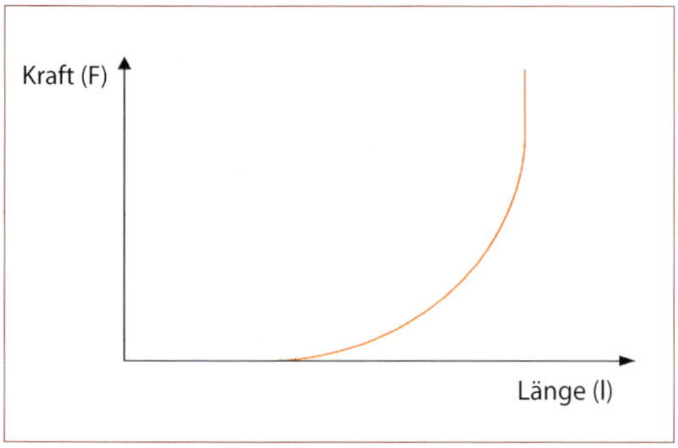

Bild 5.18 ***Muskeldehnung und passive Kraft***

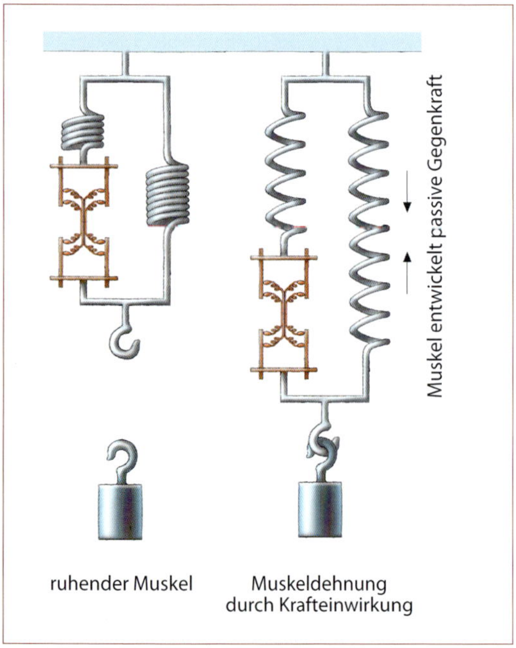

Zwischen Muskellänge und Muskelkraft bestehen demnach folgende Beziehungen:
- die Gesamtkraft eines Muskels ergibt sich aus der Summe der passiven und aktiven Muskelkraft (aktive Kraft = Ausmaß der Aktin-Myosin-Brücken bzw. Sarkomerverkürzung),
- die größte aktive isometrische Kraftentwicklung erfolgt aus der Ruhelänge (➡ S. 74); sowohl bei verkürzter als auch stark vorgedehnter Stellung kann nur eine geringere Kraft entwickelt werden, weil weniger Querbrücken zur Verfügung stehen).

Die passive Kraft wird ab einer Dehnungslänge von ca. 130 % wesentlicher Bestandteil der Gesamtkraft. Experimente zeigen, dass die aktive Muskelkraft bei mittleren Muskellängen am größten ist, was auf den Aktin-Myosin-Überlappungsgrad zurückzuführen ist.

Praxis Die Vordehnung eines Muskels beschreibt, wie weit die Aktinfilamente zwischen die Myosinfilamente gezogen worden sind (➡ S. 70, 74). Vom Grad der Vordehnung hängt die Kraftentfaltung eines Muskels ab. Denn nur bei optimaler Vordehnung (Myosinköpfchen befinden sich in optimaler Position zur Querbrückenbildung) kann der Muskel maximale Kraft entwickeln. Bei vielen Sportdisziplinen (z. B. Kugelstoßen, Speerwurf), aber auch beim passiven Dehnen eines Muskelkrampfes wird die Vordehnung der Muskeln bewusst ausgenutzt. ⌟

Merke! Mit dem Dehnungsgrad eines Muskels variieren passive und aktive Muskelkraft:
- aktive Muskelkraft = kontraktile Muskelkraft,
- passive oder Ruhedehnungskraft = Kraft, die ein Muskel bei seiner Dehnung entwickelt,
- Gesamtkraft eines Muskels = Summe aus aktiver und passiver Muskelkraft.

⌟

Muskelkontraktionsformen

Folgende *Kontraktionsformen* können unterschieden werden:

2 Grundformen
- ***Isotonische Kontraktion***
  Verkürzung des Muskels und Erzeugung einer Bewegung bei konstanter Kraft und annähernd gleichbleibendem Muskeltonus.

Bild 5.19 ***Muskelkontraktionsformen***

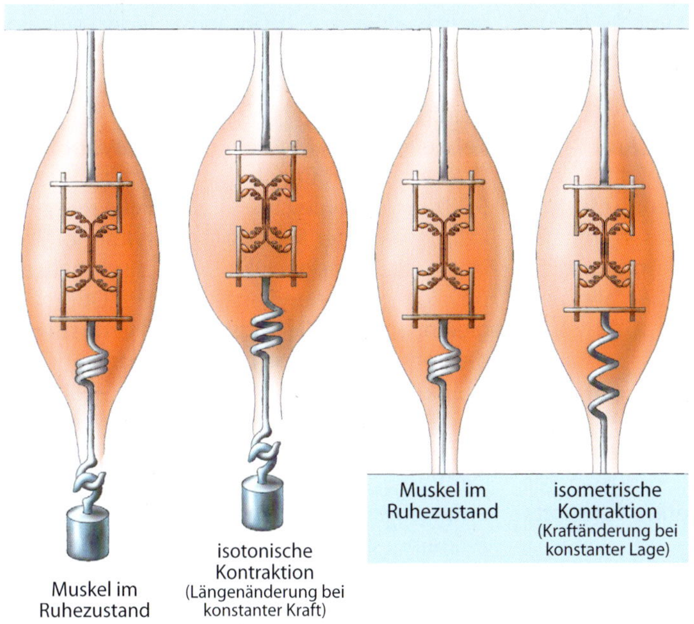

Die Sehnenlänge bleibt konstant, die kontraktilen Elemente, Sarkolemm und Bindegewebe verkürzen sich (z. B. Anheben eines Gegenstandes). Die meisten Muskeln können sich auf 50 bis 70 % ihrer Ruhelänge verkürzen.

– ***Isometrische Kontraktion***
  Der in einer bestimmten Stellung fixierte Muskel entwickelt Kraft, ohne seine Länge zu ändern, sodass nur sein Tonus ansteigt.
  Die isometrische Kontraktionskraft ist von der Vordehnung des Muskels abhängig. Sie wird von den kontraktilen Elementen über die serienelastischen Elemente auf die Sehne übertragen.

Mischformen

Fast alle Muskelkontraktionen in vivo (beim Lebenden) sind Mischformen, also Kombinationen aus beiden Grundformen.

– *Anschlagskontraktion* oder *-zuckung*
  Der Muskel kontrahiert zuerst bis zu einem Anschlag isotonisch, danach isometrisch bzw. auxotonisch (z. B. Zusammenbeißen der Zähne, Faustschlag gegen fixierten Sandsack).
– *Unterstützungszuckung*
  Der Muskel kontrahiert bis zu einem vorgegebenen Kraftwert isometrisch und danach noch isotonisch (z. B. Anheben eines Koffers).
– *auxotonische Kontraktion*
  Bei dieser Kontraktionsform verkürzt sich der Muskel bei gleichzeitig zunehmender Kraft.
  Dies ist bei fast allen Bewegungen des Körpers der Fall.

Beachte: Ein Teil der durch die kontraktilen Elemente erzeugten Kraft wird für die Dehnung der elastischen Elemente gebraucht.

Merke! Es werden 2 Grundformen der Muskelkontraktion unterschieden:

1. isometrische Kontrakton: Kraftentwicklung ohne Verkürzung bei wechselnden Spannungsänderungen,
2. isotonische Kontraktion: Verkürzung bei konstanter Kraft.

Beim Lebenden treten rein isometrische und rein isotonische Kontraktionen kaum auf. Vielmehr handelt es sich um Kombinationen beider Grundformen.

Muskelarbeit

Beim Muskel sind *dynamische* und *statische* Arbeit zu unterscheiden.

Dynamische Arbeit (Bewegungsarbeit)

Dynamische Arbeit verrichtet der Muskel bei seiner Verkürzung. Es gilt:

Arbeit (W) = Kraft/Last (F) x Weg (s)

Die Kraft heißt hier *Hubkraft* und der Weg *Hubhöhe* (entspricht Muskelverkürzung).

Einheiten: 1 Nm (Newtonmeter)
= 1 Ws (Wattsekunde)
= 1 J (Joule)
= 0,102 kpm (Kilopondmeter).

Beispiel
Eine Last von 20 N soll 0,2 m angehoben werden. Der Muskel muss eine Kraft von 20 N entwickeln und sich um 0,2 m verkürzen.
W = F x s
W = 20 N x 0,2 m
W = 4 Nm (Betrag der dynamischen Arbeit).

Die Höhe der Kraftentwicklung eines Muskels hängt vom *Fiederungswinkel* und dem *physiologischen Querschnitt* ab, sein Verkürzungsgrad von der Muskelfaserlänge und ebenfalls vom Fiederungswinkel.

Fiederungswinkel
Winkel zwischen Muskel- und Sehnenfasern. Er beeinflusst sowohl die Hubkraft als auch die Hubhöhe. Je größer der Fiederungswinkel, desto geringer ist die an der Sehne wirkende Hubkraft.

Bild 5.20 ***Anatomischer und physiologischer Querschnitt***
(zweifach gefiederter Muskel)

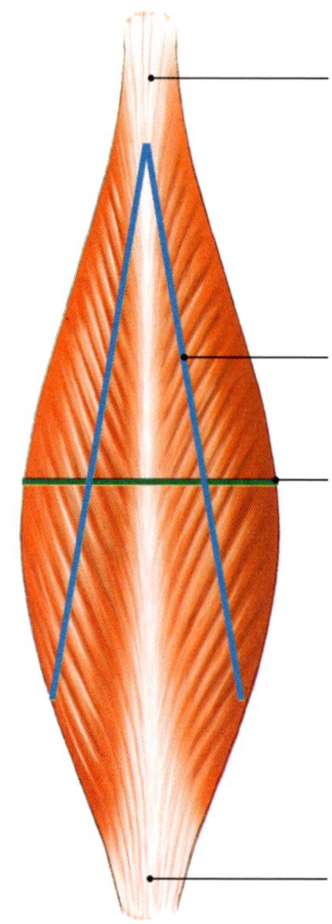

Physiologischer oder funktioneller Querschnitt
ist die Summe aller Muskelfaserquerschnitte rechtwinklig zur Längsachse jeder einzelnen Muskelfaser.
Die ***Hubkraft*** ist vom physiologischen Querschnitt abhängig.
Bei gefiederten Muskeln ist der physiologische Querschnitt größer als der anatomische (➡ Bild 5.20), weil bei gleicher Muskeldicke mehr Muskelfasern an der Sehne ansetzen können.
In parallelfaserigen Muskeln sind hingegen physiologischer und anatomischer Querschnitt gleich, sodass die Muskelkraft verlustfrei auf die Sehne übertragen werden kann.
Die ***Hubhöhe*** hängt außer von der Muskelfaserlänge von der Anzahl der Verkürzungseinheiten (Sarkomere, ➡ S. 70) ab.
Der Verkürzungsgrad unserer Muskeln beträgt unter physiologischen Bedingungen ca. 30 %.
Je kleiner der Fiederungswinkel und je größer der physiologische Querschnitt, desto größer ist die Kraftentwicklung des betreffenden Muskels.

Aktivitätshypertrophie
Vergrößerung des physiologischen Querschnitts durch Zunahme der Myofibrillen (kontraktile Elemente) in den Muskelfasern als Anpasssung an höhere Arbeitsbeanspruchung.

Inaktivitätsatrophie
Verkleinerung des physiologischen Querschnitts durch Abnahme der Myofibrillen als Anpassung an verminderte Arbeitsbeanspruchung.

Anatomischer Querschnitt
ist der Muskelquerschnitt an der dicksten Stelle im rechten Winkel zur Längsachse.

Statische Arbeit *(Haltearbeit)*
Statische Arbeit vollbringt der Muskel, wenn er *isometrisch* kontrahiert. Sie ist notwendig, den Körper bzw. bestimmte Körperteile in einer bestimmten Lage zu fixieren, z. B. Stehen, Tragen einer Tasche. Hierbei entsteht die sog. *Erhaltungswärme*.
Im physikalischen Sinn wird bei isometrischen Muskelkontraktionen keine Arbeit verrichtet, weil keine Muskelverkürzung (Weg) zurückgelegt wird. Die verbrauchte chemische Bindungsenergie wird demnach ausschließlich in Wärmeenergie umgewandelt.

Merke! Die dynamische Arbeit eines Muskels (Drehwirkung im Gelenk) ist das Produkt aus Muskelkraft (Last) und Hubhöhe (Muskelverkürzung).
Kontrahiert ein Muskel isometrisch, verrichtet er statische Haltearbeit.
Die Kraftentwicklung eines Muskels hängt vom physiologischen Querschnitt und vom Fiederungswinkel ab. ┘

Bewegungsmechanik

Bei den *Gelenkbewegungen* handelt es sich in der Regel um *Drehbewegungen*, d. h., die am Knochen angreifende Muskelkraft dreht diesen um eine Drehachse bzw. einen Drehpunkt.
An den Drehpunkten spielen die *Hebelverhältnisse* und *Drehmomente* eine wichtige Rolle.

Nach dem ***Hebelgesetz*** (Kraft x Kraftarm = Last x Lastarm) gilt: Je länger der Kraftarm im Verhältnis zum Lastarm, desto geringer ist die aufzuwendende Kraft zur Bewegung der Last (➡ Bild 5.21). Bei seiner Anwendung auf die Gelenkbewegungen muss allerdings berücksichtigt werden, dass ein Muskel nur selten senkrecht zum Hebelarm zieht. Deshalb ist in diesem Zusammenhang der *wirksame* oder *virtuelle Hebelarm* von Bedeutung.

Der ***wirksame** (virtuelle) **Hebelarm*** (➡ Bild 5.22) ist der senkrecht gemessene Abstand zwischen Wirklinie der Muskelkraft und dem Drehpunkt des Gelenkes. Er ändert sich mit der Gelenkstellung und bestimmt das Drehmoment des Muskels.

***Bild 5.21** Verhältnis Kraftarm/Lastarm*

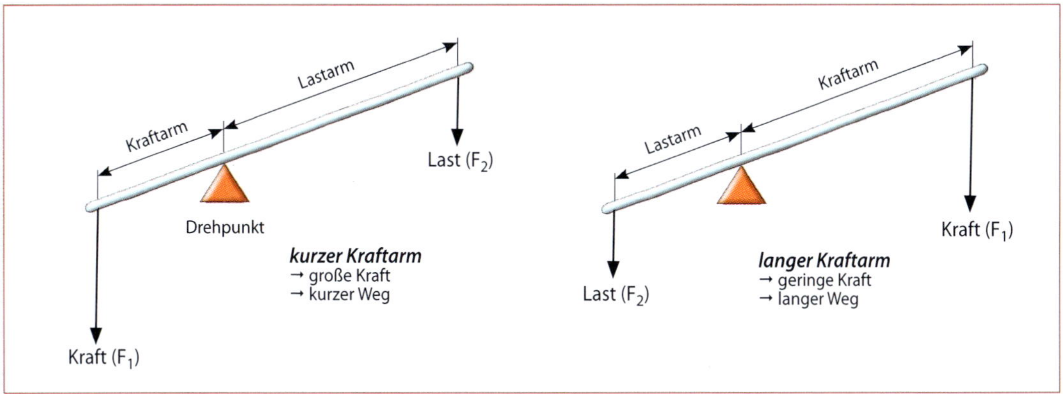

***Bild 5.22** Hebelverhältnis am arbeitenden Muskel*

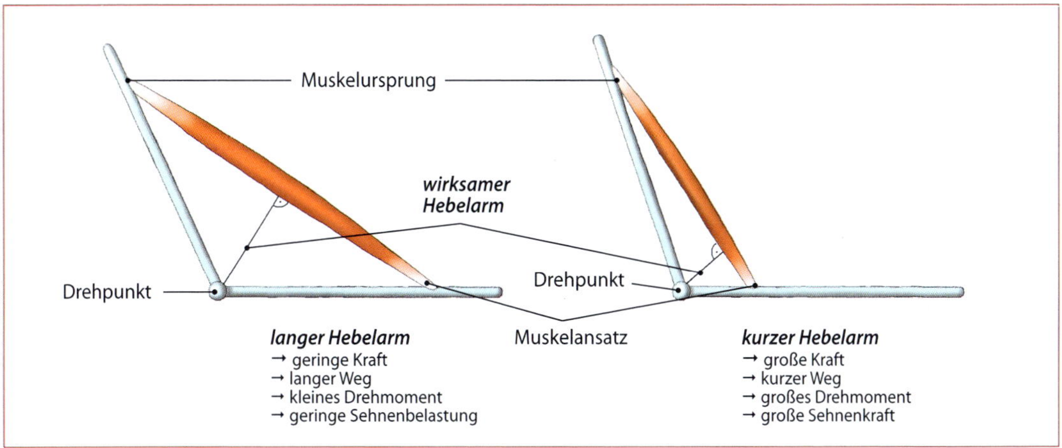

Das ***Drehmoment (DM)*** ist das Produkt aus dem Betrag der Muskelkraft F und dem wirksamen Hebelarm l.
Sein Betrag kann nach der Formel
DM (Nm) = F (N) x l(m)
berechnet werden.

Die für eine Bewegung benötigte Muskelkraft ist abhängig:
- von der zu bewegenden *Last (Masse)* und
- von den *Hebelverhältnissen*.

Je länger der Hebelarm, desto weniger Kraft wird zum Drehen benötigt und desto größer muss die Verkürzung des Muskels für einen großen Bewegungsausschlag sein.
Drehmoment und wirksamer Hebelarm werden mit zunehmender Streckung immer kleiner und sind bei 180° gleich 0, sodass die Hubkraft im Wesentlichen nur noch als Druckkraft wirkt und dem Zusammenhalt der Gelenkenden dient.
Umgekehrt werden wirksamer Hebelarm und Drehmoment mit zunehmender Beugestellung größer und erreichen in rechtwinkliger Beugestellung ihr Maximum.

Bild 5.23 Funktion der Sesambeine

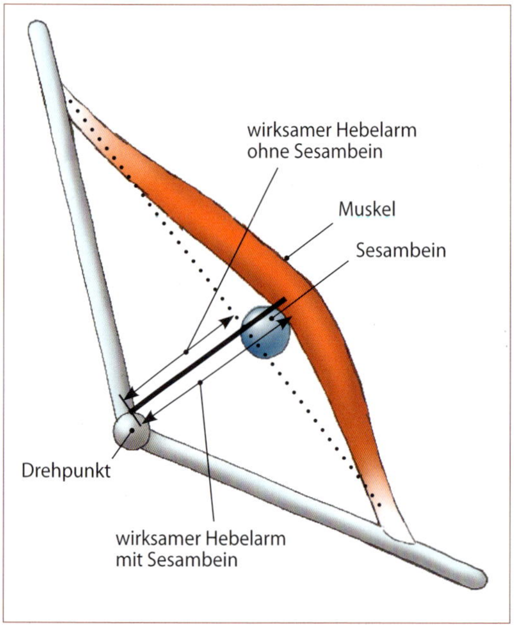

Bedeutsam in diesem Zusammengang ist, dass bei langen Hebelarmen Drehmomente mit geringerer Sehnenkraft erreicht werden. In Sehnen eingelagerte Sesambeine erfüllen genau diesen Zweck.

Merke! Bei den Gelenkbewegungen spielen die Hebelverhältnisse und das Drehmoment eine große Rolle.
Je weiter ein Muskel vom Drehpunkt ansetzt, desto größer ist seine Kraftwirkung.

Beziehung zwischen Last und Verkürzungsgeschwindigkeit

Soll ein Muskel eine bestimmte Last heben, so muss er eine Kontraktionskraft entwickeln, die der Größe der Last entspricht. Von dieser hängt auch die Verkürzungsgeschwindigkeit der isotonischen Kontraktion ab.
Nur der unbelastete Muskel verkürzt sich mit seiner maximalen Geschwindigkeit. Diese entspricht der maximalen Geschwindigkeit des Aktin-Myosin-Gleitprozesses, der wiederum bei den verschiedenen Muskelfasertypen unterschiedlich ist (➡ S. 71).
Durch Aktivierung zusätzlicher motorischer Einheiten kann bei gleicher Belastung die Verkürzungsgeschwindigkeit erhöht werden.
Die Geschwindigkeit, mit der sich ein Muskel verkürzt, hängt auch von der Anzahl der hintereinander geschalteten Sarkomere ab. Das bedeutet, je länger ein Muskel, desto höher ist seine Verkürzungsgeschwindikeit.
Die maximale Kraft entwickelt der Muskel, wenn er isometrisch kontrahiert.

Muskelleistung
Die *Leistung* (P) eines Muskels hängt ab von:
- der aufgewendeten Kraft (F),
- der Muskelverkürzung (s) und
- der Verkürungsgeschwindigkeit des Muskels.

Leistung bedeutet Arbeit (W) pro Zeiteinheit (t) oder Muskelkraft **x** Verkürzungsgeschwindigkeit.

Beispiel
Ein Körper mit einer Masse von 100 kg (981 N) soll um 0,8 m in 0,5 s angehoben werden.

$$P = \frac{W}{t} = \frac{F x s}{t}$$

$$P = \frac{98{,}1 \text{ kgm x } 0{,}8 \text{ m}}{\text{s}^2 \quad 0{,}5\text{s}}$$

$$P = 156{,}96 \frac{\text{kgm}^2}{\text{s}^3}$$

$$P \approx 157 \frac{\text{Nm}}{\text{s}} = 157 \text{ Watt}$$

Die Muskeileistung beträgt 100 Watt.

Muskelleistung und -arbeit sind bei mittleren Belastungen am größten, weil hier der Überlappungsbereich der Aktin-Myosin-Filamente am ausgeprägtesten ist.

Wirkungsgrad
Wenn sich ein Muskel verkürzt, wird chemische Bindungsenergie in Bewegungsenergie bzw. Arbeit und Wärmeenergie umgewandelt. Der Wirkungsgrad gibt an, wie viel der Bindungsenergie tatsächlich in Bewegungsenergie umgesetzt wird. Bei der menschlichen Skelettmuskulatur sind dies 20 bis 30 %, sodass der mittlere Wirkungsgrad 25 % oder 0,25 beträgt. 70 % – 80 % der bei der Muskelarbeit verbrauchten Energie werden in Wärme überführt.

Merke! Die Kontraktionskraft eines Muskels entspricht der zu hebenden Last. Verkürzungsgeschwindigkeit und Hubhöhe sind belastungsabhängig. Die Maximalwerte werden unbelastet erreicht. Lange Muskeln kontrahieren schneller als kurze.
Die maximale Muskelleistung wird bei mittlerer Belastung bzw. mittlerer Verkürzungsgeschwindigkeit erreicht. Der Wirkungsgrad des Skelettmuskels beträgt 20 bis 30 %.

5.2.3.8 Muskelstoffwechsel und Steuerung der Muskeldurchblutung

Eine störungsfreie Muskeltätigkeit setzt voraus:
- einen ausreichenden Antransport von energieliefernden Substraten und O_2 sowie
- einen ausreichenden Abtransport der Stoffwechselendprodukte (CO_2, Milchsäure, H^+).

Dafür sind notwendig: eine adäquate Anpassung der Muskeldurchblutung, des Kreislaufes, der Atmung und des Stoffwechsels.

Energiequellen der Muskelkontraktion
Arbeitende Muskeln haben einen beträchtlichen Energieverbrauch, der aus speziellen Quellen gedeckt wird. Der einzige direkte Energielieferant für alle Zellfunktionen ist das ***Adenosintriphosphat (ATP)***.

ATP ⟶ ADP + P + Kontraktionsenergie für ca. 10 Kontraktionen

Weil der ATP-Vorrat im Muskel aber nur für 10 Kontraktionen reicht, muss bei beginnender Muskeltätigkeit sofort mit seiner Regenerierung begonnen werden. 3 Prozesse stehen für die ***ATP-Bildung*** zur Verfügung.

1. Spaltung von Kreatininphosphat
(Kreatinin-P)

Kreatinin-P + ADP ⟷ ATP + Kreatinin + Kontraktionsenergie für kurzzeitige Höchstleistungen (z. B. 100 m-Lauf)

2. Anaerobe Glykolyse

Glykogen ⟶ Glukose ⟶ Milchsäure + 2 ATP für längere Höchstleistung, ab ca. 30 s

Gleichzeitig steigt die Muskeldurchblutung durch den Anstieg gefäßerweiternder Substanzen, v. a. pCO_2 und der H^+. Sie erreicht nach etwa 2 min. ihr Maximum.

3. Aerobe Oxidation von Glukose

1 Glukose + 6 O_2 + 32 ADP + 32 P ⟶ 6 CO_2 + 6 H_2O + 32 ATP (für Dauerleistung ab ca. 60 s)

Bei der Spaltung von Kreatininphosphat und der anaeroben Glykolyse kann der Organismus zwar ca. 40 s lang eine 3-mal höhere Leistung vollringen als bei aerober Oxidation, es entsteht aber ein ***Sauerstoffdefizit***.

Der Ausgleich des Defizits geschieht in der anschließenden Ruhephase. Durch eine verstärkte Atmung wird die zusätzlich zum Ruhebedarf benötigte O_2-Menge (***Sauerstoffschuld***) für die dazu notwendigen Stoffwechselprozesse bereitgestellt. Dazu gehören:

- Kreatininphosphatsynthese,
- Lactatabbau in Leber und Herz,
- Auffüllung der O_2-Speicher der Blutes (Hämoglobin) und der Muskelfasern (Myoglobin),
- zelluläre Regenerationsvorgänge.

Die Sauerstoffschuld ist immer größer als das Sauerstoffdefizit.

Steigerung der Muskeltätigkeit bei körperlicher Arbeit

Eine *Steigerung der Muskeltätigkeit* ist an eine Erhöhung des aeroben Glukose- und Fettabbaus für die ATP-Regenerierung gebunden. Das erfordert einerseits eine Steigerung der O_2-Zufuhr und andererseits müssen die vermehrt anfallenden Stoffwechselendprodukte abtransporiert werden, was nur durch einen Anstieg der Muskeldurchblutung möglich ist.

Diese wiederum ist aber nur realisierbar, wenn auch gleichzeitig Herz- und Atemminutenvolumen so lange erhöht werden, bis sie den Erfordernissen des Muskelstoffwechsels angepasst sind.

	Ruhe	*Belastung*
Herzminutenvolumem	5 l – 6 l/min	bis 20 l/min (= 80 %)
Ateminutenvolumem	7 l/min	90 l – 120 l/ min

Verbunden mit diesen Vorgängen ist eine Steigerung

- der Herzfrequenz und des Schlagvolumens,
- des systolischen Blutdrucks,
- der Atemfrequenz und Atemtiefe.

Die begrenzenden Faktoren bei der Steigerung der Muskeltätigkeit sind das Herz-Kreislauf-System und die Enzymkapazitäten.

Praxis Beim Überschreiten der Dauerleistungsgrenze führt die hohe anaerobe ATP-Regenerierung zur Anhäufung von H^+ (Entstehung: 2 Milchsäure $\rightleftharpoons$ $2H^+$ + 2 Laktat) und schließlich zur Milchsäureazidose (Laktatazidose). Der Abfall des pH-Wertes hemmt die ATP-Regenerierung, sodass der Muskel rasch ermüdet.

Je kleiner die tätige Muskelmasse ist, desto höher ist der Anstieg des Blutdrucks. Aus diesem Grunde gefährdet Armarbeit (wenig Muskelmasse) Patienten mit z. B. koronarer Herzkrankheit stärker als Beinarbeit (größere Muskelmasse).

Bei ungewohnten besonders hohen Belastungen von Muskeln können nach Stunden Schmerzen auftreten, die als Muskelkater bezeichnet werden. Dabei handelt es sich nach neuesten Erkenntnissen um kleine Einrisse der Z-Scheiben (Mikrotraumen, ➡ S. 70). ⌟

Merke! ATP ist der einzige direkte Energielieferant für die Musklearbeit. Seine Regenerierung erfolgt durch Spaltung von Kreatininphosphat, anaerobe und aerobe Glykolyse. ⌟

Steuerung der Muskeldurchblutung

Die Kreislaufregulation muss garantieren, dass die Durchblutung der Organe dem jeweiligen Bedarf sowohl in Ruhe als auch bei Belastung angepasst wird.

Da nur eine begrenzte Blutmenge zur Verfügung steht, wird der Blutstrom zu den jeweils aktiven Organen auf Kosten ruhender Organe umverteilt.

So entfallen auf die Skelettmuskulatur in Ruhe 15 % und bei maximaler Leistung 75 % des Herzminutenvolumens.

Die *Steuerung der Muskeldurchblutung*, die ganz im Dienst der Energieversorgung steht, erfolgt wie bei allen Organen in erster Linie über die *Änderung der Gefäßweite* der kleinen muskelstarken Arterien und Arteriolen (Widerstandsgefäße).

Dabei greifen lokale und zentrale Regulationsmechanismen in komplizierter Weise ineinander.

Die Spannung (Tonus) der Gefäßwandmuskulatur kann folgendermaßen geregelt werden:

*1. **Lokale Regulation der Organdurchblutung***
(Autoregulation)

a) Lokal-chemische Regulation

Beim Skelettmuskel sorgen v. a. *lokal-chemische Regulationen* für die Anpassung der Durchblutung an den jeweiligen Stoffwechselbedarf.

Sauerstoffmangel, Erhöhung der lokalen Konzentrationen von Stoffwechselprodukten und anderer Stoffe (z. B. CO_2, H^+, K^+, ADP, NO) bewirken eine lokale Gefäßerweiterung und dadurch eine Durchblutungssteigerung.

b) Lokal-mechanische Regulation
(myogene Reaktionen)

Myogene Reaktionen laufen in der Gefäßmuskulatur selbst ab (Bayliss-Effekt).

Steigt der Blutdruck in einem Organ, kontrahieren dessen Widerstandsgefäße, es kommt zur Gefäßverengung und im umgekehrten Fall zur Gefäßerweiterung.

Der Bayliss-Effekt ist bezüglich der Skelettmuskulatur von Bedeutung, um die Widerstandsgefäße der Beine bei Orthostase (aufrechte Körperhaltung) zu kontrahieren, da sonst beim Aufstehen das Blut in den Beinen versacken würde.

Außerdem garantiert dieser *Grundmechanismus der Autoregulation* bei Blutdruckschwankungen eine konstante Organdurchblutung und damit auch einen konstanten kapillären Filtrationsdruck.

Bild 5.24 ***Steuerung der Muskeldurchblutung***
(Bayliss-Effekt)

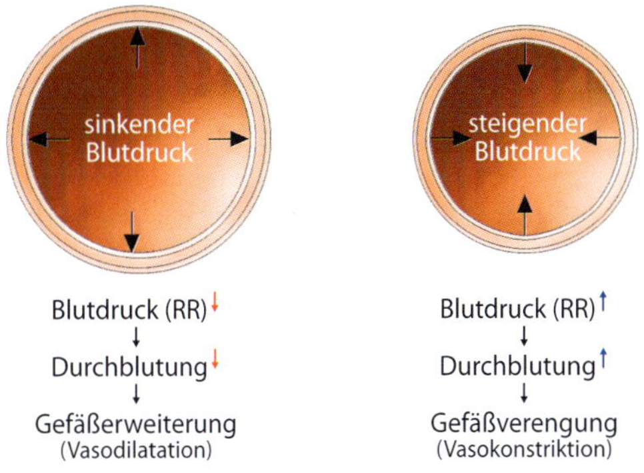

c) Hormonelle Regulation

Gefäßaktive Hormone wirken entweder direkt an der Gefäßmuskulatur oder setzen gefäßaktive Substanzen, z. B. Stickstoffmonoxid (NO), frei. Adrenalin wirkt in geringen Mengen im Skelettmuskel gefäßerweiternd.

2. Zentrale Regulation

Die *zentrale Regulation der Organdurchblutung* erfolgt hauptsächlich über den Sympathikus. Seine Erregung führt bei körperlicher Belastung, aber auch bei Aufregung oder Stress zu verstärkter Durchblutung der Skelettmuskulatur und Drosselung der Blutzufuhr zu den Eingeweidemuskeln.

Bei statischer Muskelarbeit mit zunehmender isometrischer Dauerkontraktion nimmt die Muskeldurchblutung ab und kann völlig zum Erliegen kommen. Deshalb ermüdet der Muskel relativ schnell.

Das Maximum seiner Durchblutung kann ein Muskel nur bei phasisch-rhythmischer Tätigkeit erreichen.

In den meisten Organen werden die Kapillaren nicht immer gleichmäßig durchblutet.

Beim Skelettmuskel ist unter Ruhebedingungen die Mehrzahl der Kapillaren geschlossen. Beginnt der Muskel zu arbeiten, öffnen sich mit steigender Blutzufuhr immer mehr Kapillaren.

Praxis Gefäße können neu gebildet werden. Dies ist auch eine Voraussetzung für das Wachstum eines Tumors.
Ein Ziel der Tumorforschung ist, Medikamente zu entwickeln, welche die Neubildung von Gefäßen und damit das Tumorwachstum hemmen.

Merke! Die Muskeltätigkeit kann bei körperlicher Arbeit beträchtlich erhöht werden, was eine entsprechende Steigerung der Muskeldurchblutung voraussetzt. Ihre Regelung erfolgt in erster Linie über die Änderung der Gefäßweite durch lokale und neuronale Steuermechanismen.

5.3 Aufgaben

1. Welche Bedeutung hat die Muskulatur für den menschlichen Organismus? (5.1)
2. Definieren Sie folgende Begriffe:
   a) Sarkolemm,
   b) Sarkoplasma,
   c) sarkoplasmatisches Retikulum,
   d) Sarkosom. (5.2)
3. Beschreiben Sie Bau, Arbeitsweise und Vorkommen
   a) der glatten Muskulatur,
   b) der Herzmuskulatur. (5.2)
4. Beschreiben Sie den makroskopischen Bau eines Skelettmuskels. (5.2.3.1)
5. Beschreiben Sie Bau und Aufgaben der Sehnen und Sehnenscheiden. (5.2.3.2 und 5.2.3.4)
6. Welche Funktion haben die Sehnenspindeln? (5.2.3.2)
7. Was versteht man unter Insertion? (5.2.3.2)
8. Welche Muskeltypen werden unterschieden:
   a) nach Fasertyp,
   b) nach Muskelform,
   c) nach Gelenkbeteiligung? (5.2.3.3)
9. Worin besteht der Unterschied zwischen ein- und mehrgelenkigen Muskeln? (5.2.3.3)
10. Was besagen folgende Begriffe?
    a) Flexor,
    b) Extensor,
    c) Adduktor,
    d) Abduktor,
    e) Innenrotator,
    f) Außenrotator. (5.2.3.3)
11. Nennen Sie wichtige Hilfseinrichtungen der Skelettmuskeln und deren Aufgaben. (5.2.3.4)
12. Beschreiben Sie den mikroskopischen Bau eines Skelettmuskels. (5.2.3.5)
13. Erklären Sie die Begriffe Muskelzelle und Muskelfaser. (5.2.3.5)
14. Definieren Sie: Myofibrille, Myofilament, Sarkomer. (5.2.3.5)
15. Welche Aufgaben erfüllt das sarkotubuläre System (L-System, T-System) der Muskelzelle? (5.2.3.5)
16. Vergleichen Sie rote und weiße Muskelfasern. (5.2.3.5)
17. Welche Aufgaben haben Muskelspindeln? (5.2.3.5)
18. Wie reagieren Muskeln auf veränderte Leistungsanforderungen? (5.2.3.5)
19. Was versteht man unter einer motorischen Einheit beim Skelettmuskel? (5.2.3.6)
20. Erklären Sie die Vorgänge bei der Kontraktion und Erschlaffung eines Skelettmuskels. Was ist eine Querbrücke? (5.2.3.6)
21. Was versteht man unter der Totenstarre und wie kommt sie zustande? (5.2.3.6)
22. Beschreiben Sie das allgemeine Prinzip der Muskelkontraktion an einem konkreten Beispiel. (5.2.3.7)
23. Demonstrieren Sie aktive und passive Muskelinsuffizienz. (5.2.3.7)
24. Wie kann der Skelettmuskel die Kontraktionsstärke abstufen? (5.2.3.7)
25. Erläutern Sie mittels Skizze die Begriffe Einzelzuckung, Superposition, unvollständiger Tetanus, vollständiger Tetanus. (5.2.3.7)
26. Was ist unter dem Ruhetonus zu verstehen? (5.2.3.7)
27. Unterscheiden Sie Muskelhypertrophie und -atrophie. (5.2.3.7)
28. Erklären Sie, warum fast allen Körperbewegungen auxotonische Muskelkontraktionen zugrunde liegen. (5.2.3.7)
29. Unterscheiden Sie anatomischen und physiologischen Querschnitt eines Skelettmuskels. (5.2.3.7)
30. Was versteht man unter dem Fiederungswinkel und welcher Zusammenhang besteht zwischen ihm und der Kraftaufwendung? (5.2.3.7)
31. Erklären Sie den Unterschied zwischen dynamischer und statischer Muskelarbeit.
    Warum ist laut physikalischem Gesetz $W = F x s$ die statische Arbeit immer Null? (5.2.3.7)
32. Erläutern Sie anhand von Beispielen die Beziehung zwischen aufzuwendender Muskelkraft und unterschiedlichen Hebelverhältnissen. (5.2.3.7)
33. Was versteht man unter dem wirksamen bzw. virtuellen Hebelarm? (5.2.3.7)
34. Welche Beziehung besteht zwischen Last und Verkürzungsgeschwindigkeit eines Muskels? (5.2.3.7)

35. Was wissen Sie über den Wirkungsgrad der Skelettmuskeln? (5.2.3.7)
36. Wie heißt der einzige direkte Energielieferant des Muskels? (5.2.3.8)
37. In welcher Weise erfolgt die ATP-Regenerierung im Muskel? (5.2.3.8)
38. Unterscheiden Sie Sauerstoffdefizit und -schuld. (5.2.3.8)
39. Erläuten Sie, wie die Muskeldurchblutung unterschiedlichen Belastungen angepasst werden kann. (5.2.3.8)

6

Schultergürtel

Die typische Zweifüßigkeit des Menschen bestimmt die Funktion und Spezialisierung der beiden Gliedmaßenpaare.
Die Beine tragen allein die Körpermasse und dienen der Fortbewegung und die Arme sind frei für vielfältige Aufgaben.
Übereinstimmend bestehen obere und untere Extremität aus einem Extremitätengürtel (Schultergürtel, Beckengürtel) und einer freien Extremität. Auch ihre Gliederung stimmt weitestgehend überein.
Der menschliche Schultergürtel wird vorn durch das Brustbein verschlossen (innere Schlüsselbeingelenke als Knochenverbindung) und ist hinten offen. Ansonsten ist er lediglich durch Muskeln mit dem Brustkorb verbunden und liegt diesem locker auf. Dadurch sind die Arme viel beweglicher als die Beine.
Der Schultergürtel bildet gemeinsam mit dem Arm die obere Extremität.

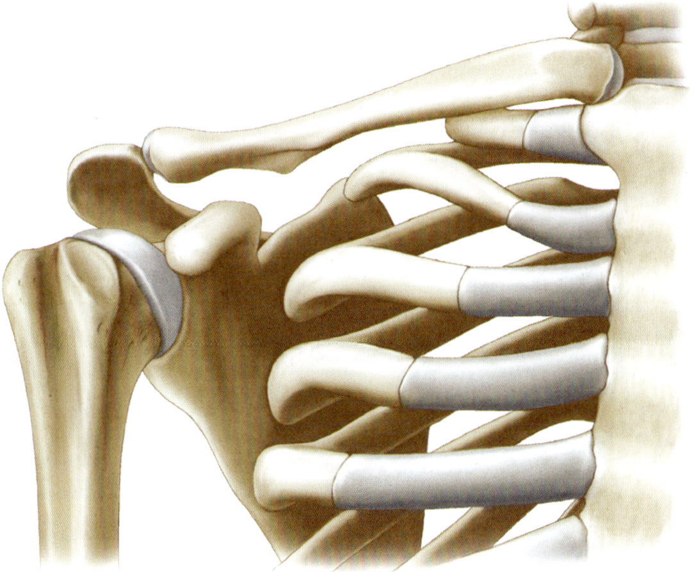

6 Schultergürtel

6.1 Knochen des Schultergürtels

Der *Schultergürtel* wird auf jeder Seite von einem *Schlüsselbein* (Clavicula) und einem *Schulterblatt* (Scapula) gebildet. Einzelheiten beider Knochen sind den Bildern 6.1 bis 6.3 zu entnehmen.

Bild 6.1 ***Schultergürtel***

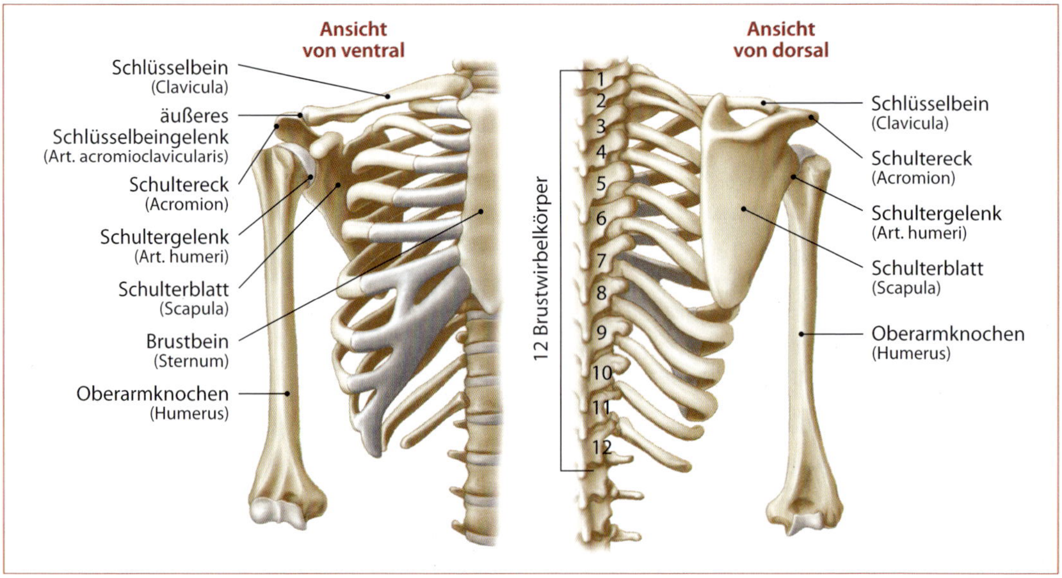

Bild 6.2 ***Rechtes Schlüsselbein*** *(Clavicula)*

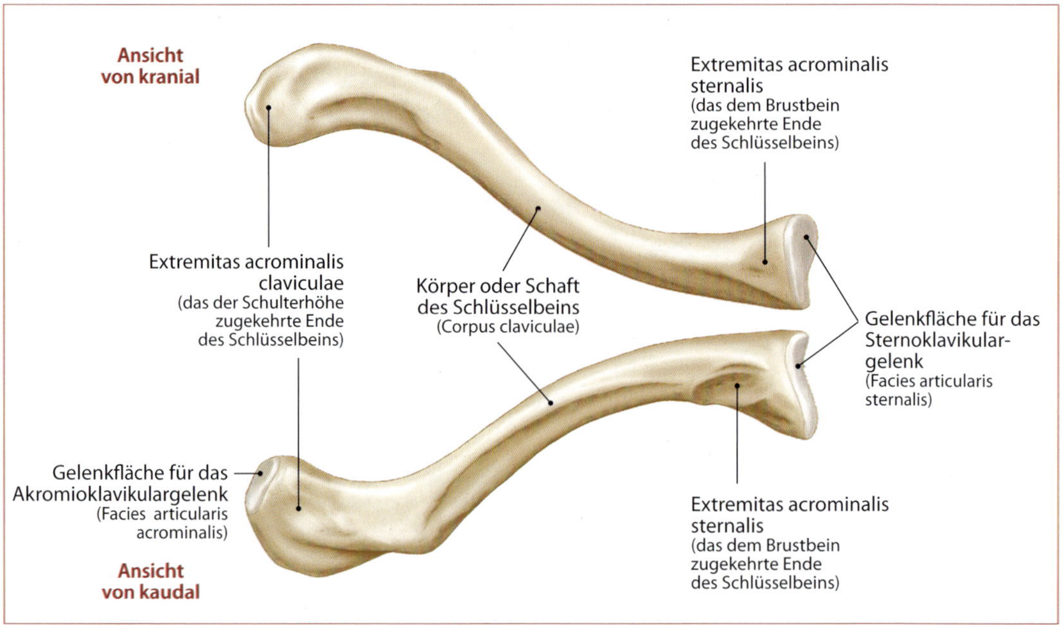

Bild 6.3 **Linkes Schulterblatt** *(Scapula)*

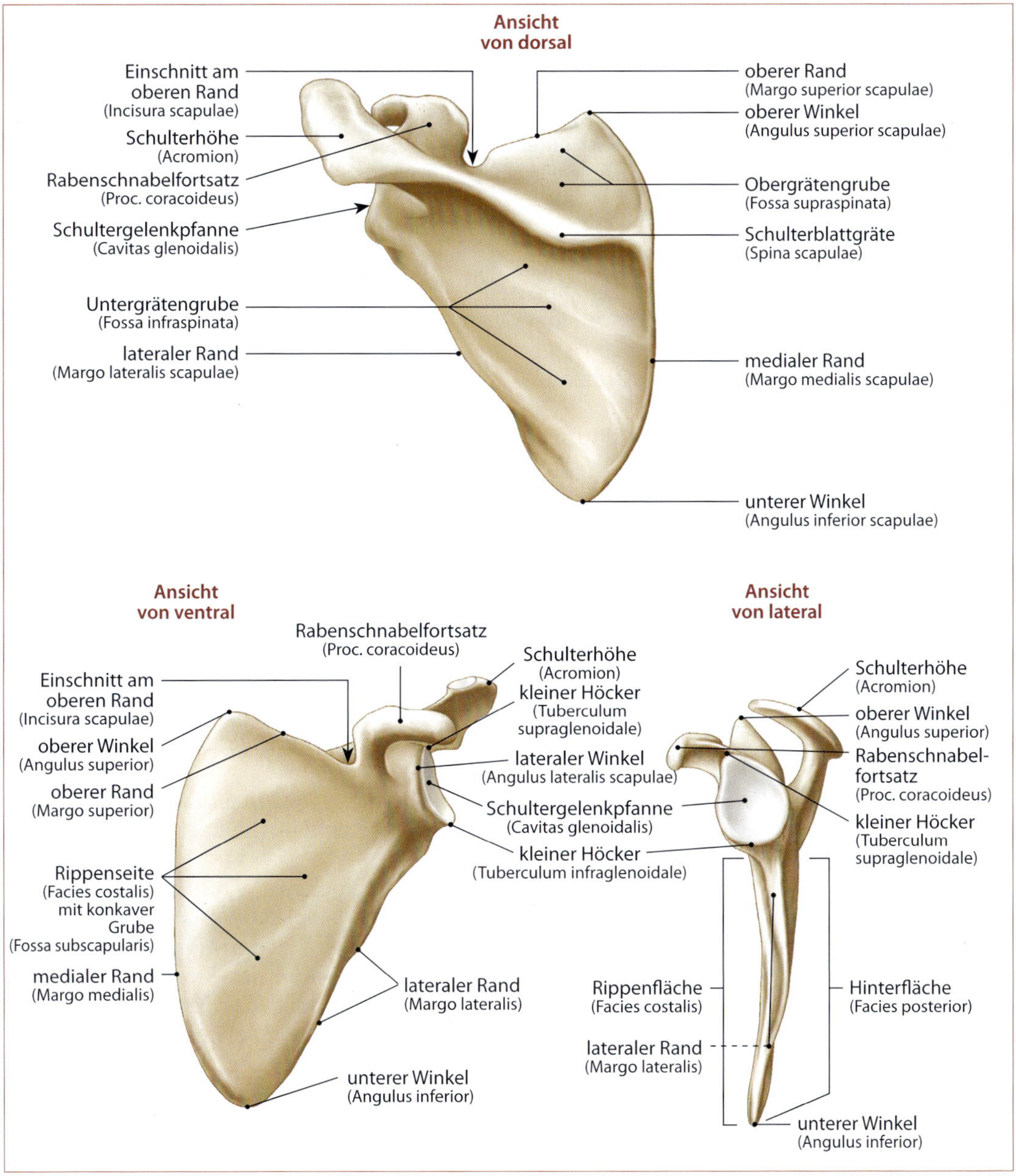

Die Verbindung zum „Gürtel" erfolgt durch:

- die *Schultergürtelgelenke* – das äußere Schlüsselbeingelenk (Art. acromioclavicularis) verbindet das Schlüsselbein mit dem Schulterblatt und das innere Schlüsselbeingelenk (Art. sternoclavicularis) stellt die Verbindung zum Brustkorb her,
- das *Brustbein* (Sternum) und
- *flächenhafte Muskeln*, die dorsal die beiden Schulterblätter verbinden.

Der knöcherne Schultergürtel ist in Muskelschlingen (➡ 6.5, S. 103) aufgehängt. Seine Befestigung am Achsenskelett erfolgt v. a. durch die oberflächlichen Rumpfmuskeln.

Mit der Wirbelsäule ist er nur mittelbar durch die Brustbein-Schlüsselbein-Gelenke verbunden, was eine wichtige Voraussetzung für seine vielseitige Beweglichkeit ist. Da die Ausgangsbasis für die Bewegungen des Armes im Schultergelenk (Art. humeri) liegt, ermöglicht die Verschieblichkeit des Schultergürtels fast eine Verdopplung des Spielraumes der oberen Extremität.

Tastbare Teile am Schultergürtel
Die Schlüsselbeine sind in ihrer ganzen Ausdehnung tastbar, einschließlich s-förmiger Krümmung, *medialen* Endes (Extremitas sternalis) und *lateralen* Endes (Extremitas acromialis).
Auch die dreieckigen Schulterblätter sind sehr gut zu tasten. Hervorzuheben sind: *Schulterblattgräte* (Spina scapulae) mit der *Schulterhöhe* (Acromion), *Rabenschnabelfortsatz* (Proc. coracoideus).

Praxis Schlüsselbeinbrüche (Klavikulafrakturen) sind häufige Verletzungen bei Kindern und Jugendlichen. Ursache ist meistens ein Sturz auf die Schulter oder den ausgestreckten Arm. Die Bruchstelle befindet sich in 70 % der Fälle im mittleren Drittel der Clavicula. ┘

Merke! Der Schultergürtel als bewegliches Bindeglied zwischen Brustkorb und Arm wird aus den beiden leicht s-förmig gebogenen und ventral gelegenen Schlüsselbeinen und den beiden dorsal gelegenen Schulterblättern gebildet. Schlüsselbeine und Schulterblätter werden ventral durch das Sternum und dorsal durch Muskeln zum Schultergürtel ergänzt.
Der Schultergürtel liegt dem Thorax locker auf. Die Knochen des Schultergürtels sind wichtige Ursprungs- und Ansatzflächen für Schulter- und Schultergürtelmuskeln. ┘

6.2 Knochenverbindungen des Schultergürtels und der Schulter

6.2.1 Übersicht

Im Schultergürtel bilden *3 synoviale Kugelgelenke* und *2 unechte Gelenke* eine gut bewegliche *funktionelle Einheit*. Sie sind mechanisch verknüpft und demnach immer gleichzeitig in Funktion.
Die 5 Gelenke teilen sich in 2 Gruppen.

1. Gruppe:
a. *Schulterblatt-Thorax-Gelenk* (Art. scapulothoracalis, Skapulothorakalgelenk) – unechtes Gelenk zwischen Brustkorb und Schulterblatt; wichtigstes Gelenk dieser Gruppe,
b. *inneres Schlüsselbeingelenk* (Art. sternoclavicularis, Sternoklavikulargelenk, Brustbein-Schlüsselbein-Gelenk),
c. *äußeres Schlüsselbeingelenk*, Schultereck-Schlüsselbein-Gelenk (Art. acromioclavicularis, Akromioklavikulargelenk).

2. Gruppe:
a. *Schultergelenk* (Art. humeri, Art. glenohumeralis, Glenohumeralgelenk); Hauptgelenk dieser Gruppe,
b. *subakromiales Nebengelenk* oder „zweites Schultergelenk" (Art. subacromialis).

Schultergürtelgelenke sind nur die beiden Schlüsselbeingelenke. Deren Hauptaufgabe ist es, die in Muskelschlingen eingelagerte Scapula an der Rückwand des Brustkorbes zu verschieben und dadurch den Bewegungsumfang des Armes erheblich zu erweitern.

Beachte: In diesem Abschnitt werden die 3 Gelenke der 1. Gruppe besprochen und in den Abschnitten 7.3 und 7.4 die der 2. Gruppe.

Bild 6.4 ***Knochenverbindungen des Schultergürtels und der Schulter***

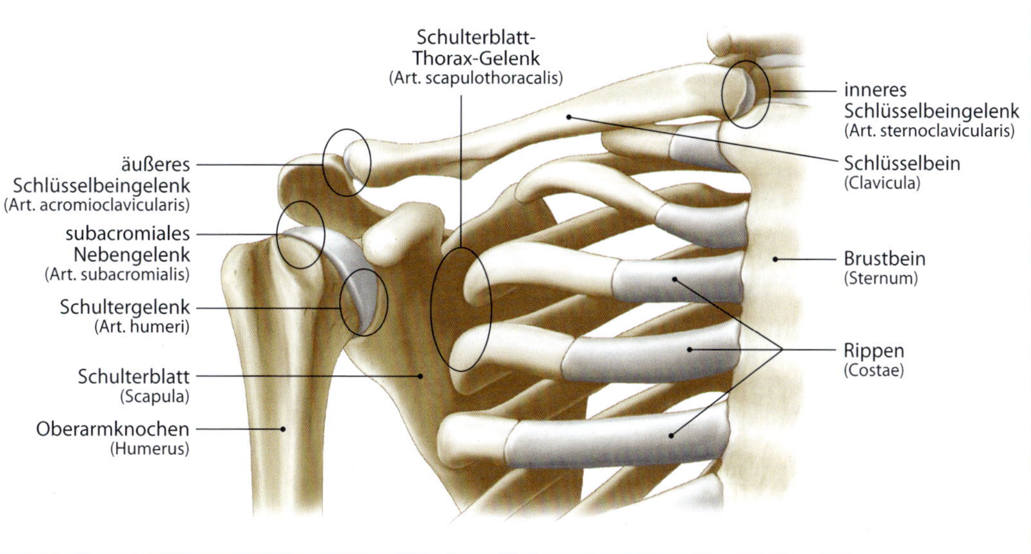

6.2.2 Schulterblatt-Thorax-Gelenk (Art. scapulothoracalis)

Das *Skapulothorakalgelenk* ist ein unechtes Gelenk, d. h., es handelt sich nur physiologisch nicht aber anatomisch um ein Gelenk. Kennzeichnend sind 2 Gleitspalten zwischen Scapula und vorderem Sägemuskel (M. serratus anterior) sowie Brustkorb (Thorax) und M. serratus anterior (➡ Bild 6.9, S. 100).

Das Schulterblatt-Thorax-Gelenk spielt eine wichtige Rolle bei der Anteversion und Abduktion des Armes, insbesondere bei dessen Belastung.

6.2.3 Inneres Schlüsselbeingelenk (Art. sternoclavicularis)

Die beiden Sternoklavikulargelenke verbinden die Schlüsselbeine mit dem Brustbein (Sternum).

Gelenkpartner

- mediales Ende der ***Clavicula*** (Extremitas sternalis) mit kleiner sattelförmiger Gelenkfläche (Facies articularis sternalis),
- Einschnitt am Handgriff des ***Brustbeins*** (Incisura clavicularis) mit größerer sattelförmiger Gelenkfläche (Facies articularis clavicularis).

Das sternale dicke Ende der Clavicula überragt deutlich das Brustbein, sodass zwischen den beiden Schlüsselbein-Enden die sog. *Drosselgrube* als Vertiefung am Hals entsteht.

Die Form beider Gelenkflächen ergibt anatomisch ein Sattelgelenk. Die zwischen ihnen liegende faserknorpelige *Gelenkzwischenscheibe* (Discus articularis) teilt aber das Gelenk in 2 Kammern und gleicht die Inkongruenz der Gelenkflächen aufgrund seiner Formbarkeit so aus, dass funktionell ein ***Kugelgelenk*** entsteht. Außerdem kommt dem Knorpel eine wichtige Funktion als Puffer zwischen Sternum und Schultergürtel und der an ihm befestigten oberen Extremität zu.

*Bild 6.5 **Bänder der Schlüsselbeingelenke***

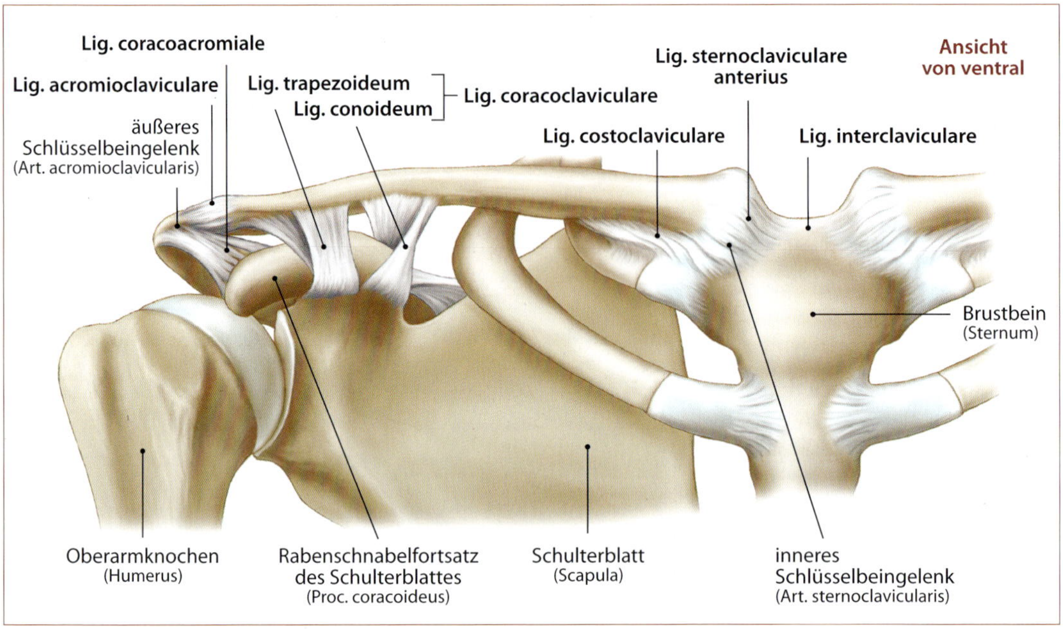

Bänder (Ligamenta)

Das *innere Schlüsselbeingelenk* wird von kräftigen *Hemmungsbändern* in seinem Aktionsradius eingeschränkt:

- Das ***Lig. sternoclaviculare anterius*** fixiert ventral die Clavicula am Sternum,
- das ***Lig. sternoclaviculare posterius*** fixiert dorsal die Clavicula am Sternum.

Beide Bänder arbeiten der Hebelwirkung beim Herunterziehen des Schultergürtels, z. B. beim Tragen einer Last, entgegen und schützen dadurch das Gelenk auch vor Verletzungen.

- Das ***Lig. interclaviculare*** verbindet die beiden medialen Schlüsselbeinenden miteinander, überquert also die Drosselgrube,
- das ***Lig. costoclaviculare*** verbindet die Unterfläche der Clavicula mit dem Knorpel der 1. Rippe.

Bewegungen

Das *Sternoklavikulargelenk* unterstützt maßgeblich die Bewegungen des Schultergelenks, zumal es die einzige feste Verbindung des Armes mit dem Rumpf ist.

Die Schultergürtelbewegungen werden nach den Schulterblattbewegungen auf dem Brustkorb benannt (➡ 6.4, S. 102).

Die ***Hauptbewegungen*** sind:

- ***Heben*** (Elevation) und ***Senken*** (Depression) der Clavicula (Achselzucken) und
- ***Vorführen*** (Anteversion) und ***Rückführen*** (Retroversion) der Clavicula.

Bewegungsumfänge
(Neutral-Null-Methode, ➡ 4.5.2, S. 51)

Heben und ***Senken***:	60° – 0° – 10°
Vorführen und ***Rückführen***:	20° – 0° – 20°

Die Bewegungen werden wie folgt gebremst bzw. begrenzt:

Elevation: durch das Anspannen des Lig. costoclaviculare und den M. subclavius (➡ Bild 6.10, S. 101).

Depression: durch das Lig. interclaviculare und durch den Kontakt des Schlüsselbeins mit der 1. Rippe.

Anteversion: durch die Ligg. sternoclaviculare posterius und costoclaviculare.

Retroversion: durch die Ligg. costoclaviculare und sternoclaviculare anterius.

6.2.4 Äußeres Schlüsselbeingelenk (Art. acromioclavicularis)

Synonym: Schultereckgelenk

Die beiden *Akromioklavikulargelenke* verbinden die *Schlüsselbeine* mit dem jeweiligen Acromion des *Schulterblattes*.

Gelenkpartner
- Laterales Ende der ***Clavicula*** (Extremitas acromialis) mit planer oder leicht konvexer Gelenkfläche (Facies articularis acromialis) an der Unterseite,
- ***Schulterhöhe*** (Acromion) mit planer oder leicht konvexer Artikulationsfläche (Facies articularis clavicularis).

Die sicht- und tastbare Stufe zwischen Clavicula und Acromion kommt zustande, weil die Clavicula das Acromion um ca. 5 bis 6 mm überragt. Das Akromioklavikulargelenk ist aufgrund der Gelenkflächenform ein flaches oder planes Gelenk (Art. plana) und funktionell ebenfalls ein ***Kugelgelenk***.

Bänder
Der Bewegungsumfang des äußeren Schlüsselbeingelenkes wird sowohl durch eine straffe Gelenkkapsel als auch straffe Bänder limitiert. Zu diesen Bändern gehören:
- ***Lig. acromioclaviculare*** – liegt der Gelenkkapsel an ihrer oberen Seite an und verstärkt sie, es wirkt kaum hemmend auf die Bewegungen,
- ***Lig. coracoclaviculare*** – verläuft vom Rabenschnabelfortsatz (Proc. coracoideus) zur Unterseite der Clavicula. Das kräftige Band setzt sich aus 2 Teilbändern zusammen:
  - das *Lig. conoideum* verläuft medial vom Tuberculum conoideum (Unterseite der Clavicula) zur Basis des Proc. coracoideus,
  - das *Lig. trapezoideum* verläuft lateral von einer Knochenleiste der seitlichen Unterfläche der Clavicula (Linea trapezoidea) zum oberen medialen Rand des Proc. coracoideus.

Im Gegensatz zum Lig. acromioclaviculare übt das Lig. coracoclaviculare eine wesentliche Hemmfunktion auf das Akromioklavikulargelenk aus.

Bewegungen
Das äußere Schlüsselbeingelenk nimmt gemeinsam mit dem inneren an den meisten Bewegungen des Schultergürtels teil:
- *Heben* und *Senken* der *Schulter*,
- *Pendeln* des *Armes*,
- *Vor-* und *Rückführen* der *Schulter*.

Praxis Eine häufige Verletzung beim Sturz auf die Schulter ist die ACG-Sprengung (Akromioklavikulargelenk-Sprengung, Schultereckgelenksverrenkung), wobei der Bandapparat inkomplett oder komplett zerreißt und es zu einem Hochstand des lateralen Klavikulaendes mit dem sog. „Klaviertastenphänomen“ kommen kann.

Merke! Die beiden Schultergürtelgelenke Art. sternoclavicularis (medial) und Art. acromioclavicularis (lateral) bilden mit dem Schultergelenk eine funktionelle Einheit. Sie ermöglichen vielfältige Gleit- und Schiebebewegungen des Schultergürtels, welche dazu führen, dass sich der Bewegungsumfang des Armes fast verdoppelt.

6.3 Schultergürtelmuskeln und ihre Funktion

Der Schultergürtel wird von zahlreichen Muskeln eingehüllt, die ihn von allen Seiten erreichen. Durch ihre unterschiedliche Verlaufsrichtung erfährt er seine große Beweglichkeit und Stabilität.
Die Muskulatur des Schulterbereiches lässt sich nach topografisch-funktionellen Gesichtspunkten zunächst einteilen in:
- Schultergürtelmuskulatur,
- Schultergelenkmuskulatur (➟ 7.3.3, S. 115).

Beide Muskelgruppen bilden eine Funktionseinheit.

Schultergürtelmuskulatur

Die *Schultergürtelmuskulatur* hat folgende Aufgaben:
- Stabilisierung des Schulterblattes (Scapula) auf dem Brustkorb, damit sich die Arme unabhängig voneinander bewegen können,
- Bewegung des Schulterblattes auf der hinteren Brustwand, wodurch sich der Bewegungsspielraum des Armes vergrößert.

Einteilung
- Vom Kopf eingewanderte Schultergürtelmuskeln,
- dorsale Rumpf-Schultergürtelmuskeln,
- ventrale Rumpf-Schultergürtelmuskeln.

Die Rumpf-Schultergürtel-Muskeln verbinden den Körperstamm (Kopf, Hals, Rumpf) mit dem Schultergürtel.

6.3.1 Vom Kopf eingewanderte Schultergürtelmuskeln

1. *Trapezmuskel, Kappenmuskel* (M. trapezius),
2. *Kopfwender* (M. sternocleidomastoideus)

1. Trapezmuskel (M. trapezius)
Der *M. trapezius* ist der oberflächlichste Rückenmuskel und stellt eine im Nackenbereich sowie der oberen Rückenpartie liegende unterschiedlich starke flächenhafte Muskelplatte dar. Dem Verlauf seiner kräftigen Muskelfasern zufolge werden 3 funktionell unterschiedliche Anteile unterschieden. Sein absteigender Teil prägt die untere seitliche Halskontur.
Der Muskel hat eine sehr wichtige Funktion bei der Bewegung und Stabilisierung der Scapula. Besonders wichtig ist er beim Tragen schwerer Lasten, indem er verhindert, dass der Arm nach unten gezogen wird und sich das Schulterblatt vom Brustkorb abhebt.
Der M. trapezius wird während der Embryonalentwicklung in der Hinterhauptregion angelegt und wandert später erst auf den Rumpf. Deshalb wird er von einem Hirnnerven innerviert.

Bild 6.6 Trapezmuskel *(M. trapezius)*

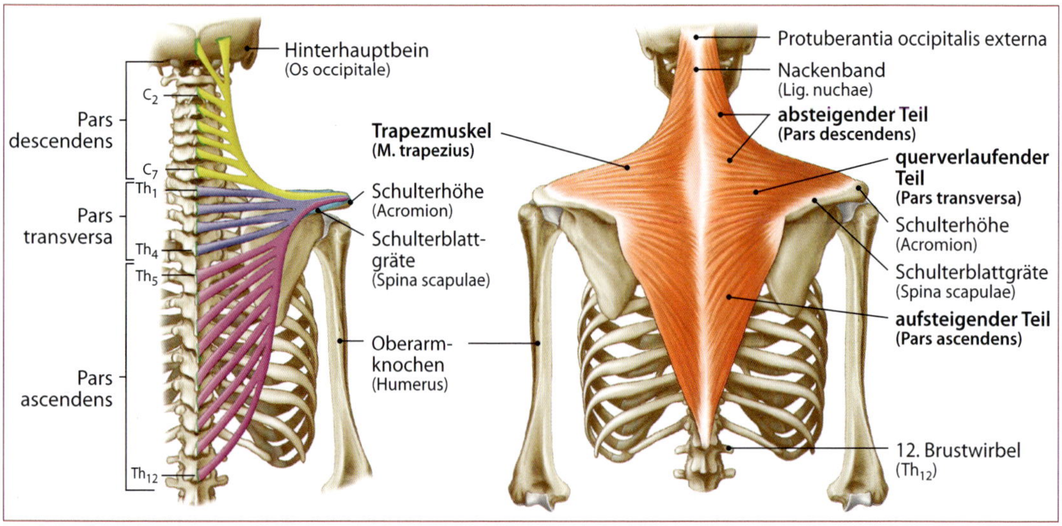

1. Trapezmuskel *(M. trapezius)*

Innervation	N. accessorius (XI. Hirnnerv, Beinerv)

Absteigender Teil *(Pars descendens)* aus absteigenden Fasern

Ursprung	Os occipitale (Protuberantia occipitalis externa), Procc. spinosi $C_2 - C_6$
Ansatz	Clavicula (laterales Drittel)
Funktion	*Einseitige Kontraktion und fixierter Ursprung:* • Hebt Schultergürtel an und verhindert sein Absinken bei Belastung • Zieht Scapula nach kranial-medial • Dreht Angulus inferior nach lateral-kranial *Einseitige Kontraktion und fixierter Ansatz:* • Neigt Kopf und Hals zur ipsilateralen Seite • Dreht Kopf und Hals zur kontralateralen Seite *Beidseitige Kontraktion:* • Streckung der Halswirbelsäule und des oberen Rückens
Synergisten	M. levator scapulae, M. rhomboideus minor
Antagonisten	M. trapezius (Pars ascendens)

Querverlaufender Teil *(Pars transversa)* aus horizontalen Fasern

Ursprung	Procc. spinosi $Th_1 - Th_4$
Ansatz	Laterale Clavicula, Acromion
Funktion	• Presst Scapula an den Brustkorb und zieht sie zur Wirbelsäule hin
Synergisten	Mm. rhomboidei
Antagonisten	M. pectoralis major, M. serratus anterior

Aufsteigender Teil *(Pars ascendens)* aus aufsteigenden Fasern

Ursprung	Procc. spinosi $Th_5 - Th_{12}$
Ansatz	Medialer Teil der Spina scapulae
Funktion	• Zieht Scapula nach kaudal-medial • Dreht Angulus inferior nach lateral-kranial *Gleichzeitige Kontraktion* der 3 Teile • Schulterblattverlagerung nach dorsal und medial sowie eine Drehung nach lateral-kranial, wodurch der Arm über die Horizontale gehoben werden kann • Zusammen mit dem M. serratus anterior Fixierung der Scapula am Thorax, wodurch er als Einatemhilfsmuskel tätig wird
Synergisten	M. pectoralis minor, M. subclavius, M. serratus anterior, M. latissimus dorsi
Antagonisten	M. trapezius (Pars descendens), M. rhomboideus major und minor, Mm. scaleni

Praxis: Bei einer Lähmung des M. trapezius sinkt die Scapula nach vorn unten, ihr mittlerer Rand steht schief und hebt vom Thorax ab. Der Arm kann seitlich nicht mehr bis zur Horizontalen gehoben werden.

2. Kopfwender (M. sternocleidomastoideus)

Der ebenfalls oberflächlich liegende zweiköpfige Muskel bildet mit dem M. trapezius eine genetische Muskelgruppe (gleiche Innervation, gemeinsame Faszie). Sein schräger Verlauf über die seitliche Halsfläche teilt den Hals in ein laterales und mediales Halsdreieck, sodass er entscheidend die Halskonturen bestimmt und ein wichtiger topografischer Orientierungspunkt am Hals ist.

Der M. sternocleidomastoideus wirkt auf die Atlantookzipitalgelenke (Artt. atlantooccipitales, ➡ S. 342f) rotierend ein, daher auch der Name „Kopfwender“.

***Bild 6.7* Kopfwender** *(M. sternocleidomastoideus)*

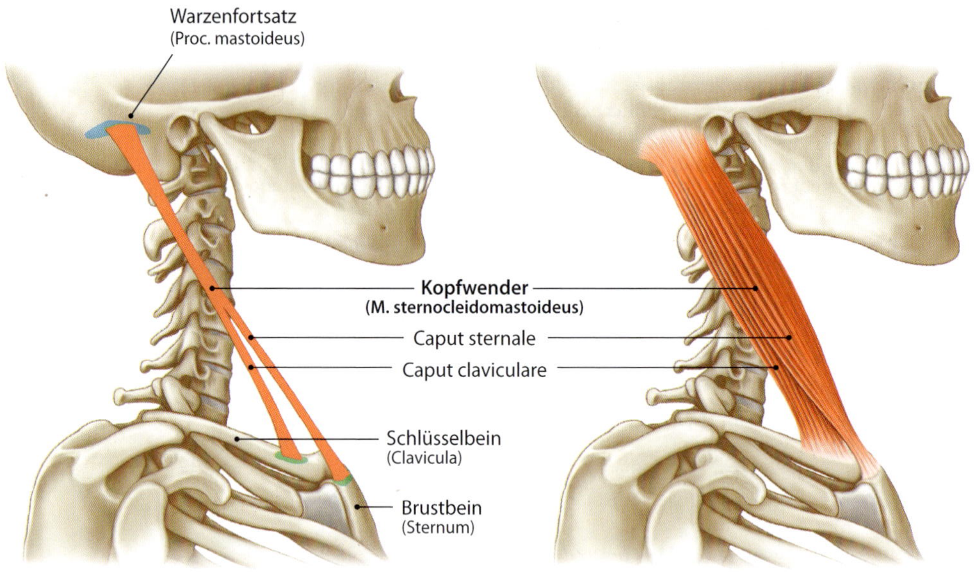

2. Kopfwender *(M. sternocleidomastoideus)*

Innervation	N. accessorius (XI. Hirnnerv, Beinerv)
Ursprung	***Caput sternale:*** Manubrium sterni ***Caput claviculare:*** Clavicula (mittleres Drittel)
Ansatz	Warzenfortsatz (Proc. mastoideus) obere Nackenlinie (Linea nuchalis superior)
Funktion	*Einseitige Kontraktion* • Neigt Kopf und HWS zur gleichen Seite und dreht ihn zur Gegenseite *Beidseitige Kontraktion* • Dorsalextension und Vorschieben des Kopfes • Hebung des Thorax (Einatemhilfsmuskel) bei fixiertem Kopf *Bei fixiertem Kopf* • Hebung des Thorax (Einatemhilfsmuskel)
Synergisten	Mm. longus capitis, rectus capitis lateralis
Antagonisten	Mm. trapezius, semispinalis capitis, splenius cervicis
Bemerkungen	Der Muskel zieht am Hals schräg nach kranial-ventral und ist bei Seitwendung des Kopfes gut zu sehen und zu tasten. Lateral von ihm, oberhalb des Schlüsselbeins senkt sich die Haut zur oberen Schlüsselbeingrube (Fossa supraclavicularis, „Salznäpfchen“) ein. Der Muskel wird während der Embryonalentwicklung in der Hinterhauptregion angelegt und wandert erst später auf den Rumpf. Daher wird er von einem Hirnnerven innerviert. ***Praxis:*** Bei einseitiger Verkürzung des M. sternocleidomastoideus kommt es zum muskulären Schiefhals (Torticollis) mit fixierter Fehlstellung des Kopfes in Seitneigung zur kranken Seite und geringer Rotation zur Gegenseite.

6.3.2 Dorsale Rumpf-Schultergürtel-Muskeln

1. *Rautenmuskeln* (Mm. rhomboidei),
2. *Schulterblattheber* (M. levator scapulae).

Bild 6.8 *Dorsale Rumpf-Schultergürtel-Muskeln*

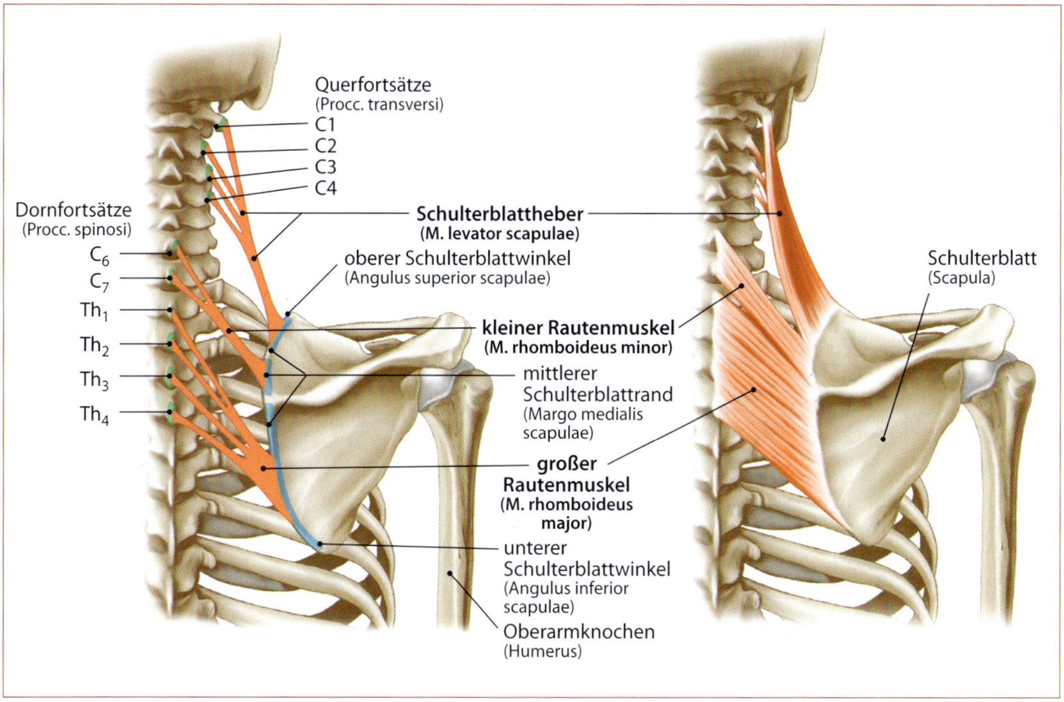

***1. Rautenmuskeln** (Mm. rhomboidei)*

Innervation	N. dorsalis scapulae (C_4, C_5)
Ursprung	***M. rhomboideus minor:*** Dornfortsätze C_6 und C_7, Lig. nuchae ***M. rhomboideus major:*** Dornfortsätze Th_1 – Th_4
Ansatz	Scapula: gemeinsam am Margo medialis scapulae
Funktion	• Heben Scapula und ziehen sie nach kranial-medial • Pressen Scapula an den Thorax
Synergisten	M. levator scapulae, M. trapezius (Pars transversa)
Antagonisten	M. serratus anterior, M. pectoralis major, M. pectoralis minor

***2. Schulterblattheber** (M. levator scapulae)*

Innervation	N. dorsalis scapulae (C_4, C_5)
Ursprung	Procc. transversi der ersten 4 Halswirbel
Ansatz	Scapula: Angulus superior scapulae
Funktion	• Zieht Angulus superior nach kranial bzw. hebt den Schultergürtel und schwenkt dabei den Angulus inferior nach medial (wichtig beim Tragen einer Last) • Ipsilaterale Rotation und Lateralflexion des Kopfes
Synergisten	M. trapezius (Pars descendens), Mm. rhomboidei
Antagonisten	M. trapezius (Pars ascendens), M. sternocleidomastoideus u. a.

6.3.3 Ventrale Rumpf-Schultergürtel-Muskeln

1. *Vorderer Sägemuskel* (M. serratus anterior),
2. *kleiner Brustmuskel* (M. pectoralis minor),
3. *Unterschlüsselbeinmuskel* (M. subclavius).

Bild 6.9 Vorderer Sägemuskel *(M. serratus anterior)*

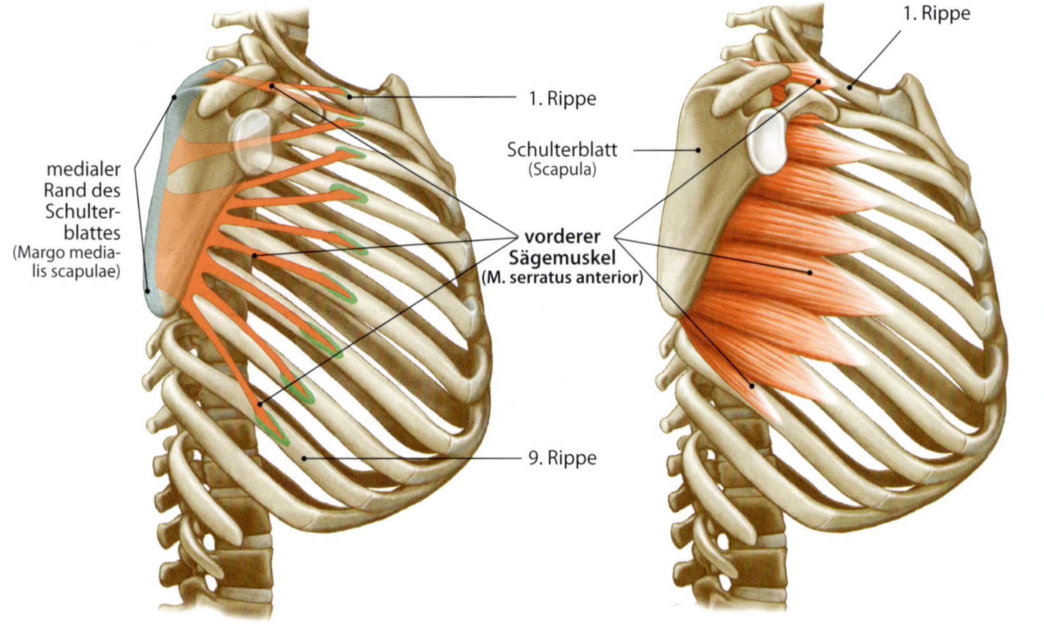

1. Vorderer Sägemuskel *(M. serratus anterior)*

Innervation	N. thoracicus longus ($C_1 - C_8$)
Ursprung	Zackenartig an der Außenseite der 1. bis 9. Rippe
Ansatz	Scapula: Margo medialis, Angulus superior und inferior
Funktion	• Dreht Scapula um den Angulus lateralis und ermöglicht so die Elevation des Armes über 90° • Presst Scapula an den Thorax • Hebt Rippen bei fixiertem Schultergürtel (Einatemhilfsmuskel)
Synergisten	M. pectoralis minor und major
Antagonisten	M. trapezius (Pars transversa), Mm. rhomboidei
Bemerkungen	Der Muskel setzt die Faserverlaufsrichtung der Mm. rhomboidei fort (➡ Rhomboideus-Serratus-Schlinge, 6.5, S. 103). Er bildet mit dem äußeren schrägen Bauchmuskel an der seitlichen Brustwand eine sichtbare gezackte Linie (Linea serrata). ***Praxis:*** Bei Lähmung des N. thoracicus longus steht die Scapula dorsal flügelartig ab (Scapula alata) und der Arm kann nicht über 90° erhoben werden. Der Patient hat diffuse Schmerzen im Schulter- und Nackenbereich. Ursache der Nervenschädigung kann das Tragen schwerer Lasten sein.

***Bild 6.10* Kleiner Brustmuskel** *(M. pectoralis minor)* und **Unterschlüsselbeinmuskel** *(M. subclavius)*

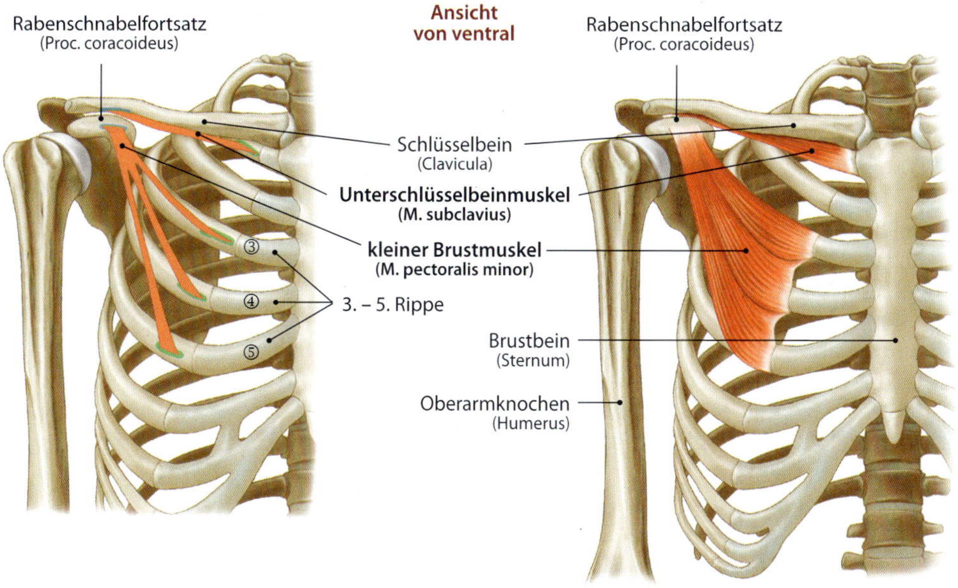

2. Kleiner Brustmuskel *(M. pectoralis minor)*

Innervation	N. pectoralis medialis und lateralis ($C_6 - C_8$)
Ursprung	3. bis 5. Rippe
Ansatz	Scapula: Rabenschnabelfortsatz
Funktion	• Senkt die Scapula und verlagert sie nach ventrolateral, wobei sich der Margo medialis von der Brustwand abhebt und die Schultergelenkpfanne nach kaudal zeigt • Hebt bei fixiertem Schultergürtel die Rippen und ist daher ein Einatmungshilfsmuskel
Synergisten	M. serratus anterior, M. pectoralis major
Antagonisten	M. trapezius, Mm. rhomboidei

3. Unterschlüsselbeinmuskel *(M. subclavius)*

Innervation	N. subclavius (C_5)
Ursprung	1. Rippe (Knorpel-Knochengrenze)
Ansatz	Schlüsselbein, laterales Drittel (Unterseite)
Funktion	• Senkt das Schlüsselbein und damit den Schultergürtel im Sternoklavikulargelenk
Synergisten	M. pectoralis major und minor, M.trapezius (Pars ascendens)
Antagonisten	Mm. scalenii, M. trapezius (Pars descendens)

6.4 Schulterblattbewegungen und wichtige Muskeln

Wie bereits dargestellt, wird die Bewegungsvielfalt im Schulterbereich durch zahlreiche Muskeln gewährleistet, die von allen Seiten an das Schulterblatt herantreten.
Die Aufgabe dieser Muskeln ist es, die Scapula gleitend auf dem Brustkorb zu führen und zu fixieren. Sobald einer dieser Muskeln kontrahiert und die Scapula in eine neue Lage bringt, müssen die meisten anderen nachreguliert werden. Das Fehlen starrer Gelenkflächen ermöglicht darüber hinaus gleitende Übergänge.
Die Schulterblattbewegungen haben eine sehr große Bedeutung für den Bewegungsumfang des Schultergelenkes und damit des Armes. Es werden unterschieden:
- Elevation und Depression,
- Retraktion und Protraktion,
- Endorotation und Exorotation (4.1.2.2, S. 51).

1.Vertikalbewegungen der Scapula

a. ***Heben*** (Elevation): Bewegung der Scapula nach kranial, wobei sich die gesamte Schulter mit hebt.
Hauptmuskeln: M. trapezius, Pars descendens, M. levator scapulae,
Hilfsmuskeln: Mm. rhomboidei.

b. ***Senken*** (Depression): Bewegung der Scapula und damit auch der Schulter nach kaudal.
Hauptmuskel: M. trapezius (Pars ascendens).

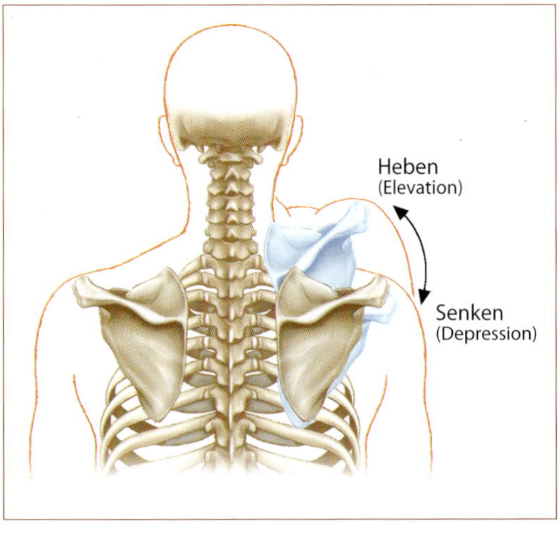

Die Vertikalbewegungen sind stets mit einer leichten Rotation der Scapula verbunden.

2. Horizontalbewegungen der Scapula

a. ***Retraktion***: Bewegung der Scapula nach medial (zur Wirbelsäule hin).
Hauptmuskeln: M. trapezius (Pars transversa), Mm. rhomboidei,
Hilfsmuskel: M. trapezius (Pars ascendens und descendens).

b. ***Protraktion***: Bewegung der Scapula nach lateral (von der Wirbelsäule weg).
Hauptmuskel: M. serratus anterior,
Hilfsmuskeln: M. trapezius, Pars descendens.

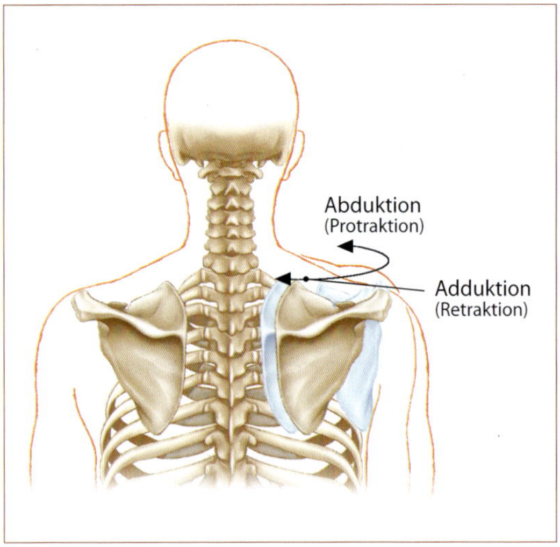

3. Drehung oder Kippung der Scapula

a. ***Endorotation*** (Innenrotation): Drehung der Scapula nach medial, der Angulus inferior bewegt sich nach medial zur Wirbelsäule hin und der Angulus lateralis sowie die Schultergelenkpfanne nach kaudal.
Hauptmuskeln: M. rhomboideus major und minor

b. ***Exorotation*** (Außenrotation): Drehung der Scapula nach lateral, der Angulus inferior wandert nach lateral von der Wirbelsäule weg, der Angulus lateralis hebt sich und die Schultergelenkpfanne zeigt nach kranial.
Hauptmuskeln: M. serratus anterior, M. trapezius, Pars descendens.

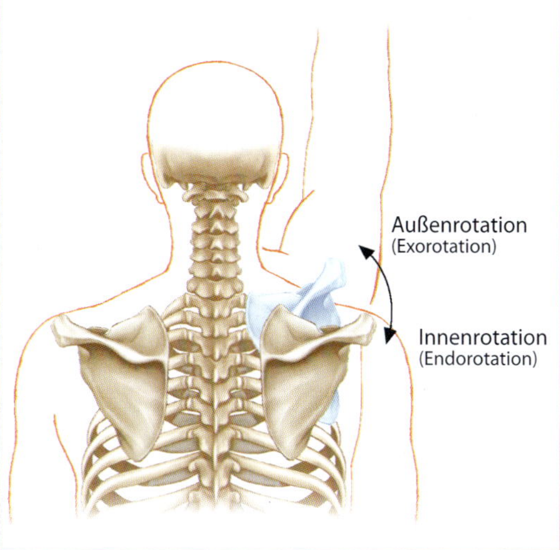

6.5 Muskelschlingen des Schultergürtels

Das Zusammenwirken mehrerer Muskeln oder Muskelgruppen bei einer bestimmten Bewegung wird als *Muskelschlinge* oder *Muskelkette* bezeichnet.
Die Muskelschlingen dienen der Ökonomisierung der Muskeltätigkeit. Dies bedeutet, dass durch das gegenseitige Spannen von Muskeln deren Kontraktionskraft erhöht wird.
Die einfachsten Schlingen werden aus 2 antagonistisch wirkenden Muskeln bzw. Muskelteilen gebildet. Gleichzeitig sind sie ihrerseits Bestandteil größerer Muskelschlingen. Das Schulterblatt ist über 4 Muskelschlingen verschieblich aufgehängt, die im Folgenden kurz dargestellt werden.
Durch gleichzeitige oder abwechselnde Kontraktion einer oder mehrerer Schlingen werden das Bewegungsspiel und die Fixation der Scapula garantiert.

1. Rhomboideus-Serratus-Schlinge
(Verbindung des M. serratus anterior mit den Mm. rhomboidei)

Kontraktion der Mm. rhomboidei bewirkt:

– Medialer Schulterblattrand und unterer Schulterblattwinkel werden zur Wirbelsäule gezogen. Außerdem wird der M. serratus anterior stark gedehnt.

Rhomboideus-Serratus-Schlinge

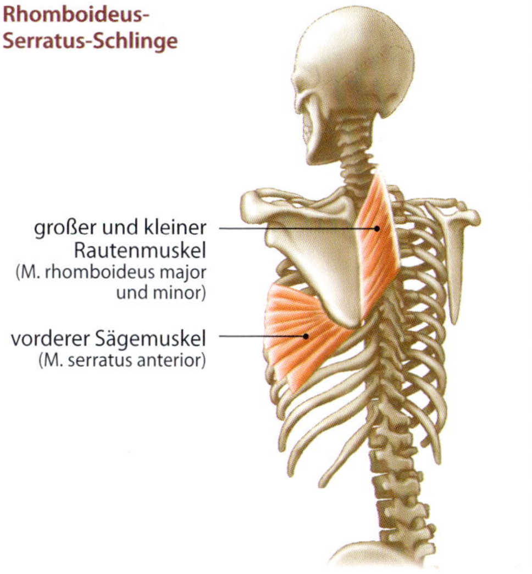

Kontraktion des vorgedehnten M. serratus anterior bewirkt:

- Unterer Schulterblattwinkel wird nach vorn-oben gezogen und
- Margo und Angulus superior werden zur Wirbelsäule hin bewegt.

Dies ist Voraussetzung für die Abduktion des Armes durch den M. deltoideus und M. supraspinatus über 90°. Eine weitere Aufgabe der Rhomboideus-Serratus-Schlinge besteht darin, das Schulterblatt in einer mittleren Stellung zu fixieren.

Praxis Bei Lähmung einer der beiden Muskeln hebt sich der mediale Rand der Scapula vom Rumpf ab. Eine Schwäche der Mm. rhomboidei setzt außerdem die Stabilität des Schultergürtels herab.

2. Serratus-Trapezius-Schlinge
(Verbindung des M. serratus anterior mit dem M. trapezius, Pars transversa)

Kontraktion des M. serratus anterior bewirkt:

- Er zieht die Scapula von der Wirbelsäule weg.

Kontraktion des M. trapezius, Pars transversa, bewirkt:

- Er zieht die Scapula zur Wirbelsäule hin.

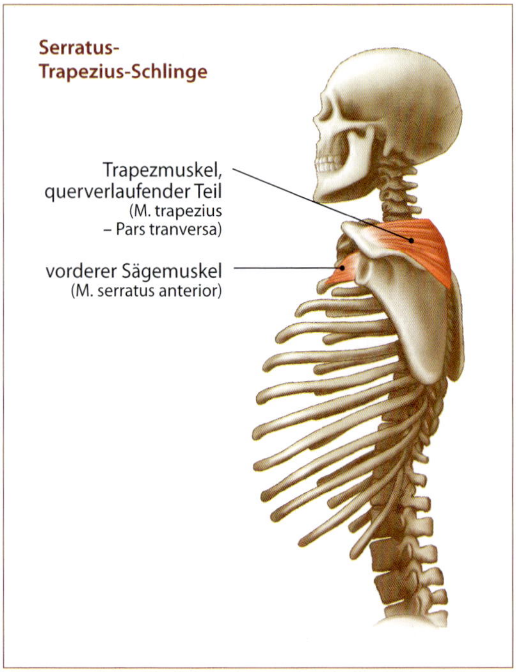

3. Pectoralis-Trapezius-Schlinge
(Verbindung des M. pectoralis minor mit dem M. trapezius, Pars descendens)

Kontraktion des M. pectoralis minor bewirkt:

- Er senkt mit Unterstützung des M. trapezius, Pars ascendens, das Schulterblatt und dreht Schultergelenkpfanne nach kaudal.

Kontraktion des M. trapezius, Pars descendens, bewirkt:

- Er zieht das Schulterblatt nach kranial.

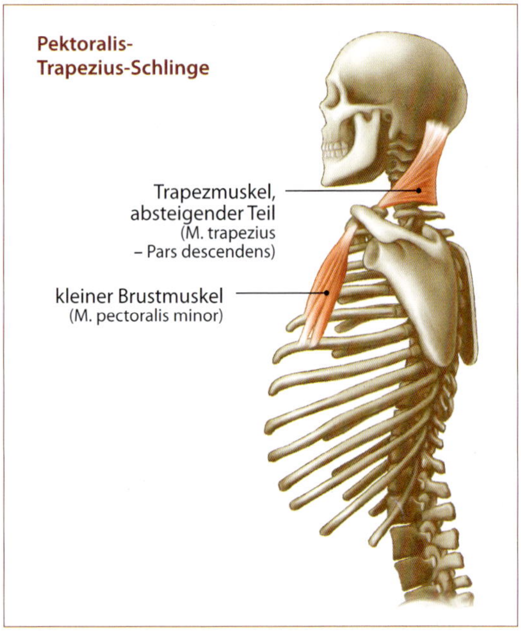

4. Levator-Trapezius-Schlinge
(Verbindung des M. levator scapulae mit dem M. trapezius, Pars ascendens)

Kontraktion des M. levator scapulae bewirkt:

- Scapula wird nach kranial gezogen.

Kontraktion des M. trapezius, Pars ascendens, bewirkt:

- Scapula wird nach kaudal gezogen.

Die ersten beiden Muskelschlingen verlaufen horizontal, die 3. und 4. vertikal.
Beide Systeme ergänzen sich, sodass ein vielfältiges Bewegungsspiel ermöglicht wird.

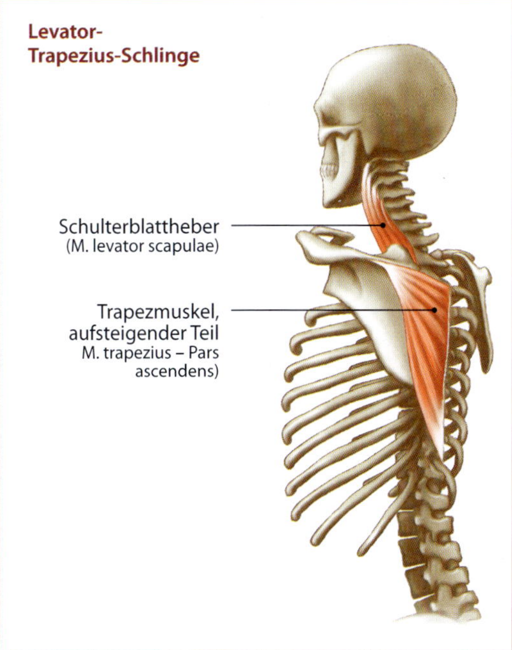

Merke! Die ventralen und dorsalen Rumpf-Schultergürtel-Muskeln verlaufen vom Rumpf zum Schulterblatt. Sie haben v. a. 2 Aufgaben:

1. Sie gewährleisten die richtige Einstellung des Schulterblattes und damit auch der Schultergelenkpfanne bei den verschiedenen Armbewegungen (wichtig für die Erweiterung des Bewegungsumfangs des Armes) und
2. sie fixieren das Schulterblatt am Thorax. Nur dann können die von ihm kommenden Armmuskeln wirksam werden.

Die Schulterblätter sind über 4 Muskelschlingen oder -ketten verschieblich aufgehängt. Abwechselnde oder gleichzeitige Kontraktionen der Muskelschlingen bewegen oder fixieren sie. Die Muskeln des Schultergürtels und der oberen Extremität werden mit wenigen Ausnahmen von Nerven des Armgeflechtes (Plexus brachialis) aus den Rückenmarksegmenten C_5 bis Th_1 versorgt (innerviert). ⌟

6.6 Aufgaben

1. An den 4 Knochen des Schultergürtels, v. a. an der Scapula, setzen zahlreiche Muskeln und einige Bänder an. Prägen Sie sich die wichtigsten Teile dieser Knochen ein. (6.1)
2. Erkunden Sie alle tastbaren Teile von Clavicula und Scapula am eigenen Körper. (6.1)
3. Zu welchem Knochentyp gehört das Schulterblatt? (3.4)
4. Wie heißen die Gelenke der Schulter? (6.2)
5. Welche Knochen bzw. Knochenteile artikulieren in den Schultergürtelgelenken? (6.2.3, 6.2.4)
6. Demonstrieren Sie die Bewegungen in den Schlüsselbeingelenken. (6.2.3, 6.2.4)
7. Durch welche Bänder werden die Schultergürtelgelenke gesichert? (6.2.3, 6.2.4)
8. Was wissen Sie über das Schulterblatt-Thorax-Gelenk? (6.2.2)
9. Erklären Sie die große Beweglichkeit des Schultergürtels einschließlich der Konsequenzen auf den Bewegungsumfang des Schultergelenks. (6.1, 6.3)
10. Welches sind die 2 wichtigsten Aufgaben der Schultergürtelmuskulatur? (6.3)
11. Erläutern Sie Verlauf, Funktion und Innervation folgender Muskeln: M. trapezius, sternocleidomastoideus, levator scapulae, serratus anterior, pectoralis minor und Mm. rhomboidei. (6.3)
12. Wie wird die Elevation des Armes ermöglicht? (6.4)
13. Welche Muskeln heben das Schulterblatt? (6.3, 6.4)
14. Welche Schultergürtelmuskeln dienen als Atemhilfsmuskeln? Begründen Sie Ihre Antwort. (6.3)
15. Erkunden Sie die wichtigsten Bewegungen der Scapula am Lebenden und prägen Sie sich die beteiligten Hauptmuskeln ein. (6.4)
16. Demonstrieren Sie die 4 Muskelschlingen des Schultergürtels. (6.5)

6

7

Arm (freie obere Extremität)

Arme und Beine setzen sich aus einer *dreiteiligen Gliederkette* zusammen, die aus langen und kurzen Röhrenknochen gebildet wird, wobei die Endglieder der Hände und Füße die funktionell wichtigsten Glieder sind .

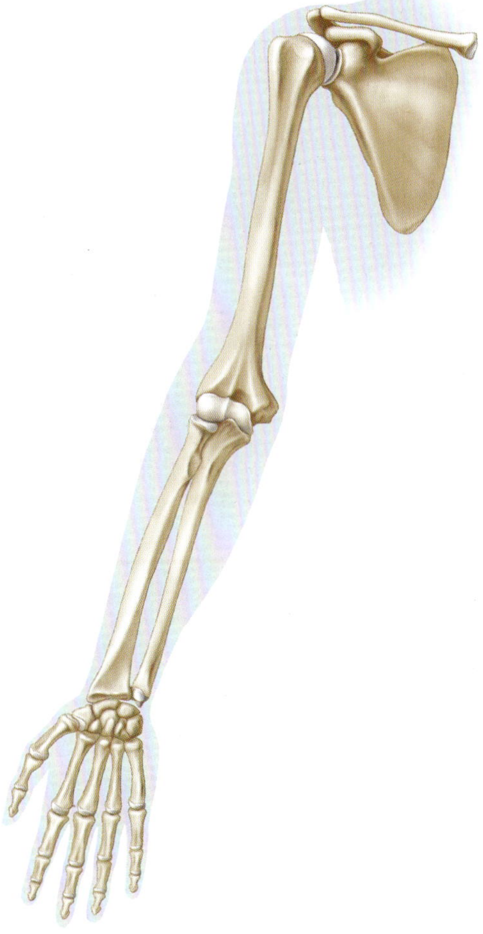

Die Gliedmaßen sind *Hebelwerkzeuge*. Die Muskelansätze befinden sich meistens in Gelenknähe am kurzen Hebelarm und die Last greift am langen Hebelarm an. Für die Bewegungen ist demnach ein größerer Kraftaufwand notwendig, dafür wird ein größerer Beschleunigungs- und Bewegungseffekt erzielt.

Die obere Extremität wird aus dem Schultergürtel und der freien Gliedmaße, dem Arm, gebildet.

Der *Arm* ist von statischen Aufgaben weitestgehend befreit. Dafür ist er ein vielseitiges *Bewegungs-* und *Ausdrucksorgan*. Seine Struktur erlaubt im Zusammenwirken mit dem Schultergürtel eine Vielzahl von Bewegungen, die von proximal nach distal zunehmen. Eine Besonderheit des Armes besteht darin, den Unterarm sowohl nach innen als auch nach außen drehen zu können.

Alle Funktionsmechanismen des Armes sind unter den folgenden *3 Aspekten* zu sehen:

1. Erhöhung der *Beweglichkeit*,
2. Vergrößerung der *Bewegungsmöglichkeiten* (Freiheitsgrade, ➡ Seite 44) der Gelenke,
3. Ausnutzung der Hebelgesetze zur Vergrößerung der *Beschleunigung*.

Der Arm ist einzig über das Sternoklavikulargelenk am Sternum und damit Rumpf fixiert, sodass der Schultergürtel für ihn eine verschiebliche Basis bildet.

7 Arm (freie obere Extremität)

7.1 Gliederung, Knochen und Knochenverbindungen des Armes (Übersicht)

Gliederung und Knochen

Der *Arm* wird aus 30 Knochen gebildet, welche mit Ausnahme der Handwurzelknochen zu den Röhrenknochen gehören und nach distal kleiner werden. Er beginnt am Schultergelenk.

***Bild 7.1** Armskelett von ventral und dorsal mit tastbaren Knochenpunkten*

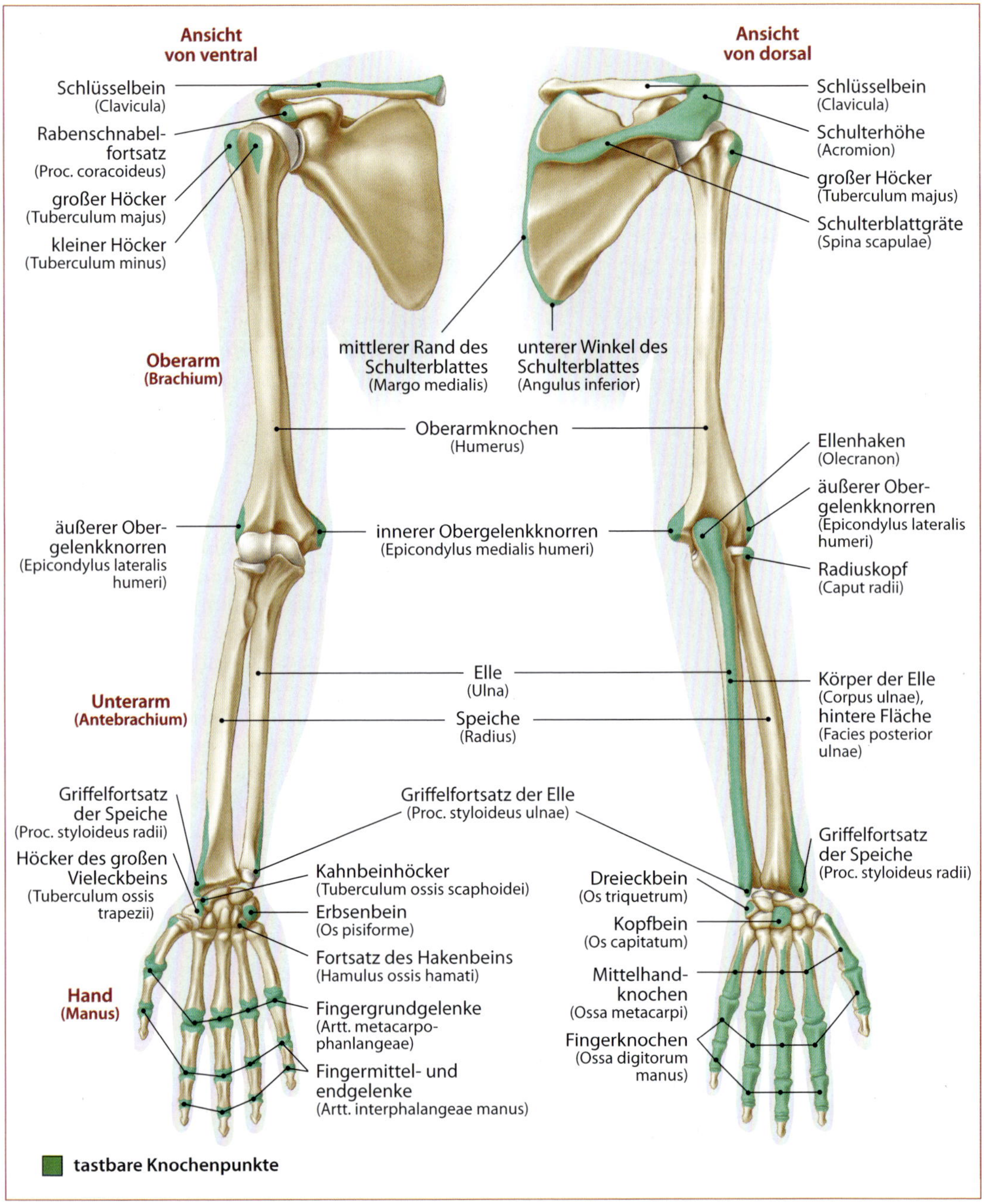

Bild 7.2 ***Obere Extremität – Gliederung der Knochen***

Arm (freie obere Extremität)

Oberarm (Brachium)

1 Oberarmknochen (Humerus)

Unterarm (Antebrachium)

2 Unterarmknochen
- Speiche (Radius)
- Elle (Ulna)

Hand (Manus)

Handwurzel (Carpus)
8 Handwurzelknochen (Ossa carpi)

proximale Reihe (von radial nach ulnar)
- Kahnbein (Os scaphoideum)
- Mondbein (Os lunatum)
- Dreieckbein (Os triquetrum)
- Erbsenbein (Os pisiforme)

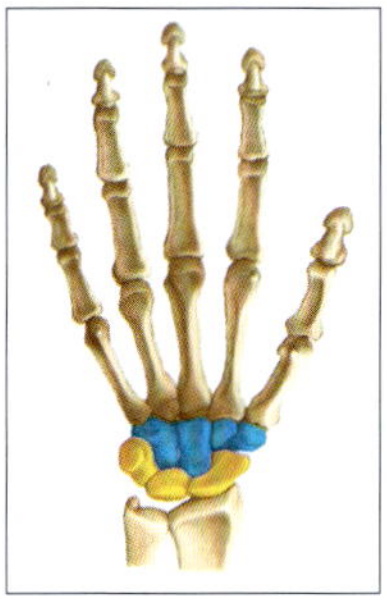

distale Reihe (von radial nach ulnar)
- großes Vieleckbein (Os trapezium)
- kleines Vieleckbein (Os trapezoideum)
- Kopfbein (Os capitatum)
- Hakenbein (Os hamatum)

Mittelhand (Metacarpus)
5 Mittelhandknochen
(Ossa metacarpi, metakarpalia I bis V),
I = Mittelhandknochen des Daumens

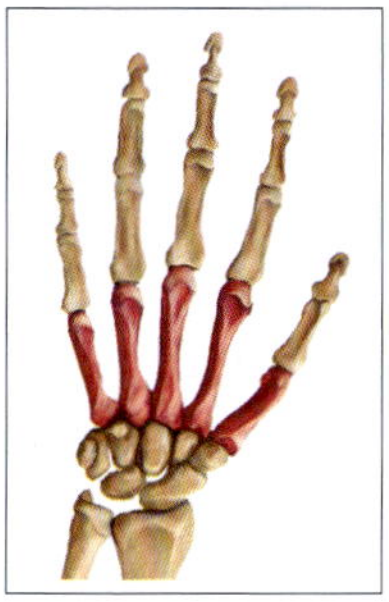

Finger (Digiti manus)
14 Fingerknochen
(Ossa digitorum manus = Phalanges)

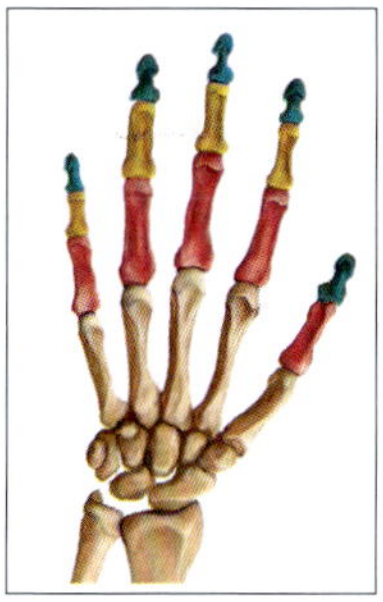

Knochenverbindungen
Schultergürtel und Arm sind durch 3 große Gelenke verbunden
1. *Schultergelenk* (Art. humeri),
2. *Ellbogengelenk* (Art. cubiti),
3. *proximales Handgelenk* (Art. radiocarpalis).

Weitere Gelenke sind:
- *distales Handgelenk* (Art. mediocarpalis),
- *Handwurzel-Mittelhand-Gelenke* (Artt. carpometacarpales; Karpometakarpalgelenke);

  Sonderstellung: Daumensattelgelenk (Art. carpometacarpalis pollicis),
- Fingergelenke
  - *Fingergrundgelenk* (Art. metacarpophalangalis; Metakarpophalangealgelenk),
  - *Fingermittelgelenk* (Art. interphalangealis proximalis; proximales Interphalangealgelenk; PIP),
  - *Fingerendgelenk* (Art. interphalangealis distalis; distales Interphalangealgelenk; DIP).

7.2 Oberarmknochen (Humerus)

Der *Oberarmknochen* mit einer Länge von 26 bis 38 cm gehört zu den langen Röhrenknochen. Folgende Einzelheiten sind aufzusuchen:

Proximales Gelenkende (proximale Epiphyse)
- ***Oberarmkopf*** (Caput humeri) = halbkugeliger Gelenkkopf für das Schultergelenk. Die Achse des Humeruskopfes bildet mit jener des Humerusschaftes einen Winkel von 135°.

***Bild 7.3* Rechter Oberarmknochen** *(Humerus)*

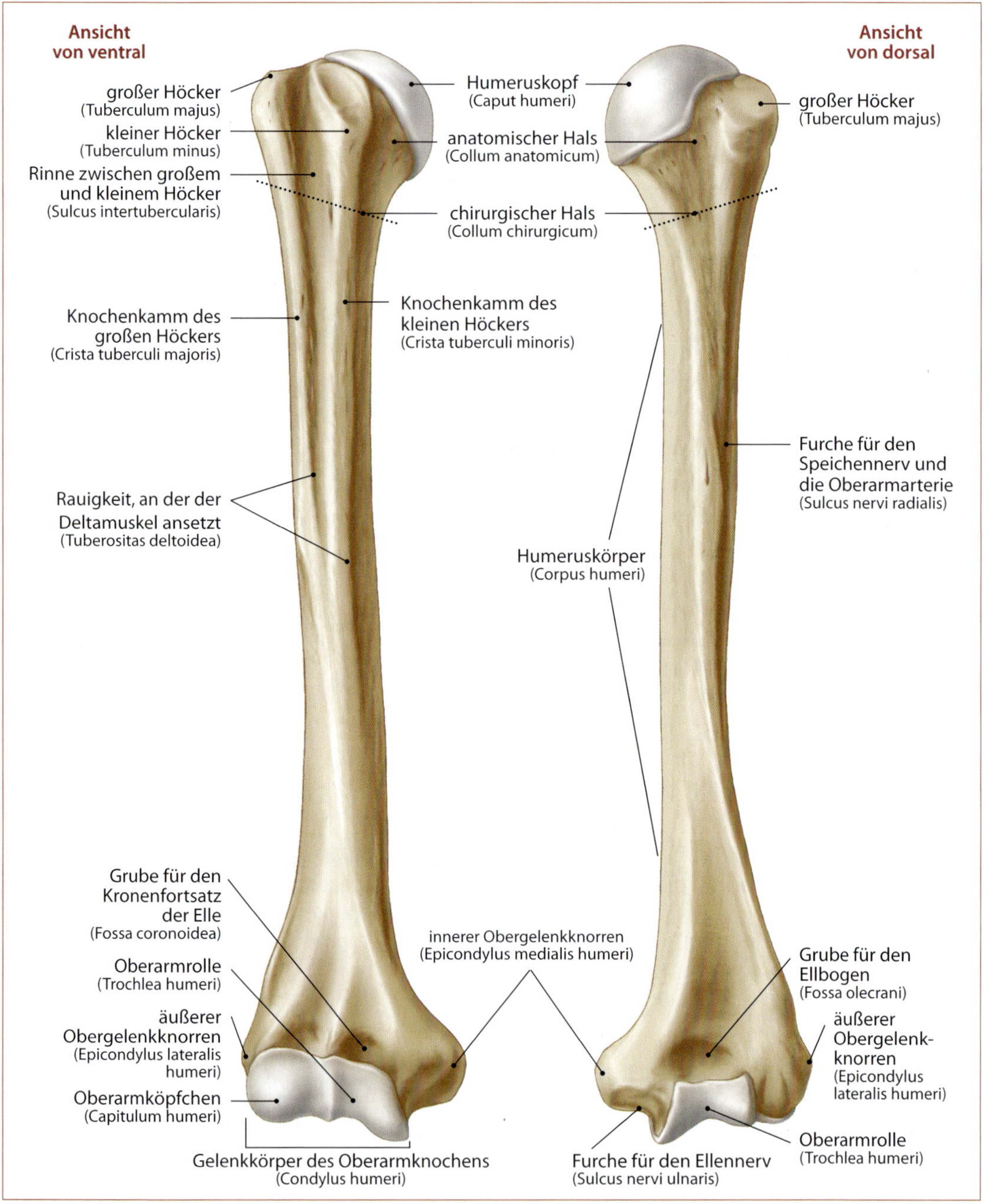

Des Weiteren ist der Kopf gegenüber dem Schaft etwas gedreht (Retrotorsion), sodass zu den Ellbogenkondylen ein Torsionswinkel von ca. 30° besteht.

- ***großer*** und ***kleiner Höcker*** (Tubercula majus und minus), die beide in eine knöcherne Leiste (Knochenkamm) auslaufen:
  - *Knochenkamm* des *großen Höckers* (Crista tuberculi majoris) – Ansatzstelle des großen Brustmuskels (M. pectoralis major),

Bild 7.4 ***Rechter Oberarmknochen*** *(Humerus)*

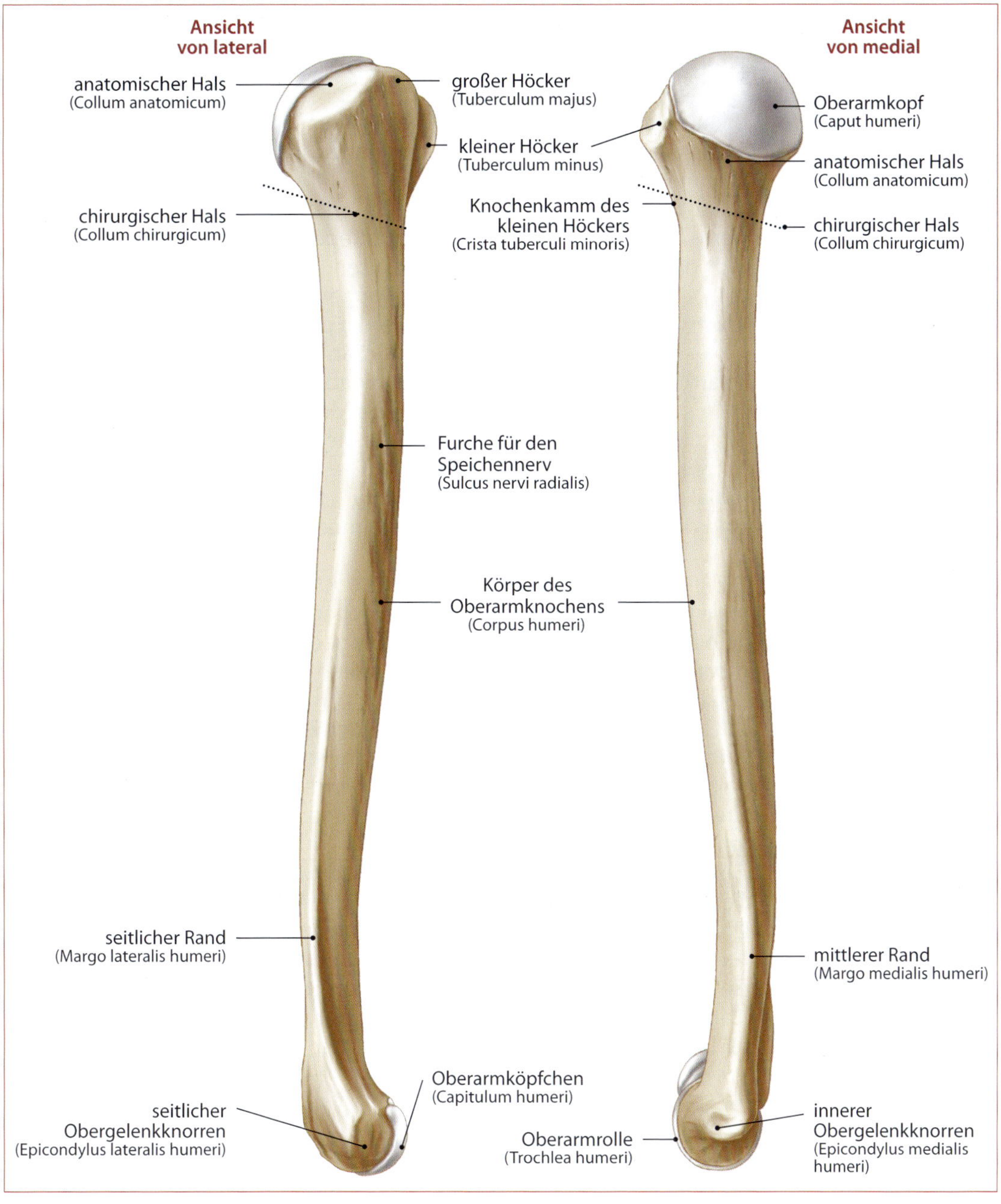

- *Knochenkamm* des *kleinen Höckers* (Crista tuberculi minoris) – Ansatzstelle des breiten Rückenmuskels (M. latissimus dorsi) und des großen runden Muskels (M. teres major). Zwischen den Höckern liegt eine *Rinne*, ***Sulcus intertubercularis***, in der die lange Sehne des zweiköpfigen Oberarmmuskels (M. biceps brachii) verläuft.
- ***anatomischer Hals*** (Collum anatomicum): tiefere Furche oder Einschnürung, welche das Caput humeri von den beiden Höckern bzw. vom Schaft trennt.
- ***chirurgischer Hals*** (Collum chirurgicum): leichte Einschnürung distal der beiden Höcker als Grenze zum Humerusschaft.

Praxis Proximale Humerusfrakturen treten oft am chirurgischen Hals auf, daher der Name. ⌟

Mittelstück, Diaphyse, Schaft, Körper (Corpus humeri)
Folgende Einzelheiten sind an der lateralen Seite aufzusuchen:
- ***Rauigkeit*** (Tuberositas deltoidea) für den Ansatz des Deltamuskels (M. deltoideus),
- ***Furche*** (Sulcus nervi radialis) für den Speichennerv (N. radialis) und die Oberarmarterie (A. brachialis),

Distales Gelenkende (distale Epiphyse)
Am distalen Humerusende befinden sich:
- ***äußerer Obergelenkknorren*** (Epicondylus lateralis humeri) oberhalb des Oberarmköpfchens,
- ***innerer Obergelenkknorren*** (Epicondylus medialis humeri) oberhalb der Oberarmrolle. Auf seiner dorsalen Seite befindet sich eine Furche, *Sulcus nervi ulnaris*, für den Ellennerv (N. ulnaris).
  Die beiden Knorren dienen einem Teil der Unterarmmuskeln als Ursprung.
- ***Oberarmrolle*** (Trochlea humeri), die wie eine Spule mit einer Rille geformt ist,
- ***Oberarmköpfchen*** (Capitulum humeri), welches als kleine Kugel lateral der Trochlea anliegt.

Zusammen bilden sie den ***Gelenkkörper*** des Oberarmknochens (Condylus humeri).
Das distale Humerusende ist mit einer Fahrradgabel vergleichbar, bei der die Gabelenden die Achse der beiden Gelenkkörper umfassen. Dazwischen befinden sich Höhlungen:
- dorsal die Grube für den Ellbogen, ***Fossa olecrani*** – hier gleitet die Spitze des Olecranon bei Extension hinein. Damit wird die vollständige Streckung des Armes gewährleistet,
- ventral die ***Fossa coronoidea*** – nimmt bei Flexion den *Kronenfortsatz* der Elle (Proc. coronoideus ulnae) auf.

Fossae olecrani und coronoidea ermöglichen eine beträchtliche Erweiterung des Bewegungsumfanges im Ellbogengelenk.

Praxis Bei chronischen Überlastungen kann es zu (abakteriellen) entzündlichen, oft sehr schmerzhaften Reizzuständen am lateralen („Tennisellbogen"), seltener am medialen („Golferellbogen") Epicondylus kommen.
Durch die Gabelstruktur des distalen Humerusendes ergeben sich nicht selten erhebliche Probleme bei der Reposition und Fixierung von Frakturen in diesem Bereich. ⌟

Entwicklung
- 2./3. Fetalmonat: perichondrale Knochenanlage,
- 2. Lebenswoche bis 12. Lebensjahr: 3 enchodrale Knochenkerne in der proximalen Epiphyse kurz nach der Geburt, 4 Knochenkerne in der distalen Epiphyse in den weiteren Jahren,
- während der Pubertät: Schluss der distalen Epiphysenfuge,
- nach der Pubertät: Schluss der proximalen Epiphysenfuge.

Tastbare Teile am Humerus
- Humeruskopf (Caput humeri),
- medialer und lateraler Schaft des Humerus,
- Epikondylen,
- Humerusköpfchen (Capitulum humeri),
- großer Höcker (Tuberculum majus),
- kleiner Höcker (Tuberculum minus).

7.3 Schultergelenk (Art. humeri)

7.3.1 Artikulierende Knochenteile, Gelenkflächen und Gelenkkapsel

Das *Schultergelenk*, auch Glenohumeralgelenk (Art. glenohumeralis) genannt, ist ein ***Kugelgelenk*** mit 3 Freiheitsgraden (➡ S. 44), so dass der Arm in allen 3 Ebenen des Raumes frei bewegt werden kann. Es ist das *beweglichste Gelenk* des Menschen und befindet sich zwischen Schulterblatt (Scapula) und Oberarmknochen (Humerus).

Die artikulierenden Knochenteile sind:

- ***Gelenkpfanne*** (Cavitas glenoidalis) des Schulterblattes: Sie befindet sich am Angulus lateralis und ist nach lateral gerichtet. Ihre konkave Fläche ist wesentlich kleiner als die konvexe des Gelenkkopfes. Dem Pfannenrand ist ein Faserknorpelring – die *Pfannenlippe* (Labrum glenoidale) – aufgelagert, der die Gelenkfläche etwas vergrößert und die Kongruenz der artikulierenden Flächen verbessert.
- ***Humeruskopf*** (Caput humeri): Seine Gelenkfläche entspricht etwa einem Drittel einer Kugeloberfläche mit einem Radius von ca. 3 cm.
- ***Gelenkkapsel*** (Capsula articularis): Die Gelenkkapsel ist sehr weit und schlaff, so dass sich bei herabhängendem Arm am unteren und bei abgespreiztem am oberen Pfannenrand eine Reservefalte (Recessus articularis) bildet. Ihr Ursprung liegt an der Scapula um die Pfannenlippe herum, ihr Ansatz am anatomischen Hals (Collum anatomicum).

Eine *Besonderheit* stellt der Verlauf der *Sehne* des *langen Bizepskopfes* durch den Kapselraum dar. Sie entspringt am Tuberculum supraglenoidale und verläuft in einer Sehnenscheide (Vagina synovialis intertubercularis), im Sulcus intertubercularis, um dann die Kapsel zu verlassen.

Merke! Die lange Bicepssehne verläuft intrakapsulär.

Bild 7.5 ***Rechtes Schultergelenk ohne Bänder***

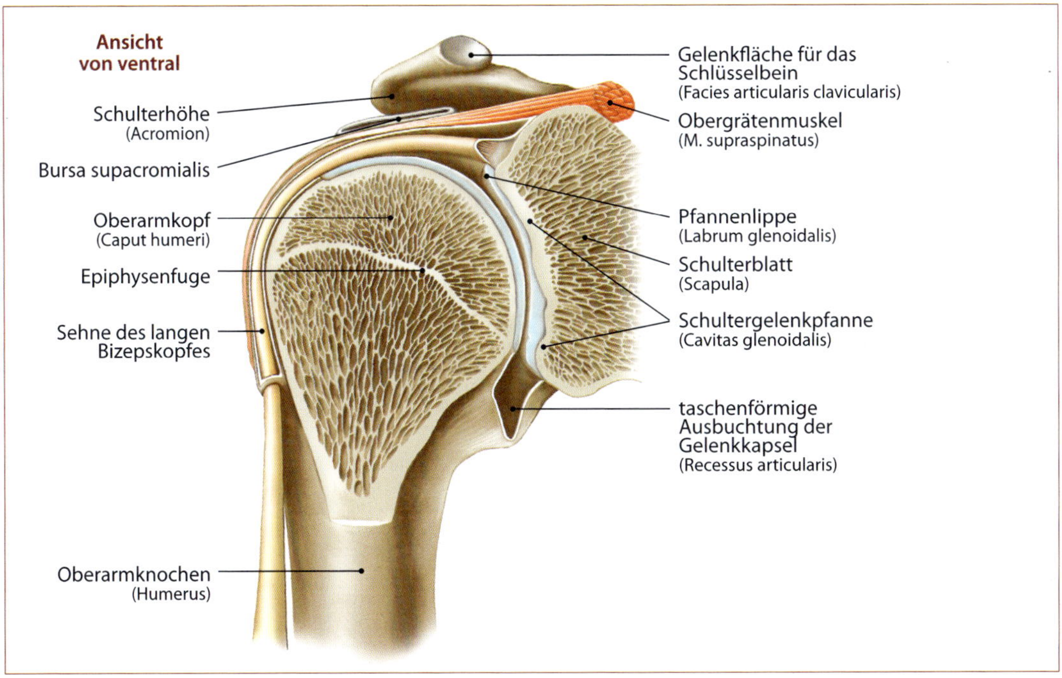

7.3.2 Bänder und Schleimbeutel

Bänder (Ligamenta)
Der *Bandapparat* des Schultergelenks ist relativ schwach ausgebildet. Folgende Bänder verstärken die Schultergelenkkapsel (➡ Tab. 7.1).

Praxis Die hohe Beweglichkeit des v. a. muskulär geführten Schultergelenks bedingt eine relativ geringe Stabilität (im Gegensatz zum vorwiegend knöchern geführten Hüftgelenk). Zusätzlich hat es eine sehr weite Kapsel, um die gute Beweglichkeit zu gewährleisten. Damit ist aber das Schultergelenk jenes mit den häufigsten Verrenkungen (Luxationen).
70 % aller Luxationen betreffen die Schulter, v. a. in Richung ventral, seltener nach dorsal (wird oft übersehen!).
Bei einer Fixation schrumpft schon nach wenigen Tagen die Gelenkkapsel und der Bewegungsumfang wird deutlich eingeschränkt. Deshalb wird bei längerer Ruhigstellung der Humerus in einer leicht antevertierten Abduktionsstellung fixiert. ⌟

Schleimbeutel (Bursae)
Um das Schultergelenk herum befindet sich eine Reihe von Schleimbeuteln als wichtiger Schutzmechanismus.
Ihre Aufgabe besteht darin, die Reibung z. B. zwischen Muskeln und Knochen bzw. Sehnen zu vermindern oder den Druck zwischen bestimmten Strukturen gleichmäßiger zu verteilen.
Folgende *Schleimbeutel* sind zu nennen:
- ***Bursa subdeltoidea*** – liegt zwischen Tuber culum majus und M. deltoideus; sie schützt den M. deltoideus bei herab hängendem Arm.
- ***Bursa subacromialis*** – liegt zwischen dem Schulterdach (Fornix humeri) und der Gelenkkapsel; der Schleimbeutel vermindert einerseits die Reibung zwischen Fornix und Kapsel bzw. zwischen Rotatorenmanschette (➡ 7.3.5, S. 123) und Scapula und verteilt andererseits den Druck des Humeruskopfes gleichmäßiger auf das Schulterdach.

Bild 7.6 ***Bänder des Schultergelenks***

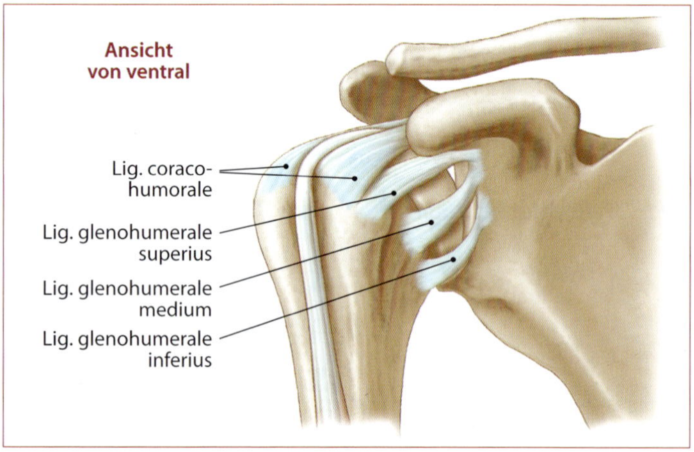

Tab. 7.1 ***Bänder des Schultergelenks***

Bänder	Lage/Verlauf	Funktion	Bemerkungen
Ligg. glenohumeralia superius, mediale und inferius	vom Pfannenrand der ventralen Seite der Kapselwand zum Humerus; bilden ein „Z"	begrenzen Außenrotation und werden bei der Innenrotation entspannt; Ligg. glenohumeralia mediale und inferius begrenzen die Abduktion	Abduktion wird weiterhin begrenzt, wenn das Tuberculum majus an den oberen Pfannenrand stößt
Lig. coraco-humerale	vom Proc. coracoideus – dorsaler Bandzug zum Tuberculum majus – ventraler Bandzug zum Tuberculum minus	bei der Retroversion (Retroflexion, Dorsalflexion, Extension) wird der ventrale Bandzug angespannt; bei der Anteversion (Anteflexion, Ventralflexion, Flexion) wird der dorsale Bandzug angespannt	
Lig. coraco-acrominale	zwischen Acromion und Proc. coracoideus	sichert die Lage des Humeruskopfes in der Gelenkpfanne; begrenzt die Humerusbewegungen nach kranial	bildet gemeinsam mit dem Rabenschnabelfortsatz und dem Acromion das *Schulterdach*

Bild 7.7 ***Rechtes Schultergelenk mit Schleimbeuteln***

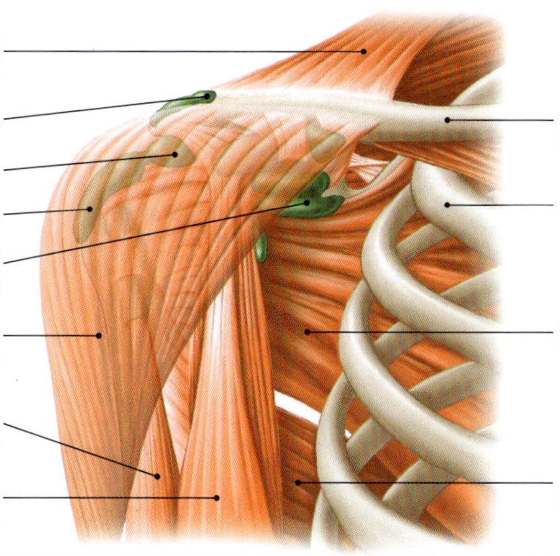

Merke! Das Schultergelenk wird vom Oberarmkopf und dem Schulterblatt gebildet. Es ist das frei beweglichste Gelenk des Menschen. Dies wird ermöglicht durch:
- die relativ kleinen Kontaktflächen zwischen großem Gelenkkopf und kleiner Gelenkpfanne,
- die weite und schlaffe Gelenkkapsel,
- die schwachen Verstärkungsbänder,
- die fast ausschließliche Muskelsicherung bzw. -führung,
- die funktionelle Einheit des Schultergelenks mit den Schultergürtelgelenken. ┘

7.3.3 Schultergürtelmuskulatur

Wie bereits ausgeführt, ist das außerordentlich bewegliche Schultergelenk ein Gelenk mit ***Muskelführung***, d. h., Gelenkkopf und -pfanne werden von Muskeln zusammengehalten und so aktiv stabilisiert bzw. gesichert. Dementsprechend ist die Schultermuskulatur sehr kompakt. Sie umhüllt das Schultergelenk allseitig, sodass die darunter liegenden Knochenteile kaum tastbar sind.

Praxis Funktionsstörungen (Dysfunktionen) der Schultermuskulatur sind häufige Ursachen für Schulterschmerzen. ┘

Bei den Muskeln, die auf das Schultergelenk wirken, werden unterschieden:
1. *Muskeln, die indirekt auf das Schultergelenk wirken*
   Zu ihnen gehören die bereits im Abschnitt 6.3 besprochenen dorsalen und ventralen Rumpf-Schultergürtel-Muskeln (➡ S. 99).
2. *Muskeln, die direkt auf das Schultergelenk wirken* (Schultergelenkmuskeln)
   Zu ihnen gehören:
   - die eingelenkigen *Schultergürtel-Oberarm-Muskeln* (skapulohumerale Muskeln) und
   - die mehrgelenkigen *Rumpf-Oberarm-Muskeln* (trunkohumerale Muskeln).

7.3.3.1 Schultergürtel-Oberarm-Muskeln (skapulohumerale Muskeln)

Die Muskeln ziehen vom Schulterblatt zum Humerus und liegen mit Ausnahme des M. coracobrachialis dorsolateral.
1. *Deltamuskel* (M. deltoideus),
2. *Untergrätenmuskel* (M. infraspinatus),
3. *Obergrätenmuskel* (M.supraspinatus),
4. *kleiner Rundmuskel* (M. teres minor),
5. *großer Rundmuskel* (M. teres major),
6. *Unterschulterblattmuskel* (M. subscapularis),
7. *Rabenschnabelfortsatz-Oberarm-Muskel* (M. coracobrachialis).

Bild 7.8 ***Deltamuskel*** *(M. deltoideus)*

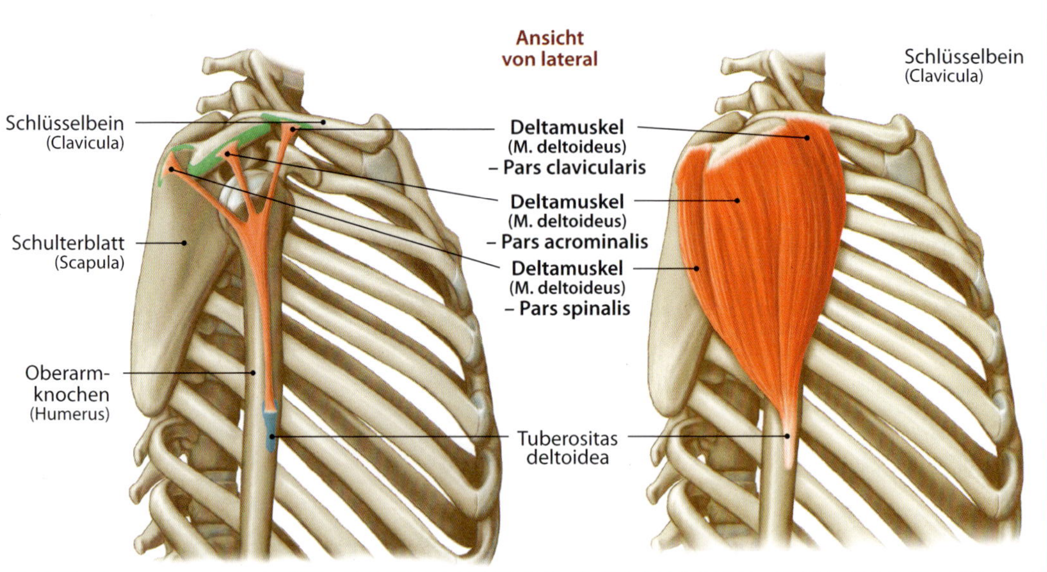

1. Deltamuskel *(M. deltoideus)*

Innervation	N. axillaris ($C_4 - C_6$)
Ansatz	Humerus –Tuberositas deltoidea

Pars clavicularis

Ursprung	Clavicula (laterales Drittel)
Funktion	• Anteversion, Innenrotation
Synergisten	Anteversion: M. coracobrachialis, M. biceps brachii (Caput longum), M. pectoralis major (Pars clavicularis) Innenrotation: M. latissimus dorsi, M. teres major, M. subscapularis, M. pectoralis major, M. biceps brachii (Caput longum)
Antagonisten	Anteversion: M. deltoideus (Pars spinalis), M. teres major, M. latissimus dorsi Innenrotation: M. infraspinatus, M. teres minor, M. supraspinatus, M. deltoideus (Pars spinalis)

Pars acromialis

Ursprung	Scapula (Acromion)
Funktion	• Abduktion bis zur Horizontalen (Hauptaufgabe des Muskels)
Synergisten	M. supraspinatus, M. biceps brachii (Caput longum)
Antagonisten	M. pectoralis major, M. latissimus dorsi, M. teres major, M. teres minor, M. subscapularis, M. coracobrachialis

Pars spinalis

Ursprung	Scapula (unterer Rand der Spina scapulae)
Funktion	• Retroversion, Außenrotation
Synergisten	Retroversion: M. teres major, M. latissimus dorsi Außenrotation: M. infraspinatus, M. teres minor, M. supraspinatus
Antagonisten	Retroversion: M. teres major, M. pectoralis major, M. biceps brachii (Caput longum) Außenrotation: M. subscapularis, M. pectoralis major, M. teres major, M. latissimus dorsi, M. coracobrachialis, M. biceps brachii (Caput longum)
Bemerkungen	Der M. deltoideus ist sowohl aus synergistischen als auch antagonistischen Fasergruppen aufgebaut und deshalb sehr vielseitig. Er ist der stärkste Abduktor des Schultergelenks und an fast allen Bewegungen dieses Gelenks beteiligt. Ein großer Schleimbeutel (Bursa subdeltoidea, (➡ S. 114f) zwischen Muskel und Oberarmknochen schützt ihn vor Reibung. Er bildet das Schulterrelief, bei Muskelschwund bekommt die Schulter eine eckige Form und es kann zu einer Subluxation des Humeruskopfes kommen.

Bild 7.9 Untergrätenmuskel *(M. infraspinatus)*, **Obergrätenmuskel** *(M. supraspinatus)*, **kleiner Rundmuskel** *(M. teres minor)*

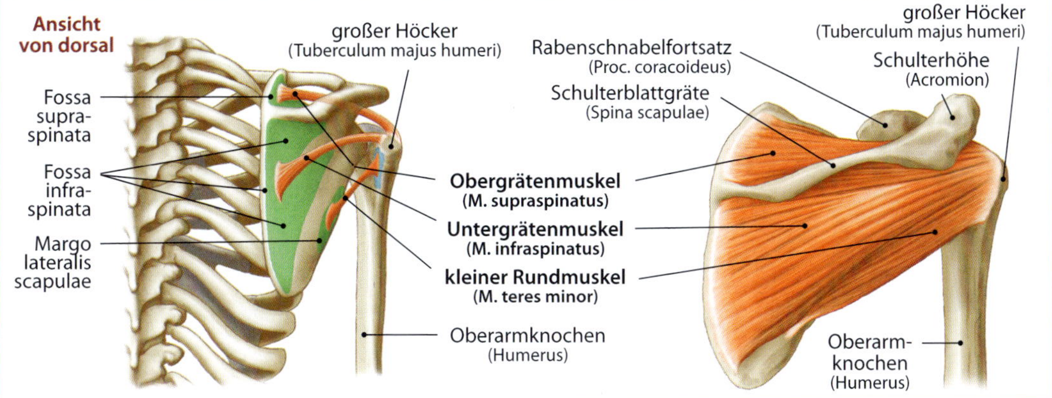

2. Untergrätenmuskel *(M. infraspinatus)*

Innervation	N. suprascapularis ($C_4 - C_6$)
Ursprung	Scapula: Fossa infraspinata; kaudaler Rand der Spina scapulae
Ansatz	Humerus: Tuberculum majus humeri
Funktion	• Außenrotation (Hauptaufgabe) • Verstärkung der Schultergelenkkapsel • Zentrierung des Humeruskopfes
Synergisten	M. supraspinatus, M. deltoideus (Pars spinalis), M. teres minor
Antagonisten	M. deltoideus (Pars clavicularis), M. subscapularis, M. teres major, M. pectoralis major
Bemerkung	Gehört zur Rotatorenmanschette (➡ 7.3.5, S. 123). ***Praxis:*** Bei einer Lähmung des M. infraspinatus steht der Arm in Innenrotationsstellung, eine Außenrotation ist kaum möglich.

3. Obergrätenmuskel *(M. supraspinatus)*

Innervation	N. suprascapularis ($C_4 - C_6$)
Ursprung	Scapula: Fossa supraspinata scapulae,
Ansatz	Humerus: Tuberculum majus humeri
Funktion	• Abduktion • Spannung der Gelenkkapsel • Zentrierung des Humeruskopfes
Synergisten	M. deltoideus (Pars spinalis), M. infraspinatus, M. teres minor
Antagonisten	M. latissimus dorsi, M. teres major, M. triceps brachii
Bemerkung	Die Sehne verläuft zwischen Acromion und Humeruskopf zur Ansatzstelle und ist sehr großen Belastungen ausgesetzt. Insbesondere bei starker Abduktion wird sie zwischen Acromion, Lig. coracoacromiale und Oberarmknochen eingeklemmt und ist damit anfällig für degenerative Veränderungen; Muskel gehört zur Rotatorenmanschette (➡ 7.3.5, S. 123). ***Praxis:*** Die Tendopathie (Schmerzzustand an Sehnenursprüngen und -ansätzen), hervorgerufen durch Traumen oder Überlastung, ist eine häufige Erkrankung des M. supraspinatus. Dabei kann es zu Kalkeinlagerungen in seiner Ansatzsehne nahe dem Tuberculum majus kommen, wodurch starke Schmerzen v. a. bei der Abduktion auftreten. Aufgrund degenerativer Veränderungen reißt ab dem 5. Lebensjahrzehnt auch häufig diese Sehne (sog. Rotatorenmanschettenruptur).

4. Kleiner Rundmuskel *(M. teres minor)*

Innervation	N. axillaris (C_5, C_6)
Ursprung	Scapula: Margo lateralis scapulae
Ansatz	Humerus: Tuberculum majus humeri neben dem M. infraspinatus
Funktion	• Außenrotation • Spannung der Gelenkkapsel • Adduktion • Zentrierung des Humeruskopfes
Synergisten	M. deltoideus (Pars spinalis), M. infraspinatus
Antagonisten	M. deltoideus (Pars clavicularis), M. pectoralis major, M. teres major, M. subscapularis
Bemerkung	Gehört zur Rotatorenmanschette (➡ 7.3.5, S. 123).

Bild 7.10 ***Großer Rundmuskel*** *(M. teres major)*

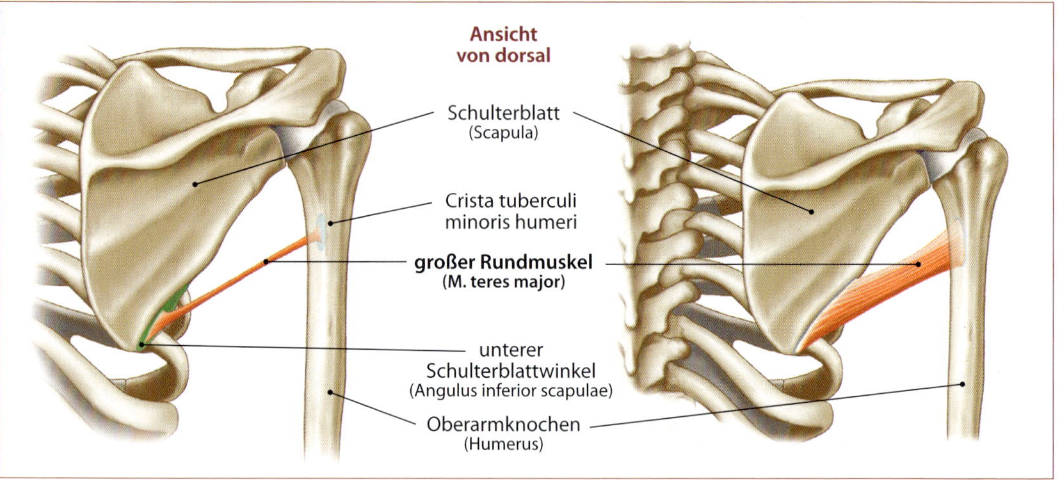

5. Großer Rundmuskel *(M. teres major)*

Innervation	N. thoracodorsalis ($C_6 - C_8$), N. subscapularis (C_5, C_6)
Ursprung	Schulterblatt (Scapula): Angulus inferior scapulae (dorsale Fläche)
Ansatz	Humerus: Crista tuberculi minoris humeri hinter dem M. latissimus dorsi
Funktion	• Adduktion • Innenrotation • Retroversion
Synergisten	M. triceps brachii, M. latissimus dorsi, M. pectoralis major
Antagonisten	M. supraspinatus. M. infraspinatus, M. deltoideus (Pars clavicularis und acromialis), M. biceps brachii (Caput longum)

Bild 7.11 ***Unterschulterblattmuskel*** *(M. subscapularis)*

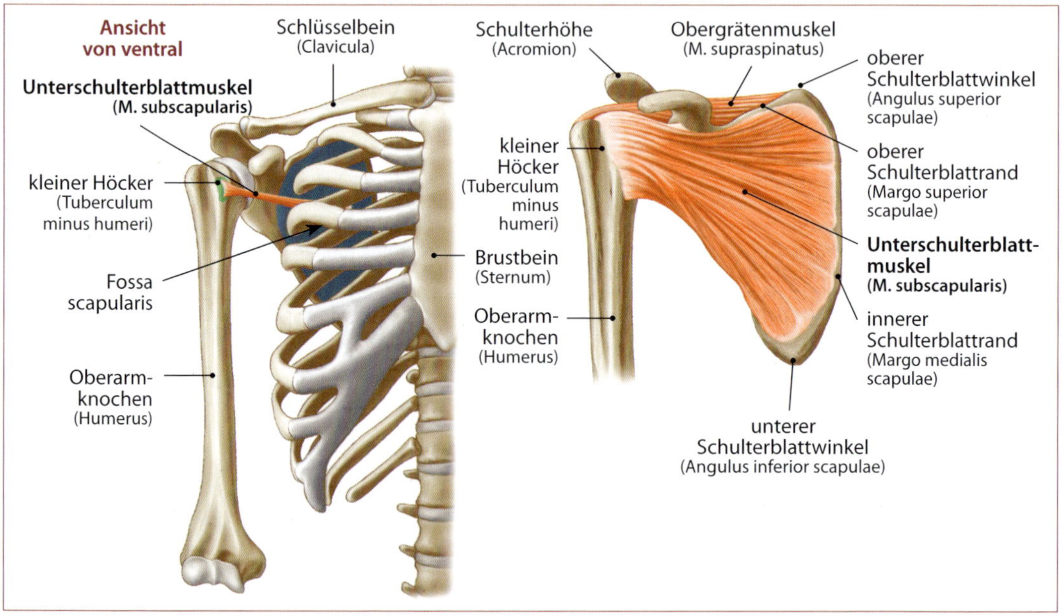

*6. **Unterschulterblattmuskel** (M. subscapularis)*

Innervation	Nn. subscapulares (C_5 – C_7)
Ursprung	Scapula: Fossa subscapularis
Ansatz	Humerus: Tuberculum minus humeri
Funktion	• Innenrotation (Hauptfunktion) • Adduktion • Spannung der Gelenkkapsel • Zentrierung des Humeruskopfes
Synergisten	M. latissimus dorsi, M. pectoralis major, M. teres major, M. deltoideus (Pars clavicularis)
Antagonisten	M. supraspinatus, M. infraspinatus, M. teres minor, M. deltoideus (Pars spinalis)
Bemerkungen	Der Muskel bildet eine ca. 2 cm dicke Muskelplatte, welche zwischen Scapula und Thorax liegt. Er ist der bedeutendste Innendreher und gehört zur Rotatorenmanschette (➠ 7.3.5, S. 123). ***Praxis:*** Bei Lähmung des M. subscapularis kommt es zu einer Außenrotationsstellung des Armes.

Bild 7.12 ***Rabenschnabelfortsatz-Oberarm-Muskel*** *(M. coracobrachialis)*

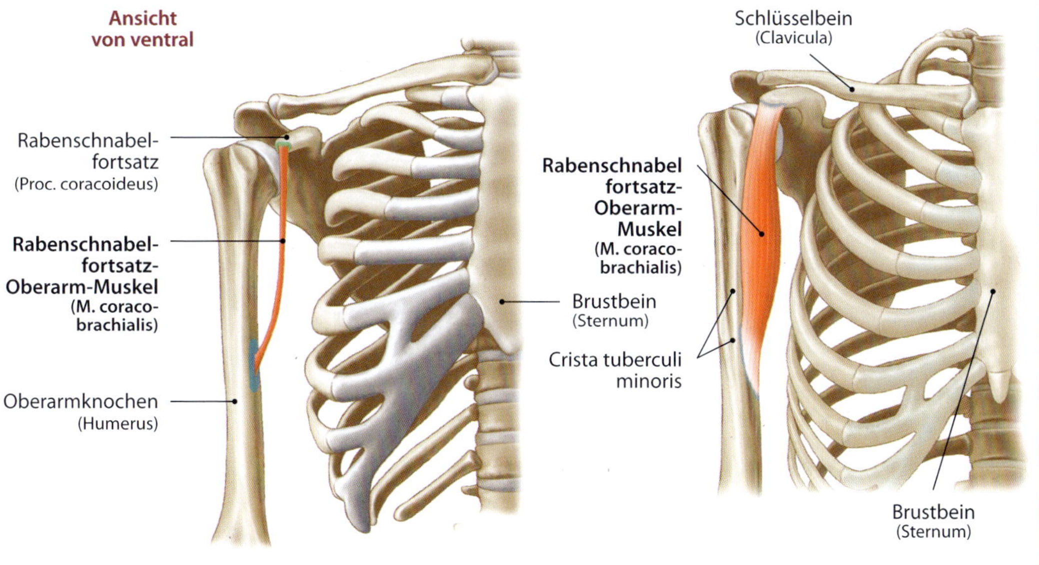

*7. **Rabenschnabelfortsatz-Oberarm-Muskel** (M. coracobrachialis)*

Innervation	N. musculocutaneus (C_6 – C_7)
Ursprung	Scapula: Spitze des Rabenschnabelfortsatzes (Proc. coracoideus)
Ansatz	Humerus: Corpus humeri (medial) genüber vom M. deltoideus
Funktion	• Anteversion • Innenrotation • Adduktion
Synergisten	M. deltoideus (Pars clavicularis), M. biceps brachii (Caput breve), M. pectoralis major
Antagonisten	M. deltoideus (Pars spinalis), M. latissimus dorsi, M. triceps brachii
Bemerkungen	Der Muskelbauch wird vom innervierenden Nerven schräg durchstoßen

7.3.3.2 Rumpf-Oberarm-Muskeln (trunkohumerale Muskeln)

Zu dieser Gruppe gehören:
1. *Breiter Rückenmuskel* (M. latissimus dorsi) – liegt dorsal,
2. großer Brustmuskel (M. pectoralis major) – liegt ventral.

Die beiden Muskeln besitzen einen großen physiologischen Querschnitt (➡ S. 80). Dieser ist notwendig, weil sie nicht nur den Arm an den Rumpf ziehen und nach innen drehen, sondern vor allem den Rumpf gegen den Arm bewegen müssen. Beide Muskeln ziehen den Rumpf hoch, halten ihn und fixieren die Arme bei Belastung am Rumpf.

Bild 7.13 ***Breiter Rückenmuskel*** *(M. latissimus dorsi)*

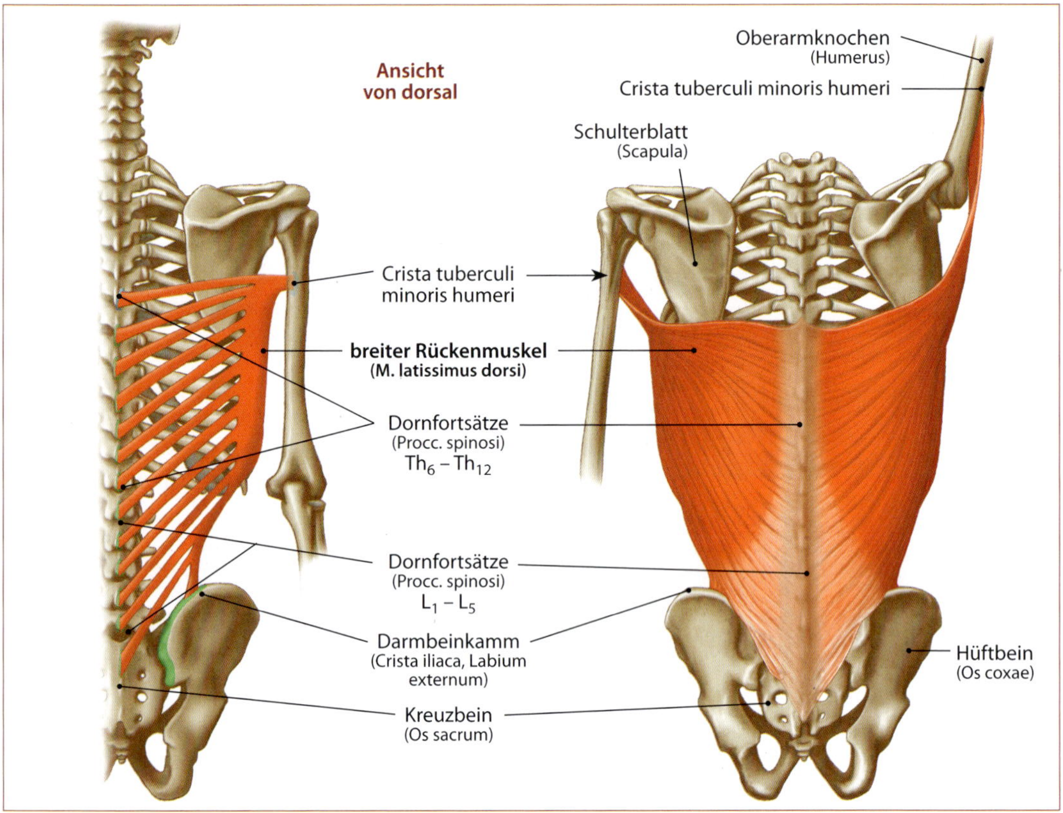

1. Breiter Rückenmuskel *(M. latissimus dorsi)*

Es können 4 Teile unterschieden werden: ***Pars scapularis, Pars vertebralis, Pars costalis, Pars iliaca***

Innervation	N. thoracodorsalis ($C_6 - C_8$)
Ursprung	Procc. spinosi $Th_6 - L_5$ über Fascia thoracolumbalis, 10. – 12. Rippe, Crista iliaca (Labium externum)
Ansatz	Humerus: Crista tuberculi minoris humeri
Funktion	• Adduktion, Retroversion, Innenrotation: Schultergelenk • Ausatemhilfsmuskel (wirkt als „Hustenmuskel")
Synergisten	M. teres major, M. subscapularis, M. pectoralis major, M. coracobrachialis, M. biceps brachii (Caput breve)
Antagonisten	M. deltoideus, M. serratus anterior, M. supraspinatus, M. infraspinatus
Bemerkungen	Breitflächigster Muskel des Körpers, bildet die hintere Achselfalte, wichtig beim Klettern, da er den Oberkörper an den Arm heranziehen kann.

Bild 7.14 ***Großer Brustmuskel*** *(M. pectoralis major)*

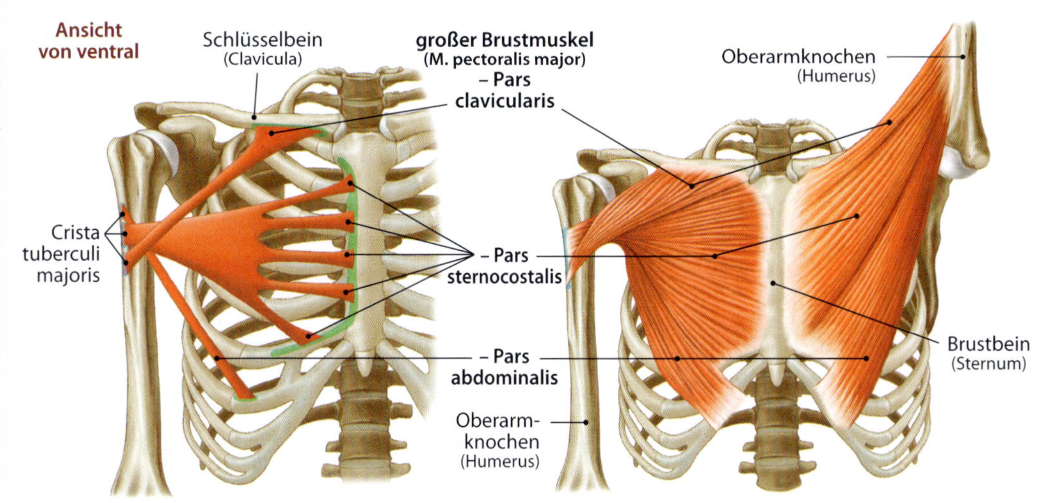

2. Großer Brustmuskel *(M. pectoralis major)*

Innervation	Nn. pectorales medialis und lateralis ($C_5 - Th_1$)
Ursprung	***Pars clavicularis:*** Clavicula (sternale Hälfte) ***Pars sternocostalis:*** Sternum (Manubrium und Corpus sterni); Rippenknorpel 1 – 6 ***Pars abdominalis*** (schwächster Teil): Rektusscheide (vorderes Blatt)
Ansatz	Humerus – Crista tuberculi majoris humeri (alle Teile)
Funktion	• Adduktion und Innenrotation: gesamter Muskel • Anteversion: Pars clavicularis und Pars sternocostalis
Synergisten	M. deltoideus, M. biceps brachii, M.coracobrachialis u.a.
Antagonisten	M. deltoideus, M. triceps brachii u.a.
Bemerkungen	Bei herabhängendem Arm überkreuzen sich seine Fasern kurz vor ihrem Ansatz, wird der Arm gehoben, hebt sich die Überkreuzung auf (Bild 7.14 rechts); beteiligt sich am Stütz (Gehen mit Unterarmgehstützen); Einatemhilfsmuskel beim Aufstützen der Arme; wird seiner Funktion entsprechend auch als „Schwimmer- oder Umarmungsmuskel" bezeichnet.

7.3.4 Lage der dorsalen und ventralen Schultermuskeln (Überblick)

Sowohl die *dorsalen* als auch die *ventralen* Schultermuskeln lassen sich in eine *mediale* und eine *laterale* Gruppe einordnen.

Dorsale Schultermuskeln

– ***Mediale Gruppe***
  Die Muskeln sind mit der Wirbelsäule verbunden und in 2 Schichten angeordnet. Die *oberflächliche Schicht* wird vom *M. trapezius* gebildet. Unmittelbar darunter liegen die *Mm. rhomboidei* und der *M. levator scapulae,* welche die *tiefere Schicht* bilden. Unter den Mm. rhomboidei befinden sich Brustwand und autochthone Rückenmuskulatur (➟ S. 389ff).

– ***Laterale Gruppe***
  Die Muskeln gehören funktionell zum Schultergelenk. Der *M. deltoideus* liegt am weitesten lateral. Dessen Pars spinalis überdeckt teilweise die von der Scapula kommenden *Mm. infraspinatus, teres minor* und *major* (Reihenfolge von kranial nach kaudal). Der *M. supraspinatus* liegt oberhalb der Schulterblattgräte und wird ebenfalls vom M. deltoideus sowie M. trapezius bedeckt.

Am Rücken unmittelbar unter der Hautoberfläche liegt der *M. latissimus dorsi,* der flächenmäßig größte Muskel des menschlichen Körpers. Er überdeckt v. a. die langen Züge der autochthonen Rückenmuskeln. (➟ S. 389ff).

Bild 7.15 ***Dorsale Schultermuskeln*** *(mediale Gruppe)*

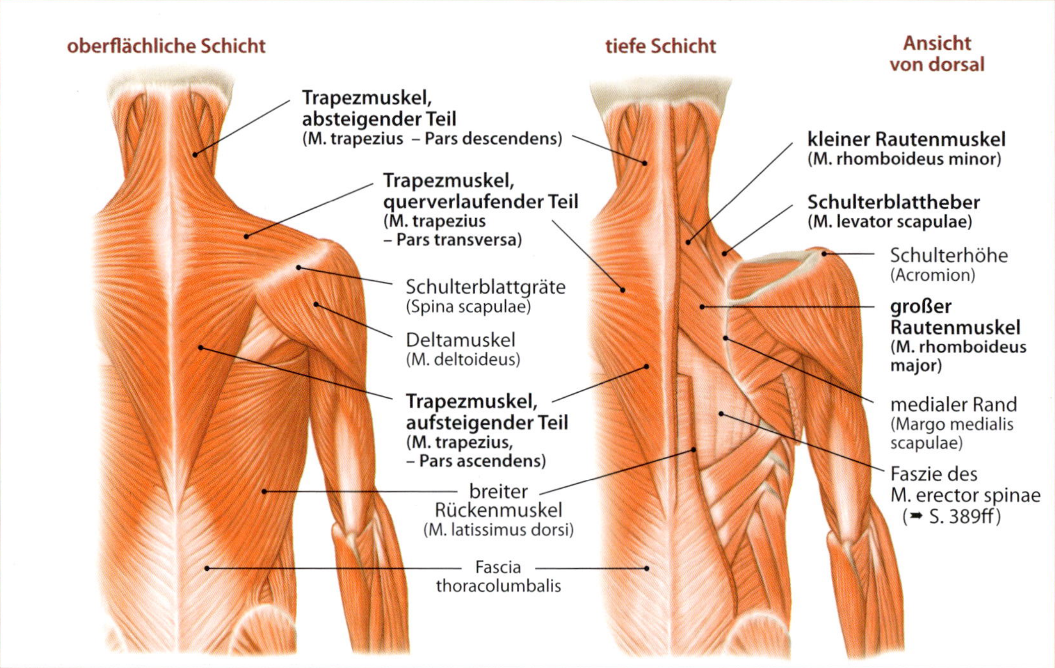

Bild 7.16 ***Dorsale Schultermuskeln*** *(laterale Gruppe)*

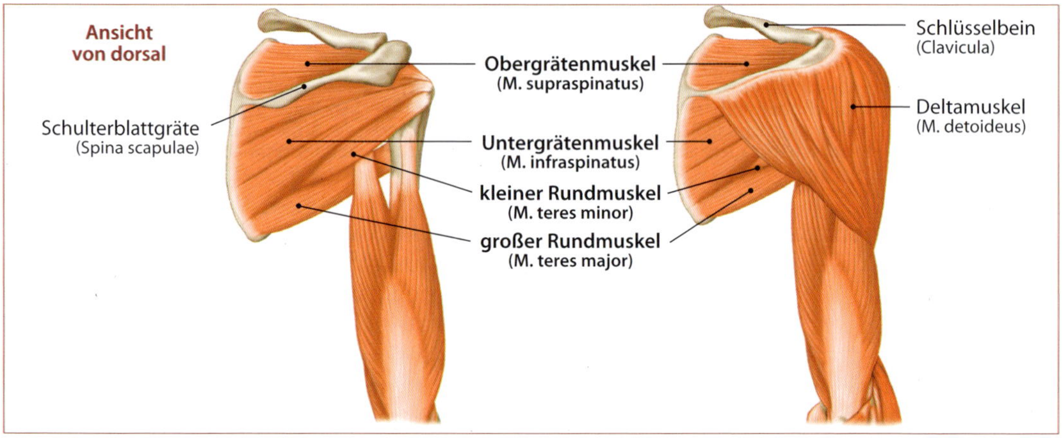

Ventrale Schultermuskeln

- ***Mediale Gruppe*** (mehr zur Brustwand gehörig)
  Die Muskeln sind ebenfalls in 2 Schichten angeordnet. Die *oberflächliche Schicht* wird vom *M. pectoralis major* gebildet. Dieser ist der Hauptmuskel der vorderen Achselfalte.
  In der *tiefen Schicht* liegen, überdeckt vom M. pectoralis major, der *M. subclavius*, der *M. pectoralis minor* und unter letzterem liegt der *M. serratus anterior* auf der Thoraxwand.
- ***Laterale Gruppe*** (gehören zum Schulterblatt)
  Die Pars clavicularis des M. deltoideus überdeckt den *M. coracobrachialis*. Am tiefsten liegt unter dem Schulterblatt der *M. subscapularis.*

Bild 7.17 ***Ventrale Schultermuskeln*** *(mediale Gruppe)*

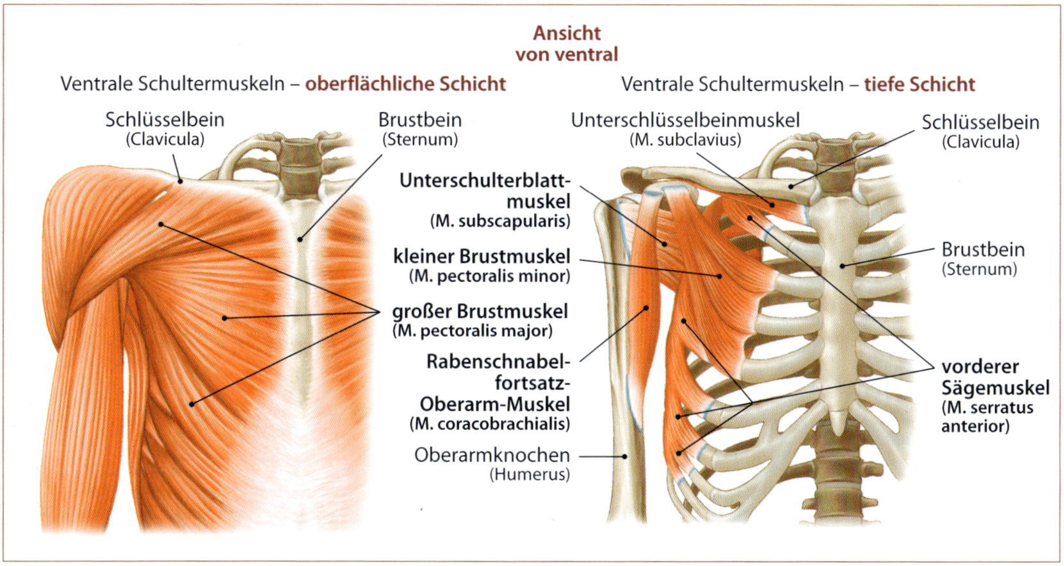

7.3.5 Rotatorenmanschette (Muskel-Sehnen-Manschette)

Gelenkkapsel und Bänder des Schultergelenks sind in der Lage, den unter ständiger Zugspannung stehenden frei hängenden Arm zu halten bzw. das Gelenk zu stabilisieren. Zusätzliche Belastungen hingegen werden v. a. durch 4 von der Scapula zum Tuberculum majus bzw. minus verlaufende Muskeln abgefangen:
M. supraspinatus, M. infraspinatus, M. teres minor und ***M. subscapularis*** (➡ S. 117ff).
Dies bedeutet, die Gelenkpfanne bei allen Bewegungen ständig in der Richtung der größten Belastung zum Humeruskopf auszurichten und diesen zu zentrieren. Neben dieser Stabilisierungsfunktion können diese Muskeln je nach Faserverlauf den Oberarm nach außen oder innen drehen (daher der Name „Rotatorenmanschette") bzw. ab- oder adduzieren.

Praxis Rupturen (Sehnenrisse) der Rotatorenmanschette sind häufig die Ursache von Schulterschmerzen. Sie können traumatisch bedingt sein oder auf degenerativen Veränderungen der Sehnen beruhen. ⌟

Merke! Die Schultermuskulatur ist sehr kräftig ausgebildet, sodass die von ihr umhüllten Knochenteile kaum tastbar sind. Direkt auf das Schultergelenk wirken die Schultergürtel-Oberarm-Muskeln und Rumpf-Oberarm-Muskeln. Die im Abschnitt 6.3. besprochenen Rumpf-Schultergürtel-Muskeln hingegen sind für die Einstellbewegungen des Schultergürtels verantwortlich und wirken demnach nur indirekt auf das Schultergelenk. Die genannten Muskelgruppen verbinden die Knochen von Thorax, Schultergürtel und Humerus miteinander.
Die großen trunkohumeralen Muskeln (M. pectoralis major und M. latissimus dorsi) reichen vom Humerus weit auf den Rumpf und überspringen den Schultergürtel. Dadurch entstehen am Oberarm die ventrale und dorsale Muskelfalte als Begrenzung der Achselhöhle.
Das Schultergelenk wird hauptsächlich von 4 Muskeln (M. supraspinatus, M. infraspinatus, M. teres minor, M. subscapularis) geführt und geschützt. Diese umschließen es manschettenartig und bilden die Rotatorenmanschette. Ihre konvergierenden Sehnen liegen der Gelenkkapsel eng an bzw. sind z. T. mit ihr verwachsen. Die Rotatorenmanschette wird auch als stabilisierende glenohumerale Muskulatur bezeichnet. ⌟

Bild 7.18 ***Rotatorenmanschette*** *(Muskel-Sehnen-Manschette)*

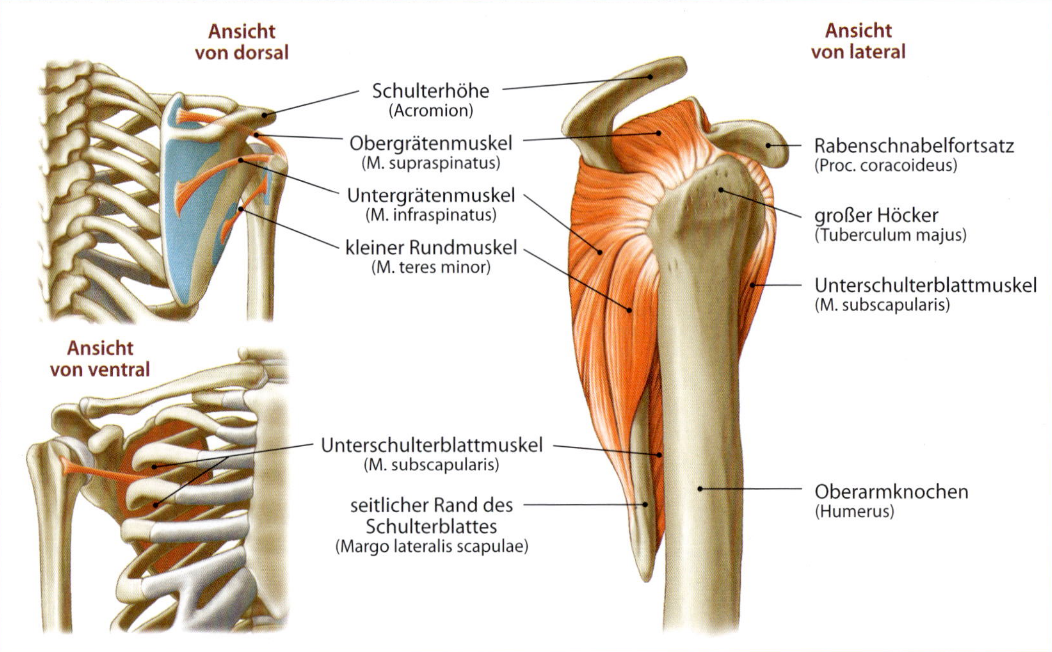

7.3.6 Bewegungen des Schultergelenks und wichtige Muskeln

Funktionsstellung des Schultergelenkes

Funktionsstellung eines Gelenkes bedeutet, dass sich die antagonistischen Muskelgruppen im Gleichgewicht befinden, d. h. im Ruhetonus. Ihre Kenntnis ist für die Ruhigstellung von Gelenken von größter Bedeutung. Danach gilt für das Schultergelenk: Arm um 45° antevertiert, 60° adduziert und 30° bis 40° innenrotiert.

Praxis Bei Frakturen des Humerusschaftes wird der Arm in der oben beschriebenen Gleichgewichtsstellung ruhig gestellt.

Im Schultergelenk erfolgen Bewegungen um 3 Hauptachsen:

1. *Transversale Achse:* Anteversion und Retroversion in einer Sagittalebene,
2. *Sagittale Achse:* Abduktion und Adduktion in einer Frontalebene,
3. *Rotationsachse* (Längsachse des Oberarmes): Außenrotation und Innenrotation.

Bewegungsumfänge
(Neutral-Null-Methode, ➝ S. 52)
ohne Einbeziehung bzw. ***mit*** Einbeziehung der Schlüsselbeingelenke

Anteversion – Retroversion
ohne 90° - 0° - 30° ***mit*** 180° - 0° - 40°

Abduktion/Elevation – Adduktion
ohne 90° - 0° - 20° ***mit*** 180° - 0° - 40°

Außenrotation – Innenrotation
ohne 70° - 0° - 70° ***mit*** 90° - 0° - 90°

1. Anteversion (Flexion)
Das Vorschwingen des Armes um eine Transversalachse kann anhand der beteiligten Muskeln in 3 Phasen eingeteilt werden.

Phase 1: 0° bis 60°
Ausführende Muskeln:
- M. deltoideus – Pars clavicularis,
- M. coracobrachialis,
- M. pectoralis major – Pars clavicularis.

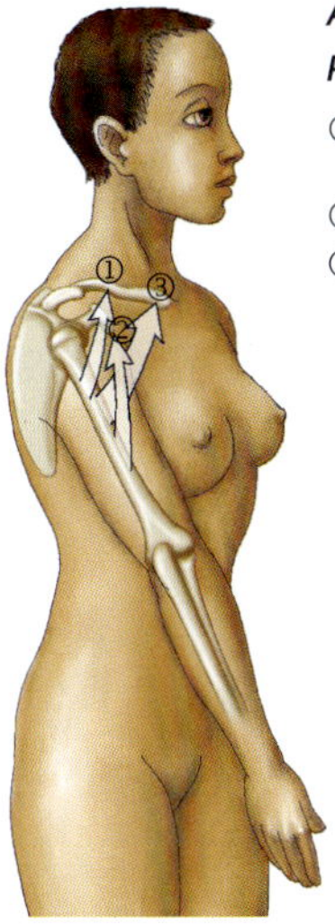

Anteversion
Phase 1: **0° bis 60°**
① M. deltoideus – Pars clavicularis,
② M. coracobrachialis,
③ M. pectoralis major – Pars clavicularis.

Die Bewegung im Schultergelenk wird durch das Lig. coracohumerale (spannt sich an) sowie den passiven Widerstand der Mm. infraspinatus, teres major und minor begrenzt.

Phase 2: 60° bis 120°
Ausführende Muskeln:
- M. trapezius,
- M. serratus anterior.

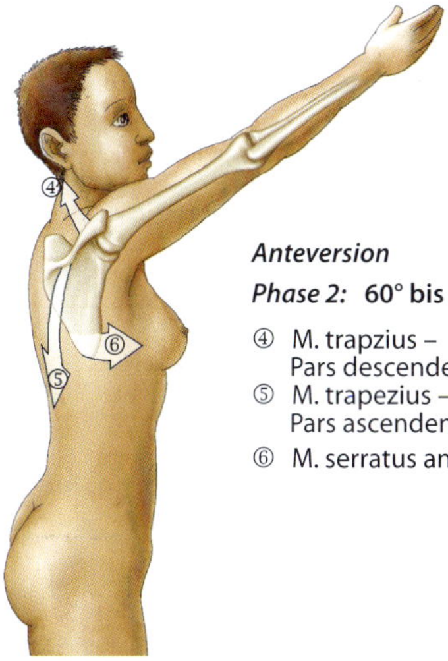

Anteversion
Phase 2: **60° bis 120°**
④ M. trapzius – Pars descendens,
⑤ M. trapezius – Pars ascendens,
⑥ M. serratus anterior.

In dieser Phase ist der Schultergürtel mitbeteiligt. Es findet eine Außenrotation der Scapula bei gleichzeitiger axialer Rotation im Akromio- und Sternoklavikulargelenk von ca. 30° statt. Zwischen Thorax und Scapula wird die Anteversion durch den passiven Widerstand des M. latissimus dorsi sowie des M. pectoralis major, Pars sternocostalis und abdominalis begrenzt.

Phase 3: 120° bis 180°
Ausführender Muskel:
- M. erector spinae.

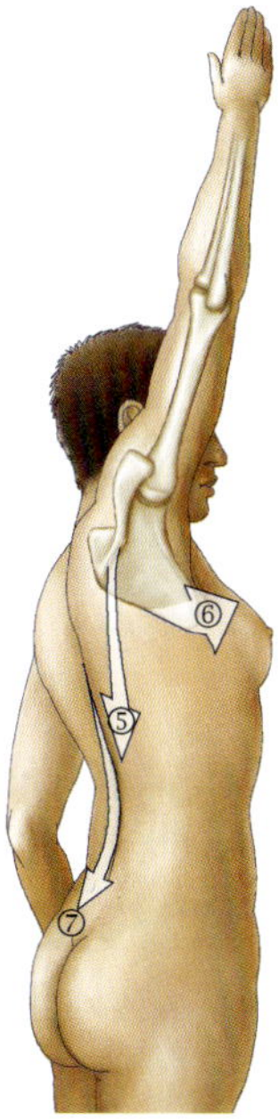

Anteversion
Phase 3: **120° bis 180°**
⑤ M. trapzius – Pars ascendens,
⑥ M. serratus anterior
⑦ M. erector spinae.

Einseitig durch laterale Flexion der Wirbelsäule; beidseitig durch Hyperlordosierung (Überstreckung) der Wirbelsäule.

Praxis Bei einer Lähmung des Deltamuskels ist die Anteversion des Armes, wie sie z. B. beim Essen und Trinken notwendig ist, kaum noch möglich.

2. Retroversion (Extension)
Der Bewegungsausschlag nach dorsal beträgt ca. 45° bis 50°.

Ausführende Muskeln:
- M. deltoideus – Pars spinalis,
- M. teres minor,
- M. teres major,
- M. latissimus dorsi.

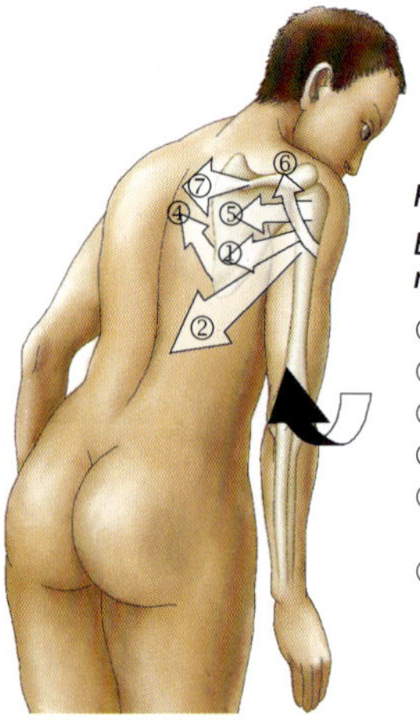

Retroversion
***Bewegungsausschlag nach dorsal:* 45° bis 50°**
① M. teres major,
② M. latissimus dorsi,
④ M. rhomboideus,
⑤ M. teres minor,
⑥ M. deltoideus – Pars spinalis,
⑦ M. trapezius – Pars transversa.

Eine weitere ***Retroversion*** über das Bewegungsausmaß des Schultergelenkes hinaus erfolgt im Schulterblatt-Thorax-Gelenk (➡ S. 93) durch ***Adduktion*** der Scapula.
Ausführende Muskeln:
- M. rhomboideus,
- M. trapezius – Pars transversa.

3. Adduktion
Eine Adduktion aus der Grundstellung ist nur in Kombination mit einer Anteversion vor dem Rumpf (30° bis 45°) oder einer geringfügigen Retroversion hinter dem Rumpf möglich.
Aus jeder Abduktionsstellung ist hingegen immer auch eine Adduktion bis zur Grundstellung ausführbar.

Ausführende Muskeln:
- M. pectoralis major,
- M. teres major,
- M. latissimus dorsi,
- M. teres minor.

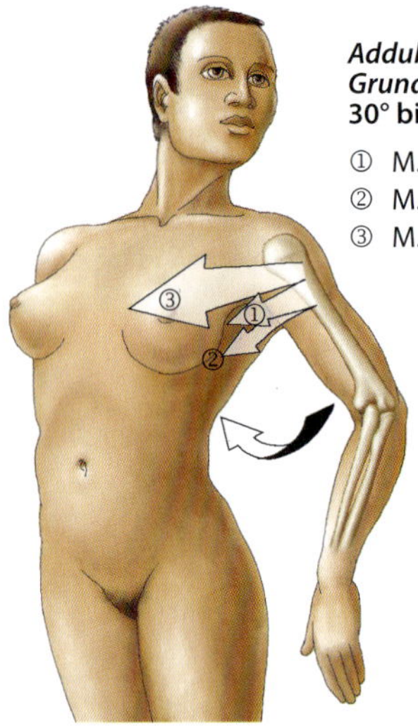

Adduktion aus der Grundstellung
30° bis 45°
① M. teres major,
② M. latissimus dorsi,
③ M. pectoralis major.

4. Abduktion
Die Abduktion lässt sich ebenfalls in 3 Phasen beschreiben:

Phase 1: 0° bis 90°
Ausführende Muskeln:
- M. deltoideus,
- M. supraspinatus.

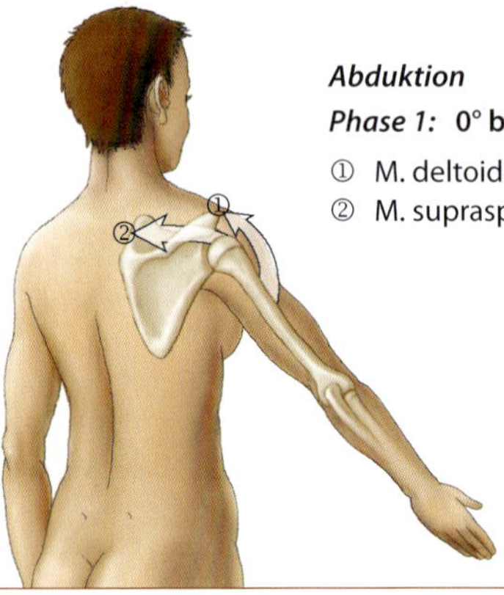

Abduktion
***Phase 1:* 0° bis 90°**
① M. deltoideus,
② M. supraspinatus.

Die 1. Phase erfolgt im Schultergelenk bis zur Blockade des Tuberculum majus am oberen Pfannenrand. Eine gleichzeitige Anteversion von 30° oder Außenrotation verzögert die mechanische Blockade. Der M. supraspinatus unterstützt den M. deltoideus kraftvoll und wirkt spezifisch gelenksichernd.

Phase 2: 0° bis 150°
Ausführende Muskeln:
- M. trapezius – Pars ascendens,
- M. trapezius – Pars descendens,
- M. serratus anterior.

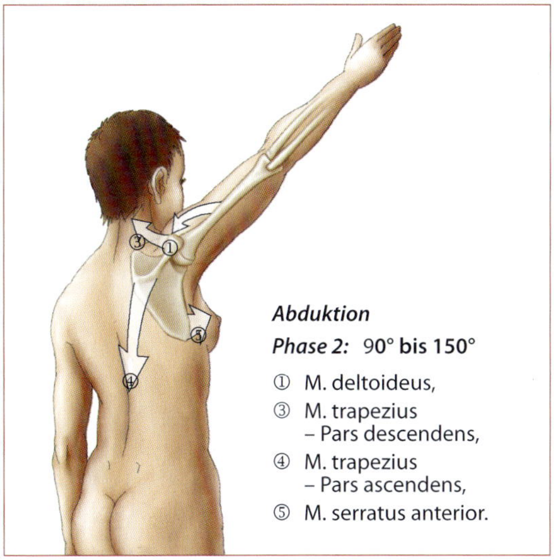

Diese Phase erfolgt im Schultergürtelbereich. Die Schultergelenkpfanne wird durch eine Abduktions- und Außenrotationsbewegung nach oben gerichtet. Diese Drehung beträgt maximal 60°. Die restlichen 30° werden durch axiale Rotation im Sterno- und Akromioklavikulargelenk erreicht.

Phase 3: 150° bis 180°
Ausführender Muskel:
- M. erector spinae (➡ S. 389ff).

Das Erreichen der Vertikalen ist nur unter Mitbeteiligung der Wirbelsäule möglich.
Einseitiges Armheben:
Lateralflexion durch Kontraktion des M. erector spinae der Gegenseite.
Beidseitiges Armheben:
Hyperlordosierung der lumbalen Wirbelsäule durch Kontraktion beider Mm. erector spinae.

Zu bemerken ist, dass in Wirklichkeit die beschriebenen Muskelaktionen bei der Abduktion physiologisch ineinander übergehen und sich überschneiden. Zum Beispiel dreht sich

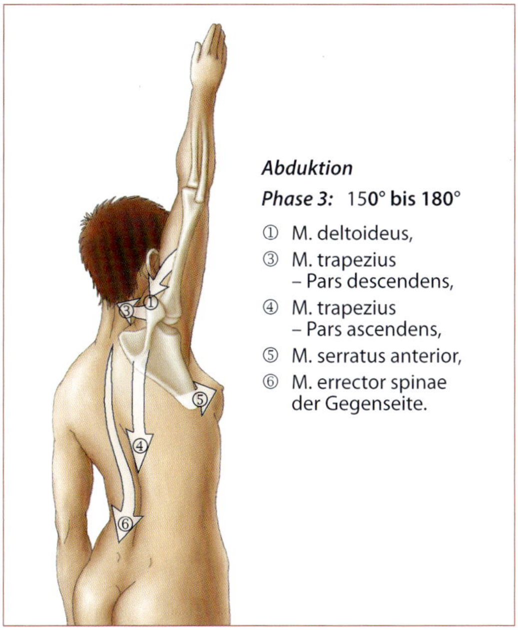

die Scapula schon, bevor im Schultergelenk eine Abduktionsstellung von 90° erreicht ist. Die in der Übersicht nicht erwähnten Mm. subscapularis, infraspinatus und teres minor haben insofern ebenfalls Bedeutung für die Abduktion, indem sie das Caput humeri nach kaudal und medial ziehen und so den M. deltoideus unterstützen. Bei maximaler Abduktion sind alle abduzierenden Muskeln kontrahiert.

5. Rotation des Armes um seine Längsachse
(Innen- und Außenrotation)

Um die Rotationsbewegungen im Schultergelenk zu messen, wird der Arm um 90° abduziert und der Unterarm im Ellbogengelenk um 90° gebeugt. Die Hand zeigt nach vorn.

***Innenrotation** (Endorotation)*
Unterarm schwenkt um ca. 90° nach unten *(Unterarm hinter dem Rumpf, gekoppelt mit Retroversion)*. Die Bewegung ist wichtig für die Hygiene des Analbereiches.
Die 4 wichtigsten *Innenrotatoren* sind:
- M. latissimus dorsi,
- M. teres major,
- M. subscapularis,
- M. pectoralis major.

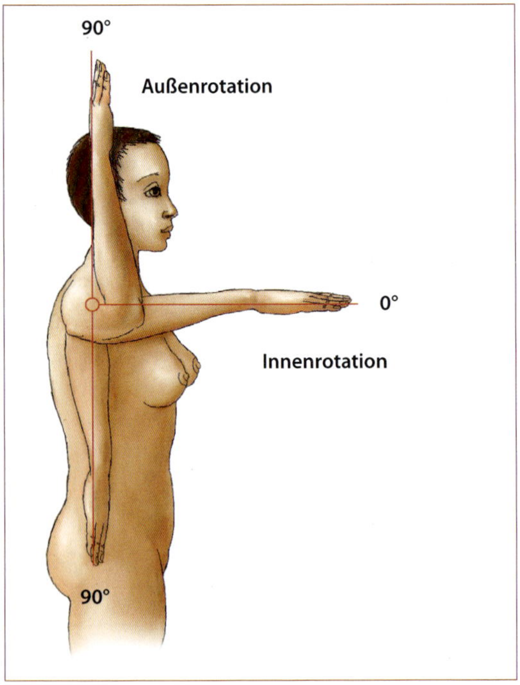

Außenrotation *(Exorotation)*
Unterarm wird um ca. 80° – 90° nach oben geschwenkt. Sie ist Voraussetzung für viele wichtige Handtätigkeiten, z. B. das Schreiben.
Die *Außenrotatoren* sind:
- M. infraspinatus und
- M. teres minor.

Im Vergleich zur Kraft und Anzahl der *Innenrotatoren* sind die *Außenrotatoren* schwach. Aber nur sie können die Hand von der Ventralseite des Rumpfes nach ventral und lateral bringen. Die Gesamtdrehbarkeit des Armes wird durch die Translationsbewegungen der Scapula über das Bewegungsausmaß des Schultergelenkes hinaus erhöht. So erfolgen die Innenrotation mit einer Scapulaabduktion durch die Mm. serratus anterior und pectoralis minor und die Außenrotation mit einer Adduktion der Scapula durch die Mm. rhomboideus und den M. trapezius.

Hauptbewegungen des Schultergelenks	Wichtigste Muskeln des Schultergelenks
Anteversion	M. deltoideus (Pars clavicularis), M. pectoralis major, M. coracobrachialis
Retroversion	M. deltoideus (Pars spinalis), M. teres major, M. latissimus dorsi,
Adduktion	M. pectoralis major, M. teres major, M. latissimus dorsi, M. teres minor
Abduktion	M. deltoideus, M. supraspinatus,
Innenrotation	M. latissimus dorsi, M. teres major, M. subscapularis, M. pectoralis major
Außenrotation	M. infraspinatus, M. teres minor

Praxis Da die versorgenden Nerven der Mm. infraspinatus und teres minor vorwiegend aus denselben Rückenmarkssegmenten stammen, kommt es z. B. bei Verletzungen des Plexus brachialis häufig zu Lähmungen beider Muskeln.

Merke! Die Oberarmbewegungen im Schultergelenk (Anteversion und Retroversion, Abduktion und Adduktion, Innenrotation und Außenrotation) erfolgen in den 3 Raumebenen um 3 Hauptachsen. Sie sind immer mit Einstellbewegungen des Schultergürtels, insbesondere der Scapula, gekoppelt.
Wegen der Muskelführung ist die Schultermuskulatur sowohl für die Bewegung der Gelenke als auch deren aktive Stabilisierung verantwortlich. Die große Beweglichkeit des Armes wird also garantiert durch:
- das Zusammenwirken des Schultergelenks mit den Schlüsselbeingelenken,
- die große Verschieblichkeit der Scapula auf dem Thorax,
- ein kompliziertes Muskelsystem.

7.3.7 Muskelschlingen des Schultergelenks

Die Muskelschlingen (➡ 6.5, S. 103) des Schultergelenks arbeiten teils antagonistisch und teils synergistisch.

1. Pectoralis major-Latissimus dorsi-Schlinge
- *antagonistische Arbeitsweise*
  - M. pectoralis major: *Anteversion*
  - M. latissimus dorsi: *Retroversion*
- *synergistische Arbeitsweise*
  - M. pectoralis major und M. latissimus dorsi: Senken des erhobenen Armes und Innenrotation

2. Subscapularis-Infraspinatus-Teres minor-Schlinge
- *antagonistische Arbeitsweise*
  - M. subscapularis: *Innenrotation*
  - M. infraspinatus und M. teres minor: *Außenrotation*

3. Pectoralis major-Infraspinatus-Teres minor-Schlinge
- *antagonistische Arbeitsweise*
  - M. pectoralis major: *Innenrotation*
  - M. infraspinatus und M. teres minor: *Außenrotation*

Praxis Lähmung eines zu einer Muskelschlinge gehörenden Muskels hat eine Störung der Gesamtbewegung zur Folge. ⌟

Merke! Teils antagonistisch, teils synergistisch wirkende Muskelschlingen des Schultergelenkes ökonomisieren die Muskeltätigkeit und erleichtern das Verständnis einzelner Bewegungsabläufe. ⌟

7.4 Schulternebengelenk (Art. subacromialis)

➡ Knochenverbindungen – Übersicht, 6.2.1, S. 92)

Das *Schulternebengelenk* ist ein ***unechtes*** Gelenk. Es wird von einer aus lockerem Bindegewebe bestehenden ***Verschiebeschicht*** gebildet, die sich zwischen dem M. deltoideus und einer darunter liegenden „Artikulationsfläche" (proximales Humerusende, Muskelmanschette) befindet. Sie steht mit Schleimbeuteln in Verbindung und ermöglicht dem M. deltoideus, sich bei der Abduktion des Armes vom Humerus „abzuheben". Der von der Gleitschicht ausgefüllte Raum heißt *subdeltoidealer* Raum.

Praxis Das Schulternebengelenk ist häufig Sitz rheumatischer Erkrankungen, die zu schmerzhaften Bewegungseinschränkungen im Schultergelenk führen. ⌟

Merke! Das Schulternebengelenk hat eine besondere Bedeutung bei der Abduktion im Schultergelenk. ⌟

7.5 Achselgegend (Regio axillaris)

Die *Regio axillaris* ist der Raum an der Grenze zwischen Oberarm, Brustkorb und Hals. Ihre Basis ist die konkave *Achselhöhle* oder *Achselgrube* (Fossa axillaris) als Einbuchtung zwischen Rumpf und Arm.

Die Regio axillaris ist eine wichtige ***Durchgangsregion*** für Blut- und Lymphgefäße sowie Nerven des Armes.

Begrenzungen
- Vorderwand: M. pectoralis major und minor, wobei der Seitenrand des großen Brustmuskels die schmalere *vordere Achselfalte* bildet,
- Hinterwand: Schulterblatt und dessen Muskeln mit ihren Faszien, wobei der M. teres major mit der Sehne des M. latissimus dorsi die breitere *hintere Achselfalte* bildet,
- Mediale Wand: Brustwand (M. serratus anterior und dessen Faszie).

Inhalt
- Arteria und Vena axillaris (➡ S. 200f),
- Achsellymphknoten (➡ S. 202f),
- Achselnerv (N. axillaris), Speichennerv (N. radialis), Mittelnerv (N. medianus), Ellennerv (N. ulnaris), ➡ S. 203f.
- Fettgewebe.

Merke! Durch die Anordnung der Schultergürtelmuskeln entsteht unterhalb des Schultergelenks die Achselhöhle (Fossa axillaris). Durch sie verlaufen sehr wichtige Gefäße und Nerven zum Oberarm. ⌟

***Bild 7.19* Achselgegend** *(Regio axillaris)*

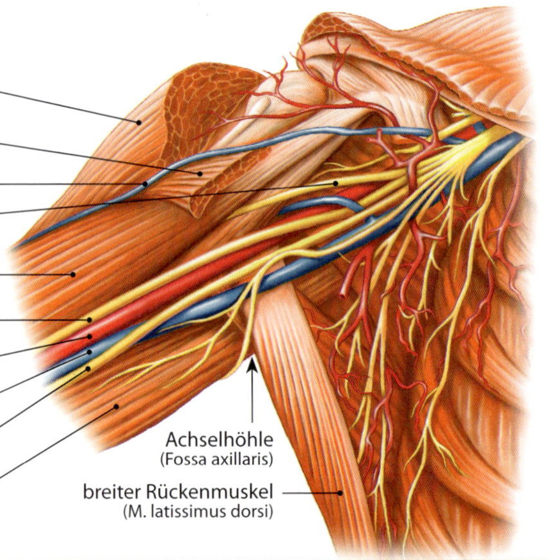

7.6 Aufgaben

1. Wodurch zeichnet sich die obere Extremität des Menschen aus? (7)
2. Nehmen Sie eine Gliederung des Armes vor und ordnen Sie die entsprechenden Knochen zu. (7.1)
3. Erkunden Sie an sich selbst die tastbaren Knochenteile der Armknochen. (7.1)
4. Welche Knochen bzw. Knochenteile sind an der Bildung der Armgelenke beteiligt? (7.1)
5. Zeichnen Sie einen Oberarmknochen und beschriften Sie die wichtigsten Teile. (7.2)
6. Wozu dient der Sulcus intertubercularis? (7.2)
7. Stößt man sich an den N. ulnaris im Sulcus nervi ulnaris, so kann ein zuckender Schmerz entstehen, der bis in den Ring- und Kleinfinger ausstrahlt. Wie ist dies zu er klären? (7.2)
8. Beschreiben Sie den Bau des Schultergelenkes! Welche Besonderheiten weist dieses Gelenk auf? (7.3.1)
9. Begründen Sie, warum das Schultergelenk relativ häufig auskugelt. (7.3.1, 7.3.2)
10. Welche Vor- und Nachteile haben Gelenke a) mit vorwiegend Knochenführung und b) mit vorwiegend Muskelführung? (4.6)
11. Erläutern Sie Verlauf und Aufgaben der wichtigsten Bänder des Schultergelenks. (7.3.2)
12. Beschreiben Sie den anfänglichen Verlauf der langen Bizepssehne. (7.3.1)
13. Welche Bedeutung hat das Schulternebengelenk? (7.4)
14. Worin besteht die Aufgabe der Schleimbeutel? (7.3.2)
15. Verschaffen Sie sich einen Überblick der auf das Schultergelenk wirkenden Muskelgruppen. (7.3.3)
16. Beschreiben (wenn möglich erkunden) Sie die Verläufe und Lageverhältnisse folgender Muskeln:
    M. deltoideus, M. pectoralis major, M. serratus anterior, M. supraspinatus, M. infraspinatus, Mm. teres major und minor, M. coracobrachialis, M. latissimus dorsi. (7.3.3)
17. Welche Muskeln sind v. a. für die Abduktion und Adduktion im Schultergelenk zuständig? (7.3)
18. Beschreiben Sie die Lageverhältnisse der dorsalen und ventralen Rumpf-Schultergürtel-Muskeln. (7.3.4)
19. Was versteht man unter der Rotatorenmanschette, welche Muskeln bilden sie und welche Aufgaben hat sie? (7.3.5)

20. Analysieren Sie die Hauptbewegungen im Schultergelenk. (7.3.6)
21. Welche Muskeln bewirken im Schultergelenk
    a) Anteversion (Flexion),
    b) Retroversion (Extension),
    c) Innenrotation,
    d) Außenrotation? (7.3.6)
22. Wie werden die Muskeln, die auf das Schultergelenk wirken, innerviert? (7.6)
23. Welche praktische Bedeutung hat die Funktionsstellung eines Gelenkes? (7.3.3)
24. Erläutern Sie die Muskelschlingen des Schultergelenks und deren Bedeutung. (7.3.7)
25. Wie wird die Achselgegend (Regio axillaris) begrenzt? (7.5)

7.7 Unterarmknochen

Der Unterarm (Antebrachium) wird wie der Unterschenkel von 2 langen Röhrenknochen gebildet:

1. ***Elle*** (Ulna) an der Kleinfingerseite, sie ist proximal stärker als distal,
2. ***Speiche*** (Radius) an der Daumenseite, sie ist distal stärker als proximal.

Beide Knochen sind dreifach miteinander verbunden:

1. *proximales Ellen-Speichen-Gelenk* (Art. radioulnaris proximalis),
2. *Zwischenknochenmembran* (Membrana interossea antebrachii) im Bereich der Schaftabschnitte,
3. *distales Ellen-Speichen-Gelenk* (Art. radioulnaris distalis).

Der Unterarm beginnt in der Ellenbeuge und endet an den beiden Griffelfortsätzen von Elle und Speiche. Die Form wird v. a. durch seine Muskeln bestimmt, deren Bäuche sich proximal befinden, sodass der Unterarm hier am dicksten ist und sich nach distal deutlich verjüngt.

Bild 7.20 ***Unterarmknochen des rechten Armes***

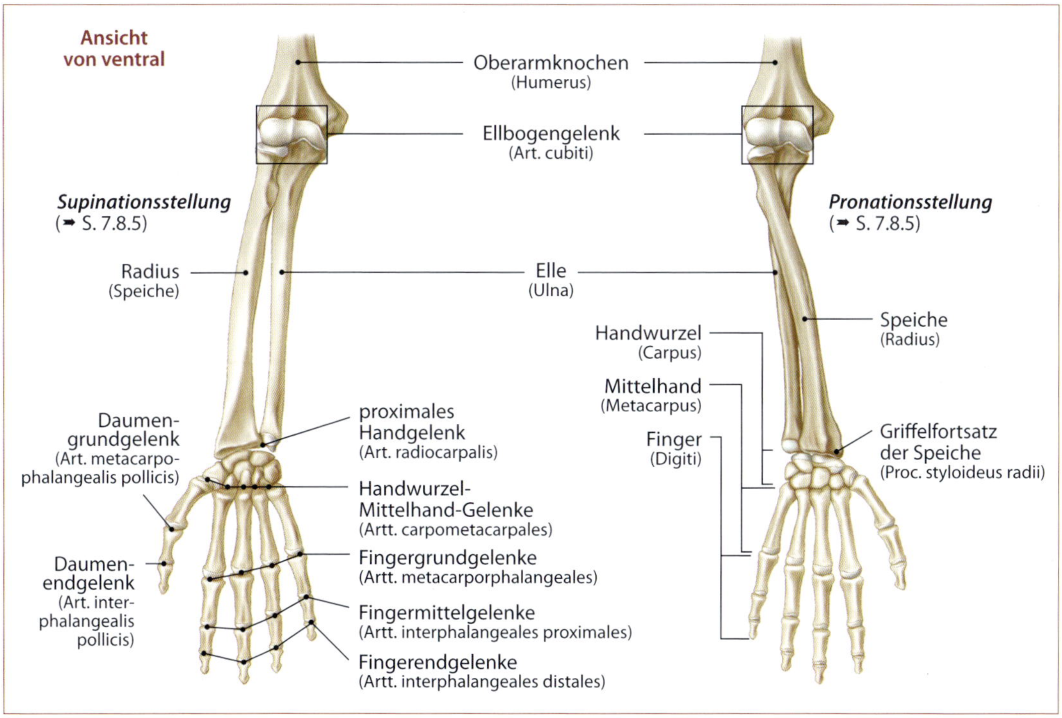

7.7.1 Elle (Ulna)

Die *Elle* hat eine Länge von 24 bis 27 cm und weist folgende Besonderheiten auf:

***Proximales Gelenkende** (proximale Epiphyse)*

- *Einschnitt* (Incisura trochlearis) für die Oberarmrolle (Trochlea humeri) auf der Beugeseite,
- *Ellbogen* (Olecranon) – hakenförmiger Fortsatz, welcher die Incisura trochlearis dorsal begrenzt,
- *Kronenfortsatz* (Proc. coronoideus ulnae) – ventrale Begrenzung der Incisura trochlearis,
- *Einschnitt für den Speichenkopf* (Incisura radialis) seitlich vom Kronenfortsatz für die Drehbewegung mit der Speiche,
- *rauhe Fläche* (Tuberositas ulnae) – Ansatz für den Oberarmmuskel (M. brachialis) unterhalb des Kronenfortsatzes.

Bild 7.21 Elle *(Ulna)* **des rechten Unterarms**

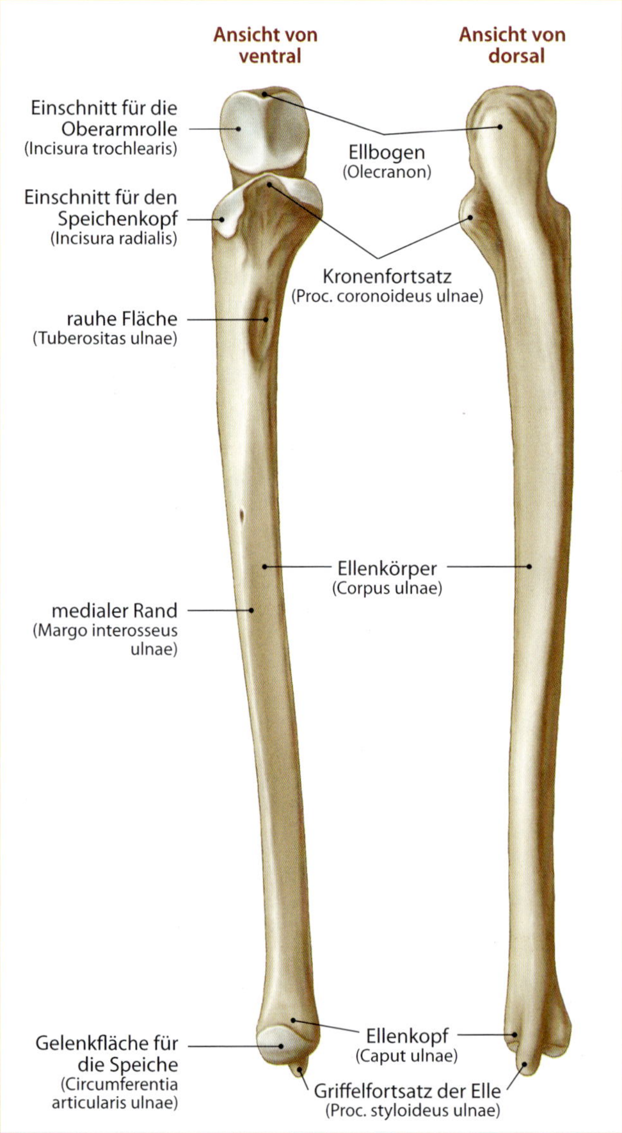

***Mittelstück** (Diaphyse), **Schaft, Körper** (Corpus ulnae)*

- *medialer Rand* (Margo interosseus ulnae) als Befestigungsstelle für die Zwischenknochenmembran (Membrana interossea).

***Distales Gelenkende** (distale Epiphyse)*

- *Ellenkopf* (Caput ulnae) mit
- *Gelenkfläche für die Speiche* (Circumferentia articularis ulnae),
- *Griffelfortsatz* (Proc. styloideus ulnae).

7.7.2 Speiche (Radius)

Die *Speiche* ist etwas kürzer als die Elle (23 bis 25 cm).

***Proximales Gelenkende** (proximale Epiphyse)*

- *Speichenkopf* (Caput radii) mit
  - *konkaver Flächenkrümmung* (Fovea articularis radii) als Artikulationsfläche für das Oberarmköpfchen (Capitulum humeri),
  - *Gelenkfläche* für die Drehbewegung mit der Elle (Circumferentia articularis radii).

  Beide Gelenkflächen werden durch das Ringband des Radius (Lig. anulare radii ➠ S. 138) zu einer Einheit zusammengefasst.
- *Speichenhals* (Collum radii) – Einschnürung,
- *Rauigkeit* (Tuberositas radii) für den Ansatz der Sehne des zweiköpfigen Oberarmmuskels (M. biceps brachii) am Übergang zum Mittelstück an der palmaren Seite.

Bild 7.22 ***Speiche** (Radius) **des rechten Unterarms***

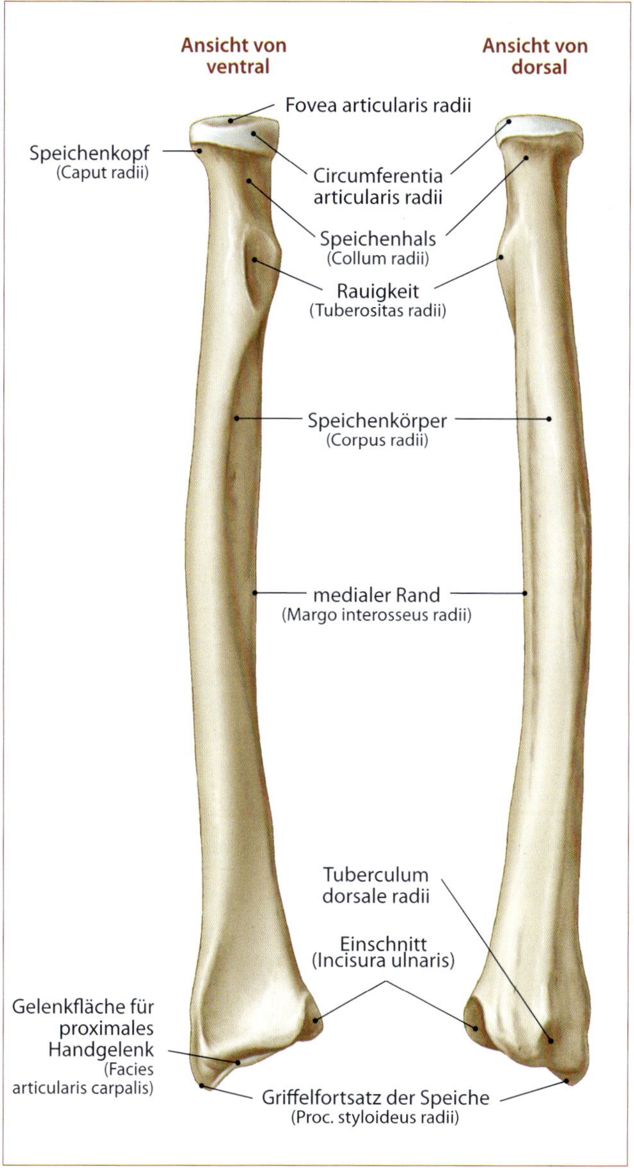

***Mittelstück** (Schaft, Diaphyse, Körper)*

- medialer Rand (Margo interosseus) als Befestigungsstelle für die Zwischenknochenmembran (Membrana interossea antebrachii).

***Distales Gelenkende** (distale Epiphyse)*

- *Gelenkfläche* für das proximale Handgelenk (Facies articularis carpalis) – Artikulation mit dem Kahn- und Mondbein,
- *Einschnitt* (Incisura ulnaris) – Gelenkfläche für den Ellenkopf (Caput ulnae),
- Griffelfortsatz (Proc. styloideus radii).

Tastbare Teile an Elle und Speiche

- Ellbogen (Olecranon),
- Radiuskopf (Caput radii),
- dorsale Kante der Elle (Ulna),
- Ellenkopf (Caput ulnae),
- Griffelfortsatz der Elle (Proc. styloideus ulnae),
- distaler Teil des Speichenschaftes,
- Griffelfortsatz der Speiche (Proc. styloideus radii).

Praxis Die distale Radiusfraktur (DRF) ist neben der Klavikulafraktur der häufigste Knochenbruch des Menschen. Hierbei bricht die Speiche unmittelbar hinter dem Handgelenk. Nicht selten bricht gleichzeitig der Griffelfortsatz der Elle ab. Die Frakturen entstehen in der Regel durch Sturz auf das überstreckte Handgelenk.

7.8 Ellbogengelenk (Art. cubiti)

Das *Ellbogengelenk* verbindet den Oberarm gelenkig mit dem Unterarm. Es ermöglicht außer Flexion und Extension auch eine Rotation des Unterarmes.
Bei der Rotation liegen die beiden Unterarmknochen entweder parallel (*Supination*) oder sie überkreuzen sich (*Pronation* ➡ 7.8.5, S. 144). Wie bereits bekannt, können Ober- und Unterarm im Schultergelenk in den 3 Raumebenen sowohl vom Körper weg als auch an ihn heran geführt werden, sodass der Mensch durch die zusätzliche Streck- und Beugebewegung im Ellbogengelenk die Nahrung zum Mund führen kann.

***Bild 7.23* Rechtes Ellbogengelenk**

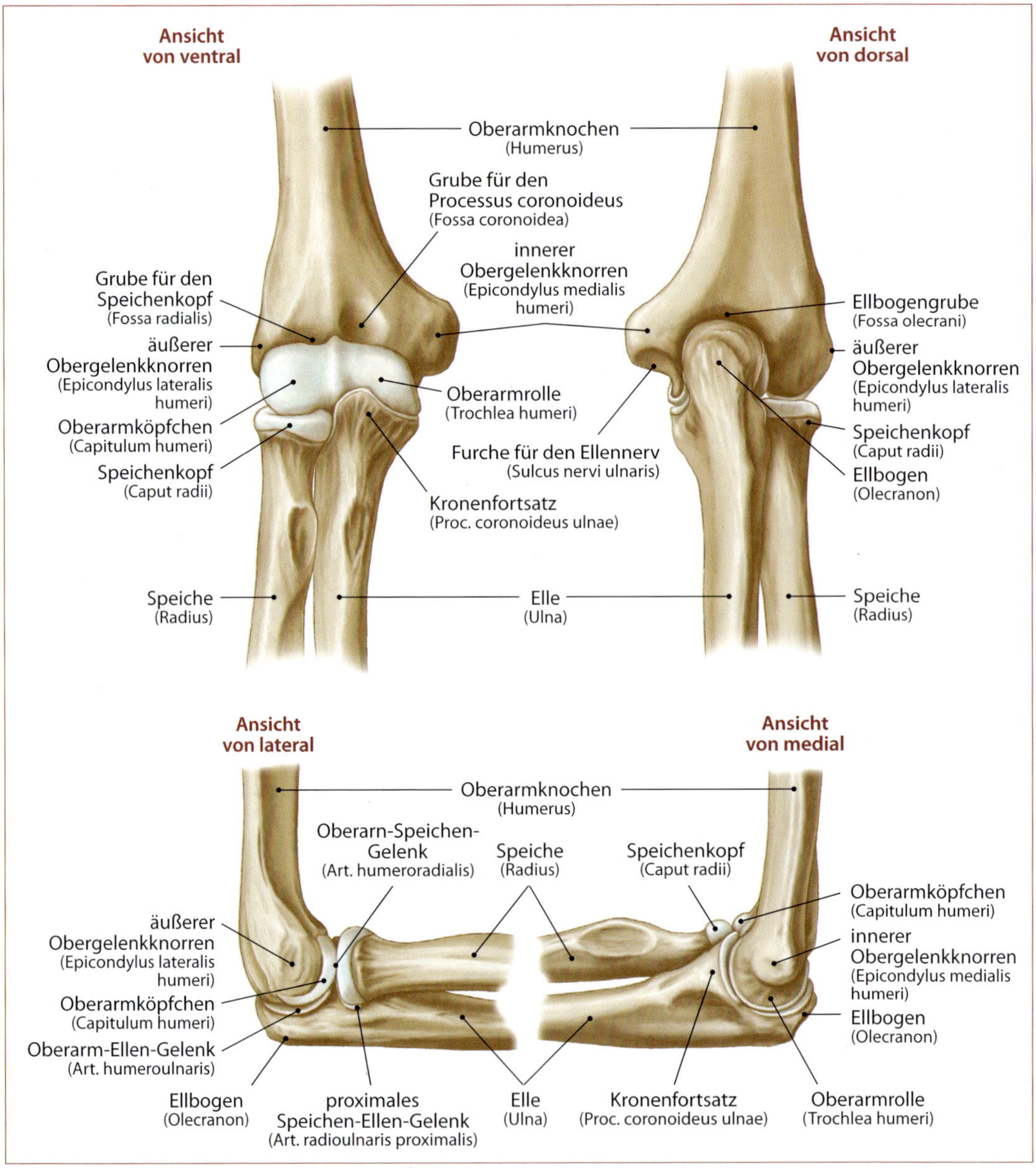

7.8.1 Knochen und Gelenkflächen

Knochen
Das Ellbogengelenk wird von Teilen dreier Röhrenknochen gebildet:
- distales Ende des Oberarmknochens (Humerus ➟ S. 108, 110 bis 112),
- proximales Ende der Elle (Ulna),
- proximales Ende der Speiche (Radius).

Es ist ein aus 3 Teilgelenken bestehendes zusammengesetztes Gelenk mit einer *gemeinsamen Gelenkhöhle* und einheitlicher *Gelenkkapsel.*

Gelenkflächen
- *Oberarmrolle* (Trochlea humeri) und Oberarmköpfchen (*Capitulum humeri*) am distalen Ende des Oberarmknochens,
- proximales Knochenende von *Elle* (Ulna) und *Speiche* (Radius).

7.8.2 Teilgelenke des Ellbogengelenkes und Bewegungsmöglichkeiten

Das *Ellbogengelenk* besteht aus 3 Teilgelenken:
1. *Oberarm-Ellen-Gelenk* (Art. humeroulnaris), Humeroulnargelenk,
2. *Oberarm-Speichen-Gelenk* (Art. humeroradialis), Humeroradialgelenk,
3. *proximales Speichen-Ellen-Gelenk* (Art. radioulnaris proximalis, proximales Radioulnargelenk).

Funktionell sind 2 Bewegungsmechanismen zu unterscheiden:
1. *Flexion* und *Extension* im Humeroradial- und Humeroulnargelenk,
2. *Pronation* und *Supination* im proximalen Radioulnargelenk im Zusammenwirken mit dem distalen Radioulnargelenk.

Oberarm-Ellen-Gelenk (Art. humeroulnaris)
Gelenkform
- *Scharniergelenk*

Gelenkpartner
- Trochlea humeri,
- Incisura trochlearis.

Die Incisura trochlearis wird ventral vom Proc. coronoideus und dorsal vom Olecranon umgeben, wodurch eine regelrechte „Knochenzange" entsteht. Die Gelenkkörper fügen sich schlüssig ineinander, sodass beste Voraussetzungen für eine sehr gute Knochenführung bestehen.

Bewegungen
- *Beugen* (Flexion),
- *Strecken* (Extension).

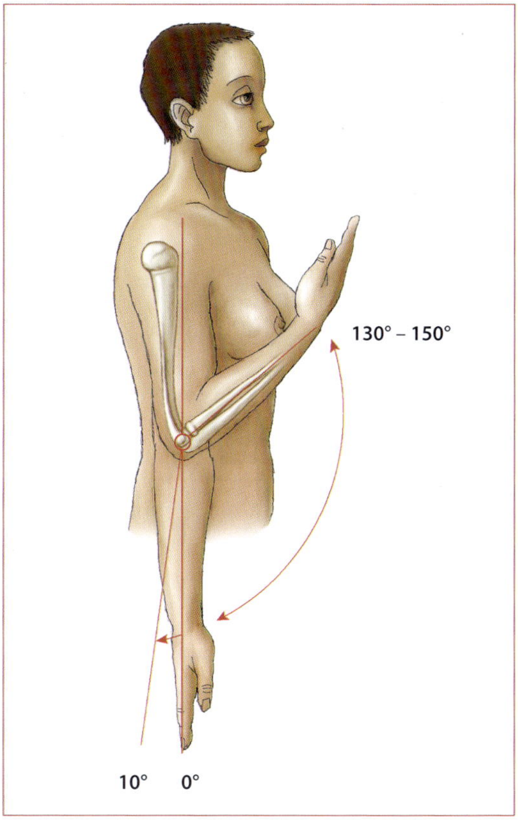

Bewegungsumfang (Neutral-Null-Methode)
Flexion – Extension: 150° – 0° – 10°

Oberarm-Speichen-Gelenk (Art. humeroradialis)
Gelenkform
Anatomisch ein Kugelgelenk, aber funktionell ein *Drehscharniergelenk*.

Gelenkpartner
- *Capitulum humeri*,
- *Caput radii*.

Bewegungen
Es können nur Bewegungen um 2 Achsen stattfinden, weil das Caput radii vom Ringband an der Ulna fixiert ist.

1. *Flexion* und *Extension* – Fovea articularis radii gleitet auf Capitulum humeri,
2. *Pronation* und *Supination* – Caput radii dreht sich in der Schlinge des Lig. anulare radii.

Proximales Speichen-Ellen-Gelenk (Art. radioulnaris proximalis)
Gelenkform
- *Zapfengelenk* als eine Form des Drehgelenkes mit einem Freiheitsgrad (➡ S. 48).

Gelenkpartner
- *Circumferentia articularis radii,*
- *Incisura radialis ulnae,*
- *Lig. anulare radii* (an seiner Innenseite überknorpelt).

2 weitere Radioulnargelenke, die nicht zum Ellbogengelenk gehören, sind das *distale Speichen-Ellen-Gelenk* und die *Zwischenknochenmembran.*

Distales Speichen-Ellen-Gelenk (Art. radioulnaris distalis)
Gelenkform
- *Radgelenk* als eine Form des Drehgelenkes mit einem Freiheitsgrad.

Bild 7.24 ***Rechte Unterarmknochen*** *(Zwischenknochenmembran, proximales und distales Speichen-Ellen-Gelenk)*

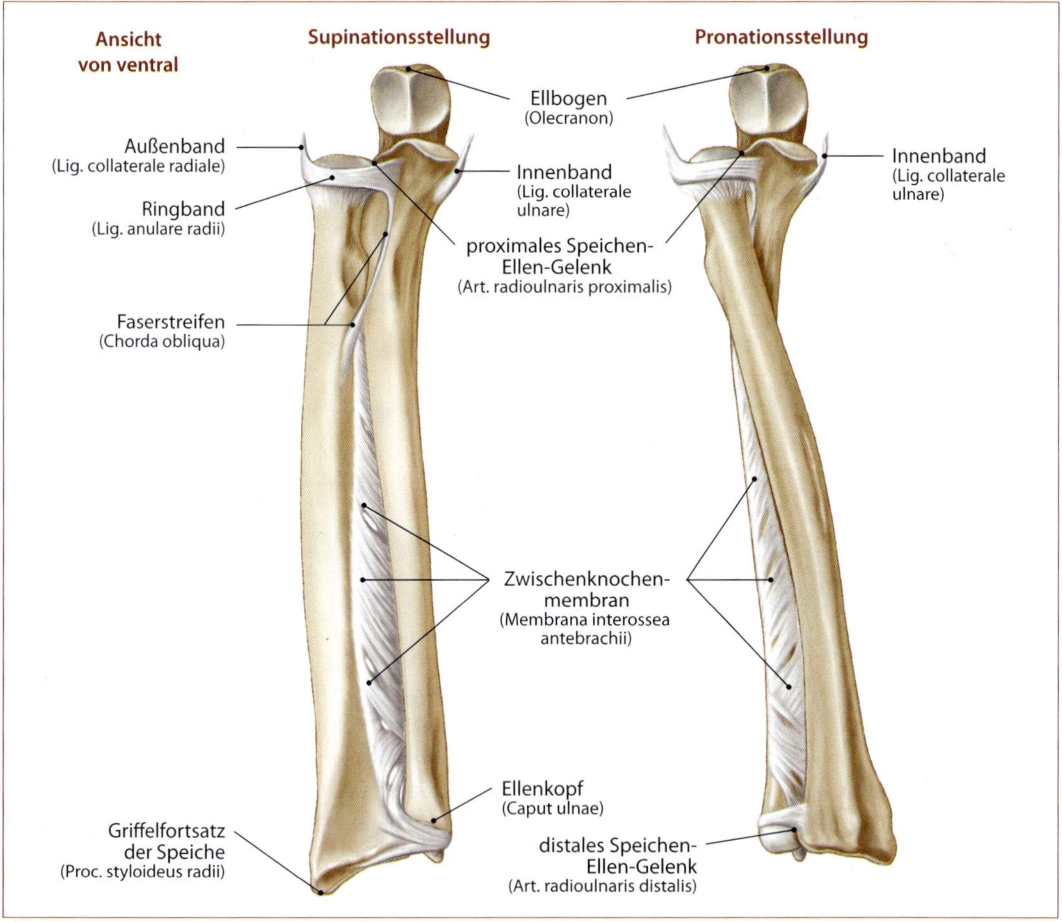

Gelenkpartner
- *Caput ulnae* (Circumferentia articularis ulnae),
- *Incisura ulnaris* des Radius.

Bewegungen
Das proximale Speichen-Ellen-Gelenk bildet mit dem eigenständigen distalen Speichen-Ellen-Gelenk (Art. radioulnaris distalis) eine funktionelle Einheit, wobei die Membrana interossea antebrachii mit weiteren ligamentären Strukturen für den Zusammenhalt der beiden Unterarmknochen sorgt.
Die Rotationsbewegungen des Unterarms erfolgen also in beiden Radioulnargelenken um eine gemeinsame schräg durch den Unterarm laufende Achse.
- *Einwärtsdrehen* der *Hand* (Pronation oder Innenrotation),
- *Auswärtsdrehen* der *Hand* (Supination oder Außenrotation, ➡ Bild 7.24 und 731, S. 145)

Zwischenknochenmembran (Membrana interossea antebrachii)

Gelenkform
Bandfuge oder Bandhaft (Junctura fibrosa, Syndesmose, ➡ S. 44), die als derbe Bindegewebsplatte die Schäfte von Radius und Ulna nahezu über die gesamte Länge verbindet.

Funktion
- sie *sichert* maßgeblich die Gelenkführung der Radioulnargelenke,
- ihre schräg gekreuzt verlaufenden Fasern *stabilisieren* die Unterarmknochen in transversaler und longitudinaler Richtung und verhindern eine Verschiebung des Radius nach distal,
- sie *überträgt* die beim Stützen auf die Hand wirkenden Kräfte vom Radius auf die Ulna,
- sie dient als zusätzliche *Ursprungsfläche* für die Unterarmmuskeln.

2 weitere Strukturen, die Radius und Ulna miteinander verbinden, sind:
- proximal ein *Faserstreifen* (Chorda obliqua),
- distal verstärkte *Kapselanteile* des distalen Radioulnargelenkes.

Bei Supination werden die 3 Strukturen zunehmend gespannt, sodass sie diese hemmen.

7.8.3 Gelenkkapsel und Bänder des Ellbogengelenks

Gelenkkapsel
Die *Gelenkkapsel* umhüllt die 3 Teilgelenke. Ventral und dorsal ist sie relativ dünn. Seitlich wird sie durch die Kollateralbänder verstärkt. Eine Ausstülpung unterhalb des Ringbandes dient bei den Rotationsbewegungen des Unterarms als Reservefalte.

Bänder
Das Ellbogengelenk wird von *2 Seiten-* oder *Kollateralbändern* und *1 Ringband* gesichert.

Merke! Kollateralbänder überbrücken immer paarig die Außen- und Innenseite des Gelenkes und werden dementsprechend als *Außen-* bzw. *Innenband* bezeichnet. Aufgrund ihres Verlaufes schränken sie die Seitbewegungen mehr oder weniger deutlich ein. Weiterhin sichern sie den Gelenkflächenkontakt. Seitenbänder befinden sich an allen Gliedmaßengelenken außer dem Hüft- und Schultergelenk.

1. Innenband (Lig. collaterale ulnare)
Ursprung: schmal von der Basis des Epicondylus medialis humeri,
Ansatz: breit an der medialen Seite der Incisura trochlearis der Elle.
Das fächerförmige ulnare Kollateralband besteht aus 3 Teilzügen und hat die Form eines Dreiecks. Es ist das *wichtigste* Band für die *Stabilisierung* des Ellbogengelenks.

2. Außenband (Lig. collaterale radiale)
Ursprung: Basis des Epicondylus lateralis humeri,
Ansatz: Ringband des Radius (Lig. anulare radii).
Das ebenfalls fächerförmige radiale *Kollateralband* strahlt mit einem vorderen Teil ventral in das Ringband ein und verstärkt es mit einem mittleren Teil dorsal, sodass es sich schließlich mit einigen Fasern an der Ulna befestigt. Auf diese Weise wird sichergestellt, dass die Drehung des Radius nicht behindert wird. Das Band ist mit der Ursprungssehne des M. supinator verwachsen (➡ S. 145f).

Bild 7.25 ***Bänder des rechten Ellbogengelenks***

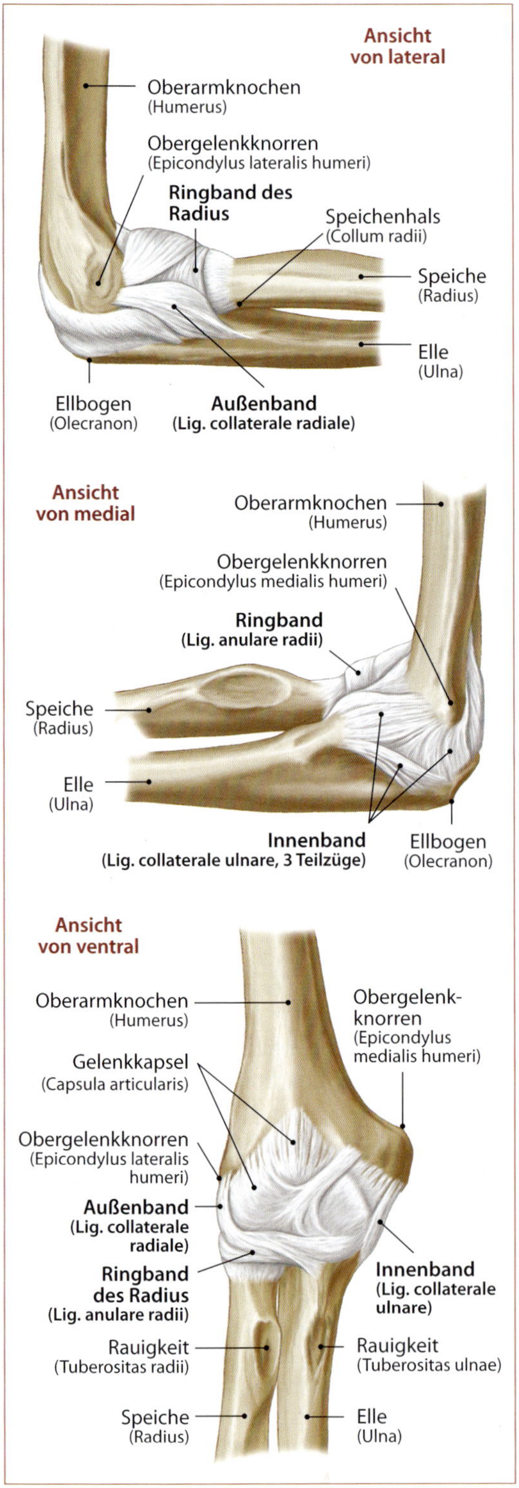

3. Ringband (Lig. anulare radii)

Das *Ringband* verläuft von der vorderen zur hinteren Grenze der Incisura radialis ulnae, mit der es einen osteofibrösen Ring bildet. Seine Innenseite hat eine knorpelähnliche Struktur. Das *Ringband* presst den Radiuskopf in die Incisura radialis ulnae und artikuliert mit dessen Zirkumferenz.

Praxis Bei einem Seitenbandriss wird der Gelenkflächenkontakt aufgehoben, weil der Unterarm zur anderen Seite gezogen wird.
Die häufigste Verrenkung im Kindesalter ist die Radiuskopfluxation.
Epikondylitis: Schmerzhafte Sehnenansätze von Unterarmmuskeln an den Epikondylen, die durch eine ständige Überbeanspruchung von Unterarmmuskeln entstehen (häufig am lateralen Epicondylus → Tennisellbogen, selten am medialen Epicondylus → Golferellbogen). ⌟

Merke! Das Ellbogengelenk besteht aus 3 Teilgelenken, dem Oberarm-Ellen-Gelenk (Art. humeroulnaris), dem Oberarm-Speichen-Gelenk (Art. humeroradialis) und dem proximalen Speichen-Ellen-Gelenk (Art. radioulnaris proximalis), die von einer gemeinsamen Gelenkkapsel umhüllt werden. 2 weitere Verbindungen zwischen Radius und Ulna sind: das distale Speichen-Ellen-Gelenk (Art. radioulnaris distalis) und die Zwischenknochenmembran (Membrana interossea antebrachii). Proximales und distales Speichen-Ellen-Gelenk bilden eine funktionelle Einheit.
Bewegungen: Beugung (Flexion) und Streckung (Extension) sowie Einwärtsdrehen (Pronation) und Auswärtsdrehen (Supination) des Unterarms.
Während das Schultergelenk ausschließlich durch Muskeln geführt und gesichert wird, weist das Ellbogengelenk eine feste Knochen- und Bandführung bzw. -sicherung auf. Die fächerförmig verlaufenden Kollateral- oder Seitenbänder geben dem Gelenk in jeder Stellung seitlichen Halt. Das Ringband (Lig. anulare radii) sichert das proximale Radioulnargelenk. Es ist zugleich Halteeinrichtung und Gelenkfläche. ⌟

7.8.4 Muskeln des Ellbogengelenks und ihre Funktion sowie Lageverhältnisse

Für das Ellbogengelenk sind hauptsächlich die Oberarmbeuger (Ausnahme: M. brachialis) und Oberarmstrecker zuständig. Sie werden von der Oberarmfaszie (Fascia brachii) umschlossen. Von ihr aus zieht medial und lateral jeweils zwischen Flexoren und Extensoren eine bindegewebige Scheidewand (Septum intermuskulare brachii mediale und laterale) zum Humerusschaft, sodass 2 Muskellogen entstehen, eine Flexorenloge und eine Extensorenloge (➡ Bild 7.26).

Praxis Entzündungen breiten sich bevorzugt innerhalb einer Muskelloge aus.

Für die Beugung sind 3 und für die Streckung ist im Prinzip nur 1 Muskel zuständig.
In Abhängigkeit von der Stellung des Ellbogengelenkes entfalten besonders die Flexoren unterschiedliche Kräfte bei den Bewegungen. Die größte Kraft haben sie bei einem Beugewinkel von 90°.

Bild 7.26 ***Rechter Oberarm*** *(Querschnitt)*

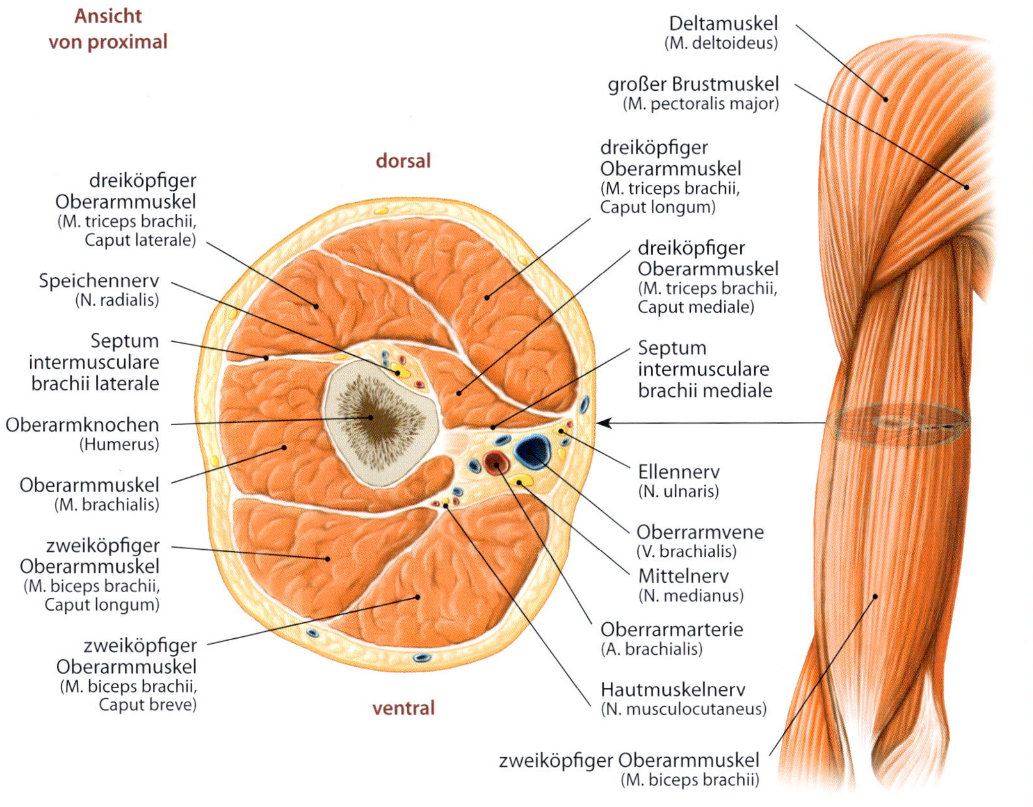

7.8.4.1 **Beuger** (Flexoren, ventrale Muskelgruppe des Oberarms)

1. *Zweiköpfiger Oberarmmuskel* (M. biceps brachii)
2. *Oberarmmuskel* (M. brachialis)
3. *Oberarm-Speichen-Muskel* (M. brachioradialis)

Lageverhältnisse

Die Flexoren sind in 2 Schichten angeordnet:

1. *Oberflächliche Schicht*
   M. biceps brachii, er prägt deutlich das Relief der Ventralseite des Oberarms. Seine Ansatzsehne veschwindet in der Tiefe der Ellenbeuge.
2. *Tiefe Schicht*
   Am tiefsten liegt der M. brachialis. Er bedeckt zwei Drittel der Humerusvorderfläche und zieht von der radialen Seite des Unterarms in die Beugerloge des Oberarms.

Bild 7.27 ***Zweiköpfiger Oberarmmuskel*** *(M. biceps brachii)*

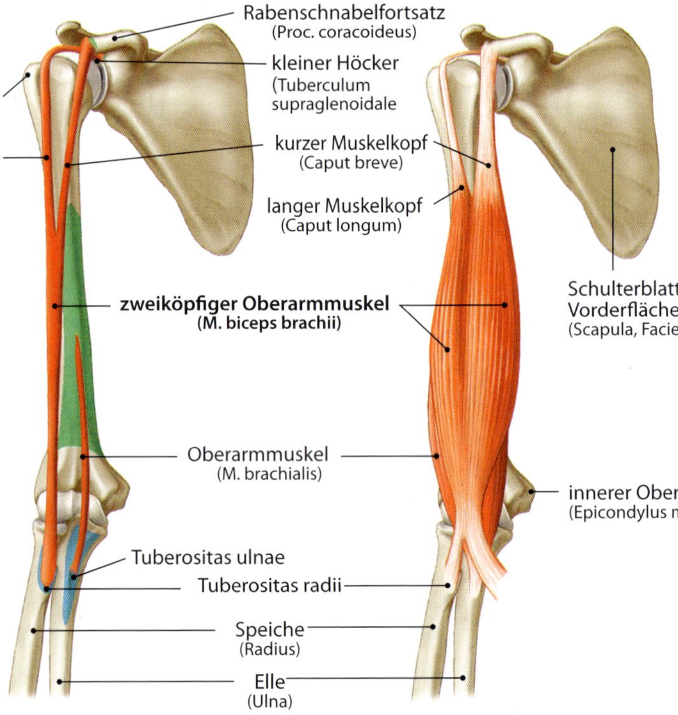

1. ***Zweiköpfiger Oberarmmuskel*** (M. biceps brachii)

Innervation	N. musculocutaneus (C_5, C_6)
Ursprung	***Caput longum:*** Scapula (intraartikulär am Tuberculum supraglenoidale scapulae) ***Caput breve:*** Scapula (Proc. coracoideus, Spitze)
Ansatz	Radius: Tuberositas radii und über die Aponeurosis musculi bicipitis brachii an der Unterarmfaszie (Fascia antebrachii)
Funktion	• Flexion: Ellbogengelenk („Schnelligkeitsbeuger“ aufgrund seines kurzen Hebelarmes) • Supination: Radioulnargelenke • Anteversion und Abduktion: Schultergelenk (geringe Wirkung)
Synergisten	M. brachialis, M. supinator →

Antagonisten	M. triceps brachii, M. anconeus, M. pronator teres, M. pronator quadratus
Bemerkungen	Zweigelenkig, je 2 Ursprungs- und Ansatzsehen, Sehne des Caput longum verläuft durch den Kapselraum des Schultergelenks im Sulcus intertubercularis, sie liegt zwischen den Sehnen des M. latissimus dorsi und M. pectoralis major; zieht beim Klimmzug den Ober- zum Unterarm (Tausch von Punctum fixum und Punctum mobile, ➞ 5.2.3.1, S. 60). *Praxis:* Reißt die lange Bizepssehne, kommt es zu einem Humeruskopfhochstand und der Muskelbauch ist am distalen Oberarm deutlich als Vorwölbung sichtbar. Funktionell hat dies aber außer einer Minderung der groben Kraft kaum Auswirkungen auf die Funktion des Armes.

Bild 7.28 Oberarmmuskel *(M. brachialis)*

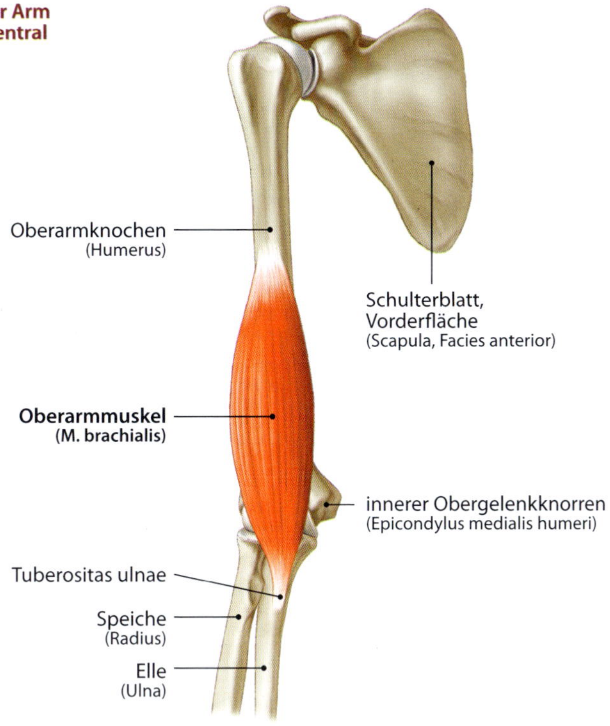

2. Oberarmmuskel (M. brachialis)

Innervation	N. musculocutaneus (C_5, C_6)
Ursprung	Humerus: Vorderseite des Schaftes und Septum intermusculare mediale
Ansatz	Ulna: Tuberositas ulnae
Funktion	• Flexion ausschließlich im Ellbogengelenk • Fixierung des Ellbogengelenks in Beugestellung beim Tragen schwerer Lasten
Synergisten	M. biceps brachii, M. brachioradialis
Antagonisten	M. triceps brachii, M. anconeus
Bemerkungen	Eingelenkig, einer der weinigen Muskeln mit nur einer Funktion. *Praxis:* Ist der N. musculoscutaneus geschädigt, fallen die beiden stärksten Unterarmflexoren aus, sodass die Flexion im Ellbogengelenk deutlich beeinträchtigt ist.

Bild 7.29 ***Oberarm-Speichen-Muskel*** *(M. brachioradialis)*

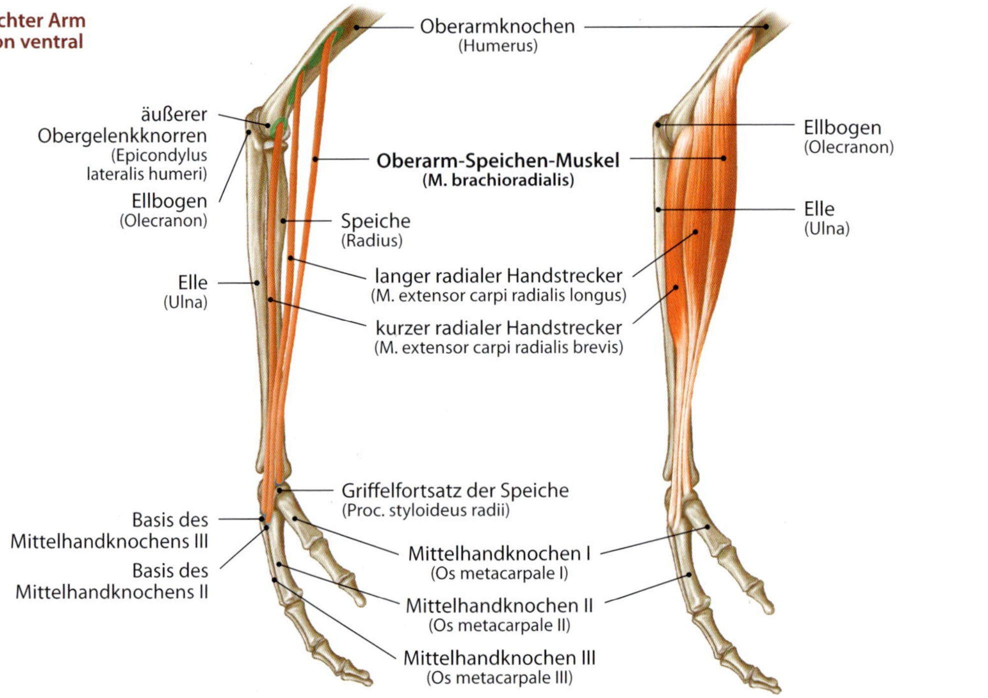

3. Oberarm-Speichen-Muskel (M. brachioradialis)

Innervation	N. radialis (C_5, C_6)
Ursprung	Humerus: Margo lateralis humeri (distal), Septum intermusculare brachii laterale
Ansatz	Radius: proximal des Proc. styloideus radii
Funktion	• Flexion im Ellbogengelenk, wobei er v. a. bei raschen Bewegungen und gegen Widerstand beansprucht wird • Pronation und Supination in den Radioulnargelenken je nach Ausgangsstellung • Haltemuskel im Ellbogengelenk
Synergisten	M. biceps brachii, M.brachialis
Antagonisten	M. triceps brachii, M. anconeus
Bemerkungen	Der Muskel hat von allen Flexoren den längsten Hebelarm und wird deshalb auch als „Kraft- oder Lastenbeuger" bezeichnet. Gehört zur Unterarmmuskulatur.

7.8.4.2 **Strecker** (Extensoren, dorsale Muskelgruppe des Oberarms)

1. *Dreiköpfiger Oberarmmuskel* (M. triceps brachii)
2. *Knorrenmuskel* (M. anconeus)

Einziger Strecker im Ellbogengelenk ist der dreiköpfige Oberarmmuskel (M. triceps brachii). Er besteht aus 3 Muskelbäuchen, die unterschiedliche Ursprünge und einen gemeinsamen Ansatz haben.

Lageverhältnisse

Der *M. triceps brachii* bildet mit seinen 3 Köpfen die gesamte Muskelmasse der Dorsalseite des Oberarms. Sein Caput mediale geht nach ulnar in den kurzfaserigen, fächerförmigen *M. anconeus* über, der den Übergang zum Unterarm bildet.

Bild 7.30 ***Dreiköpfiger Oberarmmuskel*** *(M. triceps brachii),* ***Knorrenmuskel*** *(M. anconeus)*

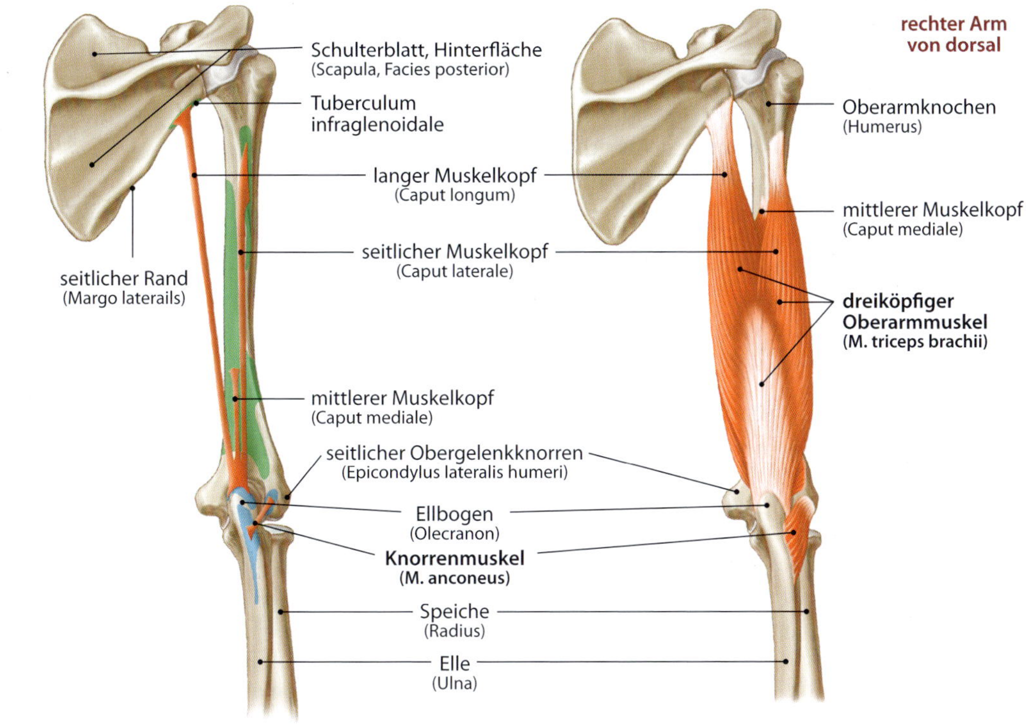

1. Dreiköpfiger Oberarmmuskel *(M. triceps brachii)*

Innervation	N. radialis (C_5, C_6)
Ursprung	***Caput longum*** (zweigelenkig): Scapula – Tuberculum infraglenoidale scapulae (kleiner Höcker unterhalb der Schultergelenkpfanne) ***Caput mediale*** (eingelenkig): Humerus – dorsale Seite, distal des Sulcus nervi radialis ***Caput laterale*** (eingelenkig): Humerus – Diaphysenaußenseite proximal des Sulcus nervi radialis.
Ansatz	Ulna: Olecranon ulnae
Funktion	• Extension des Unterarms: Ellbogengelenk, • Adduktion und Retroversion: Schultergelenk (Caput longum)
Synergisten	M. anconeus
Antagonisten	M. biceps brachii, M. brachialis, M. brachioradialis
Bemerkungen	Der Muskel ist der einzige echte Strecker im Ellbogengelenk. Seine Wirksamkeit hängt von der Stellung des Schultergelenks ab. Viel Kraft entwickelt er bei 90° Anteversion im Schultergelenk und 90° Flexion im Ellbogengelenk (z. B. beim Holzhacken), wenig Kraft kann er hingegen bei gestrecktem Ellbogengelenk und Anteversion im Schultergelenk entfalten.

2. Knorrenmuskel *(M. anconeus)*

Innervation	N. radialis (C_7, C_8)
Ursprung	Humerus: Epicondylus lateralis humeri (dorsale Fläche), Lig. collaterale laterale
Ansatz	Ulna: Olecranon ulnae
Funktion	Extension: Ellbogengelenk, • wirkt bei Kontraktion als Kapselspanner und verhindert deren Einklemmung beim Strecken • ist mit für den Zusammenhalt von Ulna und Radius verantwortlich
Synergisten	M. triceps brachii
Antagonisten	M. biceps brachii, M. brachialis, M. brachioradialis
Bemerkung	Er spannt sich als dreieckiges Polster zwischen Epicondylus lateralis humeri und Olecranon aus.

Praxis Eine proximale Läsion des N. radialis führt zum Ausfall des M. triceps brachii, sodass im Ellbogengelenk keine aktive Streckung erfolgen kann.

Funktionsstellung des Ellbogengelenks
Die Funktionsstellung entspricht der Ruhigstellung: 90° gebeugt, die Hand steht senkrecht.

Merke! Bei den Oberarmmuskeln überwiegen die Flexoren die Extensoren leicht. An der Ulna setzt 1 Beuger (M. brachialis) und am Radius setzen 2 Beuger (M. biceps brachii, M. brachioradialis) an. Letztere bewirken zusätzlich eine Supination.
Die Extension im Ellbogengelenk erfolgt ausschließlich durch den M. triceps brachii.

7.8.5 Pronation (Einwärtsdrehen) und Supination (Auswärtsdrehen)

Die mechanische Kopplung des proximalen und distalen Speichen-Ellen-Gelenks sowie die besondere Form des Radius (vergleichbar mit einer Kurbel) ermöglichen die Rotation (Umwendemöglichkeit) des Unterarms um eine Längsachse, die vom Speichenkopf (Caput radii) schräg zum Ellenkopf (Caput ulnae) verläuft.
Diese Fähigkeit ist einmalig im Tierreich und verleiht der menschlichen *Hand* den Charakter eines *universellen Werkzeugs*. Die Hand, die allein vom Radius getragen wird, kann in beliebiger Stellung einen Gegenstand ergreifen und festhalten. Bei den Drehbewegungen dreht sich der Radiuskopf im proximalen Speichen-Ellen-Gelenk innerhalb des Lig. anulare radii (Zapfengelenk) und im distalen Speichen-Ellen-Gelenk dreht sich das distale Radiusende (Incisura ulnaris) um den Kopf der Ulna (Radgelenk).
Um die Pronations- und Supinationsbewegungen zu analysieren, wird der Unterarm auf 90° gebeugt, da auf diese Weise Rotationsbewegungen im Schultergelenk verhindert werden.

Pronationsstellung: Die Handinnenfläche (Hohlhand) zeigt nach unten und der Daumen zum Körper, der Radius hat sich um die Ulna gedreht, sodass sich die beiden Unterarmknochen überkreuzen.

Supinationsstellung: Die Handinnenfläche (Hohlhand) zeigt nach oben und der Daumen zeigt vom Körper weg, Radius und Ulna liegen nebeneinander (Ulna medial und Radius lateral).
Merkhilfe: Pronation – wie man Brot schneidet, Supination – wie man eine Suppenschüssel trägt.

Bewegungsumfang (Neutral-Null-Methode)
Pronation – Supination: 90° – 0° – 90°

Die *funktionelle Bedeutung der Umwendbewegungen* des Unterarms soll noch durch einige Beispiele verdeutlicht werden. Wie zu Beginn dieses Abschnittes bereits erwähnt, sind sie die Voraussetzung für das Ergreifen eines Gegenstandes.
Weiterhin spielen sie eine wichtige Rolle:
- beim Essen und Trinken (Gegenstände zum Mund führen – Ernährungsfunktion),
- bei der Körperreinigung und dem Schutz des Körpers (die Hand erreicht jede Körperstelle),
- für die arbeitende Hand (durch die funktionelle Kopplung von Pro- und Supination mit den Handgelenkbewegungen kann z. B. eine Schraube mit dem Schraubendreher bewegt oder ein gezielter Hammerschlag ausgeführt werden).

Praxis Frakturen des distalen Radiusendes oder beider Unterarmknochen bzw. eine Luxation der Radioulnargelenke führen zu mehr oder weniger ausgeprägten mechanischen Störungen von Pro- und Supination.

Zu den ***Pronationsmuskeln*** gehören:
1. *runder Einwärtsdreher* (M. pronator teres),
2. *viereckiger Einwärtsdreher* (M. pronator quadratus).

Zu den ***Supinationsmuskeln*** gehören:
1. *Auswärtsdreher* (M. supinator),
2. *zweiköpfiger Oberarmmuskel* (M. biceps brachii).

Weitere Muskeln, die die Pro- und Supinationsbewegungen mit beeinflussen, sind z. B.:
- *M. brachioradialis* (Pro- und Supination),
- *M. flexor carpi radialis* (Pronation).

Umgekehrt wirken z. B. der M. supinator bei der Extension und der M. pronator teres bei der Flexion im Ellbogengelenk mit.

Bild 7.31 ***Muskeln zur Supination und Pronation*** *(rechter Unterarm)*

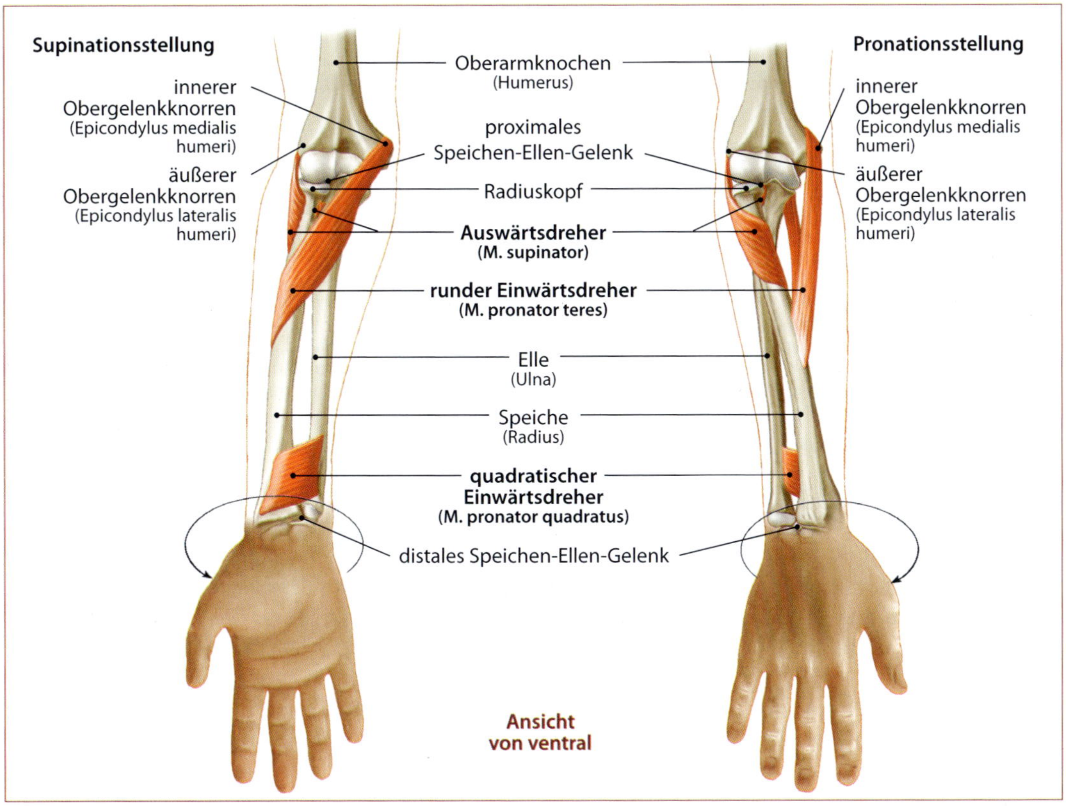

Pronationmuskeln *(Pronatoren)*

1. Runder Einwärtsdreher *(M. pronator teres)*

Innervation	N. medianus (C_6, C_7)
Ursprung	***Caput humerale*** (oberflächlicher Kopf): Humerus (Epicondylus medialis humeri) ***Caput ulnare*** (tief liegender Kopf): Ulna (Proc. coronoideus ulnae)
Ansatz	Radius: Facies lateralis radii (mittleres Drittel)
Funktion	• Pronation: Radioulnargelenke • Flexion im Ellbogengelenk, weil er dieses mit seinem Caput humerale überkreuzt
Synergisten	M. pronator quadratus
Antagonisten	M. supinator, M. biceps brachii
Bemerkungen	Da dieser lange Zugmuskel an der konvexen Seite der dort befindlichen Krümmung des Radius („Pronationskrümmung") ansetzt, wirkt er durch Zug bei schnellen Umwendbewegungen und gegen Widerstand. Zwischen beiden Muskelbäuchen verläuft der N. medianus.

2. Quadratischer Einwärtsdreher *(M. pronator quadratus)*

Innervation	N. medianus (C_6 – Th_7)
Ursprung	Ulna (Margo anterior, distales Viertel)
Ansatz	Radius (Margo anterior, distales Viertel)
Funktion	• Pronation: Radioulnargelenke durch Abrollen, da der Muskel um den distalen Abschnitt der Ulna gewunden ist. Er verrichtet die Hauptarbeit.
Synergisten	M. pronator teres
Antagonisten	M. supinator, M. biceps brachii
Bemerkungen	Kurzer, platter Muskel

Supinationmuskeln *(Supinatoren)*

1. Auswärtsdreher *(M. supinator)*

Innervation	N. radialis (Ramus profundus; C_5, C_6)
Ursprung	Humerus: (Epicondylus lateralis humeri) Lig. collaterale radiale, Lig. anulare radii Ulna: Olecranon
Ansatz	Radius: distal der Tuberositas radii
Funktion	• Supination: Radioulnargelenke
Synergisten	M. biceps brachii
Antagonisten	M. pronator teres, M. pronator quadratus
Bemerkungen	Der kurze, platte Muskel ist um den Radiushals gewunden und supiniert durch Abrollen aus jeder Armstellung.

2. Zweiköpfiger Oberarmmuskel *(M. biceps brachii,* ➡ Bild 7.27, S. 140*)*

Bemerkungen	Die Ansatzstelle (Tuberositas radii) dieses langen Zugmuskels liegt an einer Krümmung („Supinationskrümmung" der „Radiuskurbel"). Er wirkt durch Zug und ist bei rechtwinklig gebeugtem Arm der stärkste Supinator. Der Muskel ist also sowohl Beuger im Ellbogengelenk als auch Supinator in den Radioulnargelenken. Dadurch wird er zum geeignetsten Muskel für die „Ernährungsbewegung".

Die Pro- und Supinationsmuskeln ergänzen sich funktionell derart, indem je ein kurzer, platter Muskel als Abroller mit einem langen Zugmuskel zusammenarbeitet, also kurzer M. pronator quadratus plus langer M. pronator teres bzw. kurzer M. supinator plus langer M. biceps brachii.

Von der Gesamtwirkung her sind die Pronatoren mit Unterstützung der „Oberarmpronatoren" vor allem bei gestrecktem Ellbogengelenk stärker als ihre Gegenspieler, die Supinatoren. Bei 90° Beugung des Ellbogengelenks ist es umgekehrt, weil in dieser Stellung der M. biceps brachii optimal arbeiten kann.

Lageverhältnisse

Der *M. pronator teres* ist am weitesten proximal in der oberflächlichen Schicht der Flexorenloge des Unterarms lokalisiert. Er verläuft vom medialen Epicondylus des Humerus sowie Kronenfortsatz der Ulna schräg nach distal zur lateralen Radiusseite. Während der *M. supinator* ebenfalls am proximalen Unterarm liegt, befindet sich der *M. pronator quadratus* distal. Beide Muskeln sind an der Bildung der tiefsten Schicht der Flexorenloge des Unterarms beteiligt, liegen also unmittelbar dem Knochen an.

Tab. 7.2 Bewegungen und Hauptmuskeln des Ellbogengelenks *(Überblick)*

Bewegungen	Hauptmuskeln	Bewegungsumfang	Innervationen
Flexion	zweiköpfiger Oberarmmuskel (M. biceps brachii) Oberarmmuskel (M. brachialis) Oberarm-Speichen-Muskel (M. brachioradialis)	130° – 150°	N. musculocutaneus, C_5, C_6 N. musculocutaneus, C_5, C_6 N. radialis, C_5, C_6
Extension	dreiköpfiger Oberarmmuskel (M. triceps brachii)	10°	N. radialis, $C_6 - C_8$
Supination	zweiköpfiger Oberarmmuskel (M. biceps brachii) Auswärtsdreher (M. supinator)	90°	N. musculocutaneus, C_5, C_6 N. radialis, C_5, C_6
Pronation	runder Einwärtsdreher (M. pronator teres) viereckiger Einwärtsdreher (M. pronator quadratus)	90°	N. medianus, C_6, C_7 N. medianus, $C_6 - Th_1$
Hinweis: Supination und Pronation finden gemeinsam im proximalen und distalen Speichen-Ellen-Gelenk statt.			

Merke! Die Unterarmbewegungen sind Umwendbewegungen in den Radioulnargelenken unter Mitwirkung des Oberarm-Speichen-Gelenkes. Sie werden als Pronation und Supination bezeichnet.
Bei der Pronation wirken folgende Muskeln mit: M. pronator teres, M. pronator quadratus, M. brachioradialis, M. flexor carpi radialis.
Die Supination wird realisiert durch: M. supinator, M. biceps brachii, M. brachioradialis.
Die Drehung des Unterarms um eine Längsachse ist die Voraussetzung für die Kontrolle der Raumorientierung der Hand. Dabei arbeiten die Pro- und Supinationsmuskeln paarweise zusammen (je ein kurzer und ein langer). Sie werden von weiteren Ober- und Unterarmmuskeln unterstützt.
Die Kraftentfaltung der Pronatoren ist bei gestrecktem Arm am größten, die der Supinatoren bei gebeugtem Arm. ⌟

7.8.6 Muskelschlingen des Ellbogengelenks und der Radioulnargelenke (antagonistische Arbeitsweise)

Muskelschlingen des Ellbogengelenks
(➡ 6.5, S. 103)
1. Bizeps-Trizeps-Schlinge
M. biceps brachii: Flexion
M. triceps brachii: Extension

Bild 7.32 Bizeps-Trizeps-Schlinge

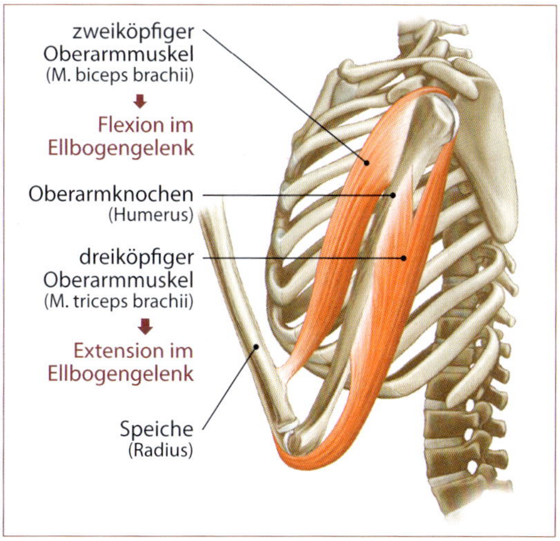

2. Brachialis-Trizeps-Schlinge
M. brachialis: Flexion
M. triceps brachii: Extension

Bild 7.33 Brachialis-Trizeps-Schlinge

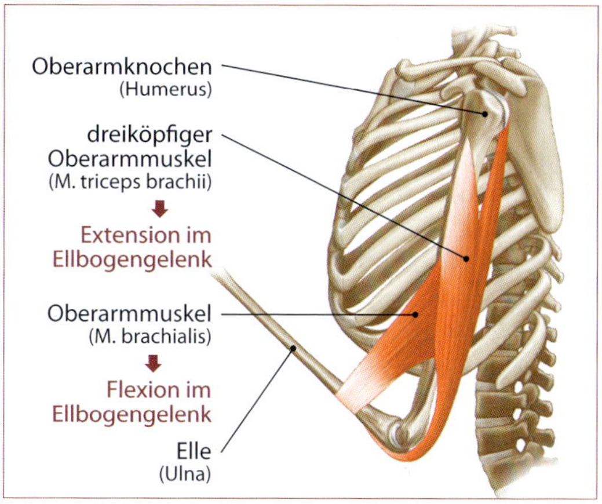

Muskelschlingen der Radioulnargelenke
3. Supinator-Pronator teres-Schlinge
Pronation: Kontraktion des M. pronator teres → M. supinator wird auf den Radius gewickelt und gespannt.
Supination: Kontraktion des M. supinator → M. pronator teres wird auf den Radius gewickelt und gespannt.

Bild 7.34 Supinator-Pronator teres-Schlinge

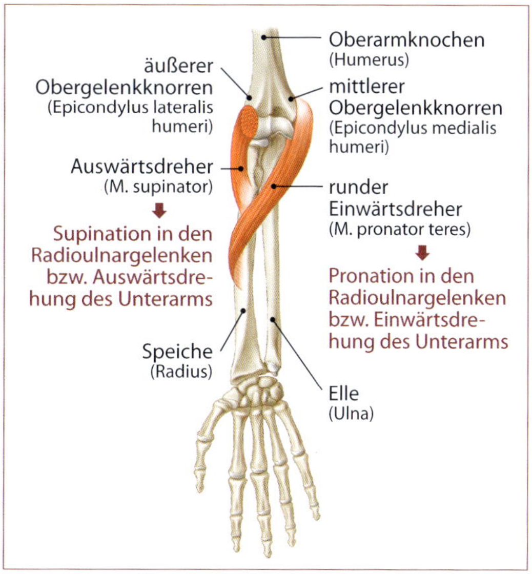

7.9 Ellenbeuge

Die *Ellenbeuge* befindet sich an der Beugeseite des Armes ventral des Ellbogengelenkes. Sie markiert den Übergang zwischen Ober- und Unterarm und enthält die Ellbogengrube (Fossa cubitalis).
Die ***Fossa cubitalis*** ist ein Bindegewebsraum in der Ellenbeuge.
Begrenzung:
- proximal: gedachte Linie zwischen Epicondylis lateralis und medialis humeri,
- lateral : M. brachioradialis,
- medial: M. pronator teres,
  Boden: M. brachialis und M. supinator bedecken das Ellbogengelenk.

Inhalt:
- tastbare Sehne des M. biceps brachii,
- Aponeurose des M. biceps brachii, die in die Fascia antebrachii übergeht, darunter die
- Teilungsstelle der A. brachialis in die A. radialis und A. ulnaris,
- N. medianus,
- Teilungsstelle des N. radialis in seinen motorischen und sensiblen Endast,
- N. musculocutaneus,
- oberflächliche Venen: Äußere Vene (V. cephalica) auf der Speichenseite und innere Vene (V. basilica) auf der Ellenseite werden in der Ellenbeuge durch die mittlere Ellenbeugenvene (V. media cubiti) miteinander verbunden.

Praxis Die oberflächlich liegenden Hautvenen der Ellenbeuge eignen sich sehr gut für intravenöse Injektionen, Infusionen und Transfusionen sowie für die Entnahme von venösem Blut für diagnostische Zwecke.

Bild 7.35 Ellenbeuge

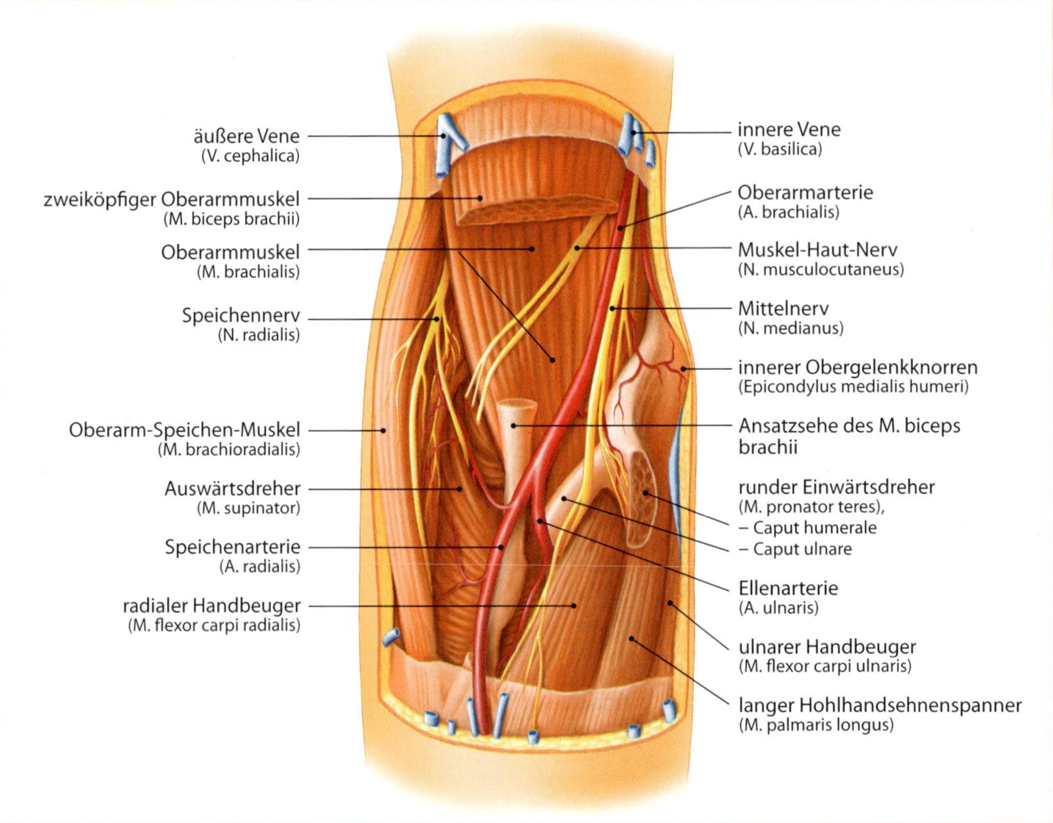

7.10 Aufgaben

1. Vergleichen Sie Ulna und Radius (Lage, proximales Ende, Mittelstück, distales Ende). (7.7, 7.7.1, 7.7.2)
2. Wo liegen am Unterarm
   a) die Elle (Ulna) und
   b) die Speiche (Radius)? (7.7)
3. Welcher Armknochen ist beim Sturz auf die nach dorsal gebeugte Hand besonders frakturgefährdet?
   Begründen Sie Ihre Antwort. (7.7.2)
4. Nennen und beschreiben Sie die 3 Teilgelenke des Ellbogengelenkes (Knochenteile, Gelenkflächen, Bewegungsmöglichkeiten). (7.8.2)
5. Welche funktionelle Bedeutung hat die Membrana interossea? (7.8.2)
6. Zu welchem Gelenktyp gehören
   a) Schultergelenk,
   b) Ellbogengelenk? (7.3.1, 7.8.2)
7. Gelenke verbinden die Knochen untereinander. Wodurch sind
   a) unechte Gelenke und
   b) echte Gelenke gekennzeichnet? (4.1)
8. Welche Funktionen haben Bänder? Unterscheiden Sie Haft-, Führungs- und Hemmungsbänder. (4.1.2.4)
9. Beschreiben Sie Aufgaben und Verlauf der Bänder des Ellbogengelenks. (7.8.3)
10. Welche Besonderheit weist das Ringband (Lig. anulare radii) auf? (7.8.3)
11. Welche Muskeln bewirken
    a) die Flexion und
    b) die Extension im Ellbogengelenk?
    Beschreiben Sie deren Verlauf und Innervation. (7.8.4)
12. Warum ist es legitim, den M. biceps brachii als „Schnelligkeitsbeuger" und den M. brachioradialis als „Kraft- oder Lastenbeuger zu bezeichnen? (7.8.4)
13. Demonstrieren Sie die Funktionsstellung des Ellbogengelenks. (7.8.4)
14. Übersetzen Sie folgende Begriffe: Abduktoren, Adduktoren, Flexoren, Extensoren, Pronatoren, Supinatoren. (4.1.2.2)
15. Nennen Sie die wichtigsten Muskeln im Schulter- und Oberarmbereich und ihre Aufgaben. (6.3, 7.3.3, 7.3.4, 7.3.5)
16. Beschreiben Sie die Lageverhältnisse der Oberarmmuskeln. (7.8.4)
17. Wie werden die Drehbewegungen des Unterarms bezeichnet? (7.8.5)
18. Welche Muskeln bewirken
    a) die Pronation und
    b) die Supination (Verlauf, Funktion, Innervation)? (7.8.5)
19. Wieso ist der M. biceps brachii bei rechtwinklig gebeugtem Arm ein starker Supinator? (Ansatz seiner Sehne betrachten)
    Welche funktionelle Besonderheit weist dieser Muskel noch auf? (7.8.5)
20. Erläutern Sie die funktionelle Bedeutung der Pronation und Supination für den Menschen. (7.8.5)
21. Begründen Sie, warum Muskelschlingen die Muskelarbeit ökonomisieren. Welche Muskelschlingen wirken am Arm? (7.8.6)
22. Welche anatomischen Strukturen befinden sich in der Ellenbeuge? (7.9)

7.11 Hand (Manus)

Die überragende Bedeutung der menschlichen Hand beruht auf ihrer geradezu *perfektionierten Greiffähigkeit*, die es ihr erlaubt, eine Vielzahl von Tätigkeiten auszuführen. Ermöglicht wird dies durch den grazilen Bau und die besondere Position des Daumens, der jedem der restlichen Finger gegenübergestellt (opponiert) werden kann. Über diese Funktion hinaus können die Hände sogar die Funktion der gesprochenen Sprache übernehmen (Gebärdensprache der Gehörlosen).

Die fehlende Spezialisierung der menschlichen Hand ist auch die Voraussetzung für ihre *optimale Anpassungsfähigkeit*.

Nicht zuletzt ist die Hand ein sensibles „Sinnesorgan". Tastsinneszellen und freie Nervenendungen stehen v. a. an Fingerspitzen und Handflächen so dicht wie sonst nur an den Lippen und der Zunge.

Merke! Die menschliche Hand ist Greif-, Sinnes- und Ausdrucksorgan.

7.11.1 Gliederung und Knochen

Die Hand besteht aus 3 Abschnitten:
- der *Handwurzel* (Carpus),
- der *Mittelhand* (Metacarpus) und
- den *5 Fingern* (Digiti manus).

An der Hand unterscheidet man eine dorsale und palmare Seite (➡ Bild 7.36).

Dorsalseite

Die *Dorsalseite* besteht aus dem Handrücken und der Dorsalseite der Finger.

Der *Handrücken* (Dorsum manus) wird von einer dünnen, beweglichen Haut bedeckt, unter der das Venensystem der Hand liegt.

Gut zu erkennen sind weiterhin die *4 Strecksehnen*, die insbesondere bei gestreckten Fingern die Haut leicht anheben.

Die 4 rundlich vorspringenden Köpfe der Mittelhandknochen (Metakarpalköpfe) und die 3 tiefen Fingerzwischenräume (Interdigitalspalten) begrenzen den Handrücken distal.

Auf der radialen Seite befindet sich am Übergang der Handwurzel zum Mittelhandknochen des Daumens die sog. *Tabatiere* (Fovea radialis), eine bei gestrecktem und abduziertem Daumen auftretende Vertiefung. Die Tabatiere wird begrenzt von den Sehnen des M. abductor pollicis longus, des M. extensor pollicis brevis und des M. extensor pollicis longus (➡ S. 191). Am Boden der Tabatiere liegen von proximal nach distal: der Proc. styloideus radii, das Daumensattelgelenk und die A. radialis.

Palmarseite

Die *Palmarseite* wird aus der Handtellerfläche und den Palmarflächen der Finger gebildet. Die *Handtellerfläche* gliedert sich in 3 Regionen:

1. *Mittlere Palmarloge* (grubenartige Vertiefung) im Zentrum, in ihr liegen die Beugersehnen, Gefäße und Nerven.
2. *Daumenballen* (Thenar) radial mit der Thenarmuskulatur. Im proximalen Bereich des Thenars kann man den Höcker an der Unterseite des Kahnbeins (Tuberculum ossis scaphoidei) tasten.
3. *Kleinfingerballen* (Hypothenar) ulnar mit den Muskeln des Kleinfingers.

Bild 7.36 ***Rechte Hand***

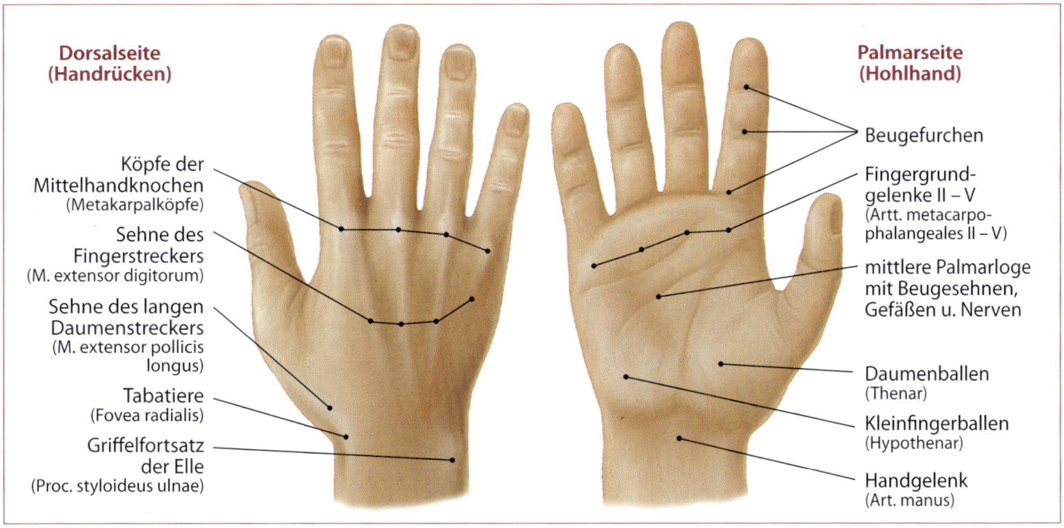

Handskelett (➡ Bilder 7.37 und 7.38)

Das *Handskelett* setzt sich aus 27 Knochen zusammen, die sich in 3 Gruppen gliedern lassen:

1. *8 Handwurzelknochen* (Ossa carpi) der Hand wurzel, die in 2 Querreihen angeordnet sind,
2. *5 Mittelhandknochen* (Ossa metacarpi;) der Mittelhand und
3. *14 Fingerknochen* (Ossa digitorum manus) der Finger.

Bild 7.37 ***Handskelett der rechten Hand***

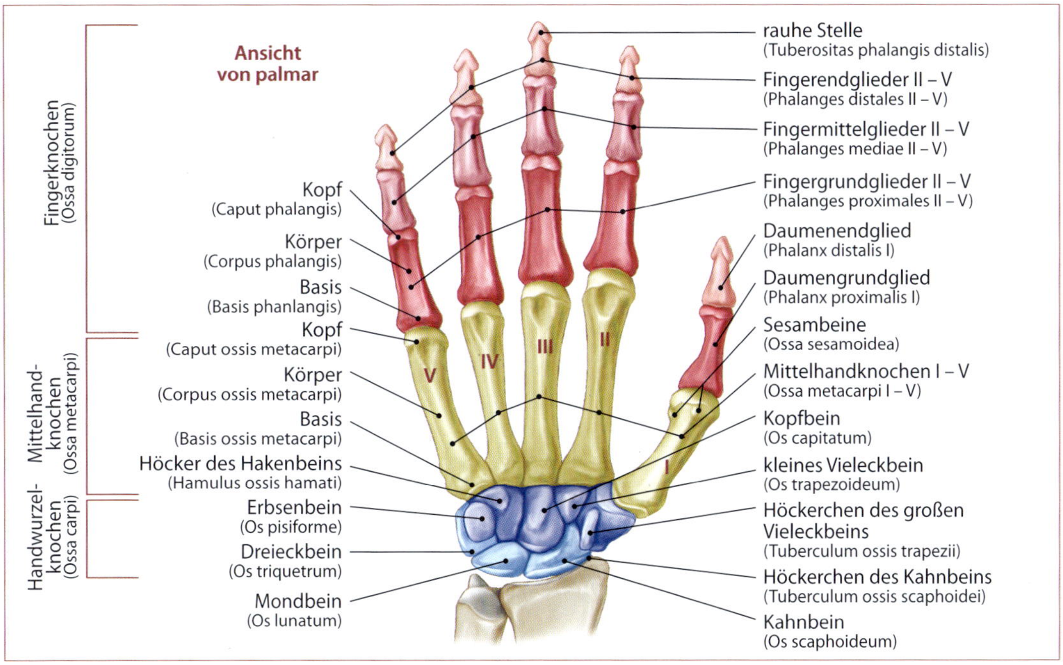

Bild 7.38 3 Säulen der Handwurzel

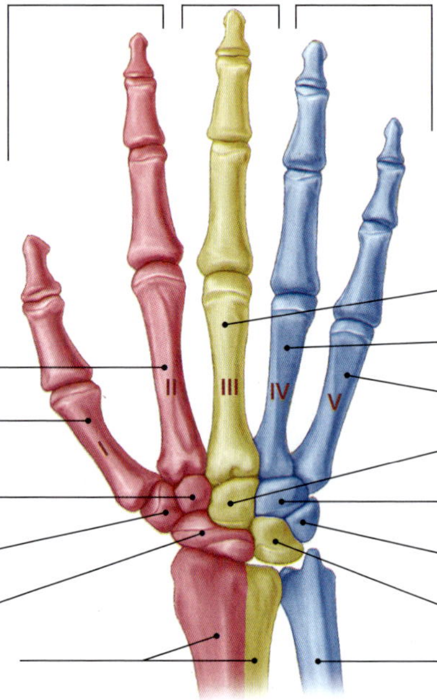

Handwurzelknochen (Ossa carpi, ➡ Bilder 7.37 bis 7.40, 7.42 und 7.43)

Die Handwurzelknochen (Ossa carpi) sind in 2 Querreihen mit jeweils 4 Knochen angeordnet. Sie gehören zu den unregelmäßig geformten oder kurzen Knochen.

Die ***proximale Querreihe*** von radial nach ulnar wird gebildet von:

- *Kahnbein* (Os scaphoideum),
- *Mondbein* (Os lunatum),
- *Dreieckbein* (Os triquetrum),
- *Erbsenbein* (Os pisiforme), das eigentlich ein Sesambein ist.

Die ***distale Reihe*** von radial nach ulnar wird gebildet von:

- *großem Vieleckbein* (Os trapezium),
- *kleinem Vieleckbein* (Os trapezoideum),
- *Kopfbein* (Os capitatum),
- *Hakenbein* (Os hamatum).

Merkhilfe: Es fuhr ein Kahn im Mondenschein im Dreieck um das Erbsenbein, Vieleck groß und Vieleck klein, der Kopf, da muss beim Haken sein.

Die ***Handwurzel*** (Carpus) ist in Längsrichtung aus 3 Säulen aufgebaut, welche bei der Kraftübertragung eine spezielle Rolle spielen und das Verständnis für die komplexen Vorgänge bei den Handgelenksbewegungen erleichtern.

1. ***Radiale Säule*** – setzt sich zusammen aus:
   - Os scaphoideum, Os trapezium und Metacarpale I („Daumensäule") und
   - Os scaphoideum, Os trapezoideum und Metacarpale II („Zeigefingersäule").

Die radiale Säule ist wegen des Daumens die bedeutsamste.

2. ***Mediale Säule*** – setzt sich zusammen aus:
   - Os lunatum, Os capitatum und Metacarpale III („Handachse").
3. ***Ulnare Säule*** – setzt sich zusammen aus:
   - Os triquetrum, Os hamatum und Metacarpale IV und V.

Die Handwurzelknochen liegen nicht in einer Ebene, sondern bilden ein kleines Längsgewölbe. Auf diese Weise entsteht auf ihrer palmaren Seite eine Längsrinne (*Karpaltunnel*, ➡ S. 161f). Diese wird noch vertieft durch:

- eine Erhebung auf der radialen Seite (*Eminentia carpi radialis*), die durch kleine Höckerchen(Tuberculi) des Os scaphoideum und Os trapezium entsteht,
- eine Erhebung auf der ulnaren Seite (*Eminentia carpi ulnaris*), welche durch den Höcker des Os hamatum (Hamulus ossis hamati) und das Os pisiforme zustande kommt (➡ Bild 7.37, S. 151).

Praxis 2/3 aller Frakturen der Handwurzelknochen betreffen das Kahnbein, dessen Bruchspalt im Röntgenbild manchmal erst nach 2 Wochen sichtbar wird.

Mittelhandknochen (Ossa metacarpi)
Die *5 Mittelhandknochen* gehören zu den kurzen Röhrenknochen, die in ihrer Lage zueinander das Gewölbe der Handwurzelknochen fortsetzen. Sie bestehen aus 3 Abschnitten (von proximal nach distal):

- *Basis* (Basis ossis metacarpi) mit Gelenkfläche für Handwurzelknochen,
- *Körper* oder *Schaft* (Corpus ossis metacarpi),
- *Kopf* (Caput ossis metacarpi) mit Gelenkfläche für Fingergrundglied und ulnar sowie radial gelegener Rauigkeit als Ansatzstellen für die Seitenbänder.

An der palmaren Seite der Köpfe der Mittelhandknochen befinden sich häufig *2 Sesambeine* (immer vorhanden beim Daumen, meist vorhanden das radiale des Zeigefingers und das ulnare des Kleinfingers).

Die 5 Mittelhandknochen werden folgendermaßen bezeichnet (von radial nach ulnar):

1. *Mittelhandknochen*: Mittelhandknochen des Daumens (Os metacarpi I),
2. *Mittelhandknochen* (Os metacarpi II),
3. *Mittelhandknochen* (Os metacarpi III),
4. *Mittelhandknochen* (Os metacarpi IV),
5. *Mittelhandknochen* (Os metacarpi V).

Fingerknochen (Ossa digitorum)
Die 5 Finger schließen sich den Mittelhandknochen an und werden wie folgt bezeichnet:

- *Daumen:* Pollex — 1. Finger,
- *Zeigefinger:* Index — 2. Finger,
- *Mittelfinger:* Digitus medius — 3. Finger,
- *Ringfinger:* Digitus anularis — 4. Finger,
- *Kleinfinger:* Digitus minimus — 5. Finger.

Jeder Finger besteht aus 3 (Daumen 2) Gliedern oder Phalangen:

- *Fingergrundglied:* Phalanx proximalis,
- *Fingermittelglied:* Phalanx media (fehlt beim Daumen),
- *Fingerend-* oder *Nagelglied:* Phalanx distalis

Die Fingerknochen gehören ebenfalls zu den kurzen Röhrenknochen, an denen wie bei den Mittelhandknochen 3 Abschnitte zu erkennen sind:

- *Basis* (Basis phalangis),
- *Körper* (Corpus phalangis),
- *Kopf* (Caput phalangis).

Tastbare Knochen der Hand und Handwurzel

- Mittelhandknochen und alle Fingerglieder sind dorsal zu tasten,
- die meisten Handwurzelknochen lassen sich am besten mithilfe einer entsprechenden Abbildung auf der dorsalen Handgelenkseite tasten.

Merke! Die menschliche Hand ist eine universelle Greifhand, bei der eine dorsale und palmare (volare) Seite zu unterscheiden ist. Das dreigliedrige Handskelett wird gebildet aus: der Handwurzel (Carpus), der Mittelhand (Metacarpus) und den Fingern (Digiti). Mittelhand- und Fingerknochen werden mit dem Daumen beginnend von radial nach ulnar von 1 – 5 durchnummeriert.

7.11.2 Handgelenk (Art. manus) und Handgelenkbewegungen

Die Bezeichnung „Handgelenk" ist ein umgangssprachlicher Begriff. Nach exakter Definition setzt es sich aus verschiedenen Teilgelenken im Bereich der Handwurzel zusammen. Diese ermöglichen der Hand, die jeweils optimale Griffstellung einzunehmen. Im Einzelnen sind folgende Gelenke zu unterscheiden:

- ***proximales Handgelenk*** (Art. radiocarpalis) – zwischen Speiche und proximaler Reihe der Handwurzelknochen,
- ***distales Handgelenk*** (Art. mediocarpalis) – zwischen proximaler und distaler Handwurzelknochenreihe,

Bild 7.39 ***Gelenke der rechten Hand***

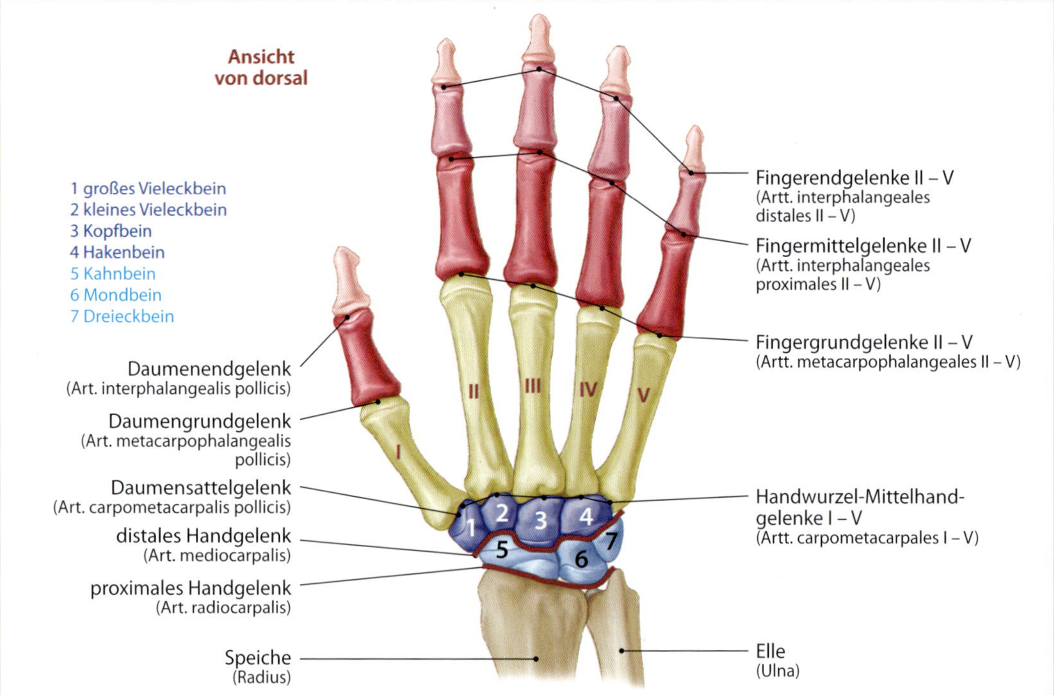

Bild 7.40 ***Gelenke der Handwurzel*** *(rechte Hand von dorsal)*

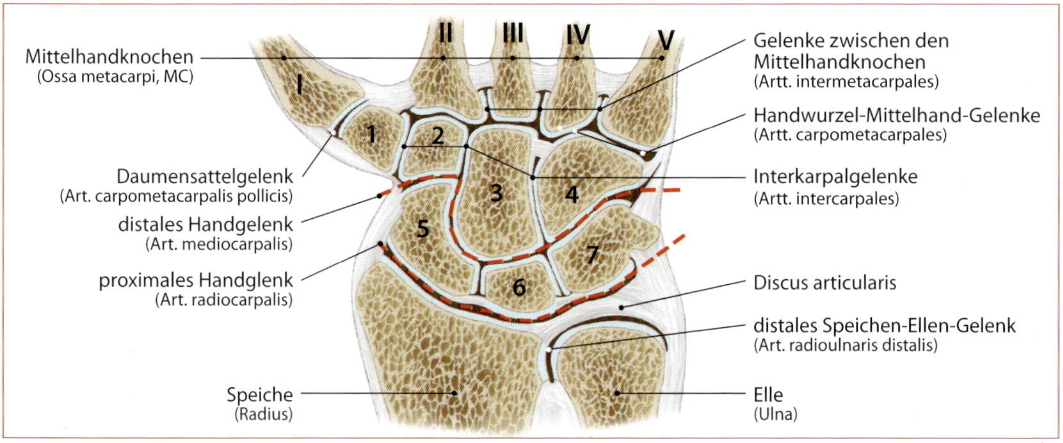

- ***Interkarpalgelenke*** (Artt. intercarpales) – zwischen benachbarten Handwurzelknochen einer Reihe (➡ 7.11.2.3, S. 157)
- ***Handwurzel-Mittelhand-Gelenke*** (Artt.carpometacarpales, Karpometakarpalgelenke) – zwischen distaler Handwurzelknochenreihe und den Basen der Mittelhandknochen, wobei das Daumensattelgelenk (Art. carpometacarpalis pollicis) wegen der Gelenkkörperform und Beweglichkeit eine Sonderstellung einnimmt (➡ 7.11.2.4, S. 158, 7.18.1.1, S. 186).
- ***Intermetakarpalgelenke*** (Artt. intermetacarpales) – zwischen benachbarten Mittelhandknochen einer Reihe (➡ 7.11.2.5, S. 158).

Handgelenkbewegungen (➡ Bild 7.41)
Im Handgelenk sind Bewegungen um 2 Hauptachsen möglich:

1. ***Palmarflexion*** (handflächenwärts gerichtet) und ***Dorsalextension*** (handrückenwärts gerichtet) um eine Transversalachse, die quer durch den Proc. styloideus radii und das Caput ulnae verläuft.
2. ***Ulnarabduktion*** (zur Ulna hin gerichtet) und ***Radialabduktion*** (zum Radius hin gerichtet) um eine Achse, die von palmar nach dorsal durch das Kopfbein (Os capitatum) verläuft.
3. ***Zirkumduktion*** (Handkreiseln) – Bewegungsablauf um beide Hauptachsen, die *Zirkumduktionsbewegung* setzt sich demnach aus Palmarflexions- und Dorsalextensionsbewegungen sowie Radial- und Ulnarabduktionsbewegungen zusammen.

Bewegungsumfang (Neutral-Null-Methode)
Palmarflexion – Dorsalextension: 80° – 0° – 60°
Ulnarabduktion – Radialabduktion: 40° – 0° – 20°

Merke! Mit der menschlichen Hand sind 4 Bewegungsformen möglich:

1. **Drehbewegungen:** Pro- und Supination im proximalen und distalen Speichen-Ellen-Gelenk sind meist gekoppelt mit Rotationsbewegungen im Schultergelenk,
2. **Flächenbewegungen:** Palmarflexion und Dorsalextension,
3. **Randbewegungen:** Radial- und Ulnarabduktion,
4. **Handkreiseln:** Zirkumduktion als Kombination von Flächen- und Randbewegungen. ⌟

Bild 7.41 ***Handgelenkbewegungen***

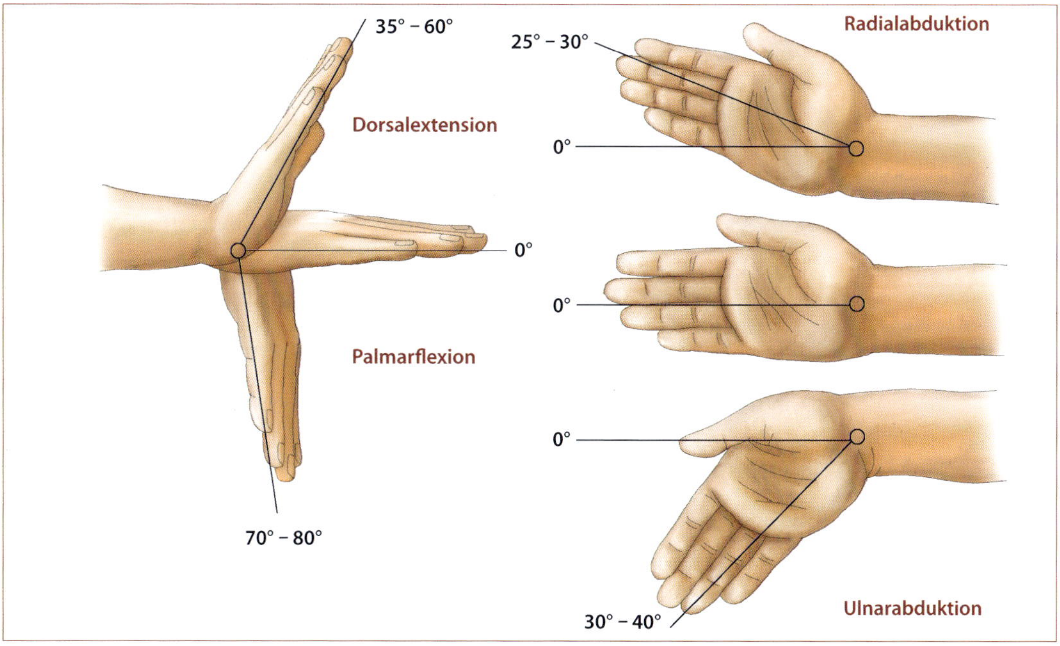

7.11.2.1 Proximales Handgelenk (Art. radiocarpalis)

Synonyme: Art. radiocarpea, Radiokarpalgelenk

Gelenkform
Eigelenk oder *Ellipsoidgelenk* (Art. ellipsoidea) mit 2 Freiheitsgraden (➡ S. 46 und 49)

Gelenkpartner (➡ S. 154 und Bild 7.42)
Der *Gelenkkopf* wird von den proximalen Flächen des *Os scaphoideum, Os lunatum* und *Os triquetrum* (von radial nach ulnar) gebildet.
Diese 3 Handwurzelknochen werden von kurzen Bändern zusammengehalten und von einem gemeinsamen hyalinen Knorpelüberzug bedeckt, sodass sie eine kontinuierliche Gelenkfläche bilden.
Die *Gelenkpfanne* (auch „Unterarmpfanne" genannt) besitzt entsprechend der Form des Gelenkkopfes eine konkave Gelenkfläche. Sie wird lateral von der Facies articularis carpalis des distalen Radiusendes und ulnar vom faserknorpeligen *Discus articularis* (Discus ulnocarpalis) gebildet, der zwischen den Ligg. radiocarpale palmare und dorsale liegt.
Die Elle wird dadurch vom Handgelenk ausgeschlossen (➡ Bilder 7.40 und 7.42).

Weil der konvexe Gelenkkopf die Gelenkpfanne in jeder Stellung überragt, ist ein komplizierter Bandapparat notwendig (➡ Bild 7.44, S. 159 und 7.45, S. 160).

Praxis Ursachen für Schmerzen im Handgelenk können sein: Knochenbrüche, Sehnenscheidenentzündungen, Band- und Diskusverletzungen, Arthrose, rheumatoide Arthritis u. a. ┘

Merke! Die Elle ist nur über den Discus articularis mit der proximalen Reihe der Handwurzelknochen verbunden. ┘

7.11.2.2 Distales Handgelenk (Art. mediocarpalis)

Synonyme:
Art. mediocarpea, Mediokarpalgelenk
Gelenkform
Theoretisch: Kugelgelenk, praktisch: ein *„verzahntes Scharniergelenk"*.
Gelenkpartner (➡ S. 154 und Bild 7.43)
- proximale und distale Reihe der *Handwurzelknochen.*

Alle Handwurzelknochen besitzen, wie bereits angedeutet, an den Berührungspunkten knor-

Bild 7.42 ***Proximales Handgelenk*** *(Art. radiocarpalis)* ***der rechten Hand*** – artikulierende Gelenkflächen

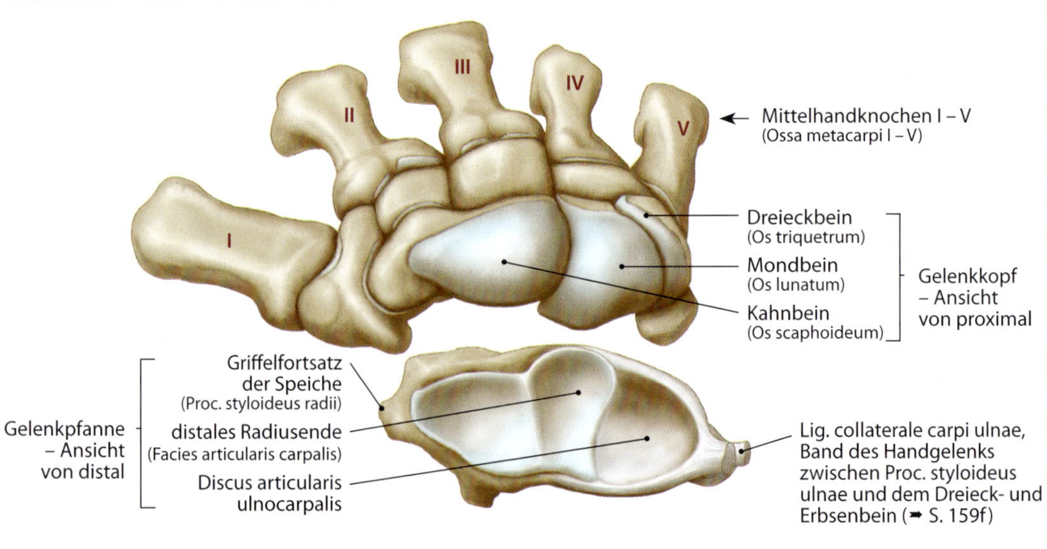

pelige Gelenkflächen, sodass zwischen ihnen viele kleine Gelenke entstehen.
Der wellenförmige Gelenkspalt des distalen Handgelenks verläuft zwischen proximaler und distaler Reihe der Handwurzelknochen. Beide *Handwurzelknochenreihen* können gegeneinander artikulieren und als Ganzes auch gegen den Unterarm.
An den Handbewegungen sind immer proximales und distales Handgelenk beteiligt, wenn auch im unterschiedlichen Maße. So überwiegt beispielsweise im proximalen Handgelenk die Palmarflexion und im distalen die Dorsalextension. Die Bewegungen im Handgelenk hängen stark von der Elastizität der Bänder ab.

Praxis Da die Hand ausschließlich mit der Speiche in direkter Verbindung steht, bricht bei einem Sturz, bei dem wir versuchen, uns mit der Hand abzufangen, meist der distale Teil dieses Knochens (distale Radiusfraktur, häufigste Fraktur).

Merke! Proximales und distales Handgelenk sind funktionell als einheitliches Gelenk zu verstehen. Das proximale Handgelenk wird vom distalen Radiusende und einer faserknorpeligen Gelenkscheibe (Discus articularis) sowie der proximalen Handwurzelknochenreihe gebildet. Im distalen Handgelenk artikulieren die distalen Flächen der proximalen Handwurzelknochenreihe mit den proximalen Flächen der distalen Reihe der Handwurzelknochen.
In beiden Gelenken zusammen sind annähernd Bewegungen wie in einem Kugelgelenk möglich.

7.11.2.3 Interkarpalgelenke (Artt. intercarpales)

Die *Interkarpalgelenke* sind „Nebengelenke"[1] (➠ Bild 7.40, S. 154) und liegen zwischen den jeweils benachbarten Handwurzelknochen der beiden Querreihen, wobei die gelenkige Verbindung zwischen Erbsen- und Dreieckbein, das sog. Erbsenbeingelenk (Art. ossis pisiformis, Art. ossis carpi accessorii) ein eigenständiges Gelenk ist.

[1] Gelenke, welche die Verschieblichkeit der Handwurzel- und Mittelhandknochen untereinander erhöhen und dadurch die Beweglichkeit der beiden Hauptgelenke (proximales und distales Handgelenk) steigern.

Bild 7.43 ***Distales Handgelenk*** *(Art. mediocarpalis)* ***der rechten Hand*** – artikulierende Gelenkflächen

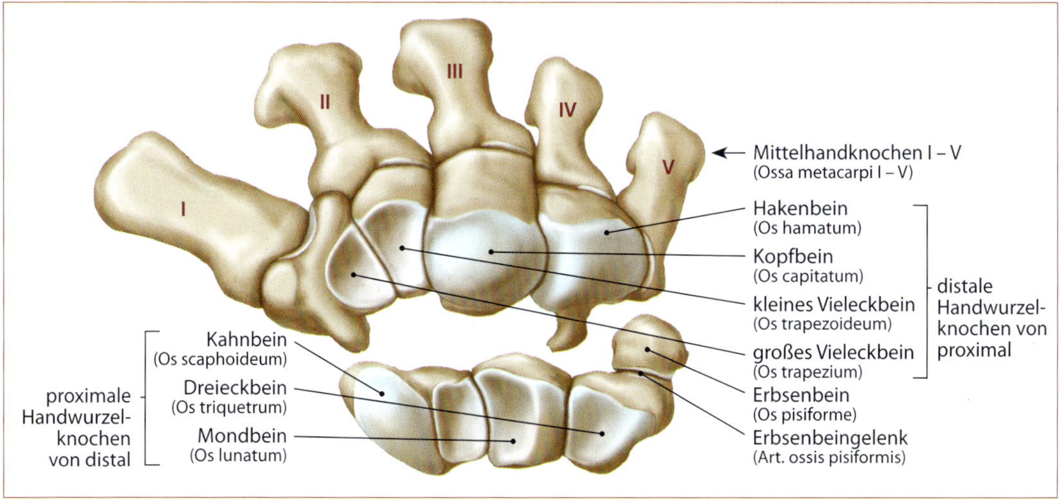

Bei den Interkarpalgelenken handelt es sich um ***Amphiarthrosen*** (Gleit- oder straffe Gelenke, ➡ S. 46) mit nur geringer Beweglichkeit. Sie werden mit dem proximalen Handgelenk bewegt und verstärken dessen Bewegungen. Außerdem unterstützen sie die Greifbewegungen der Hand.
Das distale Handgelenk gehört ebenfalls zu dieser Gelenkart.

7.11.2.4 Handwurzel-Mittelhand-Gelenke II – V (Artt. carpometacarpales II – V)

Die *Handwurzel-Mittelhand-* oder *Karpometakarpalgelenke* (CMC) befinden sich zwischen der distalen Handwurzelknochenreihe und den Basen der Mittelhandknochen und erhöhen die Verschieblichkeit zwischen Handwurzelknochen und Mittelhandknochen. Sie werden von radial nach ulnar als Handwurzel-Mittelhand-Gelenk I bis V bezeichnet. Die Art. carpometacarpalis I ist demnach das Daumensattelgelenk (➡ 7.18.1.1, S. 186).
Hinweis: Der Daumen wird wegen seiner Sonderstellung im Abschnitt 7.18. gesondert behandelt.

Gelenkform
Die *Handwurzel-Mittelhand-Gelenke II* bis *IV* sind ***flache Gelenke*** (Artt. planae), das CMC V ähnelt einem Sattelgelenk. Vor allem die CMC II und III stellen sehr straffe Gelenke (***Amphiarthrosen***) dar.

Gelenkpartner *der CMC II bis V* (➡ S. 154)
CMC II: Os trapezoideum, Os trapezium und Os capitatum mit der Basis des Os metacarpi II.
CMC III: Os capitatum mit der Basis des Os metacarpi III.
CMC IV: Os capitatum und Os hamatum mit der Basis des Os metacarpi IV.
CMC V: Os hamatum mit Os metacarpi V.

Die Karpometakarpalgelenke II bis V, Interkarpalgelenke und Intermetakarpalgelenke besitzen eine gemeinsame Gelenkhöhle.

Bänder (➡ Bilder 7.44 und 7.45)
Die *Handwurzel-Mittelhand-Gelenke II* bis *V* werden von straffen Ligamenten verspannt:
- ***Ligg. carpometacarpea dorsalia*** und ***palmaria*** von der distalen Reihe der Handwurzelknochen zu den Mittelhandknochen,
- ***Ligg. interossea*** zwischen Os capitatum und Os hamatum sowie Ossa metacarpi III und V.

Bewegungen
Die *Handwurzel-Mittelhand-Gelenke II* bis *V* lassen wegen der straffen Bänder eine kaum nennenswerte Beweglichkeit der artikulierenden Knochenteile zu. Lediglich der 5. Mittelhandknochen kann gegenüber dem Hakenbein um ca. 20° gestreckt oder gebeugt werden. Dadurch kann der Kleinfinger dem Daumen entgegengeführt und der ulnare Rand der Hohlhand angehoben werden.
Die Gelenke erhöhen die Elastizität der Hand.

Praxis Für die Handwurzel-Mittelhand-Gelenke und Fingergelenke werden in der Klinik folgende Kurzbezeichnungen verwendet:
CMC: Karpometakarpalgelenk = Handwurzel-Mittelhand-Gelenk = Art. carpometacarpalis,
MCP: Metakarpophalangealgelenk = Fingergrundgelenk = Art. metacarpophalangealis,
PIP: proximales Interphalangealgelenk = Fingermittelgelenk = Art. interphalangealis proximalis,
DIP: distales Interphalangealgelenk = Fingerendgelenk = Art. interphalangealis distalis,
IP: Interphalangealgelenke = Finger- bzw. Zehenmittel- und -endgelenke = Artt. interphalangeales.

7.11.2.5 Intermetakarpalgelenke (Artt. intermetacarpales)

Die *Intermetakarpalgelenke* (➡ Bild 7.40, S. 154) liegen zwischen den aneinanderstoßenden seitlichen Basen der Mittelhandknochen II bis V. Es handelt sich um ***flache Synovialgelenke***.
Die Köpfe der Ossa metacarpi II bis V werden an ihrer palmaren Seite durch kurze Bandzüge

(Ligg. metacarpalia transversa profunda) verbunden. Diese strahlen auch in die Ligg. palmaria der Fingergrundgelenke ein und begrenzen das Spreizen der Mittelhandknochen.
Die Intermetakarpalgelenke lassen nur ***geringe Gleitbewegungen*** zu. Sie erhöhen die Verschieblichkeit der Mittelhandknochen untereinander, wodurch die Beweglichkeit des Handgelenks gesteigert wird.

Merke! Interkarpalgelenke, Karpometakarpagelenke II bis V und Intermetakarpalgelenke sind Amphiarthrosen, die durch zahlreiche Bänder derartig versteift sind, dass sie nur sehr geringe Bewegungen ausführen können.
Die Gelenke ermöglichen Verschiebungen der Handwurzelknochen und Mittelhandknochen untereinander, wodurch die Beweglichkeit des Handgelenks gesteigert wird. ⌟

7.11.3 Gelenkkapsel und Bandapparat des Handgelenks

Gelenkkapsel
Proximales und distales Handgelenk sowie das distale Radioulnargelenk besitzen in der Regel separate Gelenkkapseln.

Bänder
Das *Bandsystem* des Handgelenks hat v. a. die Aufgabe, die knöcherne Gewölbekonstruktion der Handwurzel in der sagittalen und frontalen Ebene derart zu festigen, dass diese gemeinsam mit der Mittelhand ein stabiles Widerlager beim Ergreifen und Festhalten von Gegenständen bietet. Es handelt sich deshalb um sehr straffe ***Hemmungsbänder*** (➡ S. 53), die aufgrund ihrer Verlaufsrichtung extreme Gelenkausschläge verhindern.
Darüber hinaus sind die Bandsysteme so angelegt, dass sie die Radiusbewegungen bei der Pronation und Supination ermöglichen (die stärksten Bandzüge entspringen deshalb breitflächig am Radius, die von der Elle kommenden Bänder werden bei den Umwendebewegungen lediglich verdreht).

Bild 7.44 Palmare Bänder des rechten Handgelenks

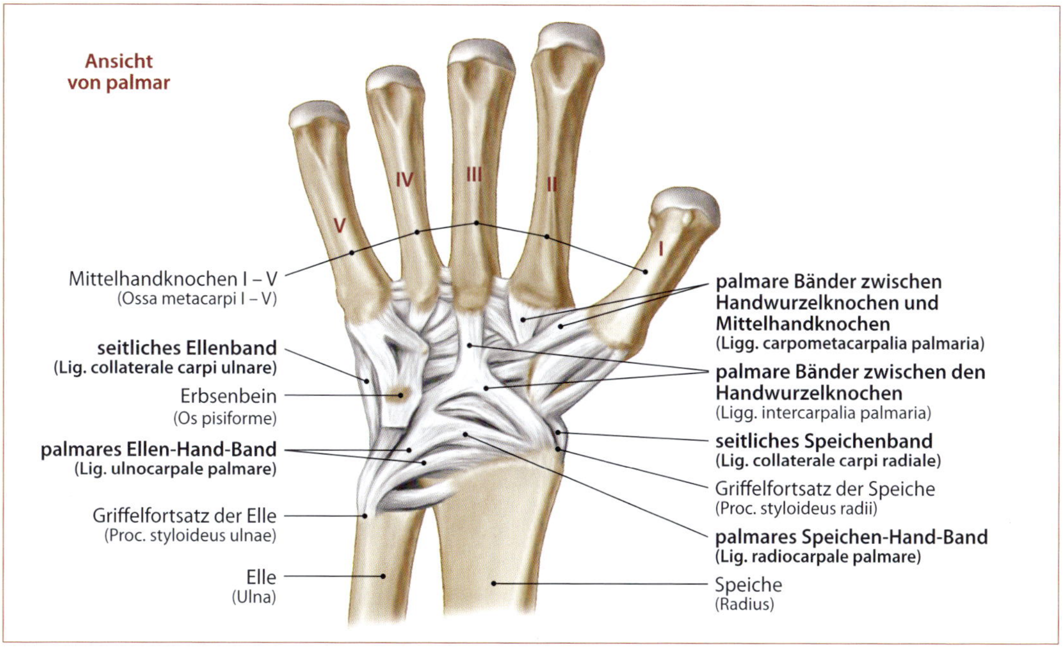

Bild 7.45 ***Dorsale Bänder des rechten Handgelenks***

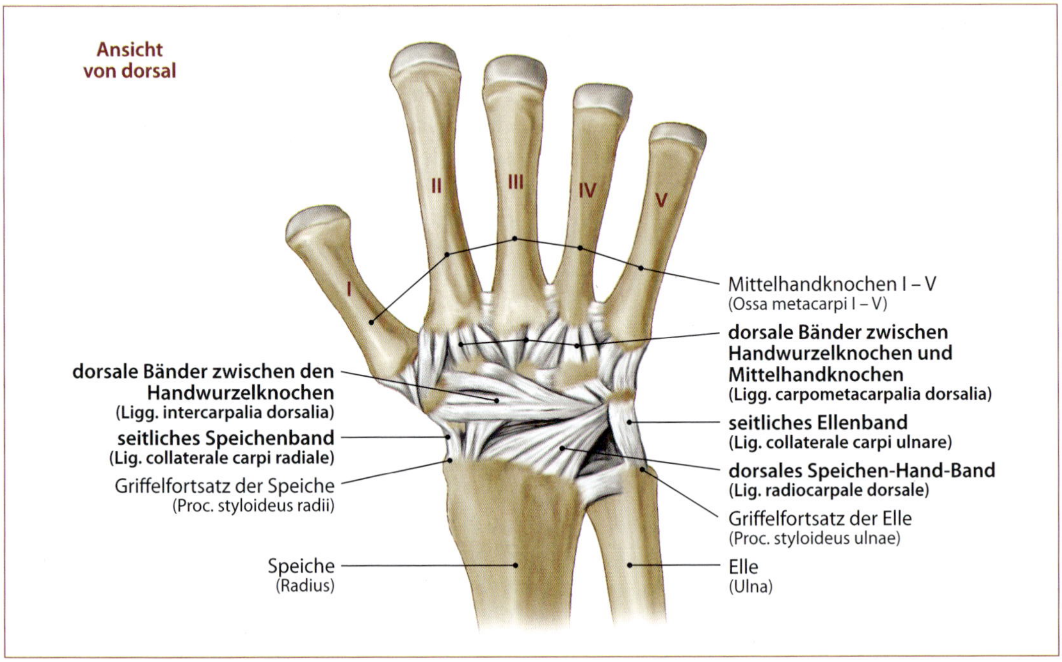

Die wichtigsten Bandzüge sind:

a. ***Bänder vom Radius zu den Handwurzelknochen***
   - *seitliches Speichenband* (Lig. collaterale carpi radiale) – vom Proc. styloideus radii zum Os scaphoideum,
   - *Speichen-Hand-Bänder*
     - *Lig. radiocarpale dorsale* – vom distalen Radiusende zum Os scaphoideum, Os lunatum und Os triquetrum,
     - *Lig. radiocarpale palmare* – vom distalen Radiusende zur proximalen Handwurzelknochenreihe.

b. ***Bänder von der Ulna zu den Handwurzelknochen***
   - *seitliches Ellenband* (Lig. collaterale carpi ulnare) – vom Proc. styloideus ulnae zum Os triquetrum und Os pisiforme,
   - *Ellen-Hand-Band* (Lig. ulnocarpale palmare) – von der Ulna und vom Discus articularis ulnae zum Os lunatum, Os capitatum und Os triquetrum.

c. ***Bänder zwischen den Handwurzelknochen***
   - *Ligg. intercarpalia interossea* (kürzere Bandzüge in der Tiefe).

Besonders die längeren kräftigen Ligg. radiocarpale palmare und dorsale sowie ulnocarpale palmare hemmen maßgeblich die Radialabduktion.

Die Handwurzel ist kein starrer Knochenblock, sondern sie ist veränderlich. Die Bewegungen ergeben sich einerseits durch das Anspannen der Bänder und zum anderen durch das Gelenkspiel.

Funktionsstellung des Handgelenks

In Funktionsstellung befindet sich das proximale Handgelenk bei einer leichten Ulnarabduktion von ca. 20° plus leichte Dorsalextension.

Praxis Eine abnorm große Radialabduktion hat oft eine distale Radiusfraktur oder eine Fraktur des Os scaphoideum zur Folge. Bei abnormer Dorsalextension kann es zur Colles-Fraktur (Extensionsfraktur) kommen.

Merke! Die passive Stabilität des Handgelenks wird durch kräftige Bandsysteme, bestehend aus zahlreichen kürzeren und längeren Bandzügen, gewährleistet. Ihre Verlaufsrichtung entspricht der funktionellen Belastung.

7.12 Karpaltunnel (Canalis carpi), Haltebänder der Beuge- und Strecksehnen (Retinacula)

Die hier zu besprechenden Strukturen sind notwendig, weil die Ursprungssehnen der langen Handmuskeln am Humerus, Radius und an der Ulna entspringen und ihre Ansatzsehnen über das Handgelenk zu den Mittelhand- und Fingerknochen ziehen.

Karpaltunnel und Halteband der Beugersehnen

Die Eminentia carpi radialis und die Eminentia carpi ulnaris des Sulcus carpi (➡ S. 152f) werden durch ein kräftiges Halteband, das ***Retinaculum musculorum flexorum*** (➡ Bilder 7.46 bis 7.48) überbrückt. Auf diese Weise entsteht ein osteofibröser Kanal (➡ S. 67), der sog. *Karpaltunnel* (Canalis carpi).

Durch den ***Karpaltunnel*** verlaufen alle oberflächlichen und tiefen *Beugersehnen* vom Unterarm zur Hand. Dies sind:

- die 4 oberflächlichen Sehnen des *M. flexor digitorum superficialis* (S. 177) und darunter
- die 4 tiefen Sehnen des M. flexor digitorum *profundus* (S. 178),
- radial daneben die gesonderte Sehne des M. flexor pollicis longus (S. 190),
- die Sehne des M. flexor carpi radialis (➡ S. 169) verläuft separat durch den Karpaltunnel.

Der *N. medianus* (➡ S. 203ff) zieht radial der Sehnen des M. flexor digitorum superficialis ebenfalls durch den Canalis carpi.

Bild 7.46 Sehnenscheiden der rechten Hand

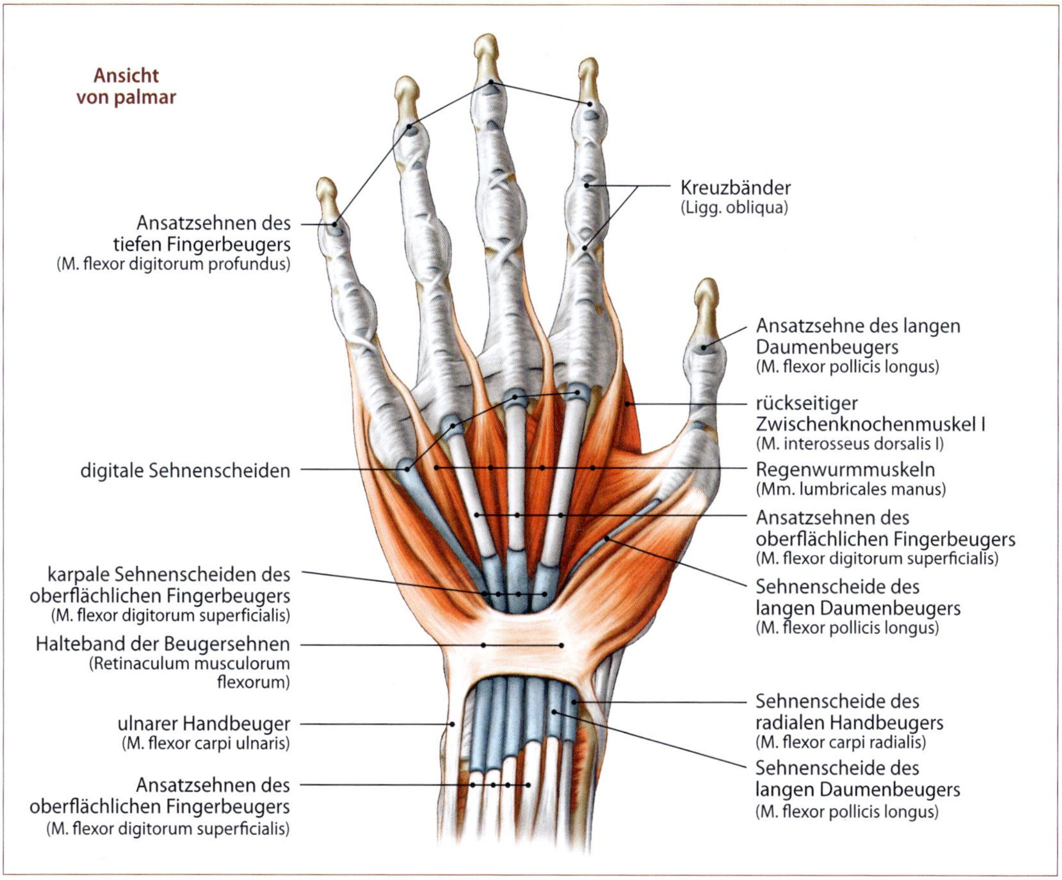

Bild 7.47 Karpaltunnel *(Canalis carpi)* **der rechten Hand**

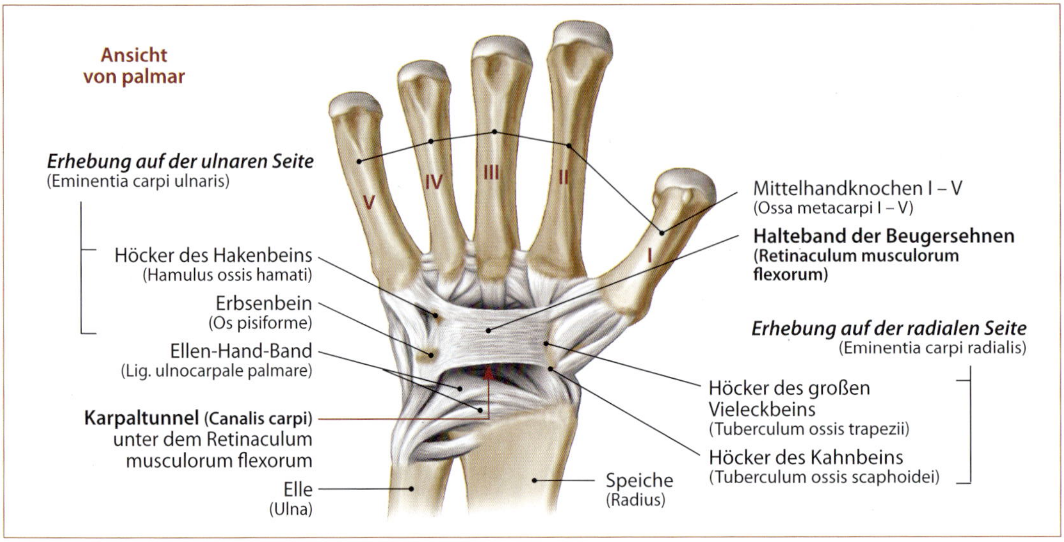

Bild 7.48 Karpaltunnel *(Canalis carpi)* **der rechten Hand** – *Querschnitt von proximal*

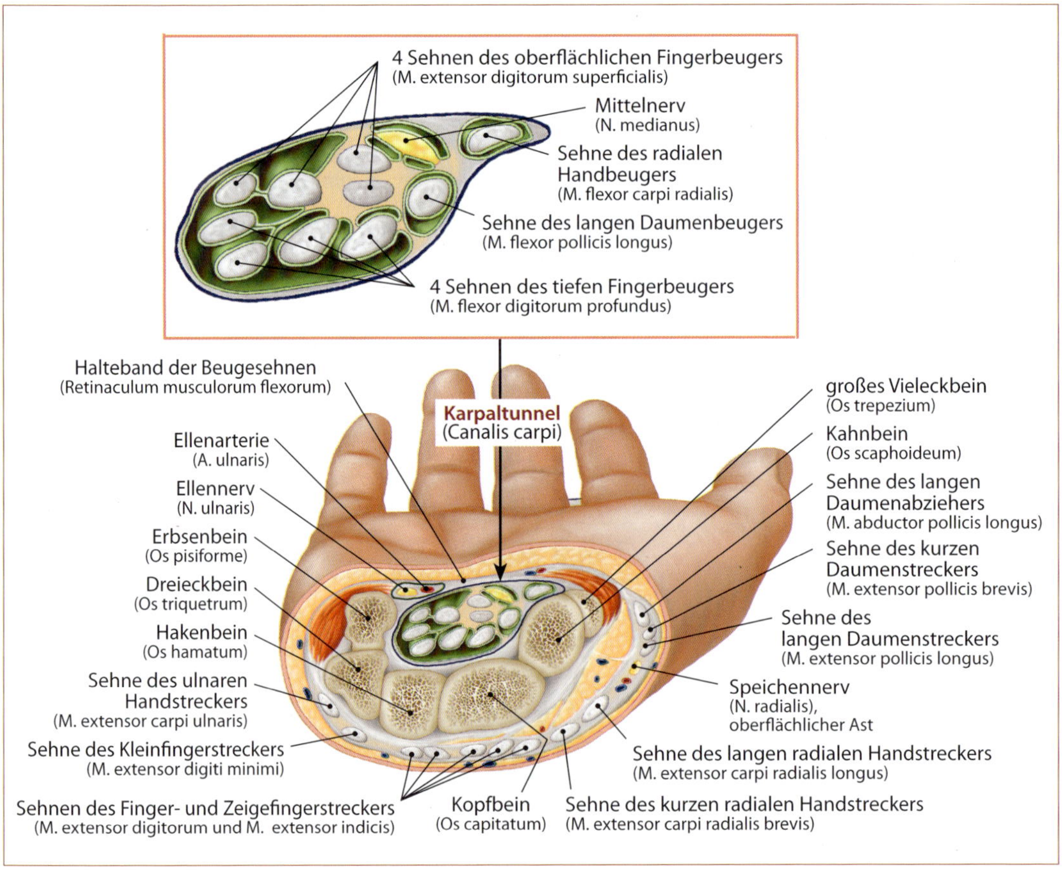

Oberflächlich des Retinakulums verlaufen:

- Sehne des *M. palmaris longus* (➡ Bild 7.50, S. 165),
- A., V. und N. ulnaris im Ulnarkanal (Canalis ulnaris), welcher der Sehne des M. flexor carpi ulnaris (➡ S. 168ff) anliegt.

Hinweis: Unterarmmuskeln (➡ 7.16, S. 167).

Halteband der Strecksehnen (Retinaculum musculorum extensorum ➡ Bild 7.49)
Dieses *Halteband* bildet mit den beiden distalen Enden von Elle und Speiche einen **osteofibrösen Kanal** für die Strecksehnen, damit sich diese bei Dorsalextension der Hand nicht vom Skelett abheben können.
Der *osteofibröse Kanal* ist durch bindegewebige Trennwände in 6 Fächer untergliedert, in denen die Sehnen der 9 Extensoren der Hand verlaufen. Diese sind (von radial nach ulnar):

1. *Sehnenscheidenfach* (liegt auf dem Proc. styloideus radii):
   Sehnen des M. extensor pollicis brevis und M. abductor pollicis longus,
2. *Sehnenscheidenfach* (liegt radial des Tuberculum dorsale radii):
   Sehnen des M. extensor carpi radialis longus und M. extensor carpi radialis brevis,
3. *Sehnenscheidenfach* (liegt ulnar des Tuberculum dorsale radii):
   Sehne des M. extensor pollicis longus,
4. *Sehnenscheidenfach* (liegt auf dem glatten ulnaren Drittel des Radius):
   4 Sehnen des M. extensor digitorum, Sehne des M. extensor indicis, welche weiter distal mit der Zeigefingersehne des M. extensor digitorum verschmilzt,
5. *Sehnenscheidenfach* (liegt über dem distalen Radioulnargelenk):
   Sehne des M. extensor digiti minimi,
6. *Sehnenscheidenfach* (liegt auf dem Caput ulnae):
   Sehne des M. extensor carpi ulnaris.

Bild 7.49 ***Rechter Handrücken*** *– Dorsalaponeurose der Finger – Halteband der Strecksehnen mit 6 Sehnenfächern*

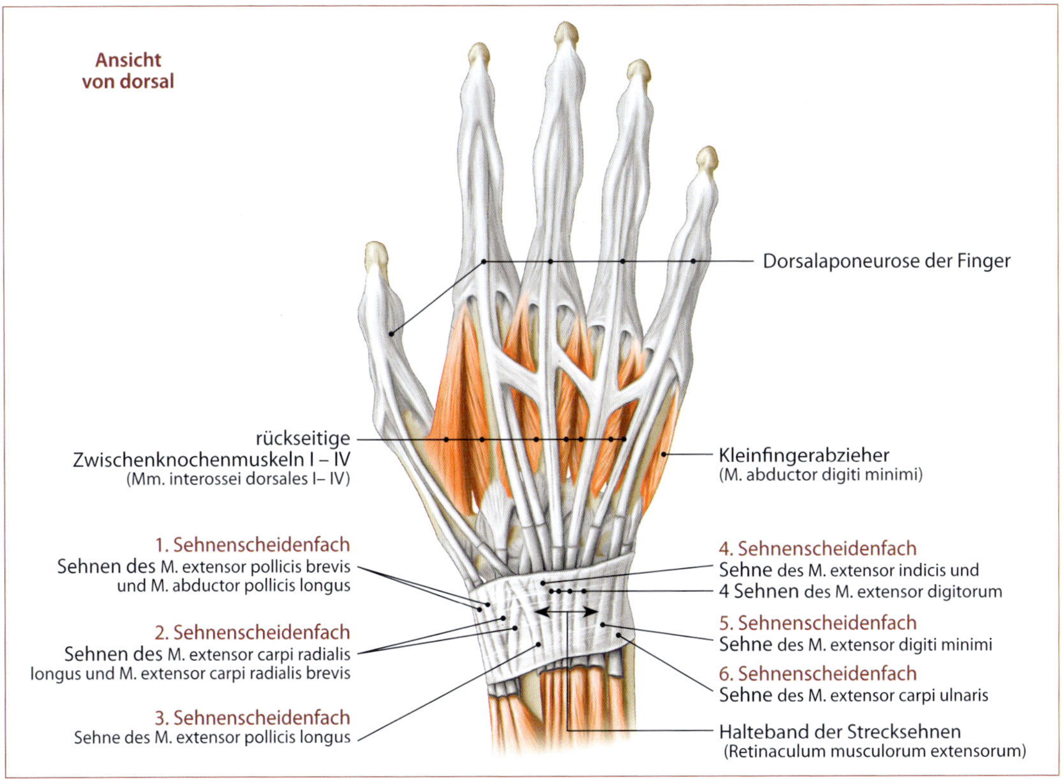

7.13 Sehnenscheiden (Vaginae tendinum)

Die großen Beugebewegungen der Hand sind:
- Dorsalextension und Plantarflexion der Handgelenke,
- Flexion der 3 Fingergelenke sowie
- Opposition der Handwurzel-Mittelhand-Gelenke von Daumen und Kleinfinger.

Damit sich die langen Sehnen dieser Gelenke nicht wund reiben, werden sie in *Sehnenscheiden* geführt, (➡ S. 67).

Dabei ist zu beachten:
- Im Bereich der Mittelhandknochen II – IV fehlen wegen des nur geringen Bewegungsspielraums der Karpometakarpalgelenke 2 – 4 in der Regel die Sehnenscheiden und Haltebänder.
- Die Finger II – IV besitzen eigene Sehnenscheiden, die von den Köpfen der Mittelhandknochen bis zu den Basen der Endphalnangen reichen.
- Die Sehnenscheiden des Daumens und Kleinfingers verlaufen kontinuierlich von den Handgelenken bis zu den Endgelenken.

Die Sehnenscheiden der Finger sind insofern besonders konstruiert, als dass sie starke osteofibröse Gleitrohre bilden, die im Bereich der Grund- und Mittelphalangen von kreuz- und ringförmigen Haltebändern an den Knochen gehalten werden (➡ Bild 7.46 und 7.49).

Auf diese Weise wird erreicht, dass bei der Beugung der Endphalangen die Beugesehnen sich nicht vom Knochen entfernen.

Sehnenscheiden der Palmarseite

An der Palmarseite der Hand sind im Bereich des Karpaltunnels meist folgende Sehnenscheiden zu finden, (➡ Bild 7.46):
- ulnare Sehnenscheide für die 8 Fingerbeugesehnen, die in die Sehnenscheide des Kleinfingerbeugers übergeht,
- radiale Sehnenscheide des langen Daumenbeugers, die in die Sehnenscheide des Daumens übergeht,
- Sehne des radialen Handbeugers (M. flexor carpi radialis).

Sehnenscheiden der Dorsalseite
(➡ Bild 7.49)

Auf der *Dorsalseite* befinden sich Sehnenscheiden nur im Bereich der Handgelenke. In jedem der 6 Sehnenfächer ist eine synoviale Sehnenscheide vorhanden und umhüllt die dort befindlichen Streckmuskelsehnen. Dabei sind die digitalen Sehnenscheiden aufgrund der größeren Spannweite der Fingermuskelsehnen länger als die karpalen, deren Sehnen bereits distal des Retinakulums inserieren.

Praxis Nervenkompressionssyndrome sind chronische Druckläsionen und Reizungen innerhalb anatomischer Engpässe.
Das Karpaltunnelsyndrom ist das mit Abstand häufigste Engpasssyndrom eines peripheren Nerven. Durch raumfordernde Prozesse im Canalis carpi (z. B. durch chronische Sehnenscheidenentzündungen der Flexoren) wird der N. medianus schmerzhaft komprimiert. Dadurch kommt es zu Missempfindungen/Taubheit des 1. bis 3. Fingers und der radialen Seite des 4. Fingers, im Spätstadium zur Atrophie der Thenarmuskulatur. Durch operative Trennung des Retinaculum musculorum flexorum wird eine Druckentlastung erreicht.
Die Sehnenscheide für die Sehnen des M. extensor pollicis brevis und des M. abductor pollicis longus im 1. Sehnenscheidenfach entzündet sich häufig (Tenosynovitis de Quervain). Dies führt zu Schmerzen im Bereich des Proc. styloideus radii. ⌟

Merke! Das im Bereich der Handwurzel palmar liegende kräftige Retinaculum musculorum flexorum vervollständigt die Hohlhandfurche (Sulcus carpi) zum Karpaltunnel (Canalis carpi), in dem 9 Sehnen und 1 Nerv liegen. Dorsal der Handwurzel befindet sich das Retinaculum musculorum extensorum, welches aus 6 Sehnenscheidenfächern mit ebenso vielen Sehnenscheiden besteht und den Strecksehnen den nötigen Halt gibt.
Die palmar verlaufenden Sehnen der langen Fingerbeuger werden im Bereich der Handwurzel und Finger durch recht kompliziert aufgebaute Sehnenscheiden umhüllt. ⌟

7.14 Palmaraponeurose und Dorsalaponeurose der Hand

Palmaraponeurose der Hand (Aponeurosis palmaris, ➡ Bild 7.50)
Die *Palmaraponeurose* oder Hohlhandsehnenplatte als Fortsetzung des Retinaculum musculorum flexorum ist eine derbe dreieckige ***fächerförmige Sehnenplatte***, welche die Haut der Handfläche unterpolstert. Sie wird aus längs verlaufenden straff gebündelten Faserzügen gebildet, die durch quere Faserzüge verspannt sind. Die Längsfasern führen zu den Sehnenscheiden der Beugesehnen sowie dem Bandapparat der Fingergrundgelenke. Außerdem strahlen sie in die Lederhaut der Hohlhand ein.
Über 9 Septen steht die Palmaraponeurose mit der tiefen *Hohlhandfaszie* (➡ 7.15), welche die Mm. interossei palmares (➡ S. 183f) bedeckt, in Verbindung.

Da die tiefe Hohlhandfaszie mit den Mittelhandknochen verbunden ist, wird die Palmaraponeurose auch mit dem Handskelett verankert. Von dorsal strahlt die Sehne des M. palmaris longus ein (➡ S. 168f). Der M. palmaris brevis (in den Abbildungen nicht berücksichtigt) verbindet die Palmaraponeurose und das Retinaculum musculorum flexorum auf der ulnaren Handseite mit der Haut.
Die Palmaraponeurose stellt ein ***festes Widerlager*** beim Greifen dar und hält unmittelbare Druckeinwirkungen von den Muskeln, Nerven und Gefäßen der Hohlhand fern.

Praxis Eine recht häufige Erkrankung der Palmaraponeurose sind deren fibröse Verhärtung und Schrumpfung (Morbus Dupuytren). Da sie mit den Sehnenscheiden der langen Fingerbeuger verbunden ist, kommt es zur Krümmung und Bewegungseinschränkung der Finger.

Bild 7.50 ***Palmaraponeurose oder Hohlhandsehnenplatte*** *(Aponeurosis palmaris)* ***der rechten Hand***

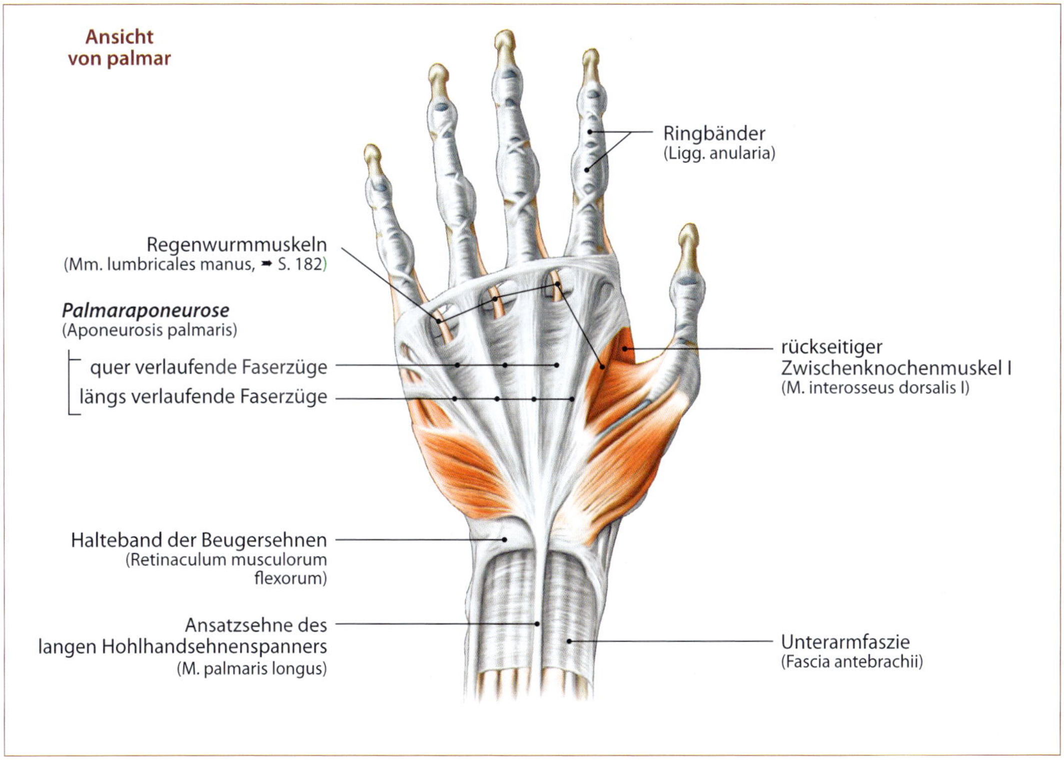

Dorsalaponeurosen der Finger (Aponeurosis dorsalis digiti, ➡ Bild 7.51)

Die *Dorsalaponeurosen* der Finger sind ***Sehnenplatten*** auf der Streckseite der Finger. Sie bestehen aus dichtem Bindegewebe, an dessen Aufbau die Sehnen des langen Fingerstreckers und die der kurzen Fingermuskeln beteiligt sind. Mit den Gelenkkapseln sind sie fest, mit der Knochenhaut aber nur locker verankert.

Die Dorsalaponeurosen dienen der ***Verstärkung*** der ***Fingergelenke*** und als Ansatz zahlreicher Handmuskeln.

Merke! Die Palmaraponeurose als Fortsetzung des M. palmaris longus ist eine flächenförmige Sehnenplatte der Hohlhand, welche sie verspannt und ihre Weichteile schützt.

Bild 7.51 Dorsalaponeurose der Finger *(Aponeurosis dorsalis digiti)*

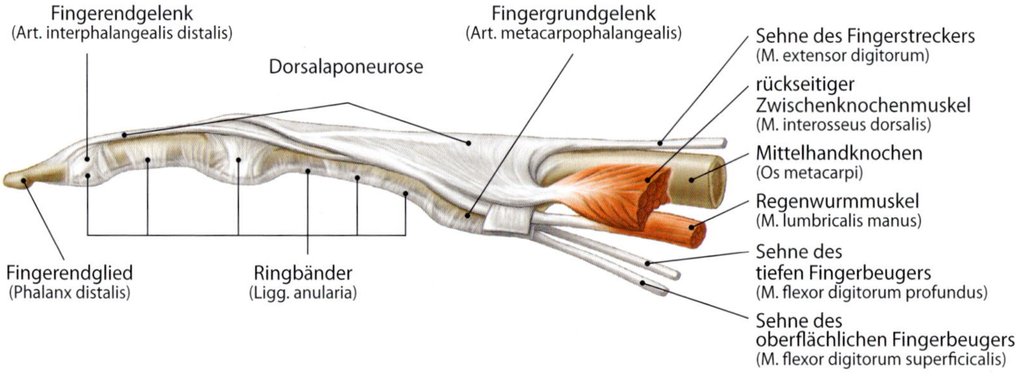

7.15 Druckkonstruktion der Hohlhand

Die Stabilisierung der Hohlhand erfolgt durch die Handwurzel- und Mittelhandknochen.
Letztere werden durch die Mm. interossei palmares und dorsales (➡ S. 182ff) verspannt.
Die palmaren Faszien dieser Muskeln bilden die ***tiefe Hohlhandfaszie***, welche von der Palmaraponeurose (➡ 7.14) verstärkt wird.
Die Aponeurosis palmaris verankert auch die Gruppenfaszien von Daumenballen (Thenar) und Kleinfingerballen (Hypothenar) gegeneinander. Auf diese Weise wird einerseits ein festes Widerlager beim Greifen geschaffen und andererseits ein wirksamer Schutz der Weichteile der Hohlhand (Gefäße, Nerven, Sehnen) erzielt, worauf bereits hingewiesen wurde.
Damit sich die Haut der Hohlhand beim festen Zugriff nicht verschiebt, ist sie über die Unterhaut (Subcutis) durch eine Vielzahl kollagener und elastischer Faserzüge mit der Palmaraponeurose und somit auch den Mittelhandknochen verbunden. Gleichzeitig ermöglichen diese Faserzüge die Bildung vieler kleiner ***fettgefüllter Druckkammern*** im Unterhautfettgewebe, welche jeden Druck gleichmäßig auf die Hohlhand verteilen.

Merke! Die Druckkonstruktion der Hohlhand ermöglicht einen festen „unverschieblichen" Zugriff bei gleichzeitigem optimalem Schutz ihrer Weichteile und Leitungsbahnen vor Druck- und Zugkräften.

7.16 Muskeln des Handgelenks und ihre Funktion

Bei der Betrachtung der auf das Handgelenk wirkenden Muskeln wird die funktionelle Einheit von Unterarm und Hand besonders deutlich. So erfolgt die Drehung der Hand in den Radioulnargelenken und nicht in den Handgelenken.
Die für die Bewegungen der Hand verantwortlichen Muskeln sind überwiegend am ***Unterarm*** lokalisiert. Lediglich ihre dünnen und langen Sehnen erreichen die Hand. Durch diese Anordnung bleibt die Hand schlank und fein abgestimmt beweglich.

Die gesamte Unterarmmuskulatur setzt sich aus ***19 Unterarmmuskeln*** zusammen, die von der Unterarmfaszie (Fascia antebrachii) als Fortsetzung der Oberarmfaszie (Fascia brachii) umgeben werden. Von der Unterarmfaszie ausgehende bindegewebige Septen grenzen die einzelnen Muskelgruppen voneinander ab.

Gliederung der Unterarmmuskulatur

Die *Muskeln des Unterarmes* (➡ Bild 7.52) können zunächst in die palmar und ulnar liegenden *Flexoren* und in die dorsal und radial liegenden *Extensoren* aufgeteilt werden. Die beiden Gruppen werden dorsal durch die Kante der Elle (Ulna) scharf getrennt. Weiterhin sind die auf das Handgelenk wirkenden Unterarmmuskeln von jenen, die auf die Fingergelenke wirken, zu unterscheiden.
Aufgrund der Pronations- und Supinationsbewegungen in den Radioulnargelenken verlaufen die Unterarmmuskeln schräg.
Sowohl in der Extensoren- als auch Flexorenloge sind je 3 Muskelgruppen untergebracht.

Flexorenloge

(Anordnung der Muskeln in 4 Schichten)

1. ***Oberflächliche Schicht*** (von radial nach ulnar):
   - *Runder Einwärtsdreher* (M. pronator teres, ➡ S. 145),
   - *radialer Handbeuger* (M. flexor carpi radialis ➡ S. 169),
   - *langer Hohlhandsehnenspanner* (M. palmaris longus, ➡ S. 169) ,
   - *ulnarer Handbeuger* (M. flexor carpi ulnaris, ➡ S. 170).
2. ***Mittlere Schicht:***
   - *Oberflächlicher Fingerbeuger* (M. flexor digitorum superficialis, ➡ S. 177f).
3. ***Tiefe Schicht:***
   - *Langer Daumenbeuger* (M. flexor pollicis longus, ➡ S. 190),
   - *tiefer Fingerbeuger* (M. flexor digitorum profundus, ➡ S. 178).
4. ***Tiefste Schicht:***
   - *Quadratischer Einwärtsdreher* (M. pronator quadratus, ➡ S. 145),
   - *Auswärtsdreher* (M. supinator, ➡ S. 146)

Extensorenloge
(Anordnung der Muskeln mehr nebeneinander)

1. Radiale Gruppe:
- *Kurzer radialer Handstrecker* (M. extensor carpi radialis brevis, ➠ S. 170f),
- *langer radialer Handstrecker* (M. extensor carpi radialis longus, ➠ S. 170f),
- *Oberarm-Speichen-Muskel* (M. brachioradialis, ➠ S. 142).

2. Ulnare Gruppe (von radial nach ulnar):
- *Fingerstrecker* (M. extensor digitorum, ➠ S. 180),
- *Kleinfingerstrecker* (M. extensor digiti minimi, ➠ S. 180f),
- *ulnarer Handstrecker* (M. extensor carpi ulnaris, ➠ S. 170f).

3. Mittlere Gruppe
Zwischen der 1. und 2. Gruppe liegen:
- *Langer Daumenabzieher* (M. abductor pollicis longus, ➠ S. 191),
- *kurzer Daumenstrecker* (M. extensor pollicis brevis, ➠ S. 191),
- *langer Daumenstrecker* (M. extensor pollicis longus, ➠ S. 191),
- *Zeigefingerstrecker* (M. extensor indicis, ➠ S. 181, 191).

7.16.1 Beuger (Flexoren des Handgelenks)

1. *Radialer Handbeuger* (M. flexor carpi radialis)
2. *Langer Hohlhandspanner* (M. palmaris longis)

Bild 7.52 Muskeln des rechten Unterarms

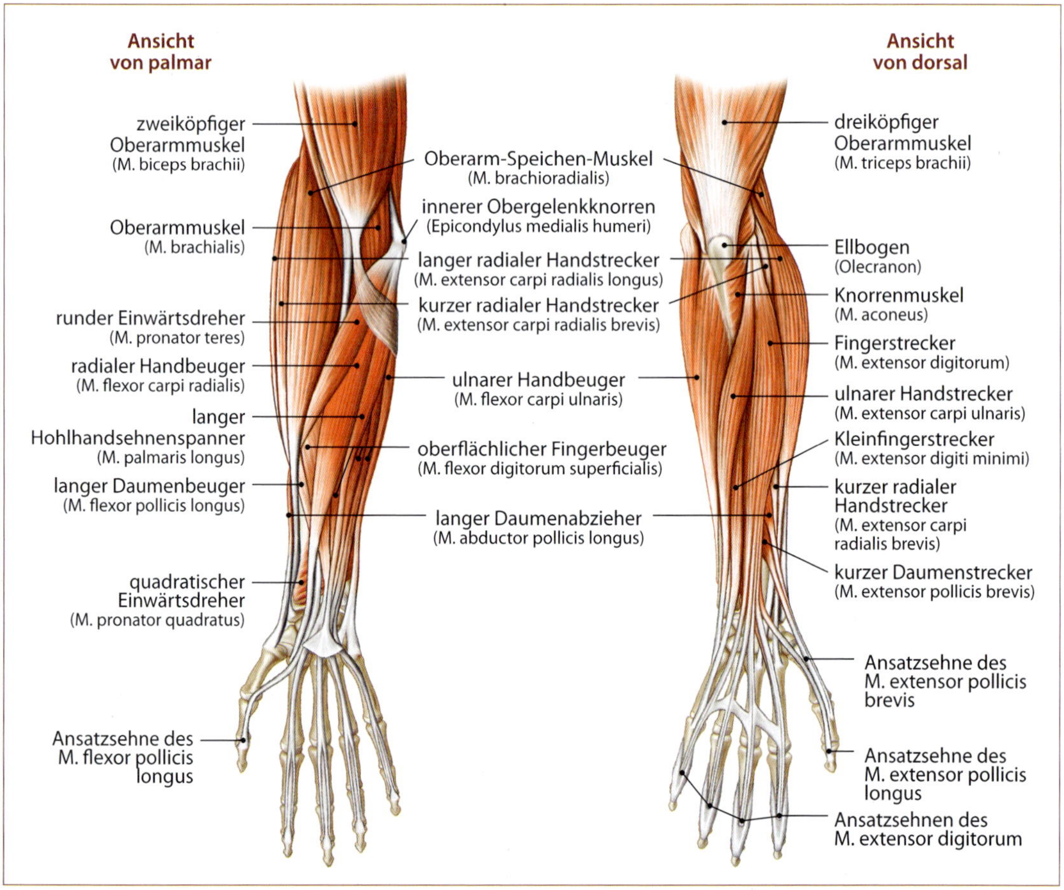

Bild 7.53 Flexoren des Handgelenks der rechten Hand

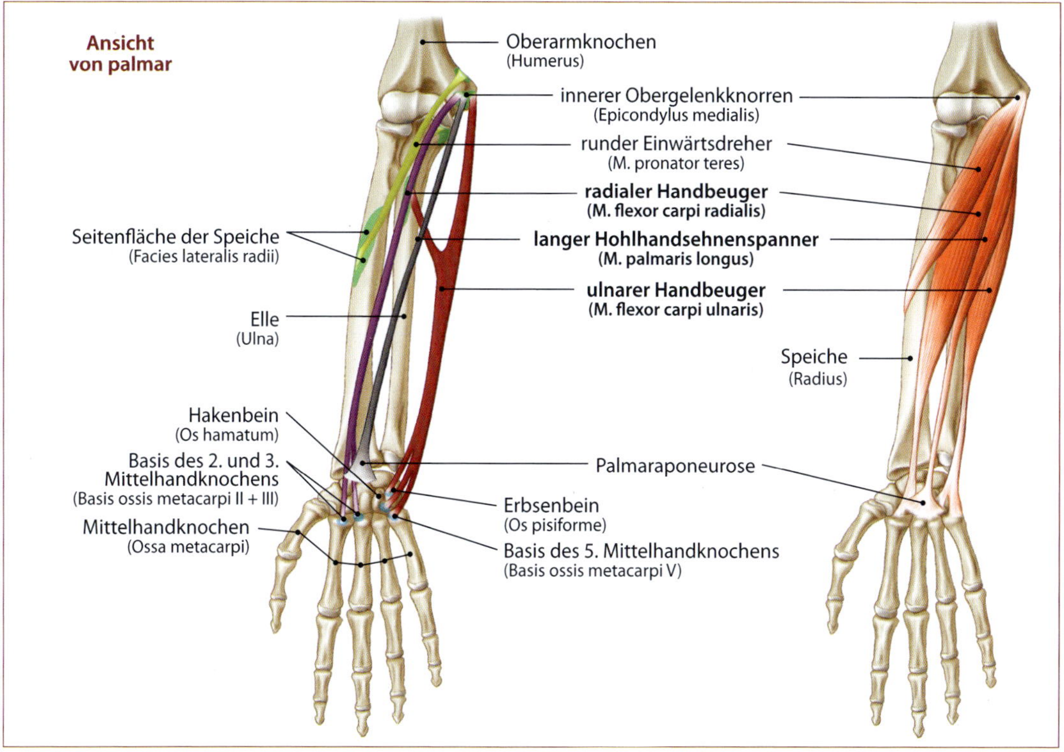

Flexoren des Handgelenks

***1.Radialer Handbeuger** (M. flexor carpi radialis)*

Innervation	N. medianus ($C_6 - C_8$)
Ursprung	Humerus: Epicondylus medialis humeri
Ansatz	Basis des Os metacarpale II, häufig auch noch III (palmare Fläche)
Funktion	• Palmarflexion und schwache Radialabduktion • Bei gestrecktem Ellbogengelenk kräftige Pronation
Synergisten	M. flexor carpi ulnaris (Palmarflexion), M. extensor carpi radialis longus und brevis (Radialabduktion)
Antagonisten	Extensoren der Hand (je nach Ausgangsposition)
Bemerkungen	Die lange Ansatzsehne springt bei der Palmarflexion am distalen Unterarm sichtbar hervor. Sie besitzt einen eigenen Sehnenscheidenkanal im Karpaltunnel. *Praxis:* Radial der Ansatzsehne verläuft die A. radialis, sodass hier in der sog. „Radialispulsgrube" der Puls getastet werden kann. Ulnar verläuft der N. medianus.

***2. Langer Hohlhandsehnenspanner** (M. palmaris longus)*

Innervation	N. medianus ($C_8 - Th_1$)
Ursprung	Humerus: Epicondylus medialis humeri
Ansatz	Palmaraponeurose (➡ S. 165)
Funktion	• Spannung der Palmaraponeurose und Palmarflexion (schwach)
Synergisten	Flexoren der Hand, M. flexor digitorum superficialis, M. flexor digitorum profundus
Antagonisten	Extensoren der Hand, M. extensor digitorum
Bemerkungen	Die lange Ansatzsehne verbreitert sich in der Hohlhand zur Palmaraponeurose. Die Sehne ist besonders bei starker Oppositionsstellung des Daumens in der Mitte des distalen Unterarms deutlich sichtbar, und zwar etwas ulnar der Sehne des M. flexor carpi radialis. *Praxis:* Der M. palmaris longus ist ein inkonstanter Muskel und fehlt bei 20 % der Menschen. Er wird aufgrund seiner Entbehrlichkeit häufig für Sehnentransplantationen verwendet. →

3. Ulnarer Handbeuger *(M. flexor carpi ulnaris)*

Innervation	N. ulnaris ($C_7 - C_8$)
Ursprung	***Caput humerale:*** Humerus (Epicondylus medialis humeri) ***Caput ulnare:*** Ulna (Olecranon)
Ansatz	Os pisiforme (palmare Fläche), Os hamatum, Os metacarpale V (Basis), nachdem die Ansatzsehne den Proc. styloideus ulnae passiert hat
Funktion	• Palmarflexion • Ulnarabduktion • Flexion im Ellbogengelenk
Synergisten	M. flexor carpi radialis (Palmarflexion), M. extensor carpi ulnaris (Ulnarabduktion)
Antagonisten	Extensoren der Hand (je nach Ausgangsposition)
Bemerkungen	Die lange Ansatzsehne, die nicht im Karpaltunnel verläuft, kann man proximal vom Os pisiforme, welches sie als Sesambein nutzt, gut tasten. Der Muskel bildet die ulnare Grenze zu den Unterarmextensoren. *Praxis:* Der M. flexor carpi ulnaris ist der Leitmuskel für die A. ulnaris und den N. ulnaris.

7.16.2 Strecker (Extensoren des Handgelenks)

1. *Kurzer radialer Handstrecker* (M. extensor carpi radialis breve),
2. *Langer radialer Handstrecker* (M. extensor carpi radialis longus),
3. *Ulnarer Handstrecker* (M. extensor carpi ulnaris).

Bild 7.54 Extensoren des Handgelenks der rechten Hand

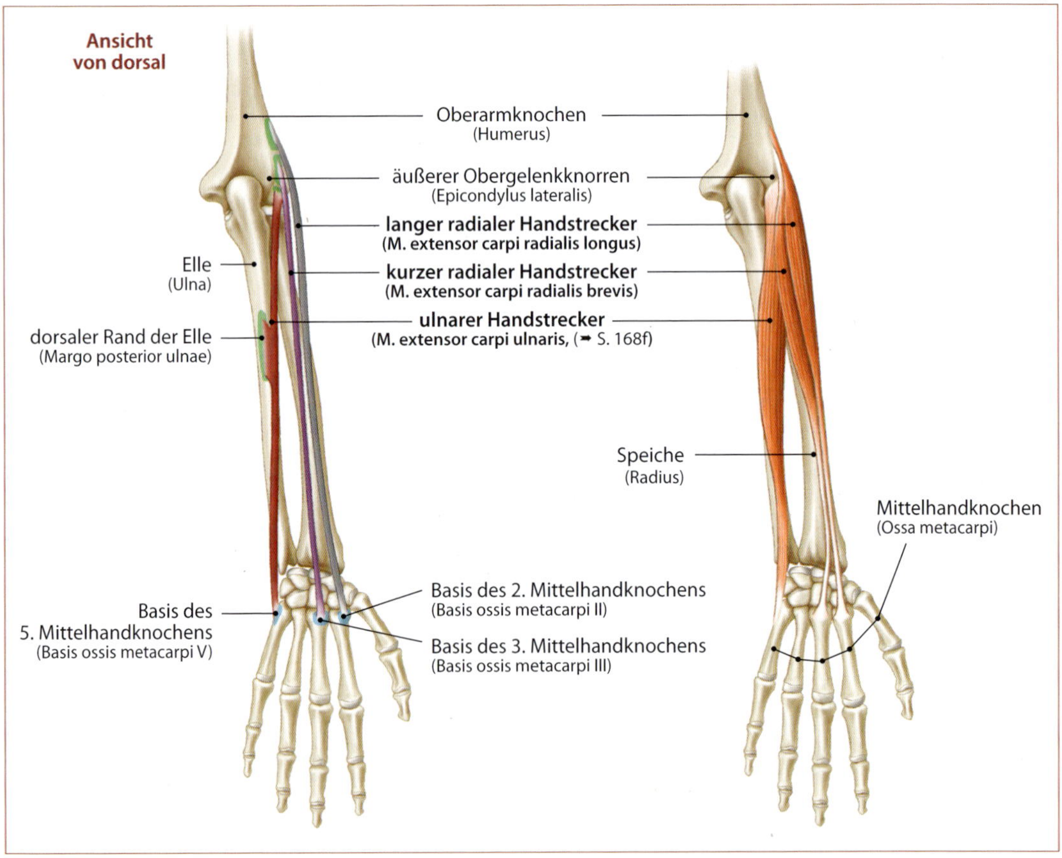

Extensoren des Handgelenks

1. Kurzer radialer Handstrecker *(M. extensor carpi radialis brevis)*

Innervation	N. radialis ($C_5 - C_7$)
Ursprung	Humerus: Epicondylus lateralis humeri und Lig. anulare radii
Ansatz	Os metacarpale III (Basis – dorsale Fläche)
Funktion	• Dorsalextension
Synergisten	M. extensor carpi radialis longus sowie Hand- und Fingerextensoren
Antagonisten	M. flexor carpi radialis/ulnaris sowie Hand- und Fingerflexoren
Bemerkungen	„Faustschlusshelfer", Ansatzsehne zieht durch das 2. Sehnenscheidenfach des Retinaculum musculorum extensorum

2. Langer radialer Handstrecker *(M. extensor carpi radialis longus)*

Innervation	N. radialis ($C_5 - C_8$)
Ursprung	Humerus: Epicondylus und Margo lateralis humeri, distal vom M. brachioradialis
Ansatz	Os metacarpale II (Basis – dorsale Fläche)
Funktion	• Dorsalextension • Radialabduktion • Geringe Flexion im Ellbogengelenk • Schwache Supinationswirkung bei gestrecktem Unterarm • Pronator bei rechtwinklig gebeugtem Unterarm
Synergisten	M. extensor radialis brevis sowieExtensoren des Handgelenks
Antagonisten	M. flexor carpi ulnaris sowieFlexoren des Handgelenks
Bemerkungen	„Faustschlusshelfer", Stabilisator des Handgelenks, Ansatzsehne zieht durch das 2. Sehnenscheidenfach des Retinaculum musculorum extensorum

3. Ulnarer Handstrecker *(M. extensor carpi ulnaris)*

Innervation	N. radialis ($C_7 - C_8$)
Ursprung	Humerus: Epicondylus lateralis humeri, dorsaler Rand der Elle (Margo posterior ulnae)
Ansatz	Os metacarpale V (Basis – dorsale Fläche)
Funktion	• Dorsalextension • Ulnarabduktion
Synergisten	M. extensor digiti minimi sowie Hand- und Fingerextensoren,
Antagonisten	M. flexor carpi radialis und je nach Ausgangsstellung alle Hand- und Fingerflexoren
Bemerkungen	Stabilisator des Handgelenks, Ansatzsehne zieht durch das 6. Sehnenscheidenfach des Retinaculum musculorum extensorum

Tab. 7.3 Bewegungen und Hauptmuskeln des proximalen und distalen Handgelenks (Überblick)

Bewegung	Hauptmuskeln	Bewegungsumfang	Innervation
Palmarflexion 2/3 im proximalen Handgelenk	radialer Handbeuger (M. flexor carpi radialis), ulnarer Handbeuger (M. flexor carpi ulnaris)	60° – 80°	N. medianus, $C_6 - C_8$ N. ulnaris, $C_7 - C_8$
Dorsalextension 2/3 im distalen Handgelenk	langer radialer Handstrecker (M. extensor carpi radialis longus) ulnarer Handstrecker (M. extensor carpi ulnaris)	40° – 60°	N. radialis, $C_5 - C_8$
Ulnarabduktion überwiegend im proximalen Handgelenk	ulnarer Handstrecker (M. extensor carpi ulnaris), ulnarer Handbeuger (M. flexor carpi ulnaris)	30° – 40°	N. radialis, $C_7 - C_8$ N. ulnaris, $C_7 - C_8$
Radialabduktion überwiegend im proximalen Handgelenk	langer radialer Handstrecker (M. extensor carpi radialis longus), kurzer radialer Handstrecker (M. extensor carpi radialis brevis), langer Daumenabzieher (M. abductor pollicis longus), kurzer Daumenstrecker (M. extensor pollicis brevis), radialer Handbeuger (M. flexor carpi radialis)	20°	N. radialis, $C_5 - C_8$ N. radialis, $C_5 - C_8$ N. radialis, $C_5 - C_8$ N. radialis, $C_8 - Th_1$ N. medianus, $C_6 - C_8$

Praxis Bei Ausfall des M. extensor carpi radialis longus kommt es zu einer andauernden ulnaren Deviation (Abweichung) der Hand.
Zum sog. „Tennis-Ellbogen" kommt es, wenn der Epicondylus lateralis permanent u. a. beim Rückhandschlag überlastet wird, da alle Dorsalextensoren an diesem Epicondylus ihren Ursprung haben.

Merke! Die Muskeln des Handgelenks gehören gemeinsam mit den langen Fingermuskeln zu den Unterarmmuskeln. Ihre Ursprünge liegen am distalen Oberarm und am Unterarm. Sie verlaufen aufgrund der Drehmöglichkeiten (Pronation/Supination) des Unterarms schräg, und zwar die 3 langen Strecker vom Epicondylus lateralis humeri zur Dorsalseite der Hand und die 2 langen Beuger vom Epicondylus medialis humeri fächerförmig zu ihrer Palmarseite.
Da die Handwurzelknochen wegen ihres labilen Gefüges keinen Ansatz von Sehnen zulassen, befinden sich die Sehnenansätze der langen Handgelenkmuskeln an den Basen der Mittelhandknochen (Ossa metacarpalia).
Die für das Handgelenk zuständigen Muskeln liegen an den 4 Seiten des Unterarms, woraus sich vielseitige funktionelle Möglichkeiten ergeben:
- *Dorsalextension:*
  M. extensor carpi radialis longus und brevis, M. extensor carpi ulnaris,
- *Palmarflexion:*
  M. flexor carpi radialis, M. flexor carpi ulnaris,
- *Ulnarabduktion:* M. extensor carpi ulnaris, M. flexor carpi ulnaris,
- *Radialabduktion:*
  M. flexor carpi radialis, M. extensor carpi radialis longus.

Der M. palmaris longus hat die Aufgabe, die Palmaraponeurose beim Greifen zu spannen.
Handbeuger und Handstrecker werden von den Fingerbeugern und -streckern (➡ 7.17.3.1, 7.17.3.2) unterstützt, nachdem diese ihre primäre Aufgabe erfüllt haben.
Die Handextensoren, v. a. der M. extensor carpi radialis longus, stabilisieren das Handgelenk bei der Fingerbeugung.

7.17 Fingergelenke der Finger II – V

Hinweis:
Der Daumen wird wegen seiner Sonderstellung im Abschnitt 7.18 gesondert behandelt.

An den Fingern II bis V befinden sich 3 Reihen von Gelenken:

1. *Fingergrundgelenke II – V* (Artt. metacarpophalangeales, Metakarpophalangealgelenke, MCP) zwischen den Köpfen der Mittelhandknochen und den Basen der Fingergrundglieder,
2. *Fingermittelgelenke II – V* (Artt. interphalangeales proximales, proximale Interphalangealgelenke, PIP) zwischen den Köpfen der Fingergrundglieder und den Basen der Fingermittelglieder,
3. *Fingerendgelenke II – V* (Artt. interphalangeales distales, distale Interphalangealgelenke, DIP) zwischen den Köpfen der Fingermittelglieder und den Basen der Fingerendglieder.

[1] Das Kondylengelenk besitzt 2 voneinander getrennte Gelenkknorren (Kondylen). Es ermöglicht eine Extensions- und Flexionsbewegung sowie eine eingeschränkte Außen- und Innenrotation. Wichtigstes Gelenk dieser Art ist das Kniegelenk.

7.17.1 Fingergrundgelenke II – V (Artt. metacarpophalangeales, MCP)

Gelenkform
Morphologisch: *Kugelgelenke*, funktionell besitzen die Gelenke jedoch nur 2 Freiheitsgrade. Man bezeichnet diese Gelenkform auch als ***Kondylengelenk*** (Art. condylaris[1]).

Gelenkpartner
- *Gelenkköpfe* der *Mittelhandknochen* – sie besitzen eine *bikonvexe Gelenkfläche*, die palmar größer und breiter ist als dorsal. Ihre Gestalt sowie Länge und Ausrichtung der Kollateralbänder sind bei den einzelnen Mittelhandknochen verschieden.
- *pfannenartige, bikonkave Gelenkflächen* der *Fingergrundglieder* – sie sind deutlich kleiner als die der Mittelhandknochenköpfe und werden palmar durch eine derbe ***Faserknorpelplatte*** (Lig. palmare) vergrößert. Diese *verbessert* den *Gelenkflächenkontakt,* ohne die Bewegung einzuschränken, weil sie sich bei den Flexionsbewegungen unter den Kopf des Mittelhandknochens schieben kann und damit Teil der Gelenkfläche wird.

Bild 7.55 ***Fingergelenke***

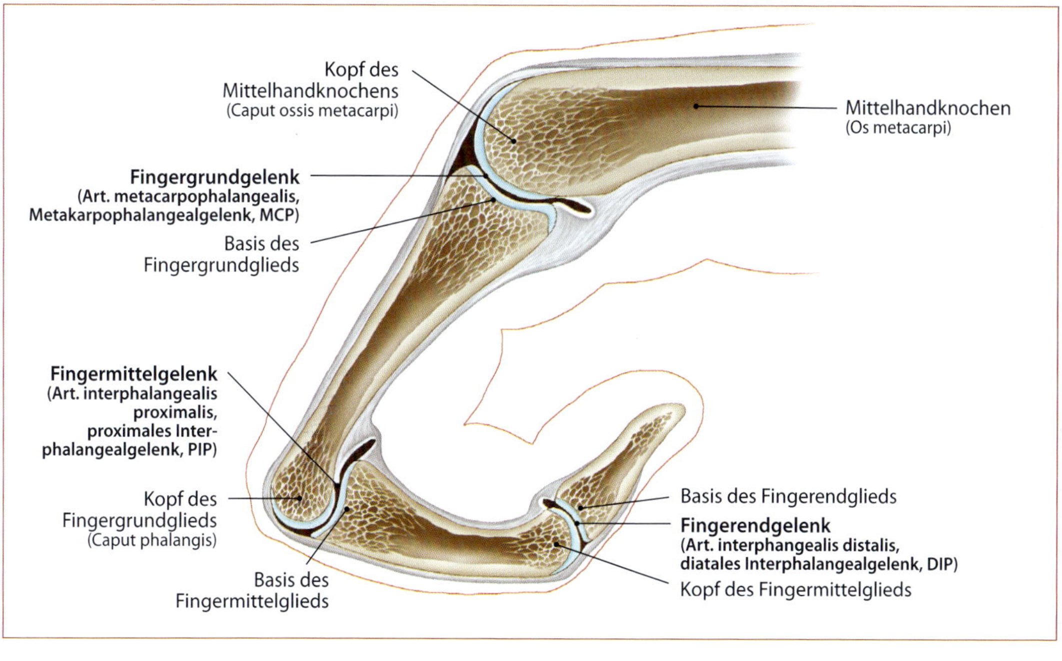

Kapsel-Band-Apparat

Die ***Gelenkkapsel*** ist *locker*. Sie wird dorsal von der *Dorsalaponeurose* (➡ 7.14, S. 165 und Bild 7.51, S. 166) verstärkt. Weiterhin besitzt sie einen dorsalen und palmaren *Rezessus* (Ausbuchtung), der eine weiträumige Beuge- und Streckfähigkeit erlaubt.

Auf jeder Seite der Fingergrundgelenke zieht ein straffes *Kollateral-* oder *Seitenband* (Lig. collaterale, ➡ S. 137) von einem seitlichen Höcker des Metakarpalkopfes nach distal und palmar, wo es seitlich an der Basis der Fingergrundglieder ansetzt. Die Fasern der Ligg. collateralia strahlen fächerförmig in die ***Ligg. palmaria*** ein.

Die straffen, stabilen ***Kollateralbänder*** sind Teile eines komplexen Bandapparates, der sowohl die Sehnen der Extensoren als auch die der Flexoren führt. Sie werden bei der *Flexion* im Fingergrundgelenk *gespannt* und bei der Extension *entspannt*. Dies ist bei allen anderen Gelenken, bei denen Kollateralbänder vorhanden sind, umgekehrt. Zustande kommt dieser Effekt folgendermaßen: Die distalen Gelenkköpfe der Mittelhandknochen besitzen spiralig gekrümmte Gelenkflächen, sodass die Befestigung der Seitenbänder dorsal von ihrer Rotationsachse liegt. Dadurch vergrößert sich palmar kontinuierlich der Abstand vom Mittelpunkt des Kopfes. Die Folge ist, dass sich beim Übergang von der Streck- in die Beugestellung die Basis der Grundphalanx vom Mittelpunkt entfernt und die Bänder angespannt werden. Dies ist sinnvoll, weil ein fester Zugriff oder Faustschluss nur bei gespannten Bändern möglich ist. Während also die Kollateralbänder die Fingergrundgelenke in Beugestellung stabilisieren, geschieht dies in Streckstellung durch die Mm. interossei (➡ S. 182ff).

Ringbänder (Ligg. anularia) und ***Kreuzbänder*** (Ligg. obliqua) fixieren die Sehnenscheiden der langen Fingerbeuger an der palmaren Fingerseite.

Praxis Die Fingergrundgelenke dürfen niemals in Streckstellung ruhiggestellt werden, da es sonst zur Schrumpfung der Kollateralbänder verbunden mit einer Gelenksteife kommen würde.

Bild 7.56 Bandapparat der Finger

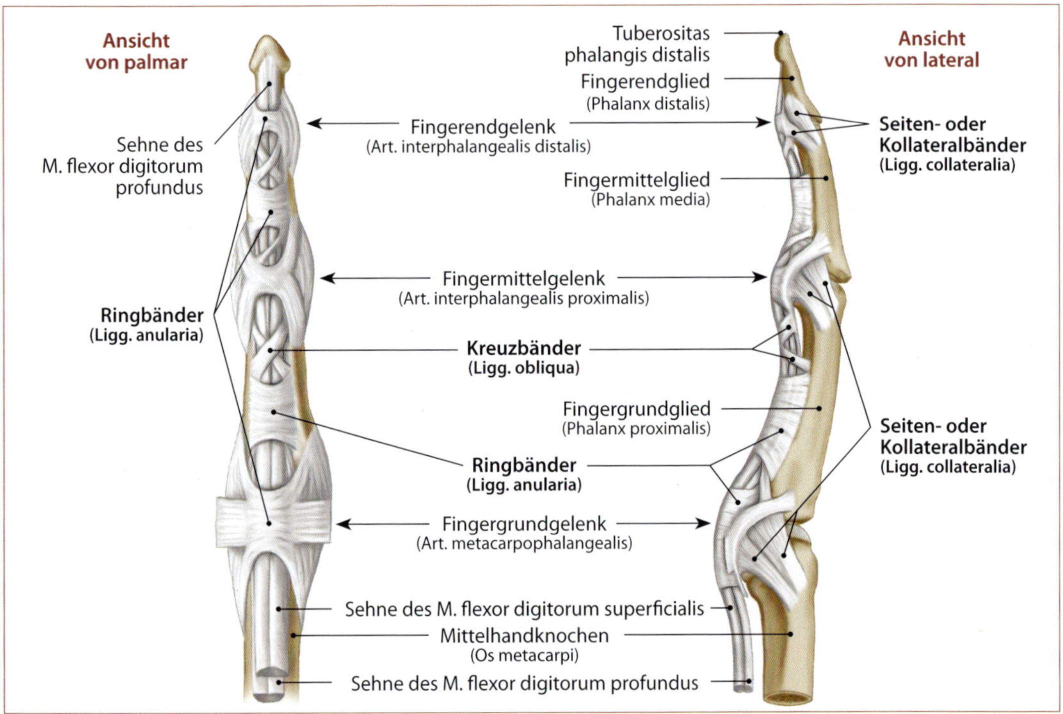

Bewegungen

Bewegungen in den Fingergrundgelenken sind um 3 Achsen möglich:

1. *Palmarflexions-Dorsalextensions-Achse* (die Achse verläuft bogenförmig quer durch die Köpfe der Mittelhandknochen): Flexion und Extension.
2. *Abduktions-Adduktions-Achsen* (diese Spreizachsen verlaufen dorsopalmar durch die Köpfe der Mittelhandknochen): Abduktion (Auseinanderspreizen der Finger I, III und V vom Mittelfinger weg) und Adduktion (Zusammenführen der Finger I, III und V zum Mittelfinger hin).
3. *Rotationsachsen* (Längsachsen der Fingergrundglieder): Passive Rotationsbewegungen.

Bewegungsumfänge (Neutral-Null-Methode)
Flexion-Extension: 90° – 0° – 30° bis 40°
Abduktion-Adduktion: 20° – 0° – 10°

Flexion und Extension

Die *Flexionsfähigkeit* nimmt zum Kleinfinger hin zu. Isolierte Beugung eines Fingers wird durch den Bandapparat frühzeitig eingeschränkt. Wie bereits erklärt, spannen sich mit zunehmender Beugung die Seitenbänder, sodass Nebenbewegungen unmöglich werden (➡ S. 75).
Die aktive *Streckung* weist individuelle Unterschiede auf, die passive kann bei Menschen mit stark nachgiebigem Bandapparat durchaus 90° erreichen.

Abduktion und Adduktion (Spreizen oder Seitwärtsbewegungen der Finger)

Von allen Fingern – mit Ausnahme des Daumens – kann der Zeigefinger die größten seitlichen Bewegungsausschläge durchführen. Sie betragen 30°. Darüber hinaus ist er auch zur ***Zirkumduktion*** fähig, einer Kombination von unterschiedlich großen Flexions- und Extensions-, sowie Abduktions- und Adduktionsbewegungen.

Rotationsbewegungen

Eine aktive *Rotation* ist aufgrund des vorhandenen Bandapparates und fehlender Rotationsmuskeln in den 4 Fingergrundgelenken nicht möglich.
Die besondere Dehnbarkeit der Bänder erlaubt lediglich *passive* Rotationsbewegungen.

Merke! Die Fingergrundgelenke (MCP-Gelenke) des 2. bis 5. Fingers sind anatomisch Kugelgelenke mit 3 Freiheitsgraden. Durch die Kollateralbänder und fehlende rotatorisch wirkende Muskeln fallen jedoch die aktiven Rotationsbewegungen weg, sodass ihre Beweglichkeit funktionell auf 2 Freiheitsgrade beschränkt ist: Flexion und Extension sowie Adduktion (Wegbewegen der Finger vom Mittelfinger) und Abduktion (Heranführen der Finger an den Mittelfinger).
Die Kollateralbänder sind bei Extension entspannt und bei Flexion gespannt.

***Bild 7.57 Bewegungen in den Fingergrund- oder Metakarpophalangealgelenken** (MCP)*

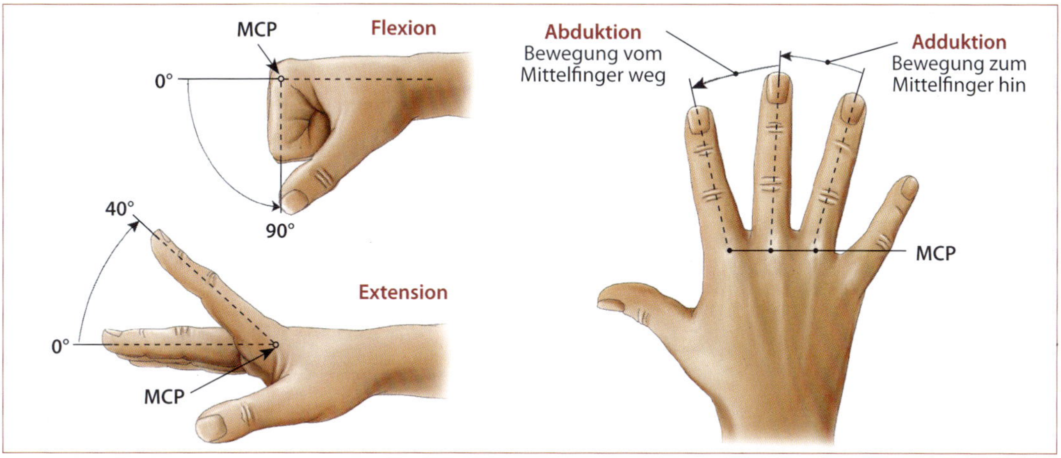

7.17.2 Fingermittel- und -endgelenke II – V (Artt. Interphalangeales, IP)

Gelenkform
Scharniergelenke (➡ S. 48)
Gelenkpartner
- *Gelenkkopf* (Caput phalangis) am distalen Ende der ***Grund***- und ***Mittelphalanx***. Die Gelenkköpfe haben die Form einer Winde (ähnlich der Trochlea humeri), die den beiden Gelenkpfannen genau angepasst ist.
- 2 kleine *Gelenkpfannen* an den Basen der ***nächstfolgenden Phalanx***, sie sind durch eine Führungsleiste getrennt.

Wie bei den Fingergrundgelenken, wird auch bei den Fingermittel- und -endgelenken II – V die Basis durch eine Faserknorpelplatte vergrößert (➡ S. 173).

Kapsel-Band-Apparat
Die Interphalangealgelenke besitzen ebenfalls eine weite Kapsel, die medial und lateral durch kräftige Kollateralbänder verstärkt wird.
Auf der palmaren Seite beugen die ***Ligg. palmaria*** einer Überstreckung vor.

Bewegungen
Die Seitenbänder werden sowohl in endständiger Flexion als auch Extension angespannt, sodass in diesen Stellungen keinerlei Seitbewegungen möglich sind. Entspannt sind sie in einer mittleren Beugestellung.

Praxis Eine passive Seitbewegung in einem Fingermittelgelenk deutet auf die Ruptur eines Kollateralbandes hin.
Die Interphalangealgelenke dürfen nur in leichter Beugestellung immobilisiert werden, da sie sonst wegen drohender Bandschrumpfung steif würden.

Merke! Die proximalen und distalen Interphalangealgelenke (PIP und DIP) sind typische Scharniergelenke mit nur einem Freiheitsgrad. Die Gelenkflächen sind als Rollen ausgebildet, weshalb nur Beuge- und Streckbewegungen aber keine aktiven Seitbewegungen ausgeführt werden können.

Tab. 7.4 Bewegungen im proximalen und distalen Interphalangealgelenk

Gelenk	Flexion	Extension
Artt. interphalangeales proximales (PIP)	über 90° hinaus, Grund- und Mittelglied können spitzen Winkel bilden	aktiv und passiv nicht möglich
Artt. interphalangeales distales (DIP)	meist unter 90°, Mittel- und Endglied bilden stumpfen Winkel	aktiv sehr gering, passiv bis 30°.

Bild 7.58 Flexion im proximalen und distalen Interphalangealgelenk

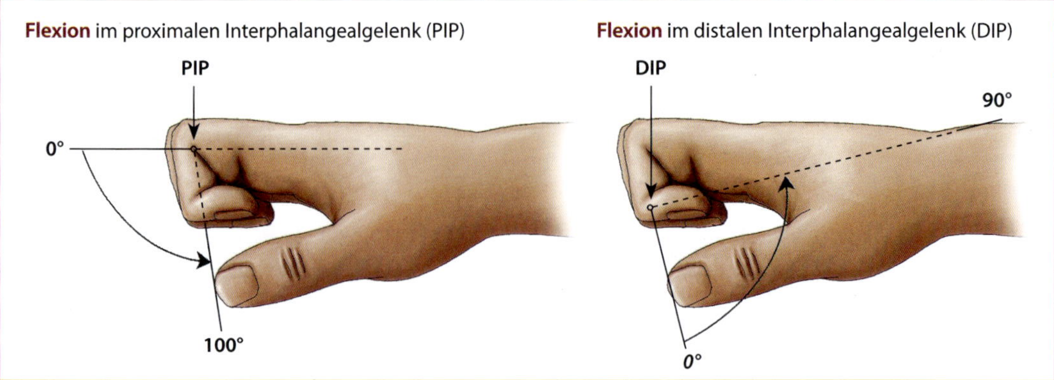

7.17.3 Muskeln der Fingergelenke II – V und ihre Funktion

Zu den auf die Fingergelenke wirkenden Muskeln gehören:
- die vom Unterarm kommenden langen Fingerbeuger und langen Fingerstrecker (extrinsische Handelmuskeln),
- die vollständig in der Hand liegenden kurzen Handmuskeln (intrinsische Handmuskeln).

Die kurzen oder kleinen Handmuskeln werden in 3 Gruppen eingeteilt:
1. Mittelhandmuskeln,
2. Kleinfingerballenmuskeln,
3. Daumenballenmuskeln.

Die langen Fingermuskeln sind für die ***kraftvollen Fingerbewegungen*** zuständig und die kurzen für die ***Feinabstimmungen***.
Für die besonderen Aufgaben von Daumen und Kleinfinger sorgen spezielle Muskelgruppen, die den *Daumen-* und *Kleinfingerballen* bilden.
Zwischen Daumen- und Kleinfingerballen befindet sich die *Hohlhand*. In ihr verlaufen die Sehnen der langen Fingerbeuger und die *Regenwurmmuskeln*. Weiterhin sind zwischen den Mittelhandknochen die *Zwischenknochenmuskeln* zu finden.
Hinweis:
Beschreibung der Daumenmuskulatur im Kapitel 7.18.2, Seite 189.

7.17.3.1 Lange Fingerbeuger

Im Abschnitt 7.16, Seite 167, wurde bereits darauf hingewiesen, dass die langen Fingerbeuger und -strecker am Unterarm liegen und über lange Sehnen die Fingergelenke bewegen.
Weiterhin ist im gleichen Abschnitt eine Gliederung der Unterarmmuskeln zu finden.
Es gibt 2 lange Fingerbeuger:
- *oberflächlicher Fingerbeuger* (M. flexor digitorum superficialis) – bewegt die Fingermittelgelenke,
- *tiefer Fingerbeuger* (M. flexor digitorum profundus) – bewegt die Fingerendgelenke.

Die 8 Sehnen der langen Fingerbeuger verlaufen unter dem Retinaculum musculorum flexorum im Karpaltunnel (➡ 7.12, S. 161).

Bild 7.59 ***Oberflächlicher Fingerbeuger*** *(M. flexor digitorum superficialis)* ***des rechten Armes***

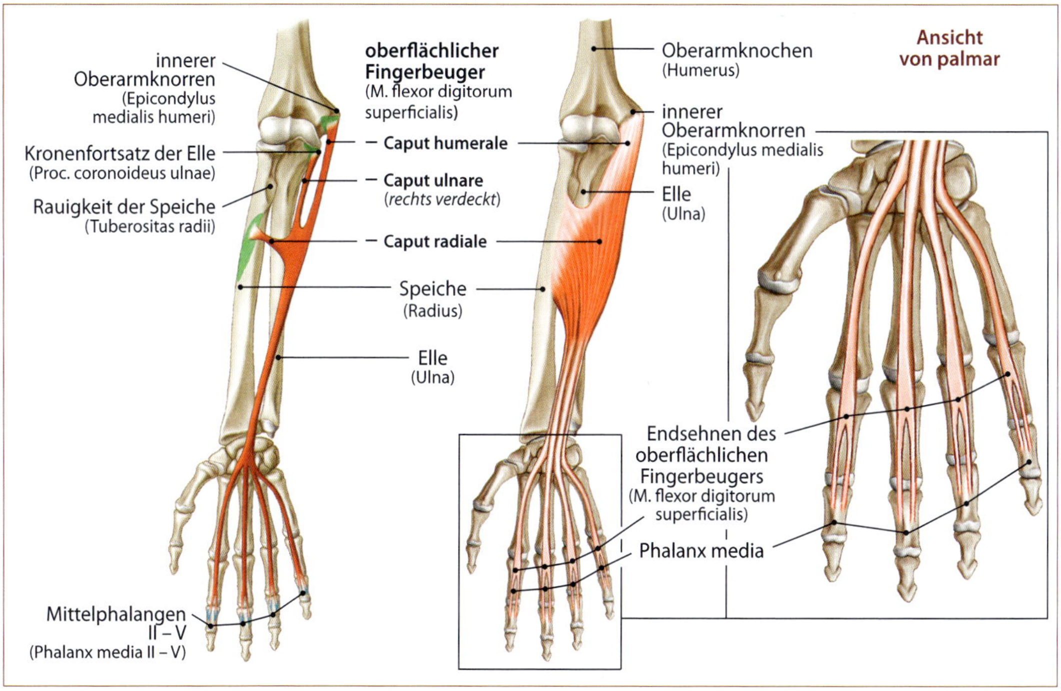

Oberflächlicher Fingerbeuger *(M. flexor digitorum superficialis)*

Innervation	N. medianus (C_8, Th_1)
Ursprung	***Caput humerale:*** Humerus (Epicondylus medialis humeri) ***Caput ulnare:*** Ulna (Proc. coronoideus ulnae) ***Caput radiale:*** Radius (distal der Tuberositas radii)
Ansatz	Mit 4 langen Sehnen an den Mittelphalangen II bis V (Mitte)
Funktion	• Flexion in den Fingergrund- und Fingermittelgelenken II bis V sowie im Handgelenk (schwach, als Unterstützer)
Synergisten	M. flexor digitorum profundus und alle Flexoren des Handgelenks
Antagonisten	M. extensor digitorum und alle an der Extension beteiligten Muskeln
Bemerkungen	Die *4 langen Ansatzsehnen* ziehen zusammen mit den 4 langen Ansatzsehnen des M. flexor digitorum profundus in gemeinsamer Sehnenscheide unter dem Retinaculum musculorum flexorum durch den Karpaltunnel (➡ 7.12, S. 161). Am Ansatz der Finger spalten sie sich auf und lassen die Sehnen des tiefen Fingerbeugers hindurch treten (➡ Bild 7.61). Seine maximale Beugekraft entfaltet der Muskel nur bei Dorsalextension der Hand, weil er hier von den Extensoren vorgedehnt wird. Der Muskel überspannt mit einem Sehnenbogen den gesamten Unterarm. *Praxis:* Bei Durchtrennung der Sehnen des oberflächlichen Fingerbeugers sind nur geringe Ausfälle zu verzeichnen, weil der tiefe Fingerbeuger seine Funktion übernimmt.

Bild 7.60 Tiefer Fingerbeuger *(M. flexor digitorum profundus)* ***des rechten Unterarms***

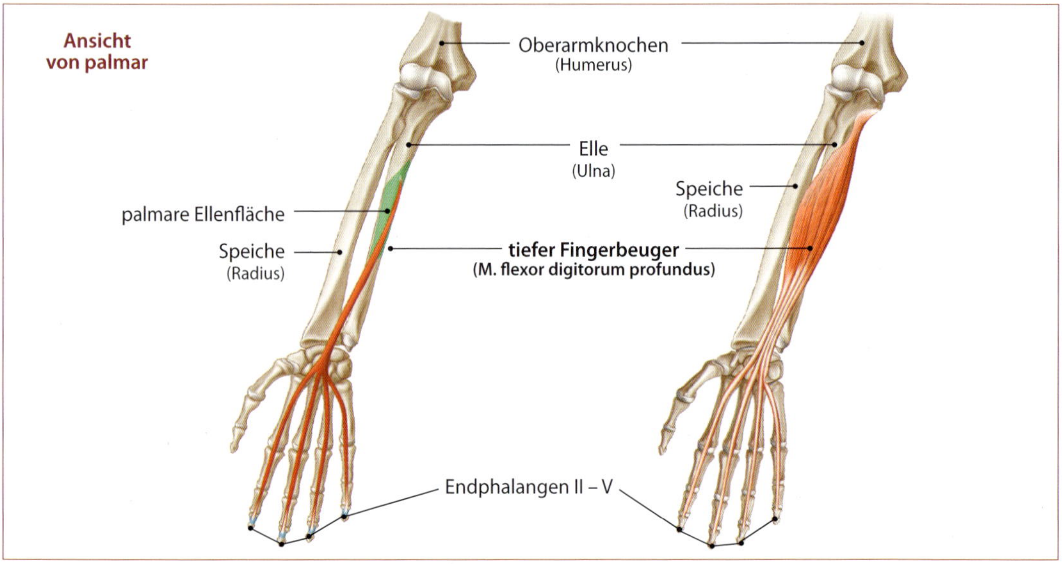

Tiefer Fingerbeuger *(M. flexor digitorum profundus)*

Innervation	2. und 3. Finger: N. medianus (C_6 – Th_1), 4. und 5. Finger: N. ulnaris (C_6 – Th_1)
Ursprung	Ulna: Facies anterior ulnae (palmare Ellenfläche) und Membrana interossea
Ansatz	Mit 4 langen Sehnen an den Basen der Endphalangen II bis V
Funktion	• Flexion: Handgelenk, Fingergrund-, -mittel- und -endgelenke II bis V • Palmarflexion: Handgelenk
Synergisten	M. flexor digitorum superficialis und alle Handflexoren
Antagonisten	M. extensor digitorum und alle an der Extension beteiligten Muskeln
Bemerkungen	Einziger Flexor der Fingerendgelenke II – V, weshalb Läsionen seiner Sehnen zum Verlust der Endgliedflexion führen

Bild 7.61 ***Beuge- und Strecksehnen der Finger***

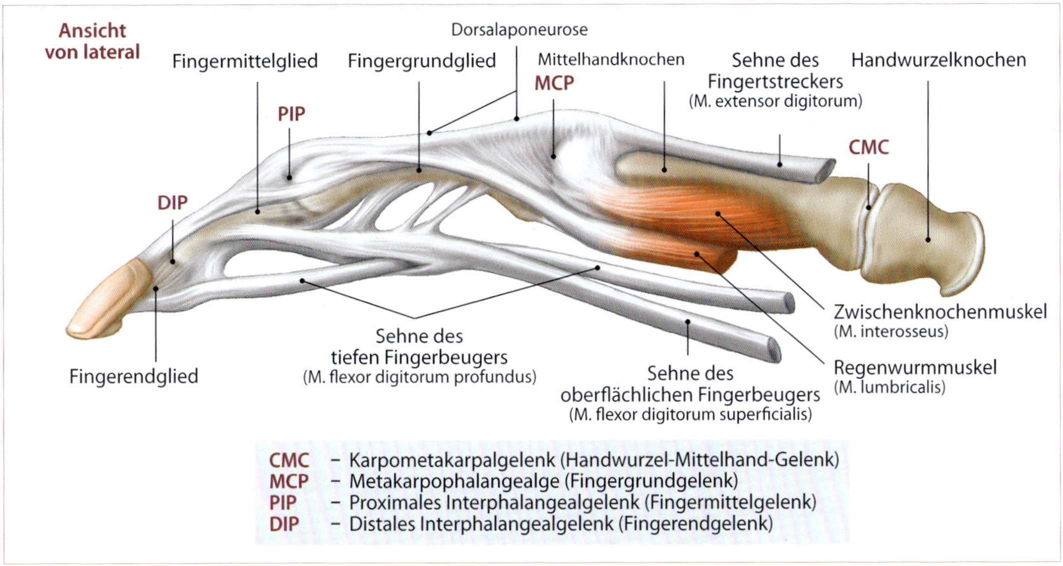

Lageverhältnisse der langen Fingerbeuger und Besonderheiten des Sehnenverlaufs

Der allein die mittlere Schicht der Unterarmflexoren bildende ***oberflächliche Fingerbeuger*** (M. flexor digtorum superficialis) wird proximal von folgenden Muskeln überlagert:

M. pronator teres, M. flexor carpi radialis, M. palmaris longus und M. flexor carpi ulnaris . Im distalen Drittel des Unterarms geht sein Muskelbauch in 4 Ansatzsehnen über, die sich kurz vor ihren Ansätzen in jeweils 2 Züge aufspalten, sodass die Sehnen des *tiefen Fingerbeugers* (M. flexor digitorum profundus) durch diese Lücken hindurchtreten und danach an den Endphalangen ansetzen können.

Der ***tiefe Fingerbeuger*** (M. flexor digitorum profundus) gehört zur tiefen Schicht der Unterarmflexoren. Er liegt unter dem M. flexor digitorum superficialis und umhüllt den proximalen Teil der Elle. Der Muskel geht auf der Palmarseite des Unterarmes (mittleres Drittel) in 4 kräftige Sehnen über.

Bild 7.62 ***Unterarmmuskeln – Lageverhältnisse, rechter Unterarm***

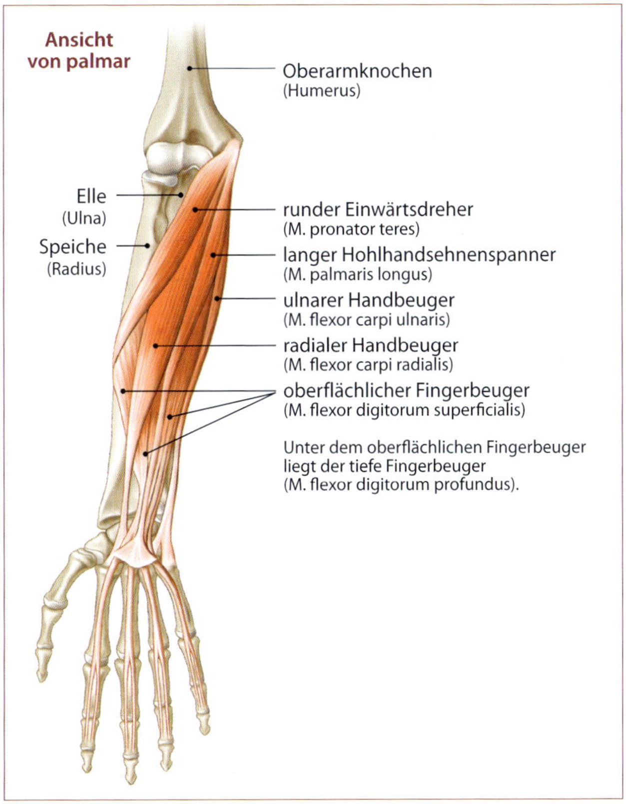

7.17.3.2 Lange Fingerstrecker

Diese Mukelgruppe wird gebildet von:
- *Fingerstrecker* (M. extensor digitorum),
- *Zeigefingerstrecker* (M. extensor indicis),
- *Kleinfingerstrecker* (M. extensor digiti minimi).

Die *Extensoren* sind im Vergleich zu den Flexoren beim Menschen individuell recht verschieden ausgebildet. Ihre Sehnen verlaufen, eingehüllt in eigene Sehnenscheiden, durch das 4. und 5. Sehnenscheidenfach des Retinaculum musculorum extensorum (➟ 7.12, S. 163).

***Bild 7.63** Lange Fingerstrecker der rechten Hand*

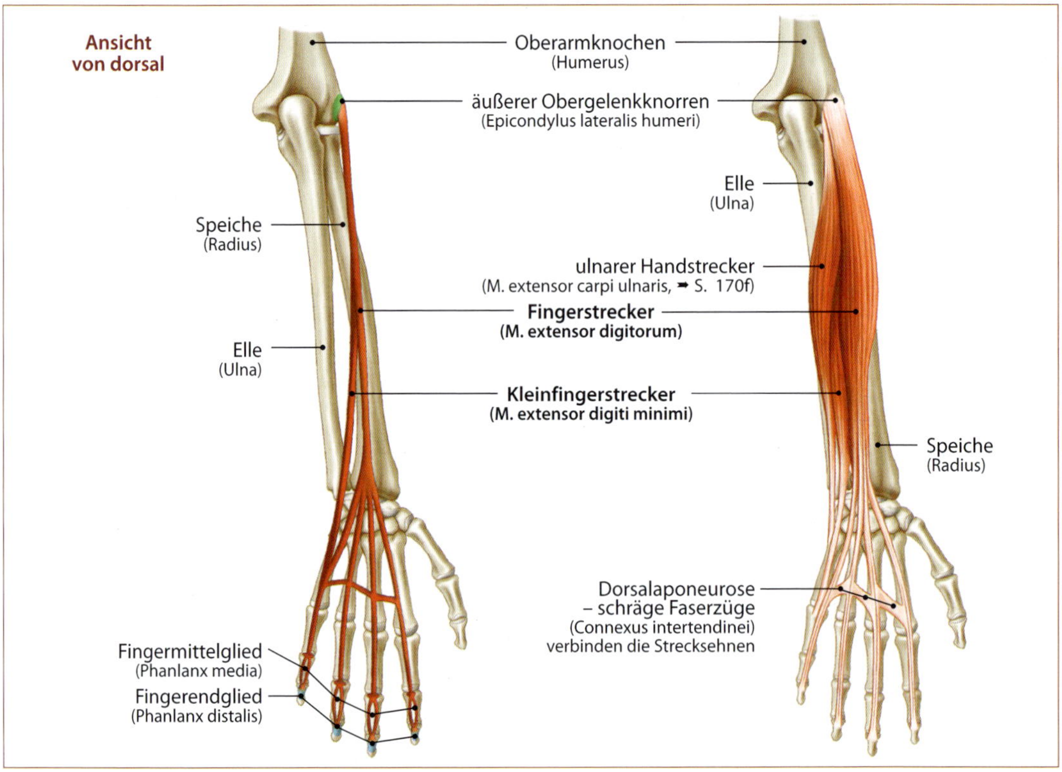

***1. Fingerstrecker** (M. extensor digitorum)*

Innervation	N. radialis ($C_6 - C_8$)
Ursprung	Humerus: (Epicondylus lateralis humeri) Unterarmfaszie
Ansatz	Dorsalaponeurose des 2. bis 5. Fingers
Funktion	• Extension: Fingergrund-, -mittel- endgelenke II – IV • Dorsalextension: Handgelenk
Synergisten	M. extensor carpi radialis longus und alle Hand- und Fingerextensoren
Antagonisten	M. flexor digitorum superficialis, M. flexor digitorum profundus sowie alle an der Flexion beteiligten Muskeln
Bemerkungen	Der Muskel geht in der Mitte des Unterarmes in 4 Ansatzsehnen über, die auf dem Handrücken im 4. Sehnenscheidemfach des Retinaculum musculorum extensorum zu den Fingern II – IV ziehen. Hier bilden sie mit den kurzen Fingermuskeln die Dorsalaponeurose (➟ S. 165). Diese setzt an den Basen der Mittel- und -endphalangen an. Schräg verlaufende Faserzüge (Connexus intertendinei) verbinden auf dem Handrücken die Streckersehnen untereinander, wodurch die individuelle Beweglichkeit der Finger beschränkt wird.

➞

2. Zeigefingerstrecker *(M. extensor indicis* → Bild 7.71, S. 191)

Innervation	N. radialis ($C_6 - C_8$)
Ursprung	Ulna: Membrana interossea (distales Drittel der dorsalen Seite)
Ansatz	Dorsalaponeurose des Zeigefingers (Mittel- und Endphalanx)
Funktion	• Extension in allen Gelenken des Zeigefingers • Dorsalextension: Handgelenk.
Synergisten	M. extensor digitorum
Antagonisten	M. flexor digitorum superficialis/profundus
Bemerkungen	Der Muskel verleiht dem Zeigefinger eine größere Selbstständigkeit in der Streckbewegung. Er liegt von den tiefen Extensoren am weitesten distal. Die Sehne verläuft im 4. Sehnenscheidenfach.

3. Kleinfingerstrecker *(M. extensor digiti minimi)*

Innervation	N. radialis ($C_6 - C_8$)
Ursprung	Humerus: Epicondylus lateralis humeri
Ansatz	Dorsalaponeurose des Kleinfingers
Funktion	• Extension in allen Gelenken des Kleinfingers • Dorsalextension und Ulnarabduktion: Handgelenk
Synergisten	M. extensor digitorum, Mm. lumbricales u. a.
Antagonisten	M. flexor digitorum superficialis/profundus, M. flexor digiti minimi brevis
Bemerkungen	Die Ansatzsehne verläuft allein im 5. Sehnenscheidefach.

Praxis Insuffizienz und unkontrollierte Muskelaktionen können zu pathologischen Hand- und Fingerfehlstellungen führen. Wird z. B. die Sehne des M. flexor digitorum profundus durchtrennt oder wird der Muskel gelähmt, kann die Endphalanx nicht mehr aktiv gebeugt werden.

Eine Insuffizienz der Mm. interossei führt unter der Wirkung des M. extensor digitorum zu einer Hyperextension im Fingergrundgelenk sowie einer starken Flexion der Fingermittel- und -endgelenke durch die beiden langen Flexoren (M. flexor digitorum superficialis/profundus). Man spricht von „Krallendeformität" (Lähmung N. ulnaris).

Zur sog. „Fallhand" kommt es bei einer Lähmung des N. radialis, weil die langen Extensoren ausfallen. In diesem Fall sind Hand- und Fingergrundgelenke gebeugt, hingegen bleiben die Fingermittel- und -endgelenke unter der Wirkung der Mm. interossei gestreckt. ⌟

Merke! Die Fingergrund-, -mittel- und -endgelenke II – V werden von langen am Unterarm liegenden und kurzen im Bereich der Mittelhand untergebrachten Fingermuskeln bewegt. Die Finger sind muskelfrei.

Der *M. flexor digitorum superficialis* beugt in den Fingergrund- und -mittelgelenken sowie im Hand- und Ellbogengelenk.

Die Hauptwirkung des *M. flexor digitorum profundus* ist die Flexion der Endphalangen. Darüber hinaus beugt er auch in den Fingergrund- und -mittelgelenken sowie im Handgelenk.

Der *M. extensor digitorum* gewährleistet zusammen mit dem M. extensor indicis und dem M. extensor digiti minimi die Streckung der Finger. Die 4 Sehnen des Fingerstreckers ziehen über die Fingergrundgelenke hinweg und verwachsen mit den Gelenkkapseln der Finger, sodass sie als Bänder fungieren.

Von den Fingergrundgelenken beginnend entsteht auf der Dorsalseite der Grund- und Mittelphalangen aus jeder Sehne unter Beteiligung der Sehnen der Mm. interossei und Mm. lumbricales die Dorsalaponeurose. ⌟

7.17.3.3 Kurze Handmuskeln

Die Hohlhand wird durch Faszien in 3 Logen unterteilt, in denen die *kurzen Handmuskeln* und Leitungsbahnen liegen. Außerdem bilden sie Druckkammern für die Greiffunktion (➡ auch 7.15, S. 167).

1. Mittelloge
Die *Mittelhandmuskulatur* besteht aus 2 Muskelgruppen:
1. *Regenwurmmuskeln I – IV* (Mm. lumbricales I – IV) – ihren Namen verdanken sie der wurmförmigen Gestalt,
2. *Zwischenknochenmuskeln* (Mm. interossei palmares manus I – III und Mm. interossei dorsales manus I – IV) – sie liegen in den Zwischenräumen der Mittelhandknochen.

Die Ansatzsehnen der Regenwurm- und Zwischenknochenmuskeln verlaufen von der Beuge- auf die Streckseite und strahlen in die Dorsalaponeurose der Finger ein (➡ S. 166).

2. Kleinfingerballenloge
- Muskeln des Kleinfingerballens (Hypothenarmuskulatur)

3. Daumenballenloge
- Muskeln des Daumenballens (Thenarmuskulatur, ➡ 7.18.2.2, S. 192).

Mittelhandmuskulatur
Im Mittelhandbereich befinden sich dorsal die Mm. interossei dorsales I bis IV und die Mm. lumbricales I bis IV. Palmar liegen die Mm. interossei palmares I bis III.
Die Muskeln sind für das Spreizen der Finger zuständig.

Bild 7.64 ***Regenwurmmuskeln I – IV*** *(Mm. lumbricales I – IV)* ***der rechten Hand***

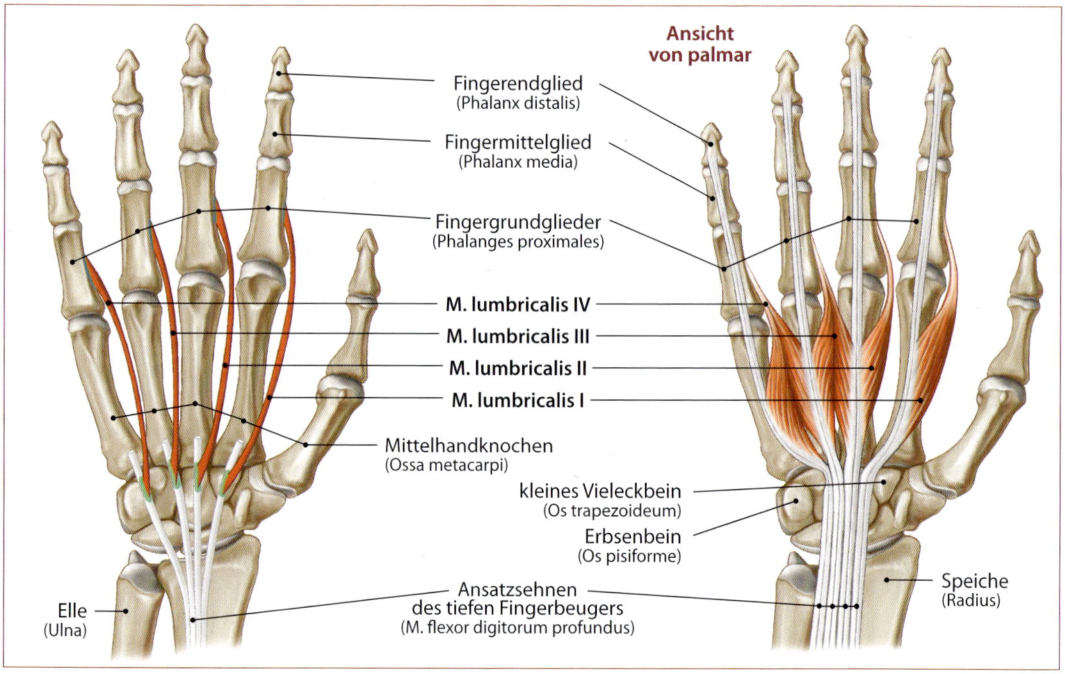

1. Regenwurmmuskeln I bis IV *(Mm. lumbricales I – IV)*

Innervation	N. medianus ($C_8 - Th_1$): I und II: N. ulnaris ($C_8 - Th_1$): III und IV
Ursprung	Sehnen des M. flexor digitorum profundus – radiale Seite
Ansatz	Radiale Seite der Dorsalaponeurose der Finger II bis IV in Höhe des jeweiligen Fingergrundgelenkes
Funktion	• Flexion und Abduktion nach radial: Fingergrundgelenke II bis V • Extension: Fingermittel- und -endgelenke II bis V

→

Synergisten/ Antagonisten:	Keine direkten Muskeln vorhanden, komplexes Spiel der gesamten Handmuskulatur
Bemerkungen	Der Ursprung ist kein Knochen, sondern es sind die Sehnen des tiefen Fingerbeugers. Da sich diese verschieben, ist auch der Ursprung dieser Muskeln transportabel. Die Ansatzsehnen verlaufen von der Beuge- auf die Streckseite und strahlen in die Dorsalaponeurose der Finger ein.

Bild 7.65 ***Hohlhandseitige Zwischenknochenmuskeln I bis III*** *(Mm. interossei palmares manus)*

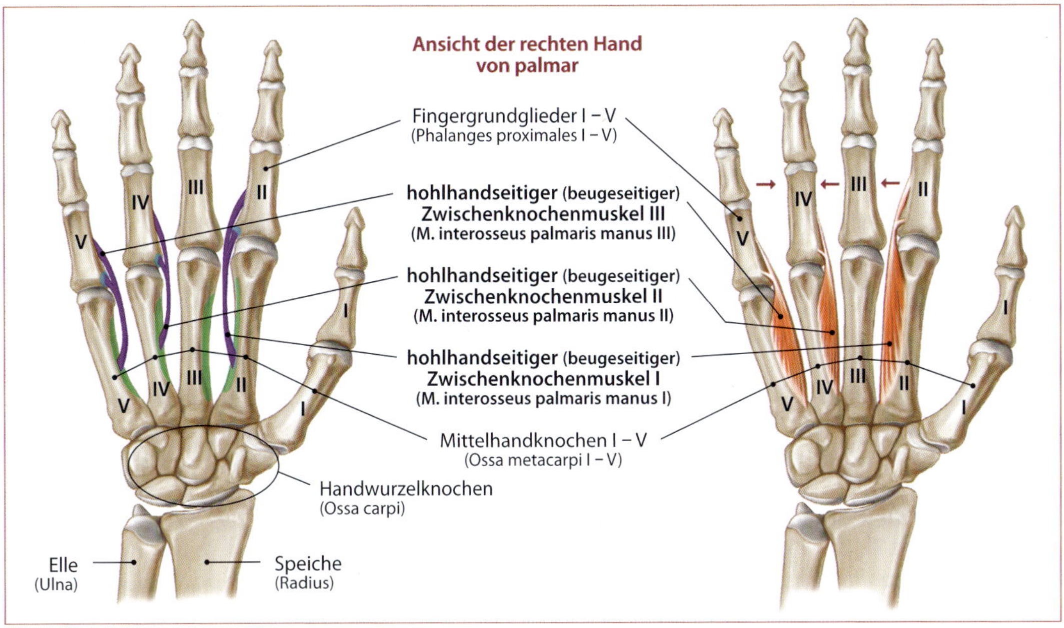

Bild 7.66 ***Rückseitige Zwischenknochenmuskeln I bis IV*** *(Mm. interossei dorsales manus)*

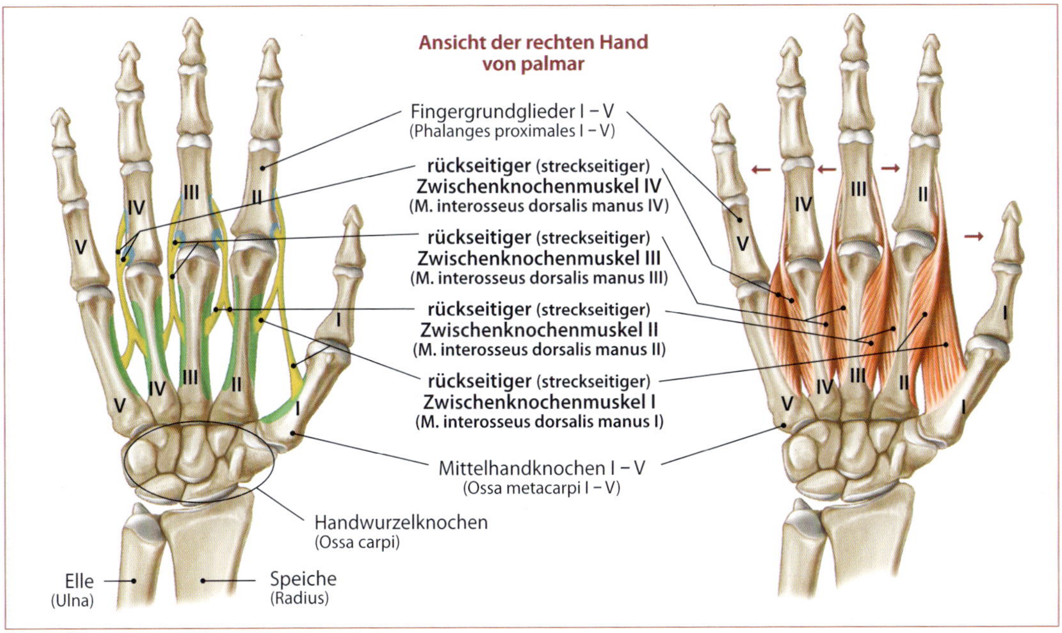

2. Hohlhandseitige *(beugeseitige)* ***Zwischenknochenmuskeln I – III*** *(Mm.interossei palmares manus I – III)*

Innervation	N. ulnaris (C_8 – Th_1)
Ursprung	Os metacarpale II (ulnare Seite), Ossa metacarpalia IV und V (radiale Seite)
Ansatz	Dorsalaponeurose und Basis der Grundphalanx II, IV und V (mit kurzer Sehne)
Funktion	• Flexion: Fingergrundgelenke II, IV und V • Extension: Fingermittel- und -endgelenke II, IV, V • Adduktion des 2., 4. und 5. Fingers zum Mittelfinger (Schließen der gespreizten Finger)
Synergisten	Kein direkter Synergist vorhanden
Antagonisten	Mm. interossei dorsales manus
Bemerkungen	Die Ansatzsehnen verlaufen von der Beuge- auf die Streckseite und strahlen in die Dorsalaponeurose der Finger ein.

3. Rückseitige *(streckseitige)* ***Zwischenknochenmuskeln I – IV*** *(Mm. interossei dorsales manus I – IV)*

Innervation	N. ulnaris (C_8 – Th_1)
Ursprung	Zweiköpfig an den einander zugewandten Seiten der Basen der Ossa metacarpalia I - V
Ansatz	Dorsalaponeurose des 2. – 4. Fingers (Basis der proximalen Phalanx) I: Zeigefinger (radiale Seite), III: Mittelfinger (ulnare Seite), II: Mittelfinger (radiale Seite), IV: Ringfinger (ulnare Seite).
Funktion	• Flexion: Fingergrundgelenke II – IV • Extension: Fingermittel- und -endgelenke II – IV • Abduktion des II. und IV. Fingers vom Mittelfinger (Spreizen der Finger)
Synergisten	M. abductor digiti minimi, M. abductor pollicis longus/brevis
Antagonisten	Mm. interossei palmares manus
Bemerkungen	Die Ansatzsehnen verlaufen von der Beuge- auf die Streckseite und strahlen in die Dorsalaponeurose der Finger ein.

Muskeln des Kleinfingerballens (Hypothenarmuskeln ➡ Bild 7.67)

Der *Kleinfingerballen* (Hypothenar) bildet die kleinere Erhebung auf der ulnaren Seite der Hohlhand. Er besteht aus 3 Muskeln, die auf den Kleinfinger wirken:

1. *Kurzer Kleinfingerbeuger* (M. flexor digiti minimi brevis),
2. *Kleinfingerabzieher* (M. abductor digiti minimi),
3. Kleinfingergegensteller (M. opponens digiti minimi).

Bild 7.67 Muskeln des Kleinfingerballens *(Hypothenarmuskeln)* ***der rechten Hand***

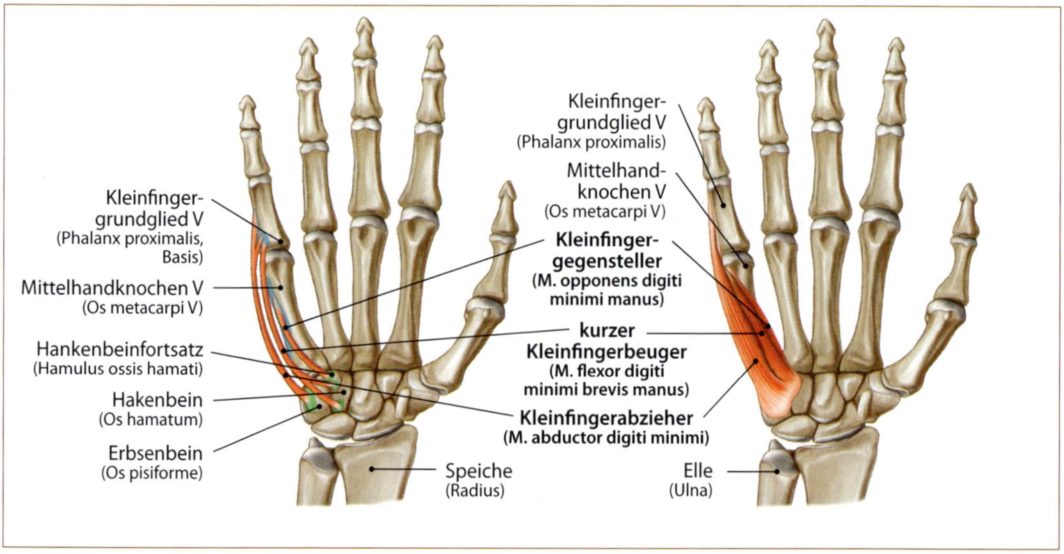

1. Kurzer Kleinfingerbeuger *(M. flexor digiti minimi brevis manus)*

Innervation	N. ulnaris (C_7 – Th_1), Ramus profundus
Ursprung	Fleischig am Hamulus ossis hamati und Retinaculum musculorum flexorum (Palmarseite)
Ansatz	Kleinfinger: Phalanx proximalis V (palmar)
Funktion	• Flexion im Kleinfingergrundgelenk
Synergisten	M. palmaris longus, M. opponens digiti minimi
Antagonisten	M. extensor digiti minimi, M. extensor digitorum
Bemerkungen	Muskel kann fehlen.

2. Kleinfingerabzieher *(M. abductor digiti minimi manus)*

Innervation	N. ulnaris, Ramus profundus (C_8 – Th_1)
Ursprung	Os pisiforme und Retinaculum musculorum flexorum
Ansatz	Ulnare Basis der proximalen Phalanx, außerdem strahlt er in die Dorsalaponeurose des 5. Fingers ein
Funktion	• Abduktion des Kleinfingers (Abspreizen des Kleinfingers vom Mittelfinger weg)
Synergisten	Mm. interossei dorsales manus
Antagonisten	Mm. interossei palmares manus

3. Kleinfingergegensteller *(M. opponens digiti minimi)*

Innervation	N. ulnaris, Ramus profundus (C_8 – Th_1)
Ursprung	Hakenbein (Hamulus ossis hamati), Retinaculum musculorum flexorum (distaler Rand)
Ansatz	5. Mittelhandknochen – ulnarer Rand
Funktion	• Opposition des Kleinfingers: Zu diesem Zweck beugt er im Grundgelenk, sodass sich der Kleinfinger nach palmar und radial bewegt. Gleichzeitig dreht der Muskel den Mittelhandknochen V derart um seine Längsachse, dass seine Palmarfläche nach radial in die Richtung des Daumens zeigt.
Synergisten	M. palmaris longus
Antagonisten	Mm. extensor digiti minimi, M. extensor digitorum

Praxis Bei einer Läsion des N. ulnaris (z. B. Sulcus ulnaris oder Kubitaltunnelsyndrom) ist die Funktion der Mm. interossei eingeschränkt bis aufgehoben. Häufigste Ursache sind chronische Druck- oder Zugbelastungen des Nerven. ⌟

Merke! Die 4 Mm. lumbricales und 7 Mm. interossei (4 zweiköpfige Mm. interossei palmares und 3 einköpfige Mm. interossei dorsales) liegen im Bereich der Mittelhand. Sie beugen gleichzeitig in den Fingergrundgelenken und strecken in den Fingermittel- und -endgelenken II – V. Dies ist möglich, weil ihre Endsehnen von der Beuge- auf die Streckseite übergehen und dort in die Dorsalaponeurose der Finger einstrahlen.

Durch diese Muskeln wird in besonderem Maße die Präzision der Fingerbewegungen gesteigert. So können z. B. die Fingerkuppen den Daumen fast überall berühren.

Da die Fingergrundgelenke anatomisch Kugelgelenke sind, können die Zwischenknochenmuskeln auch als Abduktoren und Adduktoren wirken.

Der M. opponens digiti minimi sowie der M. opponens pollicis (➡ S. 192) wirken mit, um Daumen und Kleinfinger einander entgegen zu führen. Dadurch kann die Handfläche zu einer Schale geformt werden.

Da die Opposition meist mit einer leichten Flexion einhergeht, liegen Oppositions- und Beugemuskeln in unmittelbarer Nachbarschaft. ⌟

7.18 Daumen (Pollex)

Der *Daumen* besitzt insofern eine ***Schlüsselrolle***, weil er gegenüber der Handwurzel die größte Beweglichkeit aufweist und aufgrund dessen allen anderen Fingern einzeln oder diesen insgesamt gegenübergestellt werden kann.
V. a. zwischen Zeigefinger- und Daumenbeere können kleinste Gegenstände ergriffen werden (Spitzgriff, ➡ S. 197).
Aber auch an den verschiedenen Formen des Grobgriffes ist er wesentlich beteiligt.
Reposition des Daumens bedeutet, dass der ausgeführte Griff gelöst wird.
Die funktionelle Vielfältigkeit des Daumens wird durch eine bewegliche Knochensäule (➡ S. 152) aus *5 Knochenelementen* gewährleistet. Diese sind von proximal nach distal:
1. Kahnbein (Os scaphoideum),
2. großes Vieleckbein (Os trapezium),
3. Mittelhandknochen I (Os metacarpale I),
4. Grundphalanx (Phalanx proximalis),
5. Endphalanx (Phalanx distalis).

Die Spitze des Daumens endet in der Mitte der Grundphalanx des Zeigefingers.

7.18.1 Gelenke des Daumens

Die folgenden *4 Gelenke* verbinden die 5 Skelettelemente miteinander:
1. ***straffes Gelenk*** zwischen Kahnbein (Os scaphoideum) und großem Vieleckbein (Os trapezium), ermöglicht geringe Gleitbewegungen nach palmar,
2. ***Handwurzel-Mittelhand-Gelenk*** des Daumens (Art. carpometacarpalis I) oder Daumensattelgelenk (Art. carpometacarpalis pollicis) zwischen großem Vieleckbein (Os trapezium) und Mittelhandknochen I (Os metacarpale I); 2 Freiheitsgrade,
3. ***Daumengrundgelenk*** (Art. metacarpophalangealis I) zwischen Mittelhandknochen I (Os metacarpale I) und Grundpalanx I (Phalanx proximalis I); 2 Freiheitsgrade,
4. ***Interphalangealgelenk*** des Daumens (Art. interphalangealis) zwischen Grundphalanx (Phalanx proximalis) und Endphalanx (Phalanx distalis); 1 Freiheitsgrad.

Praxis Bei einem zu kurzen Daumen (z. B. Unfall) werden Oppositions-, Beuge- und Abspreizfähigkeit mehr oder weniger stark eingeschränkt. Ist er zu lang (Triphalangie) kann der Spitzgriff mit einem der übrigen Finger nicht richtig ausgeführt werden.

7.18.1.1 Daumensattelgelenk (Articulatio carpometacarpalis pollicis)

Das *Karpometakarpalgelenk* des Daumens bildet die Basis der beweglichen Knochensäule. Seine Sonderstellung ergibt sich aus seiner unabhängigen Funktion gegenüber den anderen Handwurzel-Mittelhand-Gelenken.

Gelenkform
Sattelgelenk (Art. sellaris) mit 2 Freiheitsgraden, funktionell besitzt es den Charakter eines Kugelgelenkes.

Gelenkpartner (➡ Bild 7.68 und S. 154)
Großes Vieleckbein (Os trapezium) und *1. Mittelhandknochen* (Os metacarpale I). Beide Knochen besitzen sowohl eine konvexe als auch konkave Gelenkfläche, d. h., sie sind wie bei einem Sattel gegensinnig gewölbt und die konkave Krümmung der einen Sattelfläche artikuliert mit der konvexen der anderen und umgekehrt.

Bild 7.68 Gelenkpartner des Daumensattelgelenkes

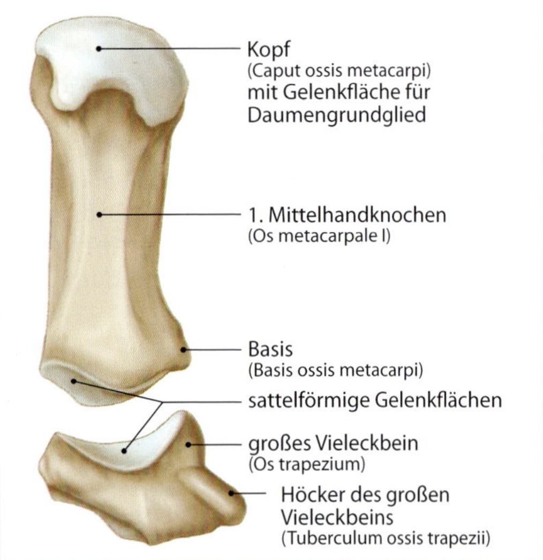

Gelenkkapsel

Das Daumensattelgelenk besitzt eine sehr weite, nachgiebige, von den Nachbargelenken abgeschlossene Gelenkkapsel, die weitgreifende Gelenkbewegungen gestattet. Aufgrund dessen ist der sie verstärkende Bandapparat umfangreicher und komplizierter als bei den Karpometakarpalgelenken II – V.

Bandapparat (➡ S. 159ff)

Die anatomisch korrekte Stellung des Gelenkes (vor allem bei Extrempositionen) wird durch mehrere ***Verstärkungsbänder*** garantiert. Sie sichern durch ihren unterschiedlichen Spannungszustand, der wiederum von der Gelenkstellung bestimmt wird, den Gelenkschluss und unterstützen somit die Bewegungen.

An der Stabilisierung sind insgesamt 16 Bänder beteiligt, von denen 11 ihre stabilisierende Wirkung nur indirekt auf das Os trapezium ausüben.

Bild 7.69 ***Bewegungen im Daumensattelgelenk***

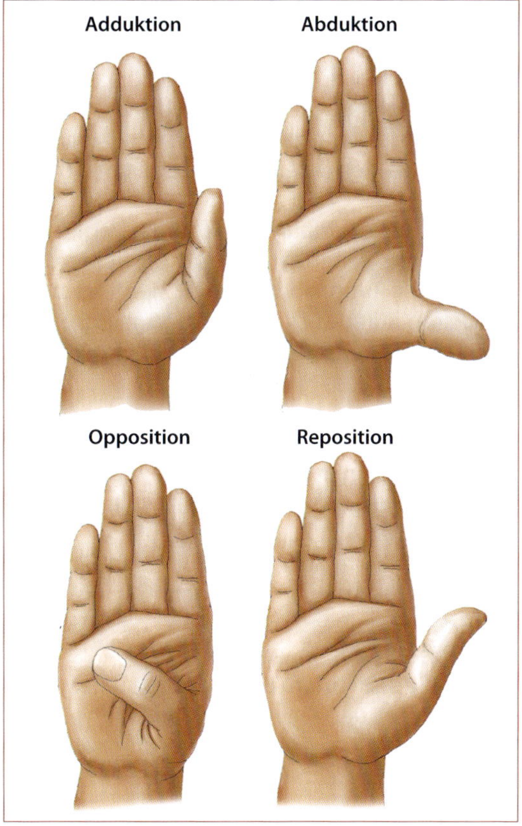

Direkt stabilisierend wirken aufgrund ihrer direkten Verbindung zwischen dem 1. Mittelhandknochen und dem großen Vieleckbein folgende 5 Bänder:

Lig. metacarpale dorsale I
- Ursprung am Os metacarpale II (radiale Basis), strahlt in die palmare Kapselwand des CMC I,
- Anspannung bei radialer Abduktion, Adduktion, Opposition.

Lig. carpometacarpale obliquum anterius
- Das intraartikuläre Band entspringt vom radialen Rand des Tuberculum ossis trapezii und setzt palmar am Os metacarpale I an,
- verläuft schräg von proximal-radial nach distal-ulnar,
- Anspannung bei radialer Abduktion, Opposition und Supination,
- verhindert Überstreckung des Daumens und damit eine Subluxation des 1. Mittelhandknochens nach palmar.

Lig. carpometacarpale obliquum posterius
- Ursprung am Os trapezium, verläuft spiralförmig von proximal-radial nach distal-ulnar zum 1. Mittelhandknochen,
- hemmt funktionell die extreme Abduktion und damit eine Subluxation des 1. Mittelhandknochens.

Lig. carpometacarpale dorsoradiale
- Ist das breiteste und dickste Band,
- Ursprung am Os trapezium, Ansatz am dorsalen Basisrand des 1. Mittelhandknochens,
- ist bei allen Extrempositionen des Daumens gespannt und verhindert in allen Gelenkstellungen eine dorsale Subluxation.

Lig. trapezometacarpale
- Ursprung am Tuberculum ossis trapezii, Ansatz am 1. Mittelhandknochen (palmare Basisfläche),
- Anspannung bei extremer radialer Abduktion und Opposition,
- wichtiger Stabilisator des Gelenkes.

Bewegungen

Das Daumensattelgelenk besitzt 2 Achsen:
- *Abduktions-Adduktions-Achse*
- *Oppositions-Repositions-Achse.*

Folgende Bewegungen sind möglich:
- ***Abduktion*** und ***Adduktion*** (der Daumen wird

schräg zur Hohlhand hin abgespreizt und wieder herangeführt),
- ***Opposition*** und ***Reposition*** (geringste und weiteste Entfernung zwischen Daumen und Kleinfinger),
- ***Zirkumduktion*** (Kreiselung des Daumens durch Kombination der ersten beiden Bewegungen).

Praxis Aufgrund der großen Bewegungsfreiheit des Daumensattelgelenkes und der hohen Belastung beim Greifen entwickelt sich nicht selten im Laufe des Lebens eine Daumensattelgelenkarthrose, die sog. Rhizarthrose. Der Gelenkspalt ist verschmälert und es entstehen randständige Knochenzacken (Osteophyten).
Symptomatik: Wie bei allen Verschleißerkrankungen der Gelenke tritt zuerst ein Bewegungsschmerz auf. Beim weiteren Fortschreiten wird jegliche Daumenbewegung schmerzhaft, besonders beim Festhalten eines Gegenstandes bzw. Greifen kleiner Gegenstände oder beim Öffnen eines Schraubverschlusses.
In späteren Stadien verdickt sich die äußere Kontur der Daumenbasis und es kann zu Fehlstellungen des Daumens kommen. Im Endstadium ist das Gelenk bzw. der Daumen verformt. ⌟

Merke! Das Karpometakarpalgelenk des Daumens (Daumensattelgelenk) zwischen Os trapezium und Os metacarpale I ist *das wichtigste Gelenk der Hand*, weil nur durch das Opponieren des Daumens das Greifen und Festhalten von Gegenständen möglich ist (entscheidender Unterschied zur Greifhand des Affen). ⌟

7.18.1.2 Daumengrundgelenk (Art. metacarpophalangealis pollicis)

Synonyme: Art. metacarpophalangealis I, Metakarpophalangealgelenk I, MCP I
Das *Daumengrundgelenk* verbindet den 1. Mittelhandknochen mit der Grundphalanx.

Gelenkform
Das Daumengrundgelenk ist im Unterschied zu den übrigen Fingergrundgelenken ein reines ***Scharniergelenk***.

Gelenkpartner
- *Gelenkkopf*: Kopf des 1. Mittelhandknochens (Os metacarpale I).
  Der Gelenkkopf besitzt eine bikonvexe Gelenkfläche, die deutlich länger als breit ist. Außerdem läuft er palmar in 2 asymmetrische Vorsprünge aus.
- *Gelenkpfanne*: Basis des Daumengrundgliedes.

Die Basis der Phalanx proximalis trägt eine bikonkave Gelenkpfanne, an deren palmaren Kante eine Faserknorpelplatte befestigt ist (➡ auch S. 173). In diese sind 2 überknorpelte Sesambeine radial und ulnar eingelagert, die mit ihr eine gemeinsame Fläche bilden.

Gelenkkapsel, Bänder
Die *Gelenkkapsel* besitzt einen ulnaren und einen palmaren Rezessus (Ausbuchtung). Gerade und sich überkreuzende Fasersysteme verknüpfen den Gelenkkopf des Os metacarpale mit der *Faserknorpelplatte* bzw. die Sesambeine mit der Basis der Grundphalanx.
Das radiale *Kollateralband* ist länger als das ulnare, sodass letzteres die Bewegung der Grundphalanx auf der ulnaren Seite früher bremst.
Die Folge ist eine pronatorische Längsrotation der Phalanxbasis, die einerseits durch entsprechende Muskeln und andererseits durch die Asymmetrie des Gelenkkopfes erreicht wird.

Praxis Als „Skidaumen" wird die Verletzung des ulnaren Seitenbandes mit partieller oder kompletter Ruptur bezeichnet. Sie führt zu einer Instabilität des Daumengrundgelenkes mit deutlicher Beeinträchtigung der Greiffunktion. ⌟

Bewegungen
Im Daumengrundgelenk ist eine ***Flexion*** möglich, die mit einer Pronation und radialen Deviation (Abweichung) der Phalanx proximalis verbunden ist.
Nur durch die radiale Deviation kann ein Ring zwischen Daumen und Zeigefinger auf dem kürzesten Weg geschlossen und so ein Gegenstand fest umgriffen werden.
Durch die Pronation der Grundphalanx kann der Daumen den Gegenstand mit der palmaren und damit größten Fläche erfassen, wodurch der Griff noch sicherer wird.

Merke! Das Daumengrundgelenk wird meistens als Kondylargelenk beschrieben, obwohl mit der Flexion und Extension noch eine Drehbewegung erfolgt, somit also ein 3 Freiheitsgrad existiert.
Die Mechanik des Daumengrundgelenkes und auch die einwirkenden Muskeln sind spezifisch an die Greiffunktion angepasst.
Bei der Stabilisierung des Gelenkes spielt neben der Konfiguration der Gelenkkörper die muskuläre Sicherung eine wichtige Rolle. ˩

7.18.1.3 Daumenendgelenk (Art. interphalangealis pollicis)

Synonyme: Interphalangealgelenk I (IP I)

Das *Daumenendgelenk* oder *Interphalangealgelenk* I (IP I) verbindet die Grund- mit der Endphalanx.
Gelenkform
Scharniergelenk
Gelenkpartner
- *Gelenkkopf*: Kopf des Daumengrundgliedes. Der Gelenkkopf der proximalen Phalanx besitzt eine konvexe Gelenkfläche mit unterschiedlich gestalteten Kondylen (ulnarer Kondylus kräftiger mit größerem Krümmungsradius und weiter nach distal reichend als der radiale),
- *Gelenkpfanne*: Basis des *Daumenendgliedes*, sie besitzt eine konkave Gelenkfläche, die palmar durch eine Faserknorpelplatte (➡ S. 173) vergrößert wird.

Gelenkkapsel, Bänder
Die *Gelenkkapsel* besitzt einen großen dorsalen und palmaren Rezessus. Stabilisiert wird sie durch die *Ligg. collateralia* und *palmaria* sowie die palmar liegende *Faserknorpelplatte*.

Bewegungen
Flexion und ***Extension***, wobei eine genauere Analyse erkennen lässt, dass die Endphalanx bei der Beugung eine pronatorische Längsrotation vollzieht.

Merke! Das Interphalangealgelenk des Daumens ermöglicht Flexion und Extension.
Darüber hinaus wird die allgemeine Pronation des Daumens während der Opposition durch die pronatorische Bewegungskomponente im Daumenendgelenk vervollkommnet. ˩

7.18.2 Muskulatur des Daumens und ihre Funktion

Das dominante Bewegungsvermögen des Daumens zur Bewältigung seiner vielfältigen Aufgaben wird durch einen beim Menschen besonders gut entwickelten eigenen Muskelapparat gewährleistet. Dieser besteht aus *8 Muskeln*, die in 2 Gruppen unterteilt werden:
1. ***4 lange extrinsische Daumenmuskeln*** am Unterarm (3 Extensoren und gleichzeitig Abduktoren zur Grifföffnung und 1 Flexor für den Grobgriff):
   1. *langer Daumenbeuger* (M. flexor pollicis longus),
   2. *langer Daumenstrecker* (M. extensor pollicis longus),
   3. *kurzer Daumenstrecker* (M. extensor pollicis brevis),
   4. *langer Daumenabzieher* (M. abductor pollicis longus).
2. ***4 kurze intrinsische Daumenmuskeln*** *(Thenarmuskeln)*, welche v. a. der Präzisierung des Greifens und der Bewegungskoordination dienen:
   1. *kurzer Daumenbeuger* (M. flexor pollicis brevis),
   2. *Daumengegensteller* (M. opponens pollicis),
   3. *kurzer Daumenabzieher* (M. abductor pollicis brevis),
   4. *Daumenanzieher* (M. adductor pollicis).

7.18.2.1 Lange Daumenmuskeln

Die *langen* radial liegenden *Daumenmuskeln* haben ihren Ursprung hauptsächlich am Radius und an der Membrana interossea.

Durch ihre radiale Lage bedingt, wirken sie auch bei der Radialabduktion im Handgelenk mit.

***Bild 7.70* Langer Daumenbeuger** *(M. flexor pollicis longus)* **des rechten Unterarms**

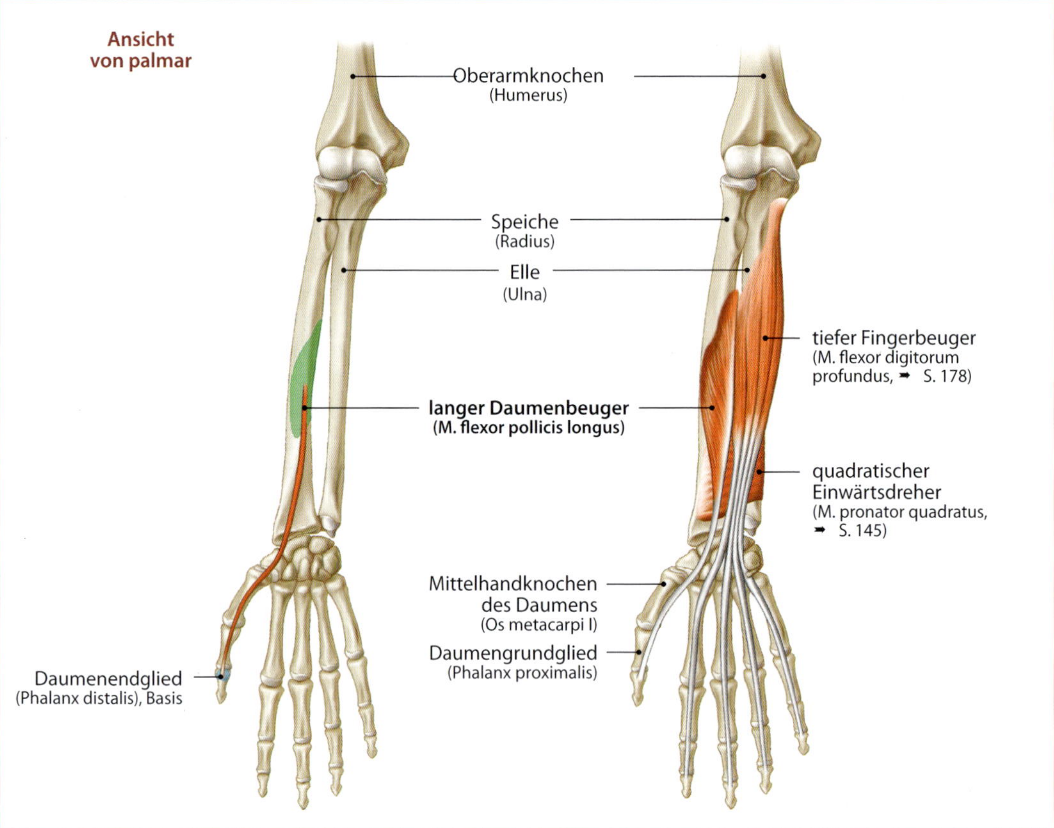

1. Langer Daumenbeuger *(M. flexor pollicis longus)*

Innervation	N. medianus (C_6 – C_8)
Ursprung	Radius: mittlere Vorderfläche, Membrana interossea
Ansatz	Phalanx distalis I – Basis
Funktion	• Flexion im Daumenendgelenk • Flexion und Radialabduktion im Handglenk • Opposition im Daumensattelgelenk
Synergisten	M. flexor pollicis brevis, M. adductor pollicis, M.opponens pollicis u. a.
Antagonisten	M. extensor pollicis longus, M. extensor pollicis brevis, M. abductor pollicis longus
Bemerkungen	Einziger Flexor des Daumenendgelenks, Ansatzsehne besitzt eine eigene Sehnenscheide im Karpaltunnel

Bild 7.71 ***Lange Daumenmuskeln und Zeigefingerstrecker des rechten Unterarms***

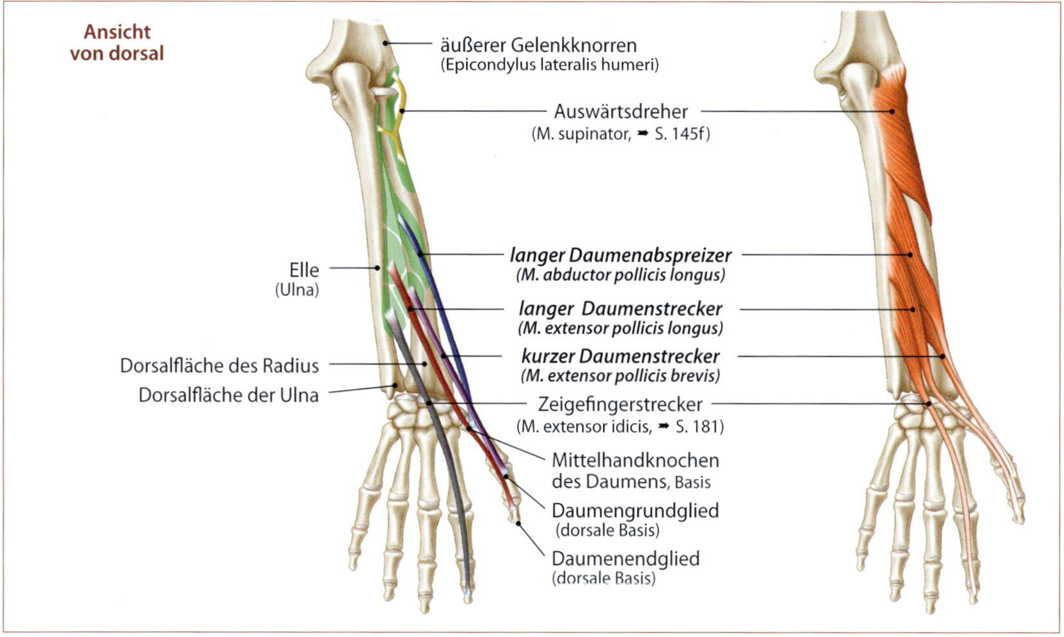

2. Langer Daumenstrecker *(M. extensor pollicis longus)*

Innervation	N. radialis (C_7, C_8)
Ursprung	Ulna: Facies dorsalis ulnae (Mitte), Membrana interossea
Ansatz	Dorsale Basis der Daumenendphalanx
Funktion	• Extension: Daumengrund- und -endgelenk • Abduktion und Reposition im Daumensattelgelenk, indem er den 1. Mittelhandknochen nach ulnar und dorsal bewegt • Dorsalextension und Radialabduktion: Handgelenk
Synergisten	M. extensor pollicis brevis, M. abductor pollicis longus/brevis
Antagonisten	M. flexor pollicis longus/brevis
Bemerkungen	Ansatzsehne begrenzt ulnar die Tabatiere (➡ S. 150f)

3. Kurzer Daumenstrecker (M. extensor pollicis brevis)

Innervation	N. radialis (C_8, Th_1)
Ursprung	Radius (Facies posterior radii) und Membrana interossea (dorsal)
Ansatz	Dorsale Basis der Phalanx proximalis I
Funktion	• Extension: Daumengrundgelenk • Reposition im Daumensattelgelenk, indem er den 1. Mittelhandknochen nach radial bewegt
Synergisten	M. extensor pollicis longus, M. abductor pollicis longus/brevis
Antagonisten	M. flexor pollicis longus/brevis, M. adductor pollicis
Bemerkungen	Begrenzt gemeinsam mit dem M. abductor pollicis longus radial die Tabatiere (➡ S. 150f)

4. Langer Daumenabspreizer (M. abductor pollicis longus)

Innervation	N. radialis (C_7, C_8)
Ursprung	Radius und Ulna: Dorsalflächen (jeweils mittig) sowie Membrana interossea (dorsal)
Ansatz	Mittelhandknochen des Daumens – Basis (radial-palmar)
Funktion	• Abduktion und Reposition im Daumensattelgelenk, indem er den 1. Mittelhandknochen nach radial und palmar bewegt • Radialabduktion: Handgelenk
Synergisten	M. extensor pollicis longus/brevis, M. abductor pollicis brevis
Antagonisten	M. flexor pollicis longus/brevis, M. adductor pollicis, M. opponens pollicis
Bemerkungen	Begrenzt gemeinsam mit dem M. extensor pollicis brevis die Tabatiere (➡ S. 150f)

7.18.2.2 Kurze Daumenmuskeln (radiale und ulnare Gruppe)

Die *kurzen Daumen-* oder Thenarmuskeln bilden den ***Daumenballen*** *(Thenar)* und wirken hauptsächlich auf das Daumensattelgelenk.

Ihre Ursprünge befinden sich an den palmaren Flächen der Handwurzelknochen bzw. dem Retinaculum musculorum flexorum. Von da ziehen sie zum Mittelhandknochen des Daumens oder zu seiner Endphalanx.

Bild 7.72 Kurze Daumenmuskeln** (Thenarmuskeln) **der rechten Hand

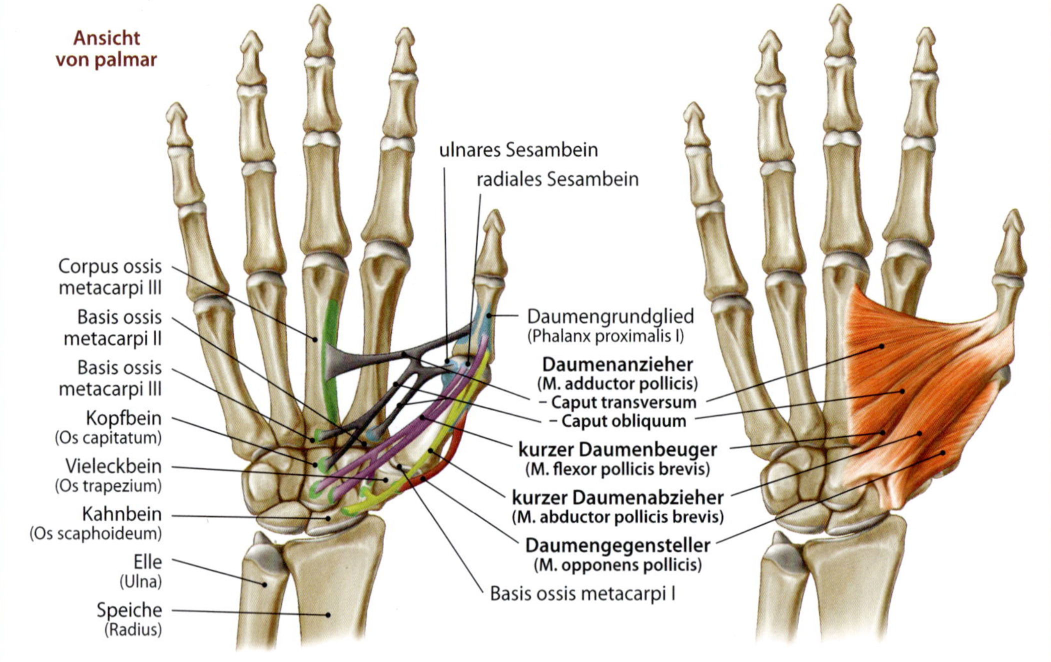

***1. Kurzer Daumenbeuger** (M. flexor pollicis brevis)*

Innervation	***Caput superficiale:***	N. medianus (C_8, Th_1),
	Caput profundum:	N. ulnaris (C_8, Th_1)
Ursprung	***Caput superficiale:***	Retinaculum musculorum flexorum und Tuberculum ossis trapezii des großen Vieleckbeins (Os trapezium),
	Caput profundum:	Os capitatum, Os trapezium, Os trapezoideum und Basis Os metacarpale I
Ansatz	Daumengrundphalanx (Basis) über radiales Sesambein	
Funktion	• Opposition und Adduktion im Daumensattelgelenk • Flexion im Daumengrundgelenk	
Synergisten	M. flexor pollicis longus, M. opponens pollicis, M. adductor pollicis	
Antagonisten	M. extensor pollicis longus/brevis, M. abductor pollicis longus	

***2. Daumengegensteller** (M. opponens pollicis)*

Innervation	N. medianus (C_6, C_7)
Ursprung	Retinaculum flexorum musculorum (radial an der Innenseite) und Tuberculum ossis trapezii
Ansatz	Os metacarpale I (radiale Seitenfläche)
Funktion	• Opposition und Adduktion im Daumensattelgelenk
Synergisten	M. adductor pollicis, M. flexor pollicis longus/brevis
Antagonisten	M. extensor pollicis longus/brevis, M. abductor pollicis longus
Bemerkungen	Der Muskel ist an allen Greifformen mit Daumenbeteiligung im Einsatz →

***3. Kurzer Daumenabzieher** (M. abductor pollicis brevis)*

Innervation	N. medianus (C_8, Th_1)
Ursprung	Retinaculum musculorum flexorum und Tuberositas ossis scaphoidei
Ansatz	Daumengrundphalanx (seitlicher Basisrand) über radiales Sesambein
Funktion	• Abduktion und Opposition im Daumensattelgelenk • Flexion im Daumengrundgelenk
Synergisten	M. abductor pollicis longus, M. extensor pollicis longus/brevis
Antagonisten	M. flexor pollicis longus/brevis, M. adductor pollicis, M. opponens pollicis
Bemerkungen	Oberflächlichster und größter Muskel des Daumenballens. Er überdeckt den M. opponens pollicis nahezu vollständig.

***4. Daumenanzieher** (M. adductor pollicis)*

Innervation	N. ulnaris (C_8, Th_1)
Ursprung	***Caput obliquum:*** Os capitatum und Basis des 2. und 3. Mittelhandknochens ***Caput transversum:*** Palmare Seite des 3. Mittelhandknochen
Ansatz	Daumengrundphalanx (Basis) über ulnares Sesambein
Funktion	• Adduktion und Opposition im Daumensattelgelenk • Flexion im Daumengrundgelenk.
Synergisten	M. opponens pollicis, M. flexor pollicis brevis
Antagonisten	M. extensor pollicis longus/brevis, M. abductor pollicis longus/brevis
Bemerkungen	Der Muskel läuft schräg durch die Hand. Er ist im Wesentlichen für die Kraftentwicklung beim Zupacken verantwortlich.

Praxis Thenarmuskeln wirken auf den M. extensor pollicis longus dämpfend. Bei ihrer Lähmung gelangt der Daumen in eine ulnar-dorsale Fehlstellung.

Merke! Die besondere Bedeutung des Daumens im Vergleich zu den übrigen Fingern spiegelt sich u. a. darin wider, dass er eigene Muskeln besitzt, 4 lange am Unterarm und 4 kurze, die den Daumenballen bilden. Ihre Ansätze sind so plaziert, dass sie das Daumensattelgelenk allseitig umgeben und die Grundphalanx des Daumens in jeder Richtung bewegt werden kann.
Gemeinsam mit den Hypothenarmuskeln ermöglichen sie die vielfältigen Greifmodifikationen.

7.19 Lage der kurzen Handmuskeln (Überblick)

Bei der *Lagebeschreibung* können *Muskeln des Handrückens* und *Muskeln der Hohlhand* unterschieden werden, wobei Letztere in 3 Muskellogen angeordnet sind, ➡ S. 182ff:

1. Muskeln des Handrückens

Auf der Dorsalseite liegen nur die rückseitigen Zwischenknochenmuskeln (Mm. interossei dorsales.

2. Muskeln der Hohlhandloge

1. *tiefe Schicht:* Mm. interossei palmaris – zwischen den Ossa metacarpalia (ihre Sehnen strahlen in die Dorsalaponeurose der Finger ein),
2. *mittlere Schicht:* M. adductor pollicis,
3. *oberflächliche Schicht:* Mm. lumbricales (➡ S. 182) gemeinsam mit den Sehnen des M. flexor digitorum superficialis und M. flexor digitorum profundus (➡ Bild 7.73 und Bild 7.46, S. 161).

Bild 7.73 ***Kurze Handmuskeln der rechten Hand*** *(Lagebeziehungen)*

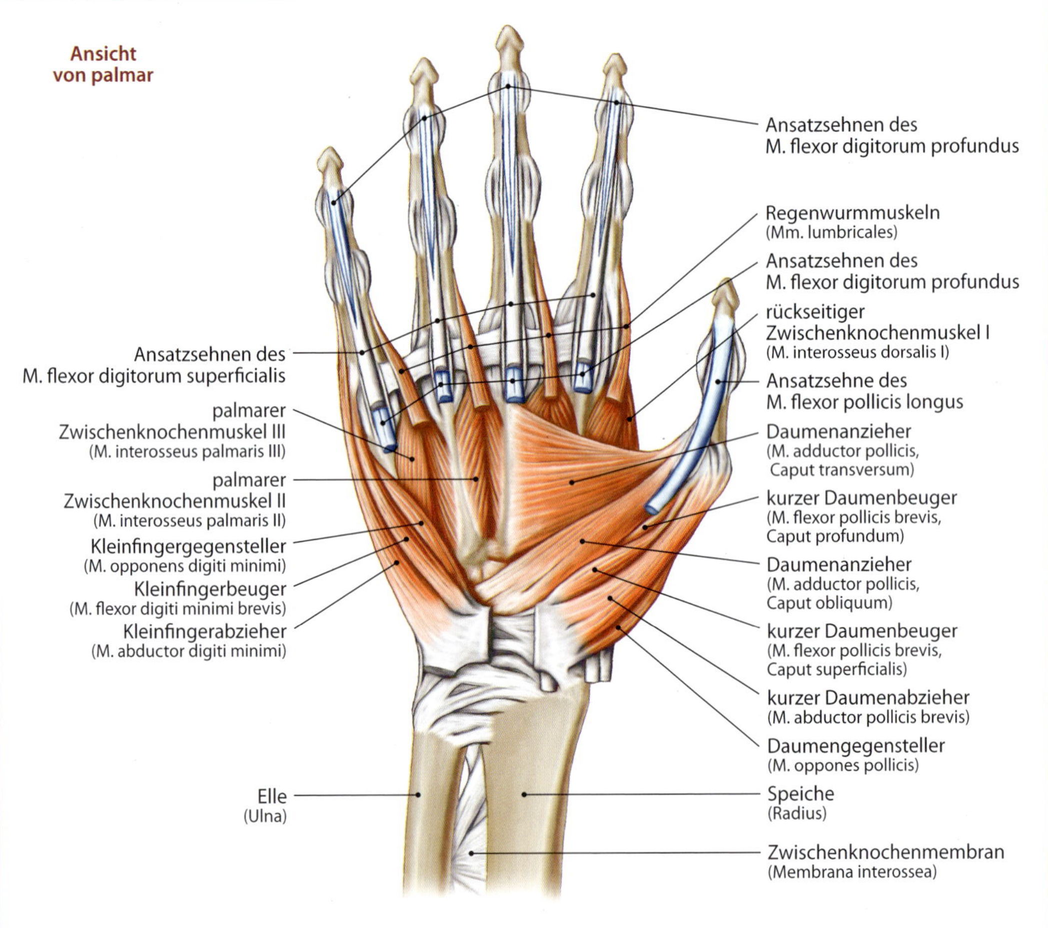

3. Muskeln der Thenarloge (➡ S. 192f)
- *oberflächliche Schicht:* M. abductor pollicis brevis (➡ S. 192f) – lateral und M. flexor pollicis brevis (➡ S. 192) – medial,
- *tiefe Schicht:* M. opponens pollicis (liegt unter beiden oberflächlichen Muskeln, ➡ S. 192).

4. Muskeln der Hypothenarloge (➡ S. 184f)
- *oberflächliche Schicht:* M. abductor digiti minimi (lateral) und M. flexor digiti minimi brevis (medial),
- *tiefe Schicht:* M. opponens digiti minimi (unter den beiden oben genannten).

Thenar- und Hypothenarmuskeln bilden kräftige Muskelpakete, die als Weichteilpolster die Hohlhand auf beiden Seiten begrenzen. Sie werden jeweils von einer gemeinsamen Gruppenfaszie umhüllt, sodass an der Hand die oben aufgeführten 3 Muskellogen entstehen.

Merke! Die Muskeln der Hohlhand (Palma manus) sind in 3 Muskellogen gegliedert.
Thenar- und Hypothenarloge werden hauptsächlich aus kurzen Muskeln gebildet. Die Hohlhandloge setzt sich aus kurzen und langen Muskeln zusammen.
Alle Handlogen werden zur Oberfläche hin durch die Palmaraponeurose abgeschlossen. ⌟

7.20 Opposition des Daumens

Die *Opposition* ist die *wichtigste Bewegung* des Daumens, weil er dadurch mit jedem Finger den Daumen-Finger ausüben kann. Je nachdem, welcher Finger mitbeteiligt ist, gibt es eine Vielzahl von Oppositionsbewegungen.
Die Daumenopposition setzt sich aus 3 unterschiedlich großen Teilbewegungen zusammen:
- der *Anteposition* ,
- der *Flexion* (Adduktion) und
- der *Pronation*.

Anteposition
Bewegung des Daumens von der Handflächenebene nach palmar v. a. im Daumensattelgelenk und einer geringen radialen Abkippung im Daumengrundgelenk.

Flexion
Bewegung des Daumens nach ulnar unter Beteiligung aller 3 Daumengelenke. Im Daumensattelgelenk findet die entscheidende Beugung statt, indem das Os metacarpale I an das Os metacarpale II herangeführt wird. Das Ausmaß der Beugung im Daumengrundgelenk hängt davon ab, welchem Finger der Daumen gegenübergestellt werden soll. Schließlich dient eine Flexion im Daumenendgelenk der weiteren Präzisierung der Bewegung.

Pronation und Supination (Benutzung im gleichen Sinn wie die Umwendebewegung des Unterarms)
Längsdrehung des Daumens unter Beteiligung aller 3 Daumengelenke.

Opposition und Reposition
Wie bereits mehrfach ausgeführt, dient die Opposition dem Ergreifen eines Gegenstandes. Die Reposition ermöglicht, einen ergriffenen Gegenstand wieder freizugeben. Dabei sind 3 Bewegungskomponenten zu beobachten:
- Extension,
- Retroposition und
- Supination des Daumens.

An der *Reposition* sind folgende Muskeln beteiligt (➡ Seite 191):
- *Langer Daumenstrecker* (M. extensor pollicis longus),
- *kurzer Daumenstrecker* (M. extensor pollicis brevis) und
- *langer Daumenabzieher* (M. abductor pollicis longus).

Bild 7.74 ***Opposition des Daumens – Teilbewegungen***

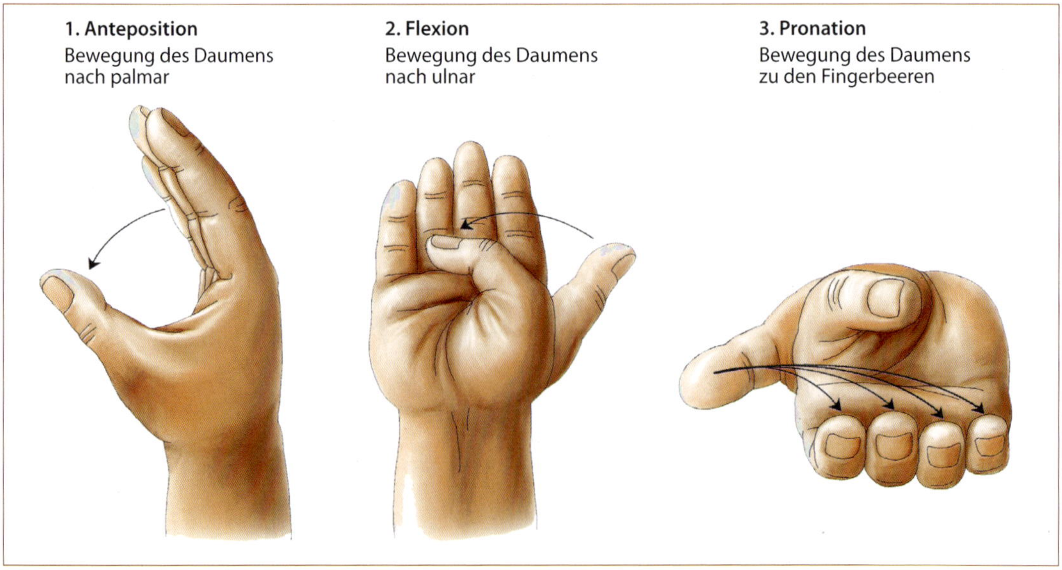

Praxis Ein Verlust des Daumens bedeutet, dass die Hand einen großen Teil ihres Funktionswertes einbüßt. Deshalb wird ein solches Ereignis auch mit einem relativ hohen Prozentsatz der Erwerbsunfähigkeit bewertet.
N. medianus und N. ulnaris innervieren die für die Opposition zuständigen Muskeln und der N. radialis jene für die Reposition. Spezielle Muskelfunktionstests dienen der Überprüfung der nervösen Versorgung. ┘

Merke! Dem Daumensattelgelenk kommt die Schlüsselstellung bei der Opposition zu. Es bringt das Os metacarpale I in die generelle Oppositionsstellung.
Daumengrund- und -endgelenk ermöglichen die Ausrichtung der Opposition auf einen der 4 übrigen Finger.
Der komplizierte Bau der menschlichen Hand, insbesondere die vielfältigen Oppositions- und Repositionsbewegungen, verdeutlichen eine optimale Anpassung an die verschiedenen Greifarten.
Die Muskeln für den Daumenballen (Thenar) lassen sich nach ihrer Funktion wie folgt einteilen:

- Muskeln für die Opposition: M. opponens pollicis unter Mitwirkung des M. adductor pollicis und des M. flexor pollicis brevis,
- Muskeln für die Reposition: M. extensor pollicis longus, M. extensor pollicis brevis und M. abductor pollicis longus,
- Muskeln für die Abduktion: M. abductor pollicis brevis und M. abductor pollicis longus,
- Muskeln für die Adduktion: M. adductor pollicis. ┘

7.21 Greifarten und weitere Handfunktionen

Die Konstruktion der menschlichen Hand erlaubt eine Vielzahl von Greifformen, welche auf 4 Grundtypen reduziert werden können:

1. Spitz-, Fein- oder Zangengriff
Die Fingerkuppen von Daumen, Zeige- und Mittelfinger werden zusammengeführt, um feine Gegenstände aufzunehmen oder zu halten.
Beispiel:
Arbeiten mit einer Pinzette.

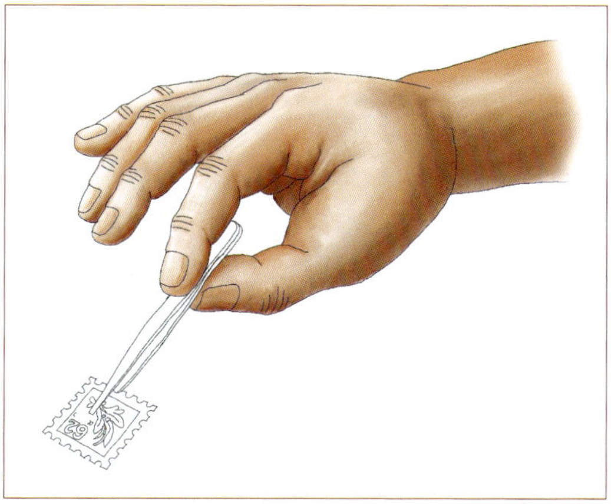

2. Breit-, Grob- oder Faustgriff
Die Finger II bis V werden in die Hohlhand eingeschlagen, der Handteller dient als Greifplatte und der Daumen als Widerlager.
Beispiel:
Erfassen einer Zange oder eines Hammerstiels.

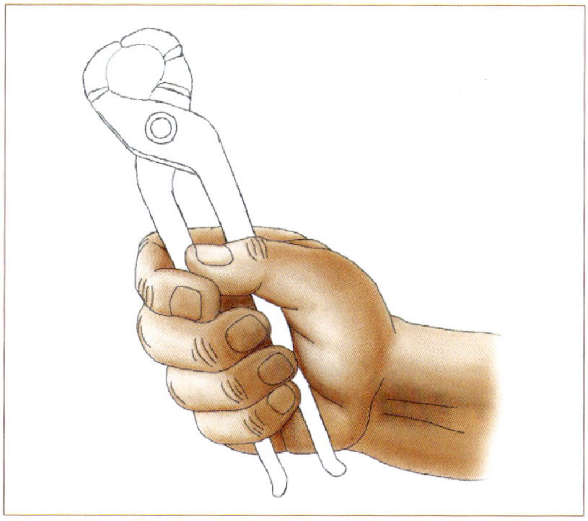

3. Hakengriff

Die Finger II bis V werden gebeugt, der Daumen ist mehr oder weniger funktionslos.
Beispiel:
Tragen einer Tasche.

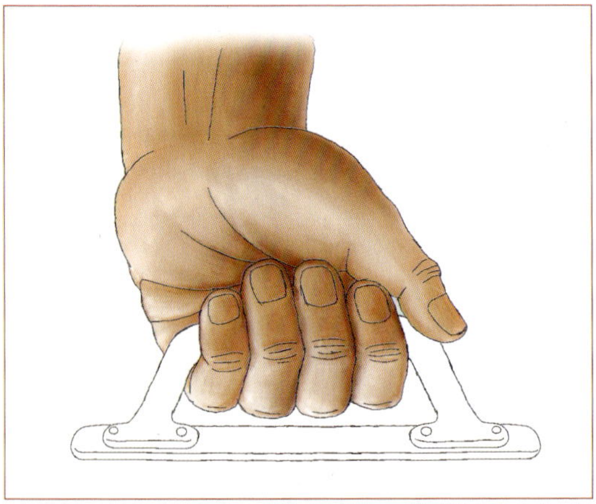

4. Schlüssel- oder Klemmgriff

Die Daumenkuppe wird auf die radiale Seite der Mittelphalanx des Zeigefingers gelegt.
Beispiel:
Drehen eines Schlüssels im Schlüsselloch.

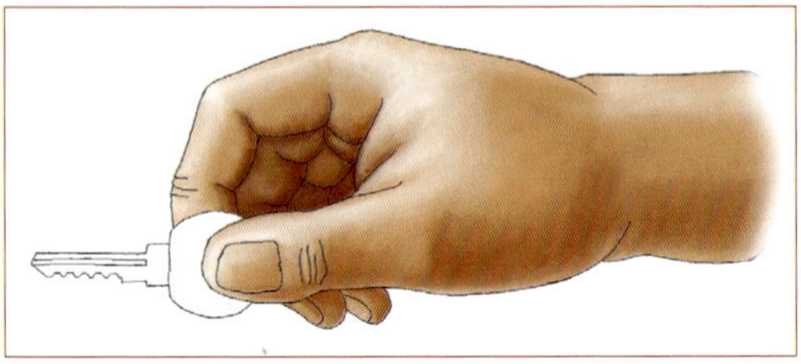

Weitere Funktionen der Hand sind:
- das Klopfen, z. B. beim Bedienen einer Tastatur,

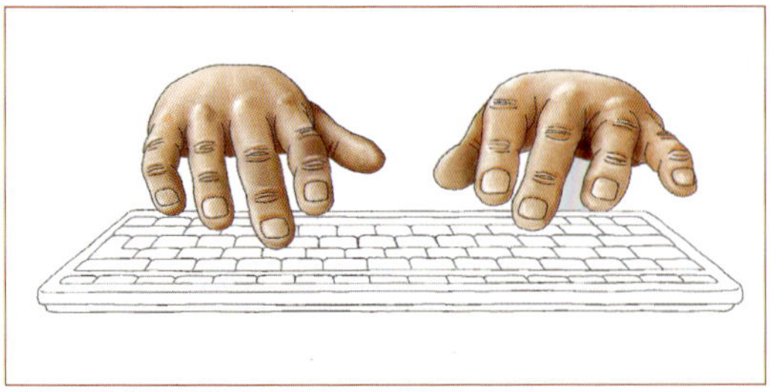

- Handfunktionen beim Töpfern oder
- die verschiedenen Gesten beim Sprechen.

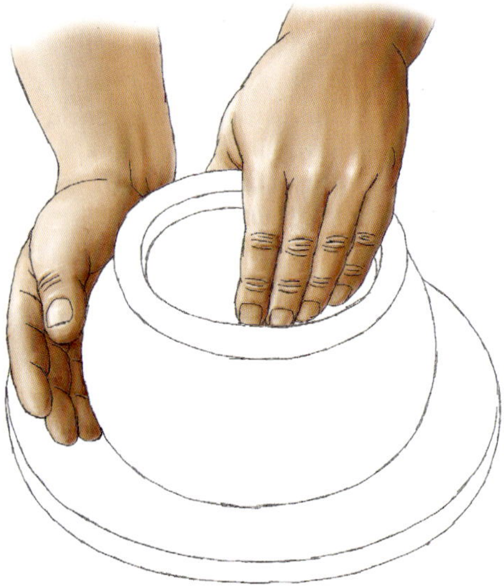

Praxis Eine Vielzahl klinischer Funktionsprüfungen der Hand geben Aufschluss über ihre Funktionstüchtigkeit (z. B. Beurteilung der Fein- und Grobmotorik, des Spitz- und Schüsselgriffes oder die Prüfung der Supinationsfähigkeit durch den sog. Tablett-Test).

Merke! Die anatomische Struktur der menschlichen Hand und die daraus resultierenden funktionellen Möglichkeiten zielen in erster Linie auf das Greifen ab.
Es gibt eine Vielzahl von Grifformen. Darüber hinaus führen wir mit den Händen weitere Funktionen aus wie z. B. das Gestikulieren.

7.22 Funktionsstellung der Hand

Die *Funktionsstellung* der Hand ist durch folgende *Merkmale* gekennzeichnet:

- der Unterarm ist schwach proniert,
- das Handgelenk ist um 30° gestreckt und weist eine Ulnarabduktion auf (Os metacarpale I bildet mit dem Radius eine Linie),
- Daumengrund- und -endgelenk sind fast gestreckt,
- die Finger sind leicht gebeugt.

Bild 7.75 ***Funktionsstellung der Hand***

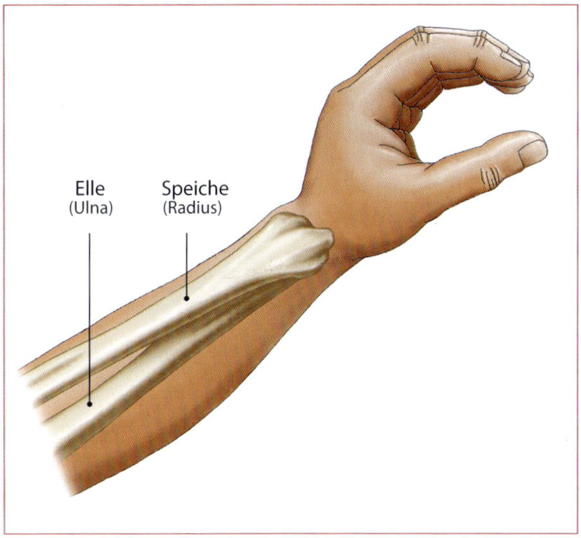

Die Funktionsstellung ermöglicht den Greifakt mit einem Minimum an Gelenkbewegungen. Beim Schlafenden ist bei der Hand eine sog. Entspannungshaltung zu beobachten, die wie folgt beschrieben werden kann:

- der Unterarm ist proniert,
- das Handgelenk ist gebeugt,
- die Finger sind fast gestreckt und
- der Daumen ist adduziert und retroponiert.

Praxis Bei Immobilisation der Hand (z. B. Gipsverband nach Fraktur) ist unbedingt die Funktionsstellung der Hand zu beachten, um Kontrakturen zu vermeiden. ⌟

7.23 Blut- und Lymphgefäße des Armes

1. Arterien

Für die Blutversorgung des Armes sind mehrere kräftige Arterien und Venen zuständig (➡ Bilder 7.76 und 7.77).

Die großen Armgefäße verlaufen auf der *Beugeseite* der *Gelenke* in den Bindegewebslogen zwischen den großen Muskelgruppen.

Die arterielle Versorgung wird durch folgende Hauptarterien gewährleistet:

Schlüsselbeinarterie *(A. subclavia)*

Sie verläuft zwischen dem vorderen und mittleren Treppenmuskel (Skalenuslücke) unter dem Schlüsselbein und dem kleinen Brustmuskel zum unteren Rand des großen Brustmuskels bzw. Außenrand der 1. Rippe. Hier tritt sie in die Achselhöhle ein und heißt ab hier Achselarterie.

Achselarterie *(A. axillaris)*

Sie endet am Unterrand der Sehne des großen runden Muskels (M. teres major) und heißt ab hier Oberarmarterie.

Oberarmarterie *(A. brachialis)*

Sie verläuft an der medialen Seite des Humerus in die Ellenbeuge. Hier zweigt sie sich in die beiden Unterarmäste Speichenarterie und Ellenarterie auf.

Speichenarterie *(A. radialis)*

Sie zieht auf der Speichenseite des Unterarmes zwischen dem M. brachioradialis als Leitmuskel und dem M. flexor carpi radialis zur Hohlhand und endet im ***tiefen Hohlhandbogen*** (Arcus palmaris profundus).

Bild 7.76 Armarterien des rechten Armes

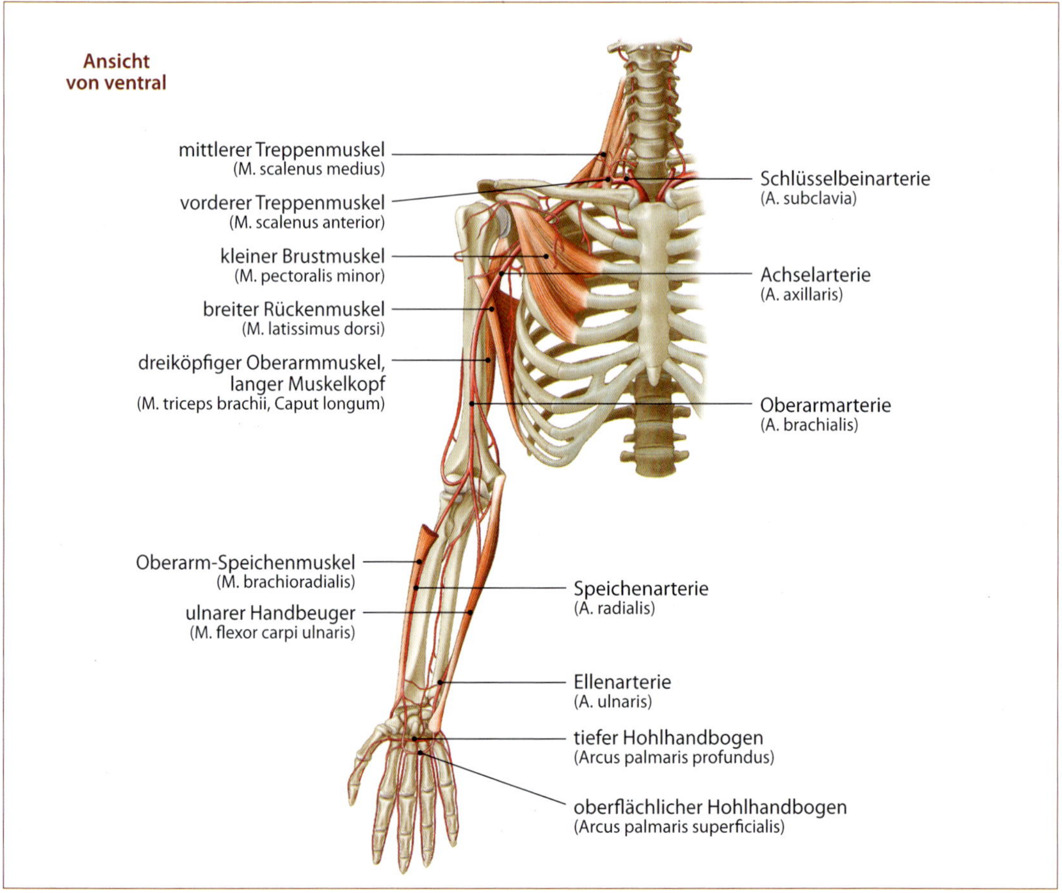

Ellenarterie *(A. ulnaris)*
Sie zieht auf der Ellenseite unter dem M. flexor carpi ulnaris zum ***oberflächlichen Hohlhandbogen*** (Arcus palmaris superficialis).
Der tiefe Hohlhandbogen versorgt v. a. die Mittelhand- und Daumenmuskeln und der oberflächliche hauptsächlich die Finger.

Praxis Die A. brachialis lässt sich bei Erste-Hilfe-Leistungen gegen den Humerus gut abdrücken.
Pulsmessung am Handgelenk:
- Puls der A. radialis speichenseitig der Ansatzsehne des radialen Handbeugers (M. flexor carpi radialis) in der sog. Radialispulsgrube,
- Puls der A. ulnaris im distalen Unterarmbereich neben der Sehne des ulnaren Handbeugers (M. flexor carpi ulnaris). ⌟

Merke! Die arterielle Blutversorgung des Armes erfolgt durch folgende größere Arterien: Direkt vom Aortenbogen bzw. als Ast des Truncus brachiocephalicus zieht die A. subclavia in die Achselhöhle und geht in die A. axillaris über. Nach Verlassen der Achselhöhle heißt sie A. brachialis. Diese erreicht an der Innenseite des Oberarms die Ellenbeuge, wo sie sich in die beiden Unterarmarterien A. ulnaris und A. radialis aufzweigt.
Die A. ulnaris bildet hauptsächlich den oberflächlichen, die A. radialis die tiefen Arterienbogen der Hand. ⌟

2. Venen
Am Arm unterscheidet man oberflächliche und tiefe Venen.
Oberflächliche Armvenen
Die *oberflächlichen Armvenen* bilden ein Hautvenennetz. Aus diesem gehen mehrere kräftige oberflächliche Hautvenen hervor, welche das venöse Blut in die tiefen Venen weiterleiten:
- ***V. cephalica:***
  zieht vom Hautvenennetz des Handrückens auf die Beugeseite des Unterarms und gelangt auf seiner radialen Seite durch die Ellenbeuge zum Oberarm. Hier verläuft sie lateral des M. biceps brachii und mündet in die ***V. axillaris***.
- ***V. basilica:***
  geht auf der Ellenseite aus dem venösen Gefäßnetz hervor und zieht auf der ulnaren Beugeseite des Unterarms durch die Ellenbeuge zum Oberarm. Hier verläuft sie medial des M. biceps brachii und mündet in die ***V. brachialis***.
- ***V. media cubiti:***
  verbindet V. cephalica und basilica in der Ellenbeuge.

Bild 7.77 Armvenen des rechten Armes

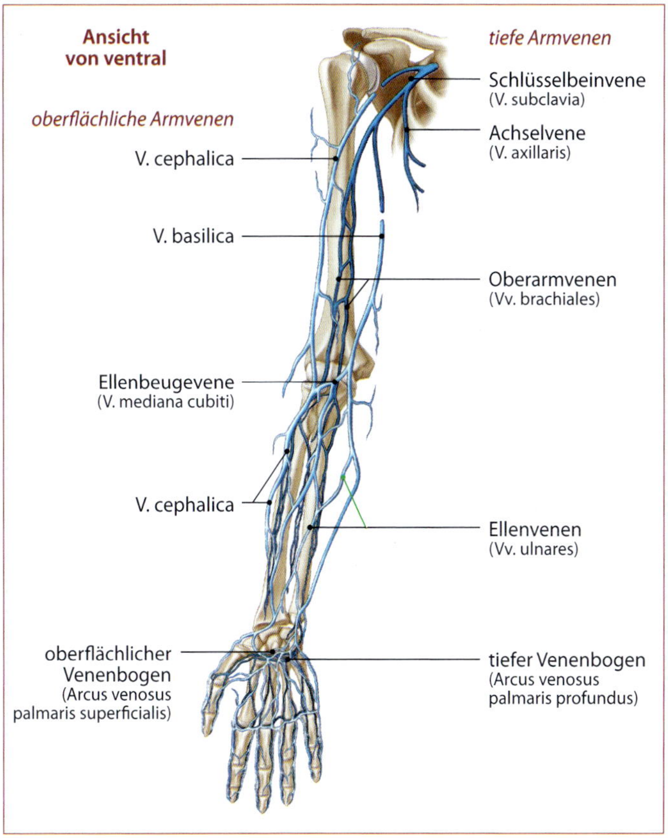

Praxis Trotz ihres variablen Verlaufes eignen sich die oberflächlichen Venen des Unterarms gut zur Venenpunktion.
Geht eine Venenentzündung (Phlebitis) mit der Bildung eines Gerinnsels (Thrombus) einher, spricht man von einer Thrombophlebitis.

Tiefe Venen

Meist verlaufen 2 tiefe Venen als Begleitvenen gemeinsam mit einer Arterie, eingeschlossen in eine gemeinsame Bindegewebsscheide.
Der Weg des Blutes ist wie folgt zu beschreiben: Oberflächlicher und tiefer venöser Venenbogen (***Arcus venosus palmaris superficialis*** und ***profundus***) an der Hand → ***Vv. radiales*** und ***ulnares*** am Unterarm → ***Vv. brachiales*** → ***V. axillaris*** am Oberarm → ***V. subclavia***.

Merke! Das venöse Blut des Armes wird in oberflächlichen und tiefen Venen über die obere Hohlvene (V. cava superior) in den rechten Herzvorhof (Atrium dextrum) transportiert.

3. Lymphgefäße und Lymphknoten

Die Lymphe des Armes wird von *oberflächlichen* und *tiefen Lymphgefäßen* transportiert.
Die ***oberflächlichen Lymphgefäße*** verlaufen mit den Hautvenen, die ***tiefen Lymphgefäße*** zwischen den Muskeln, Blutgefäßen und Nerven.
Zwischen beiden Gruppen bestehen zahlreiche Gefäßverbindungen.
Die von der Hand kommende Lymphe durchströmt zuerst einige oberflächliche und tiefe *Lymphknoten* in der Ellenbeuge als *1. Filtersta-*

***Bild 7.78** Lymphgefäße und Lympfknoten des rechten Armes*

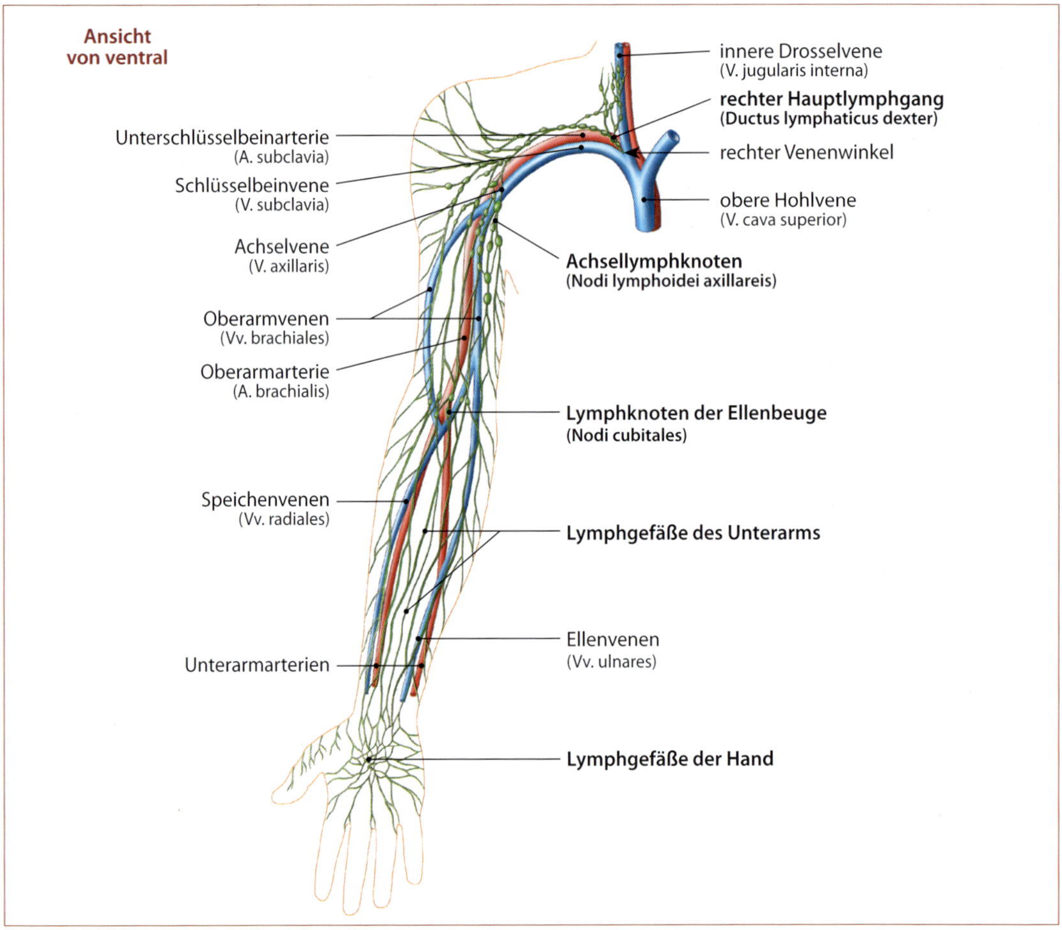

tion. Danach gelangt die Armlymphe zu einer der wichtigsten Abwehrstationen des Körpers, nämlich zu den zahlreichen oberflächlichen und tiefen Achsellymphknoten.

Die ***Einzugsgebiete der tiefen Achsellymphknoten*** sind: Arm, vordere und seitliche Brustwand, zentrale und laterale Brustdrüse, Nacken, Schulter.

Die ***tiefen Achsellymphknoten*** nehmen die Lymphe aus den oberflächlichen auf. Danach fließt sie über den Truncus subclavius in den ***rechten Lymphstamm*** (Ductus lymphaticus dexter) bzw. in den ***Milchbrustgang*** (Ductus thoracicus). Diese münden in den rechten bzw. linken *Venenwinkel* (Zusammenschluss von V. subclavia und der V. jugularis interna), wo die Lymphe schließlich in das Blut gelangt.

Praxis Das Lymphsystem ist der „Spezialist" für den Abtransport von Stoffen aus den Geweben. Ist es geschädigt, kommt es zu Abflussstörungen, die Lymphbestandteile bleiben im Interzellularraum liegen, sodass ein Lymphödem entstehen kann. Als Ursache kommen Entzündungen der Lymphgefäße, größere Verletzungen u. a. infrage.

Die Entstauungstherapie erfolgt durch:

- manuelle Lymphdrainage,
- Kompressionstherapie und Hautpflege,
- Bewegungstherapie, Physiotherapie, Krankengymnystik,
- Medikamente.

Merke! Das Lymphgefäßsystem des Armes ist doppelt ausgebildet.
Die Lymphe wird in oberflächlichen und tiefen Lymphgefäßen in den beiden Venenwinkeln dem Blut zugeführt. Auf dem Weg dahin durchströmt sie zahlreiche oberflächliche und tiefe Lymphknoten als Filterstationen.

7.24 Nerven des Armes und Innervationsgebiete

Die Arme werden von 4 langen Nerven versorgt (innerviert), welche aus dem Armgeflecht (Plexus brachialis) hervorgehen.

Dieses entsteht durch die Verflechtung der vorderen Rückenmarkäste der Spinalnerven der letzten 4 Halssegmente und des 1. Brustsegmentes (C_4 bis Th_1).

Es handelt sich um gemischte Nerven, d. h., sie führen motorische und sensible Nervenfasern, welche aus den Rückenmarksegmenten C_4 bis Th_1 stammen.

Bild 7.79 **Nerven des rechten Armes**

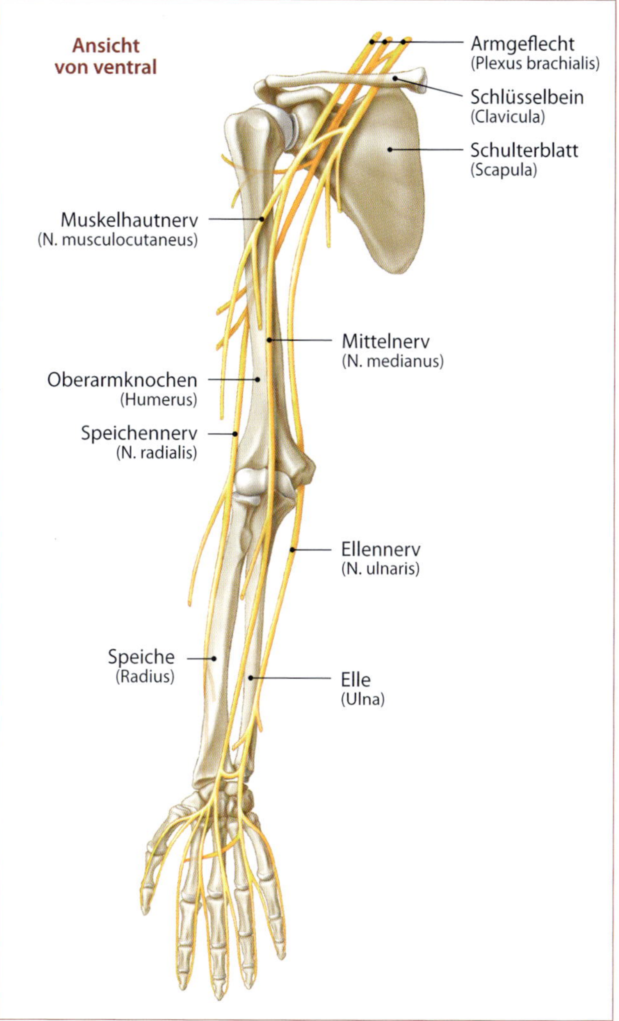

Jedes Rückenmarks- oder Spinalnervenpaar versorgt motorisch bestimmte Muskeln und sensibel ein bestimmtes Hautareal, welches als ***Dermatom*** bezeichnet wird.

Während die Dermatome der hinteren Äste der Spinalnerven am Rücken eine regelmäßige Folge bilden, ist es bei den vorderen Ästen auf der Körpervorderseite schwieriger.

Hier werden die Dermatome C_5 bis Th_1 auf den Arm und L_4 bis S_3 auf das Bein verlagert, wo sie sich nach distal verschieben. (➡ Bild 7.80 und 9.6.8, S. 323).

Bild 7.80 Segmentale Innervation der Haut des rechten Armes

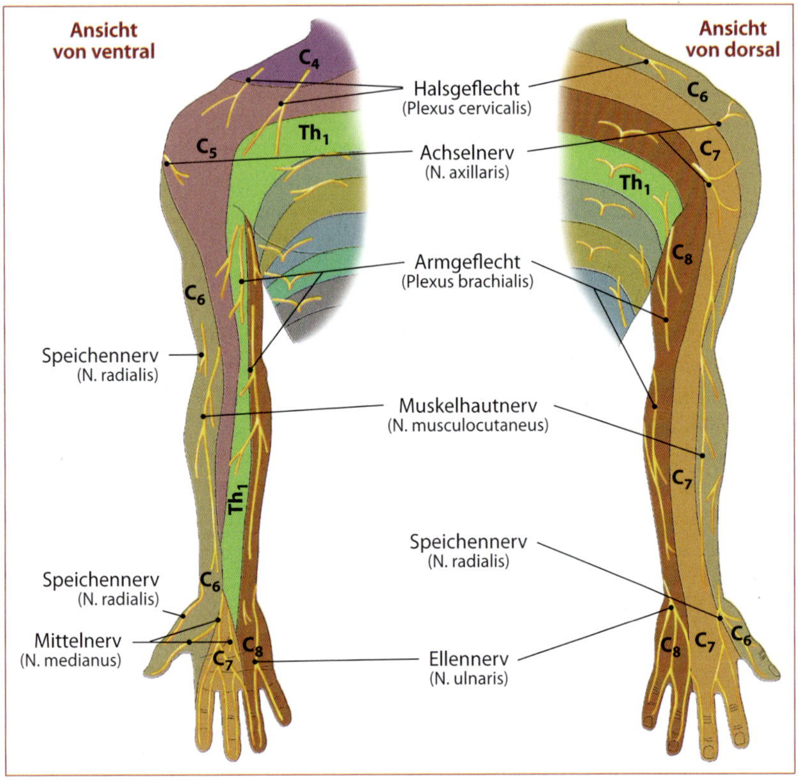

Praxis Der N. ulnaris ist im Sulcus nervi ulnaris (➡ Bild 7.23, S. 134) tastbar. Aufgrund dieser oberflächlichen Lage ist er sehr empfindlich, weshalb diese Region des Ellbogens auch als „Musikantenknochen" bezeichnet wird.

Merke! Der Arm wird von 4 Hauptnerven versorgt (innerviert), die aus dem Armnervengeflecht (Plexus brachialis) hervorgehen. Ihre motorischen Nervenfasern innervieren die Ober- und Unterarmmuskeln sowie Handmuskeln. Die sensiblen Nervenfasern sind v. a. für die Inervation der verschiedenen Hautareale zuständig.

Motorische Innervation der Armnerven

N. musculocutaneus:	M. biceps brachii, M. brachialis, M. coracobrachialis.
N. radialis:	M. triceps brachii, M. brachioradialis, M. extensor digitorum, M. supinator, M. abductor pollicis longus, M. extensor digiti minimi, M. pollicis longus, M. indicis.
N. ulnaris:	M. adductor pollicis, M. flexor pollicis brevis, M. flexor digiti minimi, Mm. interossei, Mm. lumbricales, M. flexor digitorum profundus.
N. medianus:	M. pronator teres, M. flexor digitorum profundus/superficialis, M. flexor pollicis longus, M. flexor carpi radialis, M. pronator quadratus, M. plantaris longus.

Tab. 7.5 Armnerven

Armnerven	Motorische Innervation	Sensible Innervation	Folgen einer Funktionsstörung
1. Muskel-Haut-Nerv *(N. musculocutaneus, $C_5 - C_7$)* Verlauf: Oberarm zwischen M. biceps brachii und M. brachialis bis zur Ellenbeuge	– Beuger des Oberarms	***Haut*** – radialer Rand und plantare Hälfte des Unterarms bis zum Daumenballen	– Flexion im Ellbogengelenk kraftlos, – Supinationsbewegung abgeschwächt, – Sensibilitätsausfall der radialen Unterarmseite bis zum Daumen
2. Speichennerv *(N. radialis, $C_5 - C_8$)* Verlauf: Streckseite des Armes, teilt sich vor dem Erreichen des Handgelenks in mehrere Äste, die zum Daumen ziehen	– Strecker des Ober- und Unterarms	***Haut*** – Streckseite es Ober- und Unterarms, – radiale Seite des Handrückens, – Dorsaleite: Finger V, IV und III (radiale Hälfte)	Proximale Verletzungen, z. B. bei Humerusfrakturen: – Fallhand, Verletzung am Unterarm: – Streckfunktion der Finger fällt aus
3. Ellennerv *(N. ulnaris, $C_8 - Th_1$)* Verlauf: Beugeseite des Armes hinter dem Epicondylus medialis, unter dem M. flexor carpi ulnaris auf der Kleinfingerseite oberhalb des Karpaltunnels zur Hohlhand	– Beuger des Unterarms, – Muskeln des Kleinfingerballens, – Muskeln des Daumenballens, die nicht vom N. medianus innerviert werden, – alle Mm. interossei – die 2 ulnaren Mm. lumbricales	***Haut*** – untere Seite der Hand, – V. Finger, – IV. Finger (ulnare Seite)	– Krallenhand (häufigste periphere Nervenlähmung)
4. Mittelnerv *(N. medianus, $C_7 - Th_1$)* Verlauf: Beugeseite des Armes durch den Karpaltunnel bis zur Hohlhand	– Beuger des Unterarms (Ausnahme: M. flexor carpi ulnaris), – Muskeln des Daumenballens (Ausnahme: M. adductor pollicis), – Mm. lumbricales I und II	***Haut*** – Hand mit den Fingern I, II, III, IV (radiale Seite) auf der Palmarseite, – Endglied der Finger II, III, IV auf der Dorsalseite	– Schwurhand bei Faustschluss, – Läsionen im Karpaltunnel

7.25 Aufgaben

1. Erläutern Sie die Bedeutung der menschlichen Hand. (7.11)
2. Beschreiben Sie
   a) die Dorsalseite und
   b) die Palmarseite der Hand. (7.11.1)
3. Nehmen Sie eine Gliederung des Handskelettes vor. (7.11.1)
4. Wie heißen
   a) die 4 Handwurzelknochen der proximalen und
   b) distalen Reihe? (7.11.1)
5. Wie viel Mittelhandknochen hat die Hand? (7.11.1)
6. Aus wie vielen Knochen bestehen die Finger und der Daumen? (7.11.1)
7. Demonstrieren Sie die 4 möglichen Bewegungsformen im Handgelenk. (7.11.2)
8. Welche Knochen artikulieren
   a) im proximalen und
   b) distalen Handgelenk miteinander? (7.11.2.1, 7.11.2.2)
9. Wie wird die passive Stabilität des Handgelenkes gewährleistet? (7.11.3)
10. Wo befinden sich
    a) die Interkarpalgelenke,
    b) die Handwurzel-Mittelhand-Gelenke und
    c) die Intermetakarpalgelenke? (7.11, 7.11.2.3, 7.11.2.4 und 7.11.2.5)
11. Was sind Nebengelenke und welche Bedeutung haben sie? (7.4, 7.11.2.3, 9.8.2.3)
12. Was bedeuten: CMC, MCP, PIP, DIP, IP? (7.11.2.4)
13. Was versteht man unter dem Karpaltunnel und welche klinische Bedeutung hat er? (7.12)
14. Welche Strukturen verlaufen unter dem Retinaculum musculorum flexorum (im Karpaltunnel) und welche oberflächlich? (7.12)
15. Welche Sehnen verlaufen in den 6 Sehnenfächern des Handrückens? (7.12)
16. Worin liegt die Bedeutung der Sehnenscheiden? (5.2.3.4 und 7.13)

17. Beschreiben Sie die Strukturen der Palmaraponeurose. (7.14)
18. Wodurch wird ein fester Zugriff der Hohlhand ermöglicht? (7.14, 7.15)
19. Nehmen Sie eine Gliederung der Unterarmmuskeln vor. Welche Aufgaben haben sie? (7.16)
20. Wo liegen die Ursprungszentren
    a) der Flexoren und
    b) der Extensoren des Unterarms? (7.16)
21. Welche Muskeln führen im Handgelenk
    a) die Palmarflexion,
    b) die Dorsalextension,
    c) die Ulnarabduktion und
    d) die Radialabduktion aus? (7.16)
22. Nennen Sie die Fingergelenke und beschreiben Sie deren Lage. (7.17)
23. Welche Knochen sind am Aufbau der Fingergrundgelenke II – IV beteiligt und welche Gelenkart liegt vor? (7.17.1)
24. Erläutern Sie, wie die Fingergrundgelenke stabilisiert werden. (7.17.1)
25 Warum dürfen die Fingergrundgelenke nicht in Streckstellung ruhiggestellt werden? (7.17.1)
26. Wieso sind in den Fingermittel- und -endgelenken nur Flexions- und Extensionsbewegungen möglich? (7.17.2)
27. Nennen Sie alle Gelenke der Hand (deutsche Bezeichnung, Fachbezeichnung, gängige Abkürzungen). (7.11.2)
28. Unterscheiden Sie lange und kurze Fingermuskeln und beschreiben Sie deren Lage. (7.17.3)
29. Beschreiben Sie den Verlauf und die Funktion der langen Fingerbeuger und -strecker. (7.17.3.1, 7.17.3.2)
30. Welche Muskeln beugen die Fingergrund- und Fingermittelgelenke? (7.17.3.1)
31. Wie heißen die Fingerstrecker? (7.17.3.2)
32. Nennen Sie die Muskellogen der Hohlhand. (7.17.3.3)
33. Erklären Sie, warum die Mm. lumbricales und interossei in den Fingergrundgelenken beugen und den Fingermittel- und -endgelenken strecken. (7.17.3.3)
34. Durch welche Muskeln wird die Präzision der Fingergelenke gesteigert? (7.17.3.3)
35. Nennen Sie die Muskeln des Kleinfingerballens und deren Aufgaben. (7.17.3.3)
36. Begründen Sie die Schlüsselrolle des menschlichen Daumens. (7.18)
37. Beschreiben Sie die Lage der 4 Daumengelenke. (7.18.1)
38. Warum ist das Daumensattelgelenk das wichtigste Gelenk der Hand? (7.18.1.1)
39. Welche Bewegungen sind in den verschiedenen Daumengelenken möglich? (7.18.1.1)
40. Beschreiben Sie Lage und Aufgaben der langen und kurzen Daumenmuskeln. (7.18.2)
41. Erläutern Sie die Oppositionsbewegung des Daumens und gehen Sie auf deren Bedeutung ein. (7.20)
42. Was versteht man unter Reposition? (7.20)
43. Welche Muskeln bilden den Daumenballen und was sind ihre Aufgaben? (7.18.2.2)
44. Welcher Muskel ermöglicht das kräftige Zupacken mit dem Daumen? (7.18.2.2)
45 Welche Sehnen bilden die Fovea radialis (Tabatiere)? (7.11.1, 7.18.2.1)
46. Nennen Sie die kurzen Handmuskeln und beschreiben Sie deren Lage zueinander (Logen, Schichten. (7.19)
47. Worin liegt die Bedeutung der Handfunktionen? (7.11,721)
48. Welche Merkmale kennzeichnen die Funktionsstellung der Hand? (7.22)
49. Beschreiben Sie die Blutversorgung des Armes. (7.23)
50. Suchen Sie die Pulspalpationsstellen der Handurzel auf. (7.23)
51. Welche Lymphknotengruppen passiert die Armlymphe auf ihrem Weg ins Blut? (7.23)
52. Von welchen Rückenmarksegmenten und Nerven werden die Muskeln des Armes versorgt? (7.24)
53. Nennen und begründen Sie die wichtigsten Ausfallerscheinungen der 4 großen Armnerven. (7.24)

8
Beckengürtel

Der *Beckengürtel* bildet gemeinsam mit dem Bein die untere Extremität. Die knöcherne Grundlage des Beckens, das Beckenskelett, ist ein in sich geschlossener Ring.

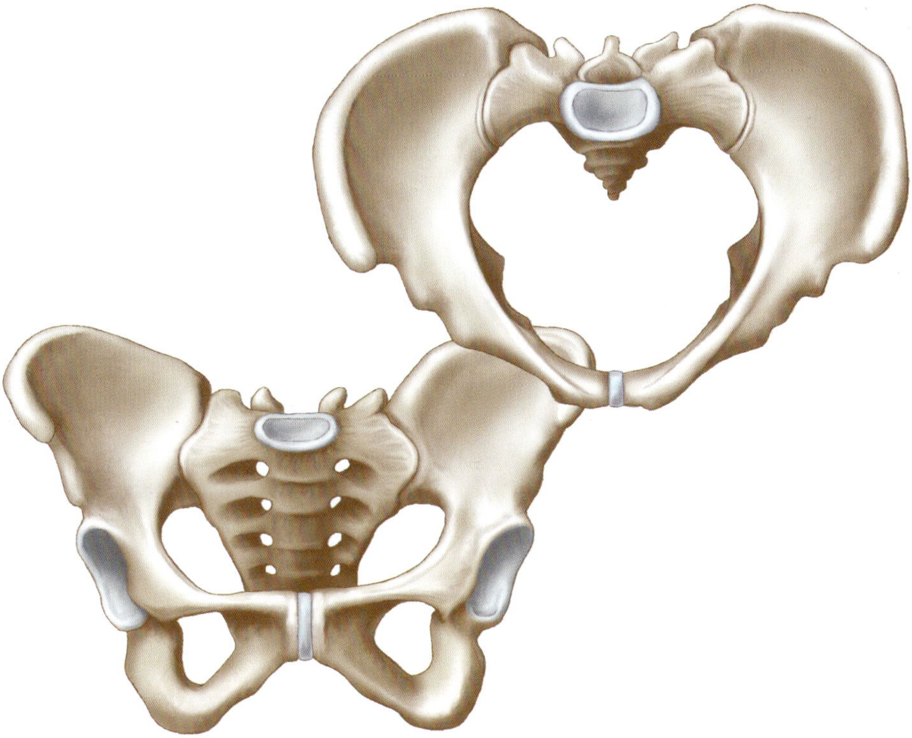

8 Beckengürtel

Der Beckenring (Cingulum membri inferior) oder Beckengürtel bildet die Basis des Rumpfes, begrenzt kaudal das Abdomen und stellt die Verbindung zwischen Wirbelsäule und unteren Extremitäten her.
Im Unterschied zu den gut beweglichen 3 Gelenkgruppen des Schultergürtels (➡ S. 92) sind die 3 Gelenkverbindungen des Beckengürtels starr und wenig beweglich.
Weiterhin sind die Knochen und Knochenverbindungen viel kräftiger ausgebildet als beim Schultergürtel, sodass er ein stabiles Widerlager für die beiden Oberschenkelknochen bildet. Seine statische Hauptaufgabe ist es, die Körperlast im Stehen von der median gelegenen Wirbelsäule auf die 2 lateral gelegenen Oberschenkelknochen zu übertragen und die bei aufrechter Körperhaltung durch die Muskelaktivität entstehenden Belastungen aufzunehmen.

Merke! Der Beckenring verbindet die Beine mit dem Rumpf und überträgt die Masse des Rumpfes von der Wirbelsäule auf die beiden Oberschenkelknochen. Er ist Ursprungs- und Ansatzfläche für viele Bänder und Muskeln. ⌟

8.1 Gliederung

Das Becken kann man gliedern:
- nach den umschlossenen Räumen
  - ***großes Becken*** (Pelvis major),
  - ***kleines Becken*** (Pelvis minor).
- nach Knochen:
  - ***2 Hüftbeine*** (Ossa coxae), die symmetrisch gestaltet sind,
  - ***1 Kreuzbein*** (Os sacrum), das durch die Verschmelzung von 5 sakralen Wirbeln entsteht (➡ Kap. 10.9),
  - ***1 Steißbein*** (Os coccygis, ➡ Kap. 10.9).

Bild 8.1 ***Becken*** *(Pelvis)*

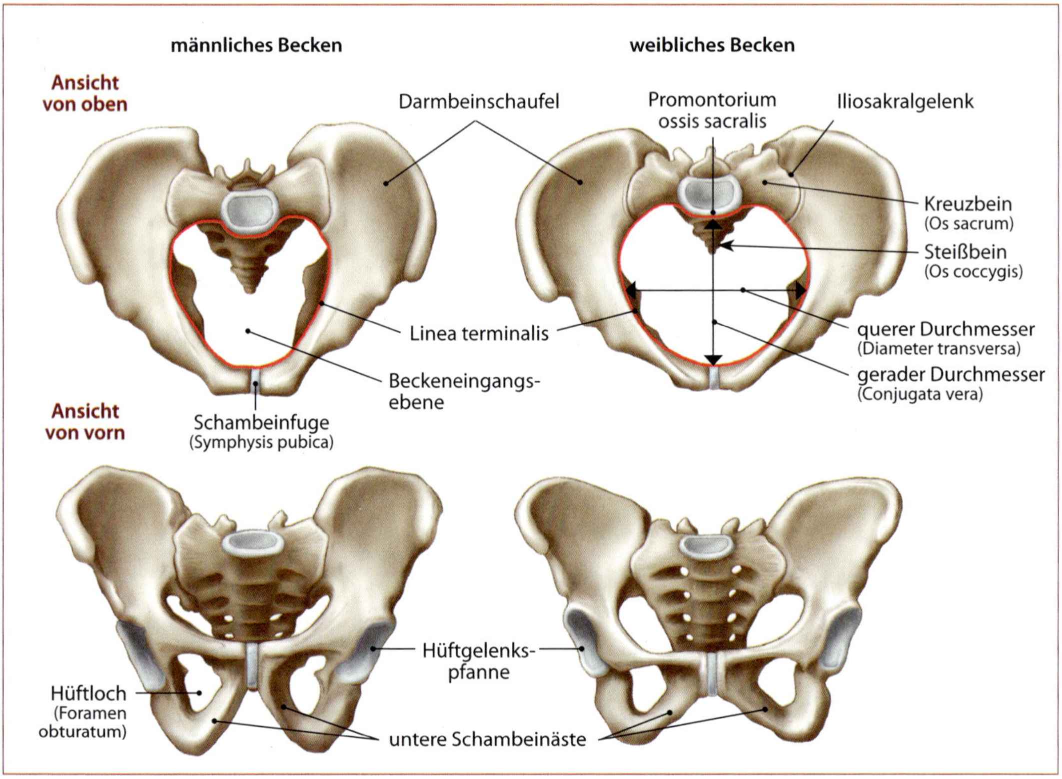

Der ***Beckeninnenraum*** hat die Form eines Trichters mit weitem Auslauf.
Das große Becken entspricht dem kegelförmigen oberen Teil des Trichters (Raum zwischen den beiden Darmbeinschaufeln) und das kleine Becken dem Abflussrohr.
An der Knickstelle verläuft eine zusammenhängende Grenzleiste bogenförmig vom Kreuzbein zur Symphyse, die als ***Linea terminalis*** bezeichnet wird.
Oberhalb dieser Grenzlinie befindet sich das ***große*** und unterhalb das ***kleine*** Becken.
Die Linea terminalis umschließt den ***Beckeneingang*** des kleinen Beckens und somit auch die *Beckeneingangsebene*, die beim Stehenden vorn nach unten geneigt ist.
Das untere Ende des kleinen Beckens ist der ***Beckenausgang***.
Kreuz- und Steißbein bilden die Rückwand des Beckenringes. Als massiver Knochenkörper ist das v-förmige Kreuzbein fest zwischen die beiden Hüftbeine eingekeilt. An der schmalsten Stelle der Hüftbeine befindet sich die ***Hüftgelenkspfanne***.

Praxis Beinlängendifferenzen führen zum Beckenschiefstand und zu Skoliosen.
Bei den Beckenfrakturen unterscheidet man: Beckenrand-, Beckenring- und Hüftpfannenfrakturen.
Der engste Beckendurchmesser ist die Verbindungslinie von der Symphyse zum Promontorium. Er wird als *Conjugata vera* bezeichnet und ist das wichtigste Beckenmaß, was bei einer Schwangeren bekannt sein muss.

Merke! Das Becken als Ganzes gliedert sich in großes und kleines Becken.
Das kleine Becken ist identisch mit der Beckenhöhle, das große hingegen gehört zur Bauchhöhle.
Der Beckenring wird aus 4 Knochen gebildet: 2 Hüftbeinen, 1 Kreuz- und 1 Steißbein.

8.2 Geschlechtsunterschiede

Nach der Pubertät bilden sich beim Beckenring folgende geschlechtsspezifische Unterschiede voll heraus:

Tab. 8.1 ***Geschlechtsspezifische Unterschiede***

Teile des Beckens	männliches Becken	weibliches Becken
Darmbeinschaufeln	stehen steiler	stärker seitlich ausladend
Breitenmaße	kleiner	größer
Beckeneingang	herzkartenförmig	queroval
untere Schambeinäste	bilden spitzen Winkel	bilden stumpfwinkligen Bogen
Hüftloch (Formanen obturatum)	oval	dreieckig

Merke! Der Beckenring ist geschlechtsspezifisch ausgeprägt.
Das weibliche Becken ist flach, weit und breit und somit an Schwangerschaft und Geburt angepasst, das männliche hingegen ist hoch, schmal und eng.

8.3 Hüftbein (Os coxae)

Die beiden *Hüftbeine* (Ossa coxae) bilden gemeinsam mit dem Kreuzbein einen stabilen Knochenring. Dieser begrenzt den Beckeninnenraum und verbindet die Wirbelsäule mit den unteren Extremitäten.
Jedes Hüftbein setzt sich aus 3 miteinander verwachsenen Knochen zusammen:
- *Darmbein* (Os ilium),
- *Schambein* (Os pubis),
- *Sitzbein* (Os ischii).

Bis etwa zum 14. Lebensjahr sind die 3 Knochen durch hyalinen Knorpel voneinander abgegrenzt. Danach ist nur noch die Y-förmige Verschmelzungslinie zu erkennen (➡ S. 45).
Teile der Körper aller 3 Hüftbeinknochen bilden die tiefe halbkugelige Hüftgelenkspfanne, das ***Acetabulum*** (Essignäpfchen).

8.3.1 Darmbein (Os ilium)

Jeder der 3 platten Knochen des Hüftbeins besteht aus einem massiven Körper und einem weiteren Knochenbestandteil mit markanten Dornen und Kanten.
Der ***Körper*** des Darmbeins (Corpus ossis ilii) ist kräftig und bildet die kranialen 2 Fünftel des Hüftgelenskpfannenrandes. An ihm befindet sich kranial die flächenhafte ***Darmbeinschaufel*** (Ala ossis ilii) mit ihrer innen liegenden ***Darmbeingrube*** (Fossa iliaca).
Die ***Darmbeinschaufeln*** beider Darmbeine bilden die knöcherne Grundlage des großen Beckens und den untersten Teil der Bauchhöhle mit den Unterbauchorganen.
An der *Darmbeinschaufel* sind 4 charakteristische Knochenvorsprünge zu erkennen, die als ***Darmbeinstachel*** (Spina iliaca) bezeichnet werden. Ihr oberer freier Rand ist der dreikantige ***Darmbein***- oder ***Beckenkamm*** (Crista iliaca) mit innerer und äußerer ***Lippe*** (Labium internum und externum) als Ansatzpunkt für die Bauchmuskeln.
Das vordere Ende des Darmbeinkammes wird vom ***vorderen oberen Darmbeinstachel*** gebildet und das hintere vom ***hinteren oberen Darmbeinstachel***.

Dorsal der Fossa iliaca befindet sich die zum Kreuzbein gerichtete ohrförmige, höckerige Gelenkfläche (Facies auricularis) für das ***Kreuz-Darmbein-Gelenk*** (Art. sacroiliaca).

8.3.2 Schambein (Os pubis)

Der ***Körper*** des Schambeins (Corpus ossis pubis) ist zu 1/5 an der mondsichelförmigen Kontaktfläche (Facies lunata acetabuli) der Hüftgelenkspfanne beteiligt. Er setzt sich nach vorn als ***oberer Schambeinast*** (Ramus superior ossis pubis) mit scharfkantigem ***Schambeinkamm*** (Pecten ossis pubis) bis zum ***Schambeinhöcker*** (Tuberculum pubicum) fort.
An der vordersten Stelle, an der die beiden Schambeine durch die ***Schambeinfuge*** (Symphysis pubica) miteinander verbunden werden, biegt der obere in den etwas kürzeren ***unteren Schambeinast*** (Ramus inferior ossis pubis) um. Letzterer verbindet sich mit dem ***Sitzbeinast*** (Ramus ossis ischii) und begrenzt kaudal das ***Hüftloch*** (Foramen obturatum). Das Os pubis ist der kleinste der 3 Hüftknochen.

8.3.3 Sitzbein (Os ischii)

Der ***Sitzbeinkörper*** (Corpus ossis ischii) schließt sich dem unteren hinteren Teil des Darmbeinkörpers an, um dann in seinen zunächst nach unten und schließlich nach vorn verlaufenden ***Sitzbeinast*** (Ramus ossis ischii) umzubiegen. Sitzbeinast und die beiden Schambeinäste umrahmen das ***Hüftloch*** (Foramen obturatum), das nur durch eine Bindegewebsplatte (Membrana obturatoria) verschlossen wird.
Das Os ischii stützt als dorsalkaudaler Anteil des Hüftbeins sowohl den sakroischialen als auch den sakrofemoralen Pfeiler des Beckens ab.
Am dorsalen Rand des Sitzbeinhöckers befindet sich der ***Sitzbeinstachel*** (Spina ischiadica) und am unteren Teil des Sitzbeins der ***Sitzbeinhöcker*** (das Tuber ischiadicum), der tiefste Knochenteil des Beckens auf dem im Sitzen die Körperlast ruht.
Sitz- und Schambein umschließen zusammen mit dem Kreuzbein das kleine Becken.

Bild 8.2 ***Rechtes Hüftbein*** *(Os coxae)*

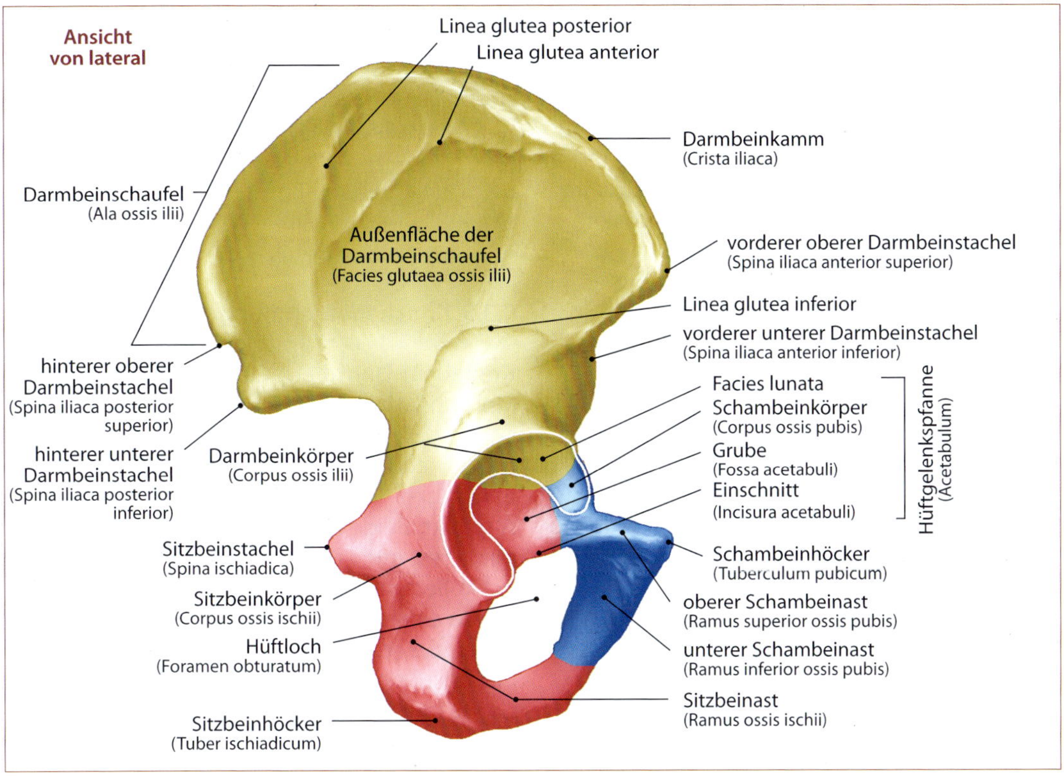

Bild 8.3 ***Rechtes Hüftbein (Os coxae)***

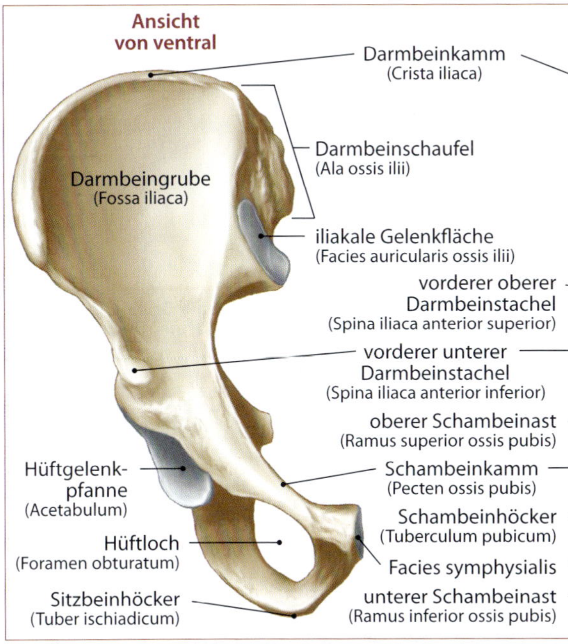

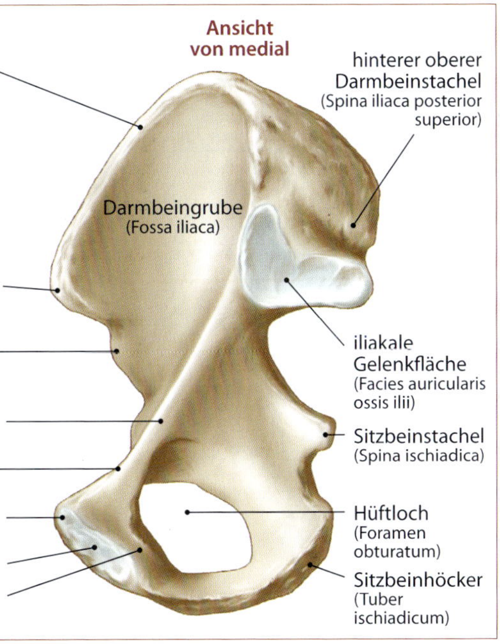

8.3.4 Bauprinzip des Hüftbeins und tastbare Orientierungspunkte

Seinen Funktionen entsprechend, zeigt das Hüftbein eine ***Rahmenkonstruktion*** in Form einer um 90° verdrehten „8". Im Zentrum der „8" befindet sich die ***Hüftgelenkspfanne***. Die untere kleinere Schlinge wird vom Scham- und Sitzbein und die obere vom Darmbein gebildet.
Tastbare Orientierungspunkte sind:
- Darmbein- oder Beckenkamm mit vorderem und hinterem oberen Darmbeinstachel,
- Sitzbeinhöcker,
- obere Schambeinäste.

Praxis Der Darmbeinkamm eignet sich gut zur Gewinnung von rotem Knochenmark nebst Knochengewebe für histologische Untersuchungen. Weiterhin ist er mit seinen Stacheln ein wichtiger Orientierungspunkt für intragluteale Injektionen.
Bei Beckenfrakturen ist eine genaue Bestandsaufnahme ausschlaggebend für die Behandlung.

Merke! Das Hüftbein setzt sich aus 3 sehr unterschiedlich geformten und miteinander verwachsenen Knochen zusammen, bei denen man jeweils einen Körper und weitere Knochenteile unterscheiden kann.
In Anpassung an ihre Funktion bilden die an den Rändern verdickten Knochen des Hüftbeins eine Rahmenkonstruktion von der Form einer „8".

8.3.5 Knochenverbindungen des Hüftbeins

Kreuzbein-Darmbein-Gelenk (Art. sacroiliaca)
Meistens wird das Gelenk *Iliosakralgelenk (ISG)* genannt. Es ist ein echtes (synoviales) Gelenk. Die Bewegungsmöglichkeiten sind durch einen mächtigen Bandapparat erheblich eingeschränkt. Beide ISG verbinden dorsal die Hüftbeine fest mit dem Kreuzbein.
Artikulierende ***Gelenkflächen***:
Die zu einander konkruenten, ohrmuschelähnlichen Gelenkflächen weisen eine unregelmäßig höckrige Oberfläche auf, die in Form und Größe individuell verschieden ist.

Bild 8.4 ***Gelenkflächen der Kreuzbein-Darmbein-Gelenke***

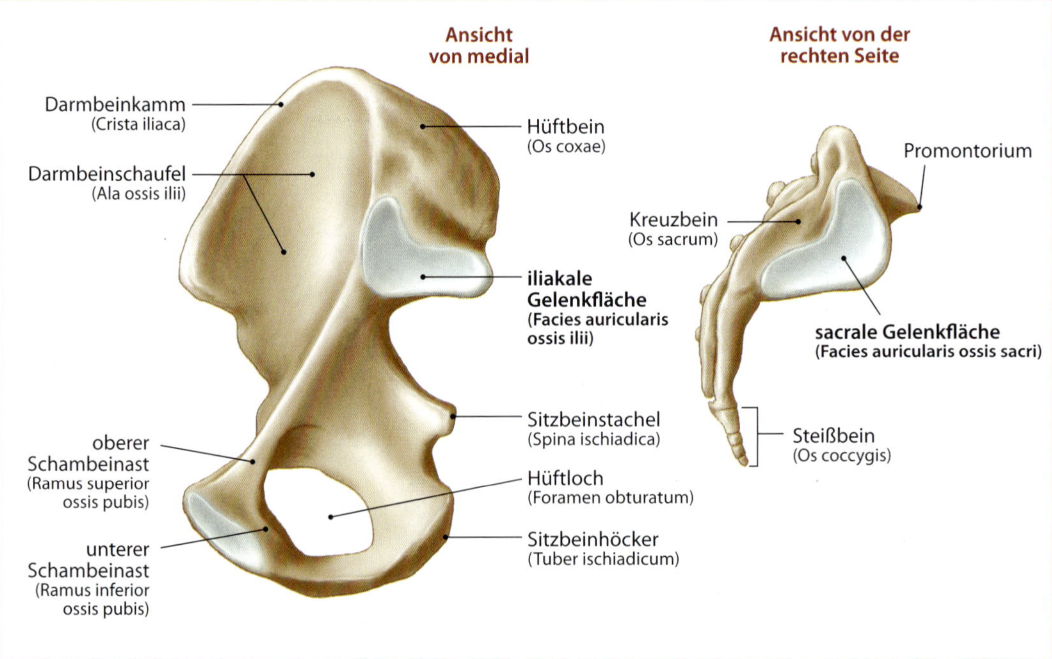

- Gelenkfläche am *Kreuzbein* (sakrale Gelenkfläche, Facies auricularis ossis sacri) mit 1 – 2,5 mm dicken hyalinem Gelenkknorpel,
- Gelenkfläche am *Darmbein* (iliakale Gelenkfläche, Facies auricularis ossis ilii) mit 0 – 1 mm dickem fibrösen Gelenkknorpel.

Bewegungen

Die Bewegungsmöglichkeiten der Iliosakralgelenke sind wegen der äußerst straff gespannten Gelenkkapsel und dem kräftigen Bandapparat stark eingeschränkt. Dadurch wird eine hohe Stabilität des Beckenringes gewährleistet und die nur federnden Bewegungen ermöglichen eine gute *Stoßdämpferfunktion*.

Die *Hauptbewegungen* finden in der Sagittalebene statt. Hierbei bewegt sich das Kreuzbein zwischen den beiden Darmbeinen im ISG.

Seine Kippung nach ventral heißt ***Nutation***, die Gegenbewegung *Kontranutation*.

Während sich bei der Nutation der sagittale Durchmesser des Beckenausgangs vergrößert und der Abstand zwischen Symphyse und Promontorium (Conjugata vera) des Beckeneingangs verkleinert, ist es bei der Kontranutation umgekehrt.

Je nach dem Grad der Kreuzbeinkippung verändert sich die Stellung der ISG-Gelenkfläche. Mit zunehmender Kippstellung steigt die Belastung des Bandapparates.

Praxis Die Iliosakralgelenke sind ein häufiger Grund für akute oder chronische Schmerzen im unteren Rücken und Gesäß.

Ursachen können sein: Fehlbelastung der Muskulatur, Beinlängendifferenzen, ISG-Blockade, z. B als Folge eines Sturzes, Entzündungen, z. B. Morbus Bechterew, Abnutzung der Gelenkflächen (Arthrose).

Im Laufe des Lebens treten zunehmend Degenerationserscheinungen auf. Oft versteifen bzw. verknöchern die Gelenke mit der Zeit vollständig.

Durch die Bewegungen in den Iliosakralgelenken wird die Weite des Beckenrings verändert. Daher sind sie beim Geburtsvorgang bedeutungsvoll.

Schambeinfuge (Symphysis pubica, kurz: Symphyse)

Die *Schambeinfuge* ist eine ***Faserknorpelfuge*** (➠ S. 45). Sie verbindet die beiden Hüftbeine ventral in der Medianebene, also im Bereich der Schambeine miteinander.

Bild 8.5 ***Nutation und Kontranutation in den Iliosakralgelenken***

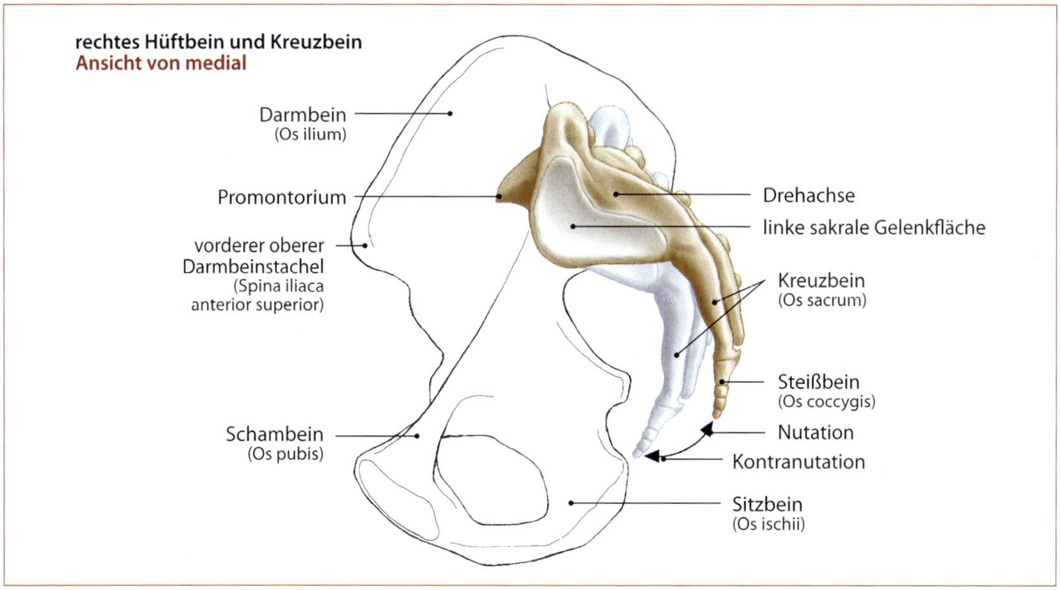

Ähnlich einer Bandscheibe (➡ S. 47, 333ff) besteht sie aus einer faserknorpeligen Scheibe *(Discus interpubicus)* in der sich ab dem 1. Lebensjahrzehnt ein oder mehrere unterschiedlich große, synoviagefüllte Hohlräume bilden.
Seitlich ist sie mit den hyalin überknorpelten Flächen des linken und rechten Schambeinbogens verbunden.
Binde-, Knorpel- und Knochengewebe bilden hier eine funktionelle Einheit, sodass die Symphyse v. a. Scher- und Zugspannungen gerecht werden kann.
Die Symphyse dient in erster Linie der ***Federung***, ermöglicht aber auch geringe ***Scherbewegungen***.

Bewegungen des Beckenringes als Gesamtstruktur

Der Beckenring ist sowohl in sich (Iliosakralgelenke, Symphyse) als auch als Ganzes beweglich.

Als *Gesamtstruktur* bewirken seine Bewegungsmöglichkeiten hauptsächlich Bewegungen in den Hüftgelenken und in der Lendenwirbelsäule (➡ Tabelle 8.2).

Praxis Als vorbereitende Maßnahme für den Geburtsakt kommt es im Verlauf einer Schwangerschaft zu einer Auflockerung der Symphyse, um das Hindurchtreten des Köpfchens durch den Beckenring besser zu ermöglichen.

Merke! Die beiden Hüftbeine und das Kreuzbein sowie ihre Verbindungen (Iliosakralgelenke und Symphyse) stellen eine funktionelle Einheit dar.
Sie übertragen die Last von der Lendenwirbelsäule auf die Hüftgelenke und sorgen gleichzeitig für die notwendige Stabilität.
Die Bewegungen des Beckenrings in den 3 Körperebenen haben Veränderungen der Lendenwirbelsäule und Hüftgelenke zur Folge.

***Tab. 8.2* Beckenbewegungen**

Körperebene	Beckenbewegung	Lendenwirbelsäule	Hüftgelenk
Sagittalebene	*Ventralkippung* (Anteversion) *Dorsalkippung* (Retroversion)	Verstärkung der Lendenlordose Abschwächung der Lendenlordose	Flexion Extension
Frontalebene	*Lateralkippung* rechts *Lateralkippung* links	konvexe Außenwölbung rechts (Lateralflexion links) konvexe Außenwölbung links (Lateralflexion rechts)	Adduktion links Adduktion rechts
Transversalebene	*Rotation* nach rechts oder links	Rotation	Rotation

8.4 Bandapparat des Beckens

Da die Körperlast wegen der dadurch besseren Federung v. a. durch Zug auf die Hüftbeine übertragen wird, spielen die Bänder für die *passive Stabilität* des Beckens eine entscheidende Rolle.
Am kräftigsten sind sie dorsal ausgebildet. Die Verlaufsrichtung ihrer Faserbündel entspricht jener der Hauptbelastungslinien.
Folgende Gruppen von Bändern sind zu unterscheiden:

Bänder zur Sicherung der Symphyse
Sie fangen bei Rumpfbelastungen Horizontalzüge im vorderen Beckenbereich ab. Zu ihnen gehören:

- ***Schamfugenband*** (Lig. pubicum superius), es verklammert beide Schambeine am Oberrand der Symphyse (in diesem Buch nicht abgebildet).
- ***Bogenband*** (Lig. pubicum inferius), es verklammert beide Schambeine am Unterrand der Symphyse (➡ Bild 8.7, S. 218 untere Abb.).

Bänder zur Sicherung der Iliosakralgelenke
Die straffen, kräftigen Bänder

- *fixieren* die keilförmige Einfügung des Kreuzbeins in den Beckenring und
- *vergrößern* die Übertragungsfläche für die Last des Rumpfes auf die Köpfe der Oberschenkelknochen im Zusammenwirken mit der Symphyse, indem sie die queren Scher-, Zug- und Druckspannungen erheblich reduzieren.

Bild 8.6 ***Bandapparat*** *(männliches Becken)*

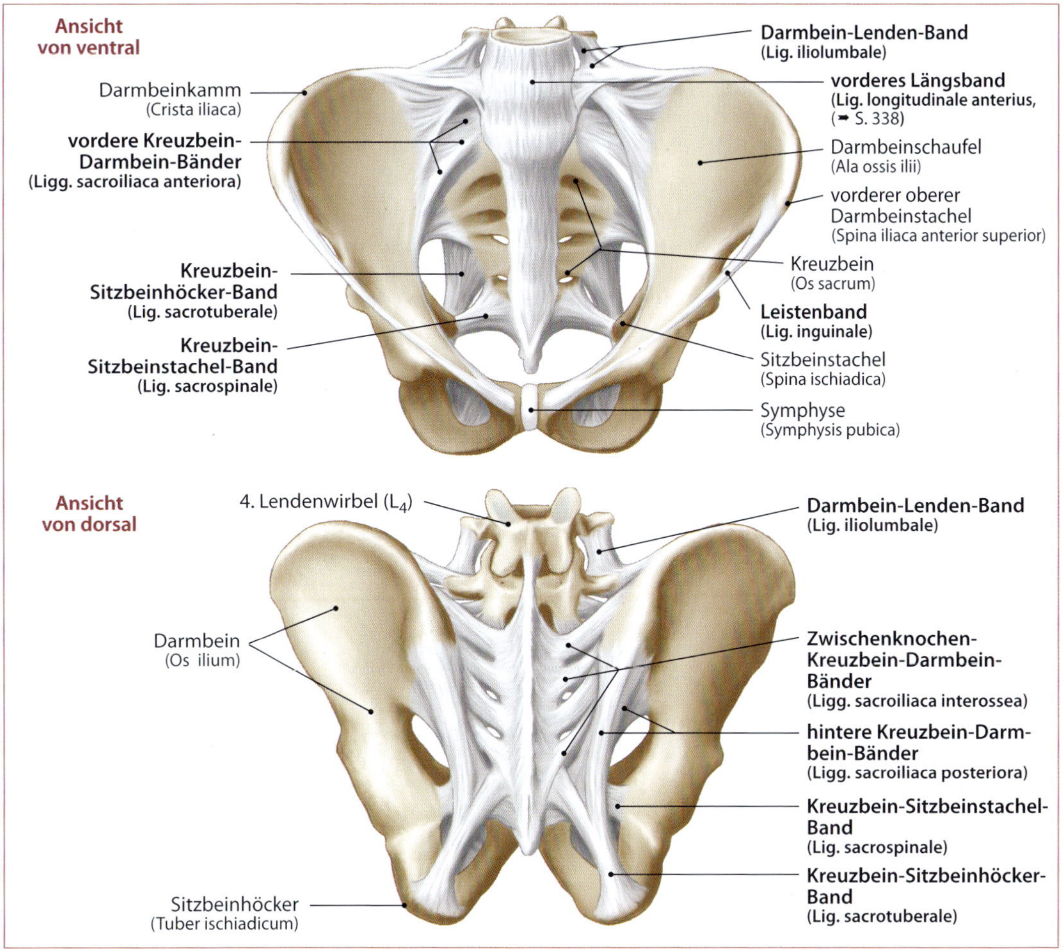

Tab. 8.3 ***Bänder zur passiven Stabilisierung des Beckens***

Bänder zur Sicherung der Iliosakralgelenke	Ursprung	Ansatz
Hintere Kreuzbein-Darmbein-Bänder (Ligg. sacroiliaca posteriora brevia und longa);	Rand des unteren Kreuzbeindrittels	Ligg. sacroiliaca posteriora longa: hinterer oberer Darmbeinstachel; Ligg. sacroiliaca posteriora brevia: hinterer unterer Darmbeinstachel
Zwischenknochen-Kreuzbein-Darmbein-Bänder (Ligg. sacroiliaca interossea), sie liegen teilweise unter den hinteren Kreuzbein-Darmbein-Bändern	Darmbein	Kreuzbein
Vordere Kreuzbein-Darmbein-Bänder (Ligg. sacroiliaca anteriora)	Kreuzbein (Innenfläche)	Darmbein
Darmbein-Lenden-Band (Lig.iliolumbale)	Rippenfortsätze des 4. und 5. Lendenwirbels	Darmbeinkamm
Kreuzbein-Sitzbeinhöcker-Band (Lig. sacrotuberale)	Kreuz- und Steißbein	Sitzbeinhöcker
Kreuzbein-Sitzbeinstachel-Band (Lig. sacrospinale)	Kreuz- und Steißbein	Sitzbeinstachel

Lenden-Becken-Schere als wichtiges Stoßdämpfersystem des Körpers

Die *Lenden-Becken-Schere* wird in der Sagittalebene beschrieben, weil hier die Hauptbewegung der ISG stattfindet (➠ 8.3.5). Sie wird gebildet aus:

- Kreuzbein und Hüftbeinen (knöchernes Hebelsystem),
- Iliosakralgelenke als gelenkiger Verbindung von Kreuz- und Hüftbeinen,
- Bänder (passives Federungssystem),
- Muskeln (aktives Federungssystem).

Die *Funktion* der Lenden-Becken-Schere besteht darin, die Nutationsbewegungen (➠ Nutation S. 213) in den ISG zu bremsen.

Dies erfolgt durch:

- passive Nutationsbremsen:
  Lig. sacrotuberale und Lig.sacrospinale (wichtigste Bremsen),
- aktive Nutationsbremsen:
  Hüftflexoren, M. piriformis, Beckenbodenmuskeln (➠ S. 218, 234 und 243).

Merke! Der Bandapparat des Beckens wird von kräftigen Verstärkungs- und Tragbändern gebildet, deren Hauptaufgabe die Haltung des Beckens und damit des Rumpfes ist.
Weiterhin sind sie maßgeblich an der Übertragung der Rumpflast auf die unteren Extremitäten beteiligt und wirken als passive Nutationsbremse.

8.5 Beckenboden – untere Begrenzung der Bauchhöhle

8.5.1 Allgemeines

Die Beckenhöhle gehört zur Bauchhöhle. Diese wird durch Knochen und Muskeln begrenzt.
- ***Knochen:*** knöcherner Brustkorb, Wirbelsäule, knöcherner Beckenring,
- ***Muskelsysteme:*** *Zwerchfell, Bauchmuskeln*, Beckenbodenmuskeln; sie arbeiten sowohl als Synergisten (z. B. Bauchpresse, Husten) als auch als Antagonisten (Ein- und Ausatembewegungen).
  Das nach oben gewölbte Zwerchfell umgibt den Bauchinhalt kranial und der nach unten gewölbte Beckenboden kaudal.

Außer vom Beckenboden mit seiner relativ kleinen Auflagefläche werden die Bauch- und Beckenorgane vom knöchernen Becken und der unteren Bauchwand sowie durch die zwischen den Organen herrschenden Adhäsionskräfte getragen.
Diese Kräfte werden vom elastischen Lungenzug über das Zwerchfell auf die Bauchorgane übertragen.

Praxis Der Beckenboden wird beim Liegen und während der Einatmung entlastet, bei schlaffen Bauchdecken und auch beim Lungenemphysem hingegen stärker belastet.
Auch beim Sitzen verlagert sich der Bauchinhalt stärker auf den Beckenboden, sodass sitzende Tätigkeiten z. B. die Entstehung von Hämorrhoiden begünstigen können. ┘

8.5.2 Bau und Funktion

Der *Beckenboden* erfüllt durch seinen Aufbau aus Muskeln und Faszien 2 Aufgaben:
1. er sichert die Lage von Bauch- und Beckenorganen, indem er den Beckenausgang verschließt,
2. er kontrolliert durch Ringmuskeln (Sphinkter) die Öffnungen von Harnröhre, Genitalien und Rektum.

Bei den Muskeln lassen sich 2 Hauptschichten unterscheiden:
Diaphragma pelvis – innere trichterförmige Muskelplatte mit den dazugehörigen Faszien,
Bindegewebe-Muskel-Platte (früher: Diaphragma urogenitale) mit ihren Faszien zur Sicherung des sog. Levatortores.
Die *Beckenbodenmuskeln* sind zwar in erster Linie Haltemuskeln, sind aber auch an der Verspannung des Beckenrings beteiligt.
Die *Faszien* dienen außer dem Verschluss des Beckenausgangs auch der Fixierung der Beckenorgane und ermöglichen deren Verschieblichkeit bei Volumenschwankungen.

Diaphragma pelvis

Das *Diaphragma pelvis*, auch „Beckenzwerchfell" genannt, verspannt bis auf einen symphysennahen Bereich den gesamten Beckenausgang. Es wird in der Hauptsache aus dem quergestreiften *Afterheber* (M. levator ani) gebildet (➡ Bilder 8.7 ud 8.8).
Der ***M. levator ani*** ist an der Innenfläche des kleinen Beckens unterhalb der Linea arcuata bis zum Schambein befestigt und hängt trichterförmig nach unten hinten durch. Den Trichterauslauf bildet der *Analkanal*. In Höhe der Analöffnung formiert sich aus den Fasern des Afterhebers der ***äußere willkürliche Afterschließmuskel*** (M. sphincter ani externus). Der Mastdarm (Rectum) tritt demnach durch den M. levator ani.

Levatortor (Hiatus urogenitalis)
Der *Afterheber* lässt unter der Symphyse zwischen den beiden unteren Schambeinästen (im Angulus subpubicus bzw. Arcus pubicus) einen dreiseitigen Spaltraum, das *Levatortor* (Levatorschlitz), frei.

Der Kliniker bezeichnet die seitliche Begrenzung dieses „Tores“ als Levatorschenkel.

Der Hiatus urogenitalis wird durch eine quere dreieckige *Bindegewebe-Muskel-Platte* verschlossen, welche hauptsächlich vom tiefen queren Dammmuskel (M. transversus perinei profundus) und seiner derben Faszie (Fascia perinei) gebildet wird.

Dorsal schließt sich der *oberflächliche quere Dammmuskel* (M. transversus perinei superficialis) an.

Durch den ***M. transversus perinei profundus*** treten:

- *Harnröhre* (Urethra) beim Mann,
- *Harnröhre* (Urethra) und *Scheide* (Vagina) bei der Frau.

Zum Zwecke des willkürlichen Verschlusses der Urethra bildet der *tiefe quere Dammmuskel* aus ringförmigen Muskelzügen den ***willkürlichen äußeren Harnröhrenschließmuskel*** (M. sphincter urethrae externus).

Außerdem beinhaltet er bei der Frau die bohnengroßen paarigen *Scheidenvorhof-* oder *Bartholinischen Drüsen* (Gll. vestibulares majores) und beim Mann die *Cowperschen Drüsen* (Gll. bulbourethrales).

Im Bereich des Dammgebietes (Regio urogenitalis) lagern sich außen folgende Muskeln auf:

- ***Sitzbein-Schwellkörper-Muskel*** (M. ischiocavernosus) – fixiert Klitoris- bzw. Penisschenkel (Crura clitoridis/penis) und wirkt bei der Ejakulation bzw. dem Orgasmus mit.
- ***Schwellkörpermuskel*** (M. bulbospongiosus) – umgibt den zwiebelförmig verdickten Anfangsteil (Bulbus penis) des Harnröhrenschwellkörpers (Corpus spongiosus penis) bzw. die paarigen Schwellkörper (Bulbi vestibuli) um die kleinen Schamlippen; wirkt ebenfalls bei Ejakulation und Orgasmus mit.
- ***Äußerer Harnröhrenschließmuskel*** (M. sphincter urethrae externus) – dient der willkürlichen Entleerung der Harnblase.

Sehnenzentrum (Centrum tendineum perinei, Corpus perineale)

Das *Centrum tendineum perinei* ist eine derbe ***Sehnenplatte*** im Beckenboden zwischen dem M. sphincter ani externus des Afters und der Peniswurzel bzw. der Vagina. Es ist die *Vereinigungsstelle* an der von 4 Seiten die Muskelfasern der Dammmuskeln einstrahlen und sich verflechten.

- Vorn: *Schwellkörpermuskel* (M. bulbospongiosus)
- Hinten: *Äußerer willkürlicher Afterschließmuskel* (M. sphincter ani externus)
- Von links und rechts: *tiefer* und *oberflächlicher querer Dammmuskel* (M. transversus perinei profundus/superficialis)

Bei der Frau wird dieses Gebiet zusätzlich von Muskelfasern durchsetzt.

Damm (Perineum)

Entsprechend der internationalen Nomenklatur wird der ***gesamte Beckenboden*** als Damm bezeichnet, wobei das Gebiet der äußeren Geschlechtsorgane *Regio urogenitalis* und jenes des Afters *Regio analis* heißt.

Bild 8.7 ***Afterheber*** *(M. levator ani)*

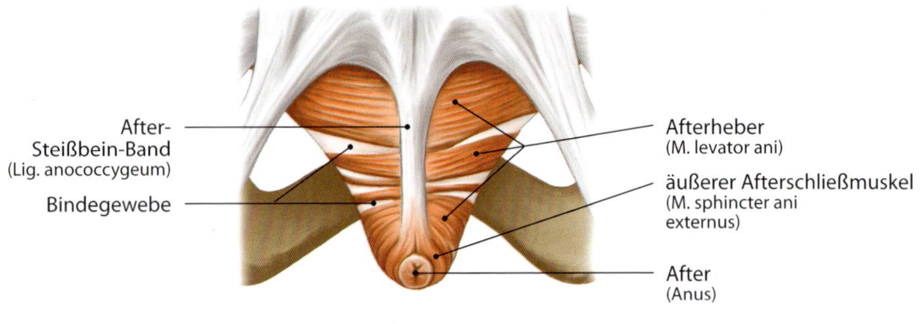

Bild 8.8 ***Muskulatur des weiblichen Beckenbodens*** *(Ansicht von kaudal)*

1. nach Entfernung der Faszien

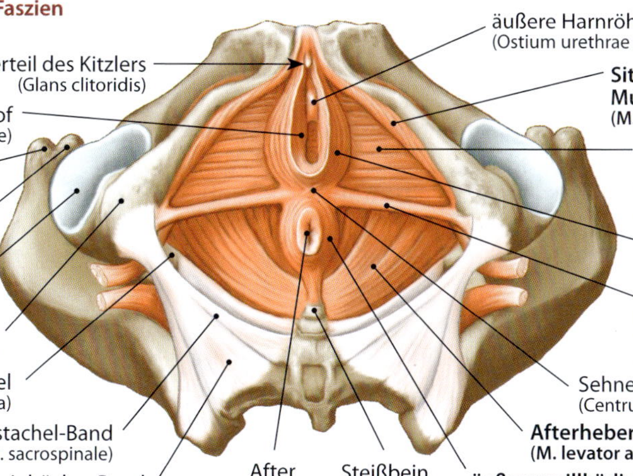

2. nach Entfernung der Schwellkörpermuskeln und des äußeren Afterschließmuskels

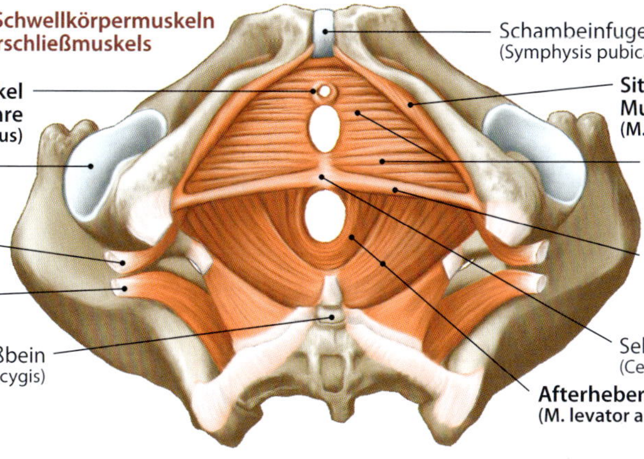

3. nach Entfernung der queren Dammmuskeln und der Sitzbein-Schwellkörper-Muskeln

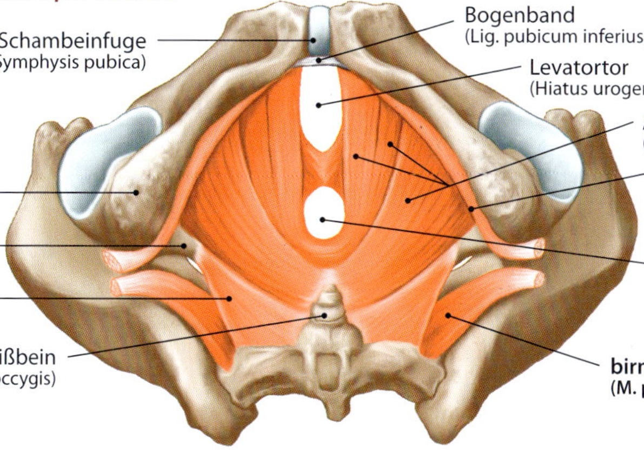

Praxis Hernien können entstehen, wenn die Beckenbodenmuskeln angeborene Defekte aufweisen.
Trotz der kräftigen muskulösen und bindegewebigen Verspannung kann es unter der Geburt zu Dammrissen kommen, denen durch Dammschnitt (Episiotomie) vorgebeugt werden kann.
Vor allem nach mehreren Geburten besteht aufgrund nicht mehr ausreichender Rückbildungsfähigkeit des Beckenbodens die Gefahr der Insuffizienz. Als Folge können auftreten: Harninkontinenz, Uterus- und Analprolaps.
Die beste Prophylaxe zur Vermeidung einer Beckenbodeninsuffizienz sind spezielle Beckenbodenübungen mit dem Ziel, sowohl die Beckenbodenmuskeln selbst als auch die den Beckenboden entlastenden Muskeln zu kräftigen (Beckenbodengymnastik). ⌟

Merke! Der Beckenboden verschließt den Beckenausgang und sichert die Lage von Bauch- und Beckenorganen. Er besteht aus Muskeln und Faszien, welche in 2 Platten angeordnet sind:
- die innere Muskelplatte heißt Diaphragma pelvis und wird in der Hauptsache vom trichterförmigen Afterhebermuskel (M. levator ani) gebildet. Durch das Diaphragma pelvis tritt das Rektum.
- eine weitere quere dreieckige Bindegewebe-Muskel-Platte, bestehend aus den queren Dammmuskeln (Mm. perinei), verschließt das Levatortor. Durch diese Schicht tritt die Harnröhre (Urethra) und bei der Frau noch die Scheide (Vagina). ⌟

8.6 Aufgaben

1. Nehmen Sie eine vergleichende Betrachtung von Schulter- und Beckengürtel vor und begründen Sie Ihre Aussagen. (Kap. 6 und 8)
2. Von welchen Knochen wird der Beckengürtel gebildet? (8.1)
3. Unterscheiden Sie: Becken, Beckenskelett, Beckengürtel, Beckenring, Hüftbein, Hüfte. (8.1)
4. Welche Beckeninnenräume werden unterschieden? (8.1)
5. Wo befinden sich der
   a) Beckeneingang und
   b) der Beckenausgang? (8.1)
6. Welche geschlechtsspezifischen Unterschiede sind am Becken zu erkennen? (8.2)
7. Aus welchen Knochen wird das Hüftbein gebildet? (8.3)
8. An welcher Stelle vereinigen sich die Knochen des Hüftbeins? (8.3)
9. Erkunden Sie die für Ihre Ausbildung notwendigen Teile des Hüftbeins mithilfe der Bilder. (8.1 bis 8.3)
10. Welcher Teil des Beckens wird überwiegend vom Os ileum gebildet? (8.3.1)
11. Erläutern Sie das Bauprinzip des menschlichen Beckens. (8.3.4)
12. Aus welchen Knochenteilen wird die Hüftgelenkpfanne (Acetabulum) gebildet? (8.3)
13. Suchen Sie am eigenen Körper die tastbaren Knochenteile des Darm-, Scham- und Sitzbeins auf. (8.3.4)
14. Wo befinden sich die Iliosakralgelenke und welche Besonderheiten weisen sie auf? (8.3.5)
15. Welche Bewegungen sind in den ISG möglich? (8.3.5)
16. Erklären Sie die Begriffe Nutation und Kontranutation. (8.3.5)
17. Welche Bewegungsmöglichkeiten kann das Becken als Ganzes vollziehen? (8.3.5)
18. Was versteht man unter der Symphyse und worin besteht ihre Funktion? (8.3.5)
19. Welche wichtigen Bänder des Beckengürtels kennen Sie? Beschreiben Sie deren Verlauf und Aufgaben. (8.4)
20. Beschreiben Sie Bau und Funktion des Beckenbodens. (8.5)
21. Welche Organe treten an welcher Stelle durch den Beckenboden? (8.5)
22. Wie kann einer Harninkontinenz (unwillkürliches Wasserlassen) vorgebeugt werden? (8.5)

9

Bein
(freie untere Extremität)

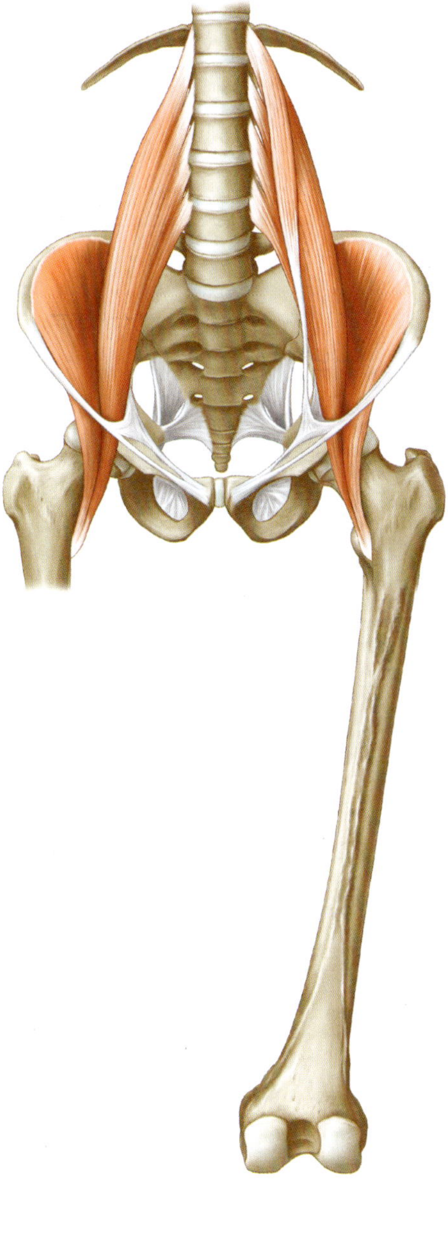

Das *Bein* ist beim Menschen zugleich ***Stütz***- und ***Fortbewegungsorgan***.
Es besteht aus 3 Abschnitten:
1. *Oberschenkel*,
2. *Unterschenkel*,
3. *Fuß*.

Drei große Gelenke verbinden die Abschnitte der unteren Extremität und den Beckengürtel miteinander.
1. *Hüftgelenk* (Art. coxae),
2. *Kniegelenk* (Art. genus),
3. *oberes Sprunggelenk* (Art. talocruralis).

Die Knochenverbindungen der unteren Extremität gehören zu den mechanisch am stärksten belasteten des Körpers.
Dementsprechend werden sie durch starke Bandsysteme gesichert.

9 Bein (freie untere Extremität)

9.1 Gliederung

Bild 9.1 Beinskelett mit tastbaren Knochenpunkten

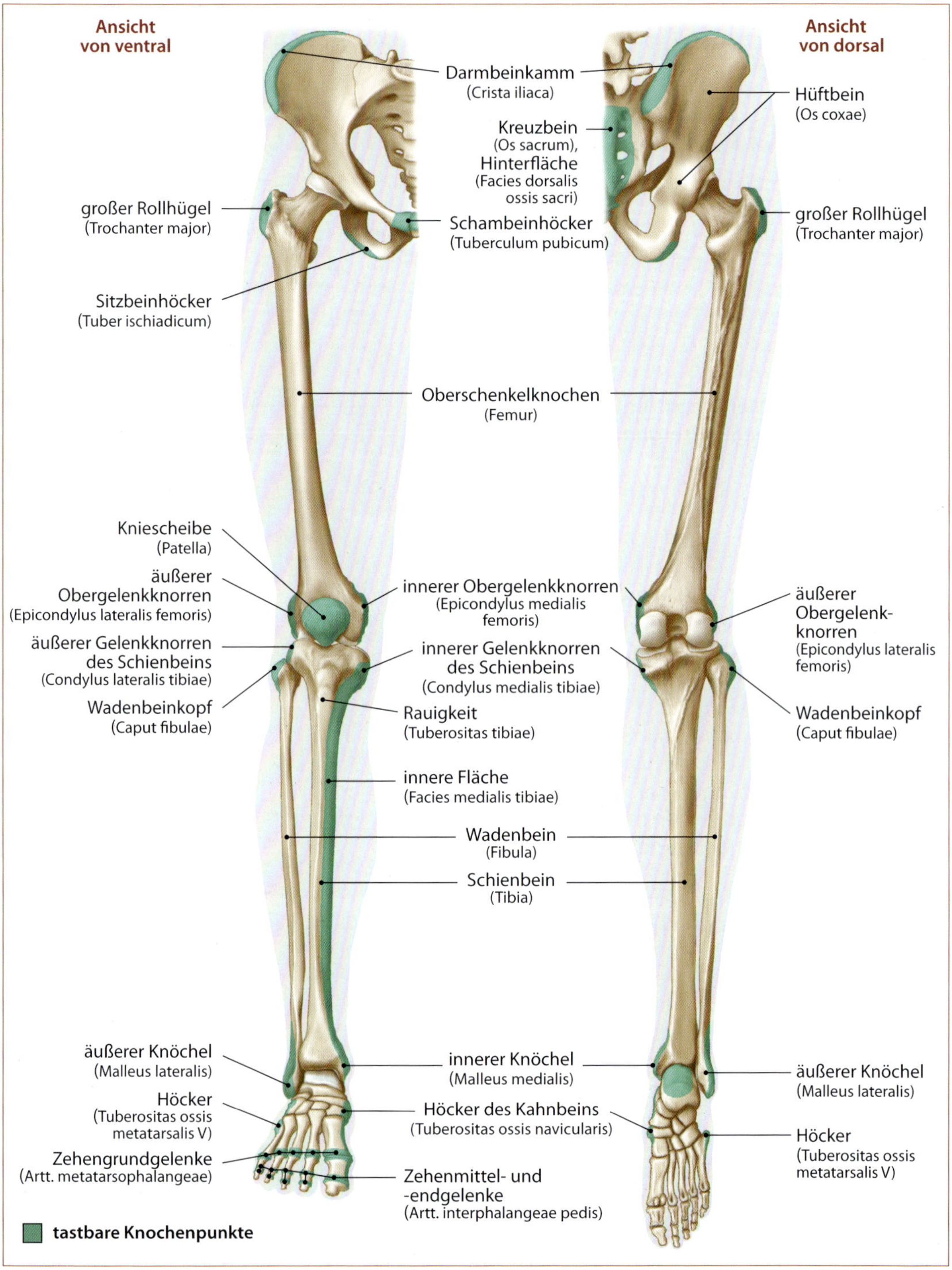

Tab. 9.1 ***Untere Extremität – Gliederung und Knochen***

Bein (freie untere Extremität)

- **Oberschenkel** (Femur)
  - 1 Oberschenkelknochen (Femur)
- **Unterschenkel** (Crus)
  - 2 Unterschenkelknochen
    - Schienbein (Tibia)
    - Wadenbein (Fibula)
- **Fuß** (Pes)
  - **Fußwurzel** (Tarsus)
    7 Fußwurzelknochen
    proximale Reihe
    - Sprungbein (Talus)
    - Fersenbein (Calcaneus)
    - Kahnbein (Os naviculare)

    distale Reihe
    - mediales Keilbein (I) (Os cuneiforme mediale)
    - mittleres Keilbein (II) (Os cuneiforme intermedium)
    - laterales Keilbein (III) (Os cuneiforme laterale)
    - Würfelbein (Os cuboideum)
  - **Mittelfuß** (Metatarsus)
    5 Mittelfußknochen (Ossa metatarsi, metatarsalia I – V), I = Mittelfußknochen der Großzehe
  - **Zehen** (Digiti pedis)
    14 Zehenknochen (Ossa digitorum pedis = Phalanges pedis)

9.2 Oberschenkelknochen (Femur)

Das *Femur* ist der größte und stärkste Knochen des menschlichen Körpers. Wie bei allen Röhrenknochen sind 3 Abschnitte zu unterscheiden:

1. *proximales Gelenkende* (proximale Epiphyse),
2. *Schaft* oder *Körper* (Corpus femoris, Diaphyse),
3. *distales Gelenkende* (distale Epiphyse).

Proximales Gelenkende des Femur

- ***Oberschenkelkopf, Hüftkopf*** (Caput femoris)
  Der mit einem Durchmesser von 4 bis 5 cm kugelförmige *Hüftkopf* ist zu 2/3 mit hyalinem Gelenkknorpel überzogen. In seiner Mitte befindet sich die *Hüftkopfgrube* (Fovea capitis femoris). Durch sie tritt das Lig. capitis femoris (➡ Bild 9.4, S. 228). Es hat keine mechanische Bedeutung, vielmehr enthält es die versorgende Arterie (A. capitis femoris) für den Hüftkopf.
  An den Hüftkopf schließt sich distal der ***Femur-*** oder ***Schenkelhals*** (Collum femoris) an, der die Verbindung zum Körper (Schaft) des Oberschenkelknochens (Corpus femoris) bzw. zur Diaphyse herstellt.
  An der Übergangsstelle befinden sich mehrere Knochenvorsprünge und -leisten, die starken Muskeln als Ansatz dienen:
- ***großer Rollhügel*** (Tochanter major), seitlich: Ansatz des mittleren und kleinen Gesäßmuskels,
- ***kleiner Rollhügel*** (Trochanter minor), mittig: Ansatz des Darmbein-Lenden-Muskels.
  Beide Rollhügel werden ventral durch eine rauhe Linie (Linea intertrochanterica) und dorsal durch eine scharfe Leiste (Crista intertrochanterica) miteinander verbunden.
- ***Linea aspera*** (aufgeraute Längslinie an der Hinterfläche des Schaftes mit 2 lippenförmigen Wülsten):
  - *Labium mediale* (mittlere oder innere Knochenkante der Linea aspera). Hier setzen folgende Muskeln an:
    - innerer Oberschenkelmuskel (M. vastus medialis),
    - langer Anzieher (M. adductor longus),
    - kurzer Anzieher (M. adductor brevis),
    - großer Anzieher (M. adductor magnus).
  - *Labium laterale* (äußere Knochenkante der Linea aspera, die sich in Richtung großer Rollhügel in eine breite rauhe Stelle, die *Tuberositas glutaea*, verbreitert).
    Folgende Muskeln finden hier ihren Ansatz:
    - äußerer Oberschenkelmuskel (M. vastus lateralis),
    - großer Gesäßmuskel (M. gluteus maximus).

Distales Gelenkende des Femur

Die beiden Knochenkanten der Linea aspera laufen am distalen Gelenkende in jeweils einen knorpelfreien seitlichen Knochenvorsprung oder Obergelenkknorren als Muskel- und Bandansatz aus:

- ***innerer Obergelenkknorren*** (Epicondylus medialis femoris),
- ***äußerer Obergelenkknorren*** (Epicondylus lateralis femoris).

Die weiteren Teile sind:

- 2 konvexe Gelenkkörper:
  - ***innerer Gelenkknorren*** (Condylus medialis femoris),
  - ***äußerer Gelenkknorren*** (Condylus lateralis femoris).

Die beiden weit nach dorsal ausladenden Kondylen sind nicht spiegelbildlich genau gleich, vielmehr ist der mediale deutlich schwächer und steht schräger als der laterale.

- ***Fossa intercondylaris*** – nicht überknorpelte Knochenvertiefung dorsal zwischen den beiden Gelenkknorren zur Aufnahme der Kreuzbänder,
- ***Facies patellaris*** – ventral liegende Gelenkfläche für die Kniescheibe (Patella).

Schenkelhalswinkel (Centrum-Collum-Diaphysen-Winkel, CCD-Winkel)

Als *Schenkelhalswinkel* wird der Winkel zwischen Schenkelhals- und Diaphysenachse bezeichnet. Seine Größe verändert sich im Laufe des Lebens wie folgt: Säugling: 145°, ab der Pubertät: 130°, Erwachsener: 128°.

Einem Abknicken des Femurhalses an seiner Basis wird durch eine den einwirkenden Kräften sehr gut angepasste Spongiosaarchitektur Rechnung getragen (➡ 3.2, S. 36).

Bild 9.2 Oberschenkelknochen *(Femur)*

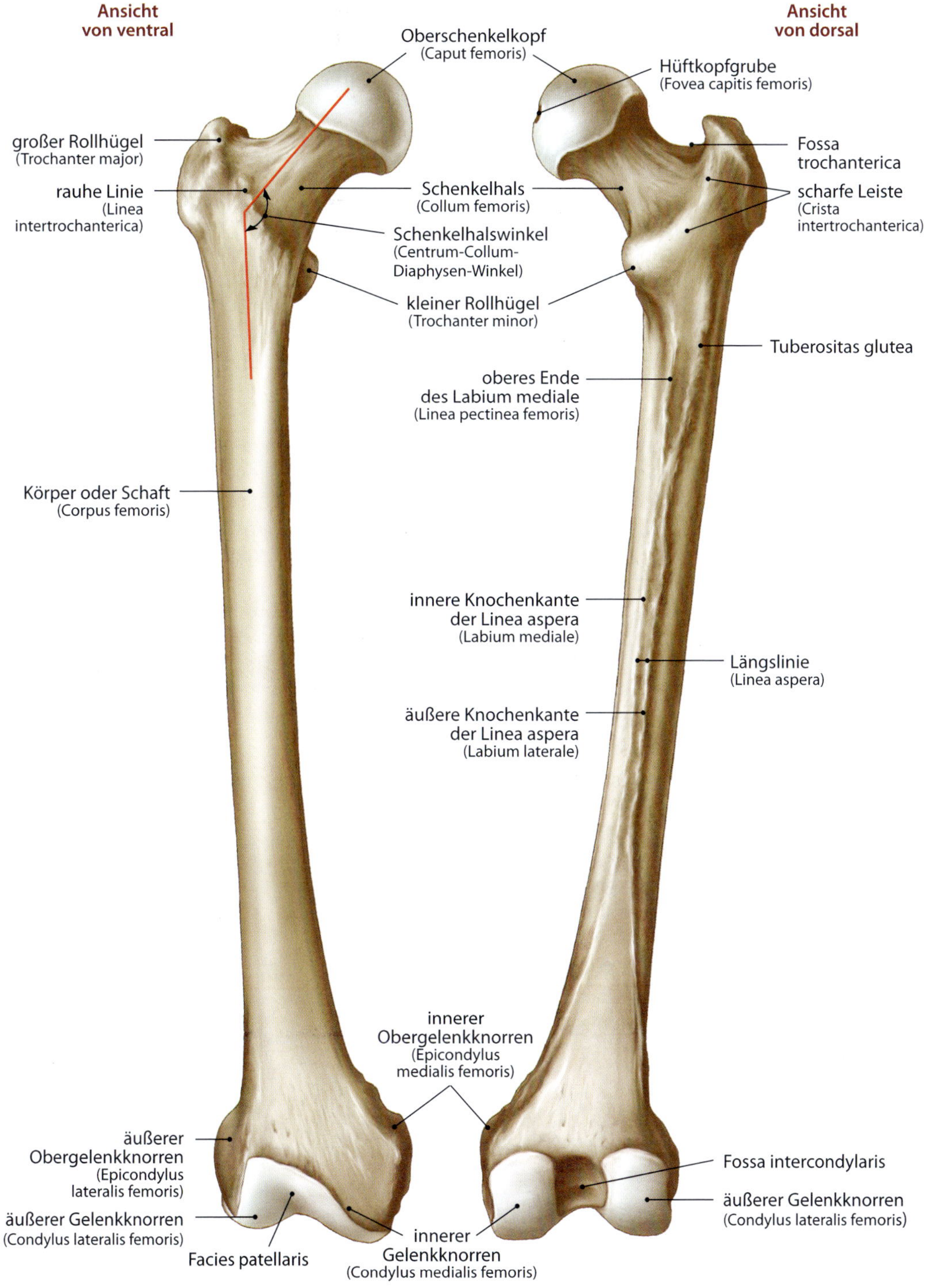

Praxis Fehlstellungen des Femurhalses:
- Coxa valga (Steilhüfte): CCD-Winkel vergrößert,
- Coxa vara (Flachhüfte): CCD-Winkel verkleinert.

Die Abweichungen vom Normalwert beeinträchtigen die Stabilität des Hüftgelenks, führen zu atypischen Belastungen und fördern den Verschleiß der Gelenkkörper.
Häufige Erkrankungen sind:
- Schenkelhalsfrakturen, die bei Altersosteoporose besonders häufig auftreten,
- Schädigungen der Gelenkflächen durch Arthrose, Entzündungen und Verletzungen. ⌟

Antetorsionswinkel
(AT-Winkel, Torsionswinkel)
Den Grad der Verdrehung (Torsion) des Schenkelhalses im Verhältnis zu den Femurkondylen bezeichnet man als *Antetorsionswinkel*. Er beträgt im Mittel 12°, bei Kleinkindern bis zu 30°. Durch diese Antetorsionsstellung des Schenkelhalses wird erreicht, dass die Fersen beim Gehen nach seitlich oben ausschlagen und sich nicht gegenseitig behindern.

Osteogenese (➡ 3.1, S. 30)

7. Embryonalwoche:	perichondrale Knochenmanschette
10. Fetalmonat:	enchondraler Knochenkern in der distalen Epiphyse (Reifezeichen)
1. Lebensjahr:	Knochenkern im Femurkopf
3. Lebensjahr:	Trochanter major
11./12. Lebensjahr:	Trochanter minor
17. bis 19. Lebensjahr:	Schluss der proximalen Epiphysenfuge
19./20. Lebensjahr:	Schluss der distalen Epiphysenfuge

Tastbare Orientierungspunkte am Femur
- Trochanter major,
- Condylus lateralis femoris am distalen Femurende,
- Condylus medialis femoris am distalen Femurende.

Merke! Der Oberschenkelknochen (das Femur) ist der größte Knochen des Menschen. Er bildet die knöcherne Grundlage des Oberschenkels. An seinem proximalen Ende befinden sich Oberschenkelkopf (Caput femoris, Hüftkopf) mit Gelenkfläche für das Hüftgelenk und Oberschenkelhals (Collum femoris).
Am Übergang vom Hals zum Körper (Corpus femoris) liegen großer und kleiner Rollhügel (Trochanter major und minor) als Muskelansatzstellen.
Die Längslinie (Linea aspera) an der Hinterfläche des Körpers dient als Ansatzstelle für die meisten Oberschenkeladduktoren.
Der Zentrum-Kollum-Diaphysen-Winkel ist der Winkel zwischen Oberschenkelhals und Oberschenkelkörper.
Am distalen Ende befinden sich die Obergelenk- und Gelenkknorren. Letztere tragen die Gelenkflächen für das Kniegelenk. ⌟

9.3 Hüftgelenk (Art. coxae)

Das *Hüftgelenk* stellt eine Sonderform des Kugelgelenkes dar. Weil die Gelenkpfanne den Gelenkkopf (wie die Nussschale die Nuss) weitgehend umschließt, wird es als ***Nussgelenk*** bezeichnet. Es ist sehr stabil und von allen Gelenken des menschlichen Körpers am wenigsten luxationsanfällig.

Das Hüftgelenk besitzt 3 Achsen und damit auch ***3 Freiheitsgrade***, ermöglicht also Bewegungen in alle Raumrichtungen. Das Ausmaß der Bewegungen ist jedoch im Vergleich zum Schultergelenk deutlich geringer.

Das Hüftgelenk hat eine zentrale Bedeutung beim Stehen und Gehen. Die sehr gute ***Muskel-*** und ***Bandführung*** sowie für ein Kugelgelenk gute ***Knochenführung*** (von allen Gelenken des menschlichen Körpers ist es am besten mit Muskeln ausgestattet und durch Bänder gesichert) garantieren eine größtmögliche Bewegungsfreiheit mit maximaler Belastbarkeit.

Bild 9.3 ***Hüftgelenk***

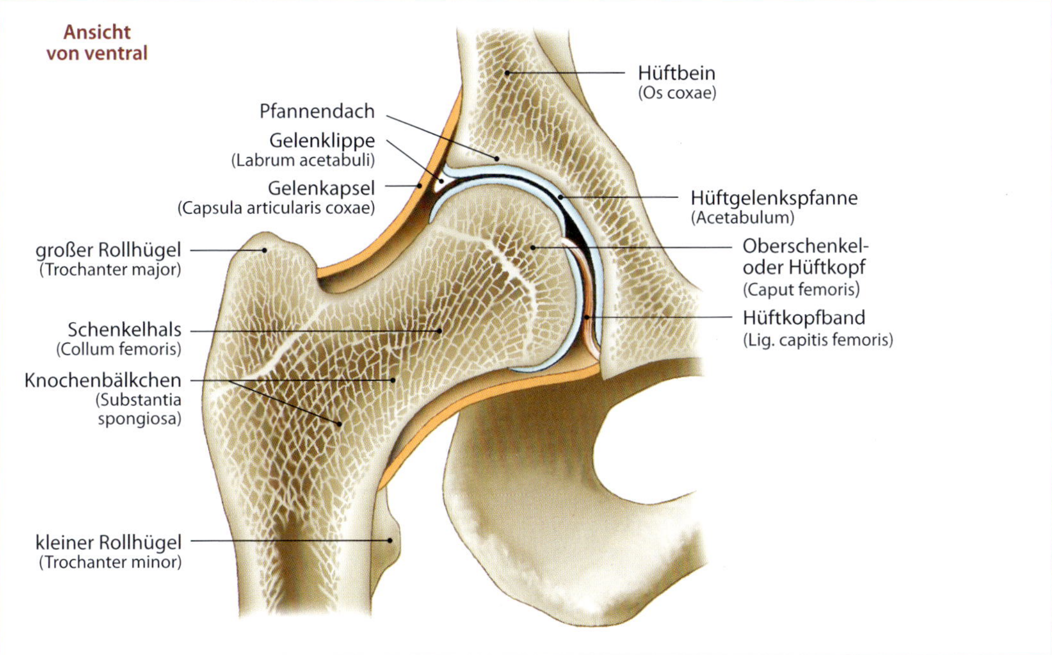

9.3.1 Artikulierende Knochenteile, Gelenkflächen und Gelenkkapsel

Die artikulierenden Gelenkflächen des Hüftgelenkes werden gebildet von:
- der randwärts liegenden halbmondförmigen, überknorpelten Kontaktfläche (Facies lunata) der Hüftgelenkspfanne (Acetabulum) und
- dem kugelförmigen Hüftkopf (Femurkopf, Caput femoris) des Oberschenkelknochens (➡ S. 225).

Hüftgelenkspfanne (Acetabulum)
Die *Hüftgelenkspfanne* liegt an der Außenseite des Hüftbeins, wo Darm-, Sitz- und Schambein zusammentreffen (➡ S. 211). Sie stellt eine Halbkugelschale dar und nimmt den *Hüftkopf* auf. In ihrem zentralen Teil befindet sich eine tiefer liegende Grube (Fossa acetabuli), die mit lockerem Bindegewebe und Fettgewebe ausgepolstert ist und als Puffer zwischen Hüftkopf

und Hüftgelenkspfanne wirkt. Hier besteht demnach kein direkter Kontakt zum Hüftkopf. Die Grube ist zum Hüftloch (Foramen obturatum) hin offen und bildet einen Einschnitt (Incisura acetabuli). Diese Lücke in der Hüftgelenkspfanne wird vom überknorpelten *queren Pfannenband* (Lig. transversum acetabuli) geschlossen. Auch wird damit gleichzeitig die Gelenkpfanne vervollständigt.

Der Hüftkopf wird vom knöchernen Teil der Pfanne nicht vollständig umschlossen. Dem Pfannenrand sitzt aber eine aus Faserknorpel bestehende *Gelenklippe* (Labrum acetabuli) auf, welche die Pfannenfläche deutlich vergrößert. Auf diese Weise wird der Hüftkopf über die Hälfte hinaus eng umschlossen.

Die Hüftgelenkspfanne ist außer nach lateral auch nach vorn und unten ausgerichtet. Die Kraftübertragung erfolgt v. a. im Bereich des Pfannendaches.

Da die vollständige Deckung der artikulierenden Gelenkflächen von Gelenkkopf und Hüftgelenkspfanne nur in der Vierfüßlergangstellung zustande kommt, ist diese als die eigentliche funktionelle Stellung des Hüftgelenks anzusehen.

Gelenkkapsel (Capsula articularis coxae)
Die zylinderförmige weite und derbe *Gelenkkapsel*, die durch kräftige Bänder verstärkt wird, reicht vom knöchernen Pfannenrand über die Gelenklippe bis zum Femur. Ihre Stabilität wird durch Fibrillenbündel erreicht, die in unterschiedlichen Richtungen verlaufen. So kann man parallele, spiralförmige, bogenförmige und zirkuläre Bündel erkennen. Letztere schnüren die Kapsel im mittleren Teil leicht ein und umgreifen als *Ringband* (Zona orbicularis) fest den Femurhals.

Zwischen der Gelenkkapsel und dem Lendenmuskel (M. psoas) befindet sich ein *Schleimbeutel* (Bursa iliopectinea), der in der Regel mit der Gelenkhöhle kommuniziert.

Praxis Bei Luxationen kann das Lig. capitis femoris mit der A. capitis femoris abreißen, sodass der Hüftkopf nicht mehr ordnungsgemäß versorgt wird.

***Bild 9.4* Rechte Hüftgelenkspfanne**

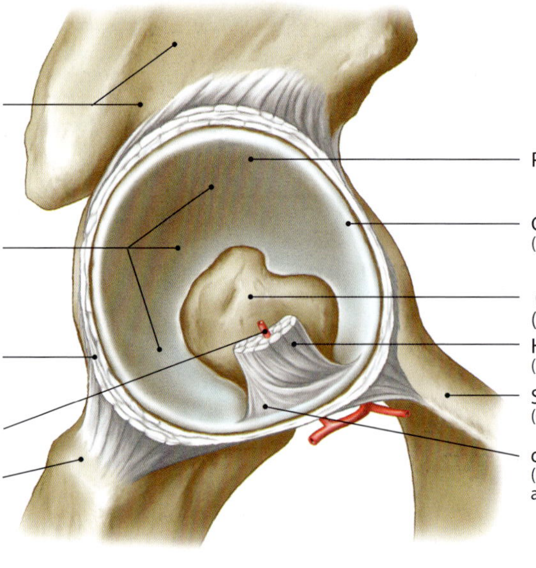

9.3.2 Bänder

Der Bandapparat des Hüftgelenks besteht aus den folgenden 5 Bändern:

1. *Darmbein-Schenkel-Band* (Lig. iliofemorale),
2. *Schambein-Schenkel-Band* (Lig. pubofemorale),
3. *Sitzbein-Schenkel-Band* (Lig. ischiofemorale),
4. *Ringband* (Zona orbicularis),
5. *Hüftkopfband* (Lig. capitis femoris).

Die 3 ersten Bänder (je ein Band kommt von einem der 3 Hüftbeinknochen) verstärken zusätzlich die Hüftgelenkkapsel. Die kräftigen Bänder ziehen so „schraubig verdreht" über die Gelenkkapsel, dass sie sich beim Strecken anspannen und beim Beugen entspannen. Beim linken Hüftgelenk handelt es sich um eine Linksschraube und beim rechten um eine Rechtsschraube.

Außer ihrer Funktion als Kapselverstärker wirkt diese ***Bänderschraube*** gelenkstabilisierend und bewegungseinschränkend (v. a. Streckbegrenzung).

Die ***Zona orbicularis*** wird aus Faseranteilen der Gelenkkapsel gebildet, in die noch Fasern von allen 3 Bändern einstrahlen. Sie umschließt schlingenförmig fast vollständig den Oberschenkelhals und schützt den Femurkopf vor einer Luxation.

Das ***Hüftkopfband*** enthält die Blutgefäße zur Versorgung des Hüftkopfes. Eine mechanische Funktion hat es nicht.

Tab. 9.2 ***Bänder des Hüftgelenks*** (➡ Bild 9.5)

Band	Ursprung	Ansatz	Besonderheiten und Funktion
Darmbein-Schenkel-Band (Lig. iliofemorale, BERTINI-Band) an der Vorderseite	vorderer unterer Darmbeinstachel (Spina iliaca anterior inferior)	fächerförmig an der Linea intertrochanterica	***stärkstes*** Band des Menschen, besteht aus einem oberen horizontalen Faserzug parallel zum Schenkelhals und einem unteren vertikalen parallel zum Femurschaft; wichtig für die ***Statik*** des Beckens, indem es beim lockeren Stehen durch seine passive Anspannung ein Abkippen des Rumpfes im Hüftgelenk nach dorsal verhindert ohne dass Muskelkraft eingesetzt werden muss; verhindert zusammen mit den kleinen und mittleren Gesäßmuskeln ein Abkippen des Beckens zur Spielbeinseite[1)] hin, stabilisiert also das Becken auf der Standbeinseite[2)]; hemmt Extension, Außenrotation und Adduktion, limitiert Streckung auf ca 12°
Schambein-Schenkel-Band (Lig. pubofemorale) an der Vorderseite	oberer Schambeinast (Ramus superior ossis pubis)	über den unteren Schenkel des Lig. iliofemorale zum Trochanter minor	***schwächstes*** Hüftgelenkband; hemmt in Beugestellung Abduktion und in Streckstellung die Außenrotation, verstärkt die Gelenkkapsel medial
Sitzbein-Schenkel-Band (Lig. ischiofemorale) an der Hinterseite	dorsaler Pfannenrand und Gelenklippe des Os ischii	Fossa trochanterica	verstärkt Gelenkkapsel dorsal, hemmt Innenrotation, Extension und Abduktion im Hüftgelenk

[1)] ***Spielbein***: Bein, das in der Schrittphase nach vorn (hinten) bewegt wird [2)] ***Standbein***: Bein, dessen Fuß auf dem Boden steht

Tab. 9.3 ***Gelenkbewegungen***

Gelenkbewegung	Bänderschraube	Gelenkschluss
Flexion (Anteversion)	entspannt („aufgeschraubt")	Hüftkopf wird schwächer in die Gelenkpfanne gepresst, er ist dadurch beweglicher
Extension (Retroversion)	gespannt („ zugeschraubt")	Hüftkopf wird stärker in die Gelenkpfanne gepresst und das Gelenk wird gut gesichert

Bild 9.5 ***Bandapparat des rechten Hüftgelenks***

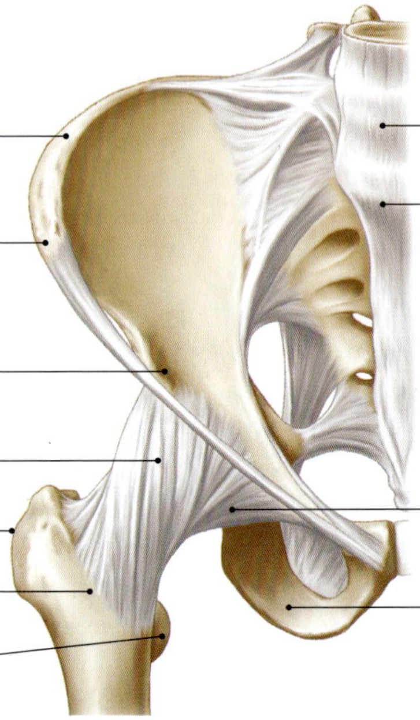

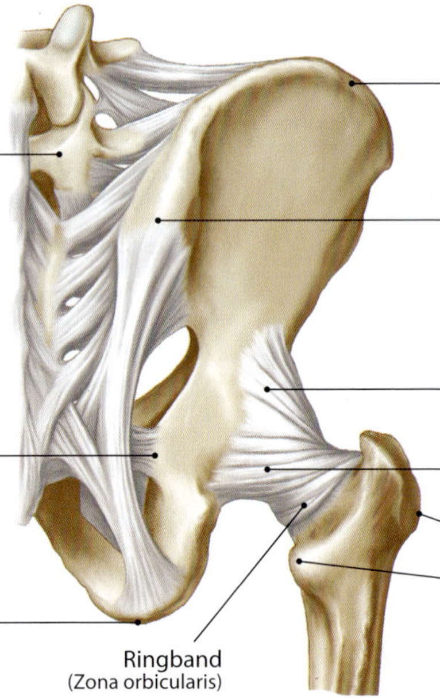

Merke! Das Hüftgelenk ist ein Kugelgelenk mit eingeschränkter Beweglichkeit, das auch als Nussgelenk bezeichnet wird. Die artikulierenden Gelenkteile sind:
- Hüftgelenkspfanne (Acetabulum) am Becken mit ausgeprägter Gelenklippe zur Vergrößerung der Kontaktflächen der Gelenkkörper,
- Hüftgelenkkopf am proximalen Femur.

Das Gelenk besitzt eine weite, derbe Gelenkkapsel.

Ein sehr kräftiger, schraubenförmig konstruierter Bandapparat hält die Gelenkkörper zusammen. Die Bänder des Hüftgelenks
- haben eine große Bedeutung für die Haltung des Rumpfes,
- schränken den Bewegungsumfang ein und sind an der Bewegungsführung beteiligt,
- zwingen den Hüftkopf während der Bewegungen in die Gelenkpfanne,
- entlasten die Muskulatur. ┘

9.3.3 Hauptachsen und Bewegungen

Das Hüftgelenk gestattet um 3 Hauptachsen hauptsächlich Beinbewegungen, die im Kontrollfeld der Augen liegen. Die Tabelle 9.4 gibt einen groben Überblick.
Die Beugung wird eingeschränkt:
- bei gleichzeitiger Streckung im Kniegelenk durch das Erreichen der passiven Insuffizienz (➡ S. 76) der ischiokruralen Muskeln (rückseitige Oberschenkelmuskulatur. Oberschenkelflexoren, ➡ S. 236 und 238f),
- bei gleichzeitiger Abduktion über 20°.

Bei einer Beugung von ca. 50% erhöht sich der aktive Bewegungsumfang für:
- Abduktion auf 80°,
- Adduktion auf 55°,
- Innen- und Außenrotation auf jeweils 45°.

Das *Beinkreisen* (Zirkumduktion) ist eine zusammengesetzte Bewegung. Dabei wird das Bein unter Ausnutzung seines größtmöglichen Bewegungsumfanges herumgeführt.
Alle Bewegungen im Hüftgelenk werden durch zwangsläufige Mitbewegungen des Beckens und entsprechende Krümmungsbewegungen der Lendenwirbelsäule beeinflusst.

***Tab. 9.4* Achsenverlauf im Hüftgelenk**

Achsen (alle gehen durch die Mitte des Hüftkopfes)	**Bewegung**	**Bewegungsumfang** (➡ Kap. 4.5.2, S. 51)
1. Transversalachse	Extension und Flexion	10° – 0° – 130° (bei gebeugtem Knie)
2. Sagittalachse (Tiefenachse)	Abduktion und Adduktion	45° – 0° – 30°
3. Longitudinalachse *(vertikale Achse)*	Außenrotation (Exorotation) und Innenrotation (Endorotation)	45° – 0° – 35°

***Bild 9.6* Rechtes Hüftgelenk – Hauptachsen**

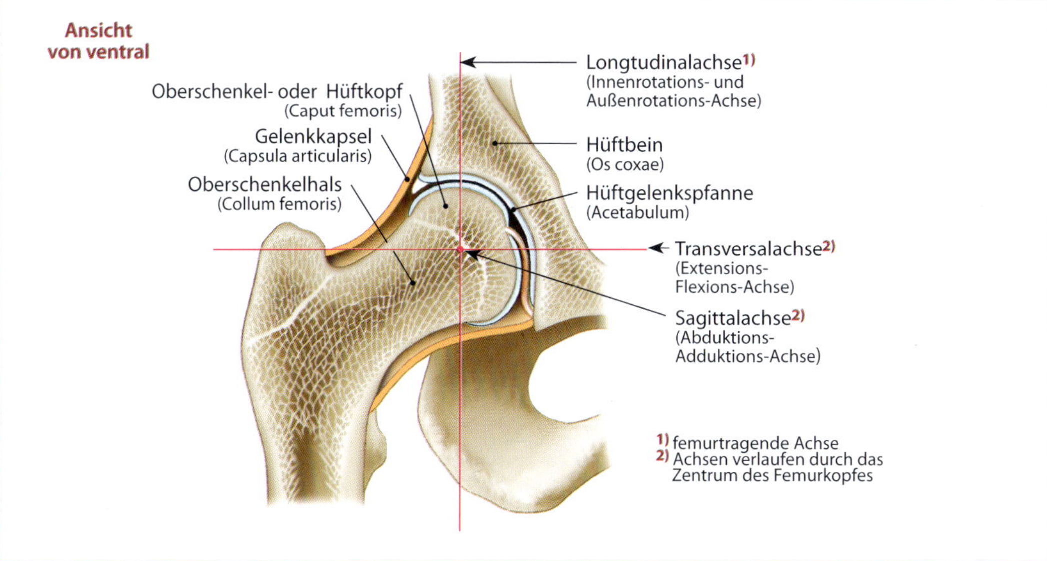

9.3.4 Muskulatur des Hüftgelenks

Die *Hüftmuskeln* liegen am bzw. um das Hüftgelenk. Ihr Ursprung ist das knöcherne Becken und ihr Ansatz der proximale Femur. Bei fixiertem Becken bewegen sie den Oberschenkel und bei fixiertem Oberschenkel das Becken. Aus diesem Grund haben sie eine zentrale Bedeutung für das ***Stehen*** und ***Gehen*** sowie für die ***Stabilisierung*** des Beckens.
Während beim Vierfüßer Stehen und Fortbewegen auf 4 Gelenke verteilt sind, müssen diese Aufgaben beim Menschen wegen des aufrechten Ganges von den beiden Hüftgelenken allein bewältigt werden. Dazu kommen beim Zweibeinstand noch erhebliche Gleichgewichtsprobleme, die eine zusätzliche Belastung bedeuten. Aus dem Gesagten erklären sich die zentrale Bedeutung der Hüftgelenke und deren mächtiger Muskelmantel für das Stehen, Gehen, Laufen usw.
In diesem Zusammenhang sind insbesondere die Muskeln von großer Bedeutung, welche die *Rotatorenmanschette* bilden. Sie verlaufen annähernd parallel zum Femurhals und pressen den Hüftkopf in die Gelenkpfanne, sorgen also für Stabilität.
Die ***Rotatorenmanschette*** wird von folgenden Muskeln gebildet:

1. *birnförmiger Muskel* (M. piriformis ➡ S. 243),
2. *äußerer Hüftlochmuskel* (M. obturatorius externus ➡ S. 241 und 244),
3. *kleiner Gesäßmuskel* (M. gluteus minimus ➡ S. 240 und 243),
4. *mittlerer Gesäßmuskel* (M. gluteus medius ➡ S. 237 und 240),
5. *quadratischer Schenkelmuskel* (M. quadratus femoris ➡ S. 243f),
6. *Kammmuskel* (M. pectineus). (➡ S. 241f)

Stabilisierung des Beckens im Zweibeinstand
Beim *Zweibeinstand* wird das Becken durch die konforme Aktion der Abduktoren und Adduktoren auf beiden Seiten in der Transversalebene stabilisiert. Dominanz der Abduktoren auf der einen und Adduktoren auf der anderen Seite führen zu einer Verlagerung des Beckens zur Seite, auf der die Adduktoren überwiegen.

Stabilisierung des Beckens beim Einbeinstand
Die hier notwendige Stabilisierung des Standbeins (➡ S. 229) geschieht durch die Kontraktion allein seiner Abduktoren (v. a. Mm. gluteus medius und minimus) die noch kräftig vom Schenkelbindenspanner (M. tensor fasciae latae) unterstützt werden. Der M. gluteus medius hält dabei das Becken in der Waagerechten, indem er die Last der Teilkörpermasse ausgleicht.

Gehen
- Flexoren und Extensoren werden abwechselnd kontrahiert.
- Am Standbein wird das Becken fest fixiert, sodass das Spielbein (➡ S. 229) frei bewegt werden kann.
- Damit der Fuß des Spielbeins ausreichend Platz zum Durchschwingen hat, wird gleichzeitig das Becken auf der Spielbeinseite durch die Kontraktion der Abduktoren des Standbeins leicht angehoben.

Praxis Bei einer Lähmung der Muskeln auf der Standbeinseite kippt das Becken zur Spielbeinseite ab (sog. Trendelenburg-Zeichen).

Merke! Die Hüftmuskeln, insbesondere jene, welche die Rotatorenmanschette bilden, haben eine zentrale Bedeutung für das Stehen und Gehen.

9.3.4.1 Einteilungsmöglichkeiten der Hüftmuskeln

Beachte: Die Gesäßmuskeln und Oberschenkeladduktoren gehören funktionell zur Hüftmuskulatur, da sie ihre Wirkung überwiegend auf das Hüftgelenk entfalten.

1. Nach topografischen Gesichtspunkten

Innere Hüftmuskeln
- *großer Lendenmuskel* (M. psoas major)
- *Darmbeinmuskel* (M. iliacus)

Äußere Hüftmuskeln
- *großer Gesäßmuskel* (M. gluteus maximus)
- *mittlerer Gesäßmuskel* (M. gluteus medius)
- *kleiner Gesäßmuskel* (M. gluteus minimus)
- *Schenkelbindenspanner* (M. tensor fasciae latae)

Tiefe Hüftmuskeln
- *birnförmiger Muskel* (M. piriformis),
- *unterer Zwillingsmuskel* (M. gemellus inferior)
- *oberer Zwillingsmuskel* (M. gemellus superior)
- *innerer Hüftlochmuskel* (M. obturatorius internus)
- *quadratischer Oberschenkelmuskel* (M. quadratus femoris)

Adduktorengruppe
- *großer Anzieher* (M. adductor magnus)
- *langer Anzieher* (M. adductor longus)
- *kurzer Anzieher* (M. adductor brevis)
- *äußerer Hüftlochmuskel* (M. obturatorius externus)
- *Kamm-Muskel* (M. pectineus)
- *schlanker Muskel* (M. gracilis)

2. Nach der Funktion

Beachte: Die meisten Muskeln üben mehrere Funktionen aus. Einige Hüftmuskeln wirken außer auf das Hüftgelenk auch auf die Wirbelgelenke (M. psoas major) und das Kniegelenk (M. tensor fasciae latae, M. rectus femoris).
Auf das Hüftgelenk wirken also auch Oberschenkelmuskeln.

Verhältnis der Muskelgruppen

Flexoren	– Extensoren	= 2 : 1
Abduktoren	– Adduktoren	= 2 : 1
Innenrotatoren	– Außenrotatoren	= 9,5 : 1

Umkehrung von Muskelfunktionen

Bei Gelenken mit 3 Freiheitsgraden haben die einwirkenden Muskeln bei verschiedenen Gelenkstellungen nicht immer die gleiche Funktion. Vielmehr können sich ihre Nebenwirkungen bei verschiedenen Gelenkstellungen wandeln, ja sogar völlig umkehren.
So ist der M. adductor longus in Beugestellung bei 50° Flexor und ab 70° Extensor oder der M. piriformis ist in Streckstellung Außenrotator und in Beugestellung Innenrotator.
Möglich ist dies, weil durch die bewegungsbedingte Veränderung der Gelenkstellung sich auch der Verlauf der Muskelfasern zur Bewegungsachse ändert.

Tab. 9.5 ***Hauptfunktionen der einzelnen Muskelgruppen***

Muskelgruppe	Hauptfunktion	Zusätzliche Funktion
Flexoren (Beuger)	Flexion	Abduktion oder Adduktion und Außenrotation oder Innenrotation
Extensoren (Strecker)	Extension	Abduktion oder Adduktion
Abduktoren *(Abspreizer)*	Abduktion	Flexion oder Extension und Außenrotation oder Innenrotation
Adduktoren (Anzieher)	Adduktion	Flexion oder Extension und Außenrotation oder Innenrotation

9.3.4.2 Beugemuskeln (Flexoren des Hüftgelenks)

Die *Flexoren* bewegen das Bein um die transversale Achse nach vorn. Beugung im Hüftgelenk bedeutet demnach Annäherung des Oberschenkels an die Rumpfvorderseite.
Beachtenswert ist:
- die aktive Beugung ist deutlich geringer als die passive,
- das Ausmaß der Flexion ist von der Stellung des Kniegelenks abhängig (Knie gebeugt: 120°, Oberschenkel berührt Brustkorb; Knie gestreckt: 90°),
- 120° Flexion in beiden Hüftgelenken hebt Lendenlordose auf und das Becken wird nach dorsal gekippt.

Für die ***Beugung*** im ***Hüftgelenk*** sind zuständig:
- *Darmbein-Lenden-Muskel* (M. iliopsoas) – wichtigster Beuger,
- *Schenkelbindenspanner* (M. tensor fasciae latae),
- *Schneidermuskel* (M. sartorius),
- *gerader Oberschenkelmuskel* (M. rectus femoris), Teilmuskel des vierköpfigen Oberschenkelmuskels (M. quadriceps femoris, ➡ S. 264).

Weitere Muskeln (Hilfsmuskeln) mit Beugefunktion im Hüftgelenk sind:
- M. pectineus (➡ S. 241f),
- M. gracilis (➡ S. 241f),
- M. adductor longus (➡ S. 241f) und
- Mm. gluteus medius und minimus (vorderste Bündel ➡ S. 240 und 243).

Bild 9.7 ***Darmbein-Lenden-Muskel*** *(M. iliopsoas)*

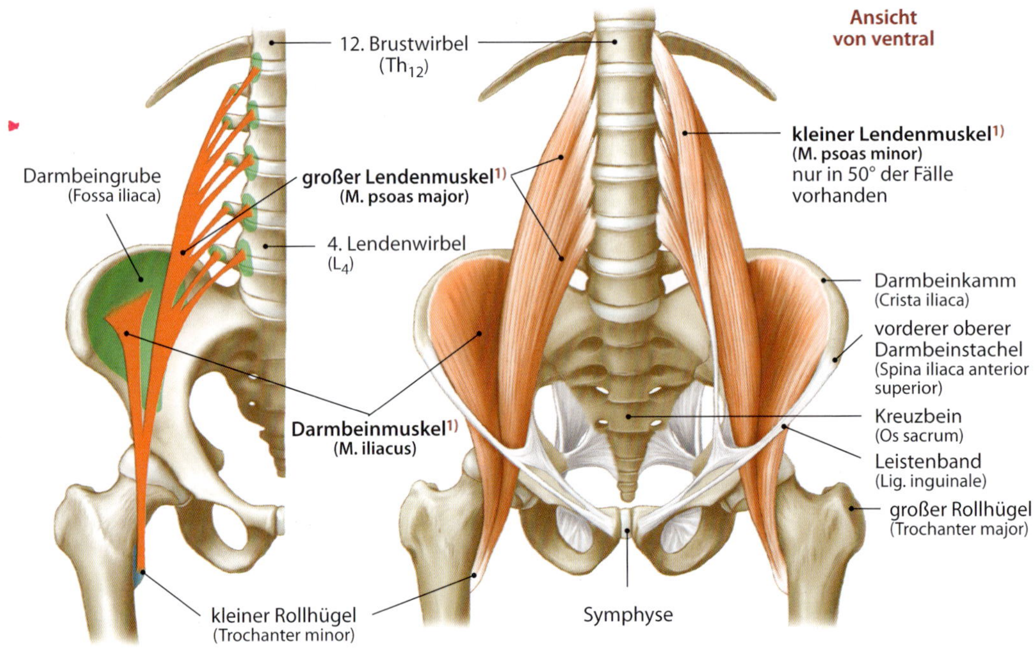

[1] Diese Muskeln bilden den Darmbein-Lenden-Muskel (M. iliopsoas)

1. Darmbein-Lenden-Muskel *(M. iliopsoas)*

Innervation	N. femoralis (Schenkelnerv, L_1 - L_4)

1.1 Großer Lendenmuskel *(M. psoas major)*

Ursprung	Wirbelkörper Th_{12} – L_4 (Seitenflächen), Querfortsätze L_1 - L_5
Ansatz	Femur (kleiner Rollhügel)
Funktion	• Flexion im Hüftgelenk • Außen- und Innenrotation im Hüftgelenk (je nach Gelenkstellung) • Lateralflexion und Inklination der LWS
Synergisten	M. iliacus, M. rectus femoris, M. sartorius (Flexion), M. tensor fasciae latae (Außenrotation)
Antagonisten	M. gluteus maximus, M. semimembranosus, M. semitendinosus, M. biceps femoris

1.2 Darmbeinmuskel *(M. iliacus)*

Ursprung	Darmbeingrube (die er auspolstert), Hüftgelenkkapsel, vorderer unterer Darmbeinstachel
Ansatz	Femur (kleiner Rollhügel)
Funktion	• Flexion im Hüftgelenk • spannt Hüftgelenkkapsel
Synergisten	M. psoas major, M. rectus femoris, M. sartorius, M. tensor fasciae latae
Antagonisten	M. gluteus maximus, M. semimembranosus, M. semitendinosus,M. biceps femoris

1.3 Kleiner Lendenmuskel *(M. psoas minor);* nur bei ca. 50 % der Menschen vorhanden

Ursprung	Wirbelkörper Th_{12} – L_1 (Seitenflächen)
Ansatz	Schambeinkamm, Fascia iliaca
Funktion	• Verstärkt die Wirkung des M. psoas major
Bemerkungen	Der M. iliopsoas ist aufgrund seines weit nach kranial reichenden Ursprungs einer der wichtigsten vielgelenkigen Muskeln unseres Körpers. – Er ist Gegenspieler der Bauch- und großen Gesäßmuskulatur sowie stärkster Flexor des Spielbeins im Hüftgelenk, – er ist maßgeblich für das Aufrichten des Körpers aus der Rückenlage verantwortlich, – er hat eine wichtige Funktion. als Halte-, Stabilisations- und Mobilisationsmuskel, – er bestimmt mit seiner Kraft und Ausdauer die Schrittgröße (Laufmuskel). Der Darmbein-Lenden-Muskel wird beim Stehen, Gehen, Laufen und Springen am meisten beansprucht. ***Praxis:*** Wird der Muskel z. B. bei Ausfall des N. femoralis funktionsuntüchtig, verbleibt nur noch eine schwache Beugewirkung durch die Mm. tensor fasciae latae, rectus femoris und sartorius, was sich besonders negativ auf das Gehen auswirkt. Der Muskel neigt zu Kontraktionen mit den Folgen: verstärkte Lendenlordose, Beckenkippung nach ventral und eingeschränkte Streckung im Hüftgelenk.

2. Schenkelbindenspanner *(M. tensor fasciae latae, ➡ Bild 9.8)*

Innervation	N. gluteus superior (oberer Gesäßnerv, L_4 - L_5)
Ursprung	Spina iliaca anterior superior (vorderer oberer Darmbeinstachel)
Ansatz	Tibia – über Tractus iliotibialis zum Condylus lateralis tibiae (äußerer Gelenkknorren des Schienbeins)
Funktion	• Flexion, Abduktion und Innenrotation im Hüftgelenk • Extension (über Tractus iliotibialis) im Kniegelenk
Synergisten	Mm. gluteus maximus/medius, M. semimembranosus, M. semitendinosus, M. biceps femoris
Antagonisten	Mm. gluteus medius/minimus, M. adduktor magnus/longus/brevis, M. gracilis u. a.
Bemerkungen	Durch seinen Ansatz am Tractus iliotibialis wirkt er zusammen mit dem M. gluteus maximus zentrierend auf den Hüftkopf.

3. Schneidermuskel *(M. sartorius,* ➡ Bild 9.25, S. 264*)*

Innervation	N. femoralis (Schenkelnerv, L_1 - L_4)
Ursprung	Spina iliaca anterior superior (vorderer oberer Darmbeinstachel)
Ansatz	Tibia – über Pes anserinus superficialis[1)] zur medialen Seite neben der Tuberositas tibiae
Funktion	• Hüftgelenk: 9/10 Flexor, Abduktion, Außenrotation (Schneidersitz) • Kniegelenk: Flexion und Innenrotation bei gebeugtem Knie
Synergisten	M. iliopsoas, M. femoris, M. biceps femoris, M. semimembranosus
Antagonisten	M. gluteus maximus, M. quadriceps femoris (Kniegelenk)
Bemerkungen	Zweigelenkiger Muskel, längster Muskel des Menschen

[1)] *Pes anserinus:* Gänsefußartige Ansatzstelle unterhalb des Schienbeingelenkknorrens medial der Tuberositas tibiae. Man unterscheidet: *Pes anserinus superficialis* (oberflächlicher Gänsefuß) = Sehnenansätze des M. sartorius, M. gracilis und M. semitendinosus und *Pes anserinus profundus* (tiefer Gänsefuß) = mit den 3 ansetzenden Sehnenzügen des M. semimembranosus. Jeder Muskel wird von einem anderen Nerv innerviert.

Darmbein-Schienbein-Sehne (Tractus iliotibialis, ➡ Bild 9.8)
Der *Tractus iliotibialis* ist ein mehrere Zentimeter breiter sehniger ***Verstärkungszug*** der Oberschenkelfaszie (Fascia lata) an der Außenseite des Oberschenkels. Er zieht vom Darmbeinkamm über das Hüft- und Kniegelenk zum Condylus lateralis tibiae.

Funktion
Wegen des Kollodiaphysenwinkels weichen Knochen- und Lastachse des Femur voneinander ab, sodass er stark auf Biegung beansprucht wird. Der Tractus iliotibialis fängt einen Teil der Biegekräfte auf der Außenseite durch „Zuggurtung" (➡ S. 39) ab. Auf der Höhe des großen Rollhügels strahlt vorn der M. tensor fasciae latae (Flexor) und hinten der M. gluteus maximus (Extensor) mit seinen oberen Randfasern ein. Dadurch ist es möglich, die bei allen statischen Belastungen auftretenden Spannungen im Traktus aktiv zu verändern.
Gemeinsam mit dem vorderen Kreuzband erzwingt er die Schlussrotation im Kniegelenk (➡ S. 263).

Praxis Das Tractus- oder ilio-tibiale Bandsyndrom (ITBS) ist ein häufiges Schmerzsyndrom bei Radfahrern und Läufern infolge Überbeanspruchung. ⅃

Merke! Der Tractus iliotibialis reduziert nach dem Zuggurtungsprinzip die Biegebeanspruchung des Femur. ⅃

9.3.4.3 Streckmuskeln (Extensoren des Hüftgelenks)

Die *Extensoren* verlaufen hinter dem Hüftgelenk vom ***Becken*** zum ***Oberschenkelknochen***. Sie haben in Abhängigkeit von der Gelenkstellung zusätzliche Wirkungen (gleichzeitig Streckung plus Abduktion bzw. Streckung plus Adduktion). Eine entscheidende Rolle spielen sie bei der Stabilisierung des Beckens in der Sagittalebene, indem sie dieses mit dem Rumpf aus den verschiedenen Beugestellungen in die Streckstellung zurück bringen. Gemäß der Insertion unterscheidet man bei den Extensoren 2 Gruppen:

1. Gesäßmuskeln
- *großer Gesäßmuskel* (M. gluteus maximus) – wichtigster Strecker,
- *mittlerer und kleiner Gesäßmuskel* (Mm. gluteus medius und minimus) – dorsale Anteile, ➡ S. 240, Bilder 9.8 und 9.11.

2. Ischiokrurale Muskeln (rückseitige Oberschenkelmuskeln, Kniegelenkflexoren), die ihren Ursprung größtenteils am Sitzbeinhöcker und ihren Ansatz am Unterschenkel haben.
- *halbmembranöser Muskel* (M. semimembranosus, ➡ S. 238),
- *Halbsehnenmuskel* (M. semitendinosus, ➡ S. 238),
- *zweiköpfiger Oberschenkelmuskel* (M. biceps femoris – Caput longum, ➡ S. 239).

Die *ischiokruralen Muskeln* sind beim normalen Gang die alleinigen Strecker. Es sind tonische Muskeln, die bei starker Verkürzung das Becken nach dorsal kippen und dadurch die Lendenlordose aufheben. Da sie sowohl über das Hüft- als auch das Kniegelenk ziehen, sind sie zweigelenkig. Sie ***strecken*** im Hüftgelenk und ***beugen*** im Kniegelenk.

Bild 9.8 Extensoren und Abduktoren des Hüftgelenks

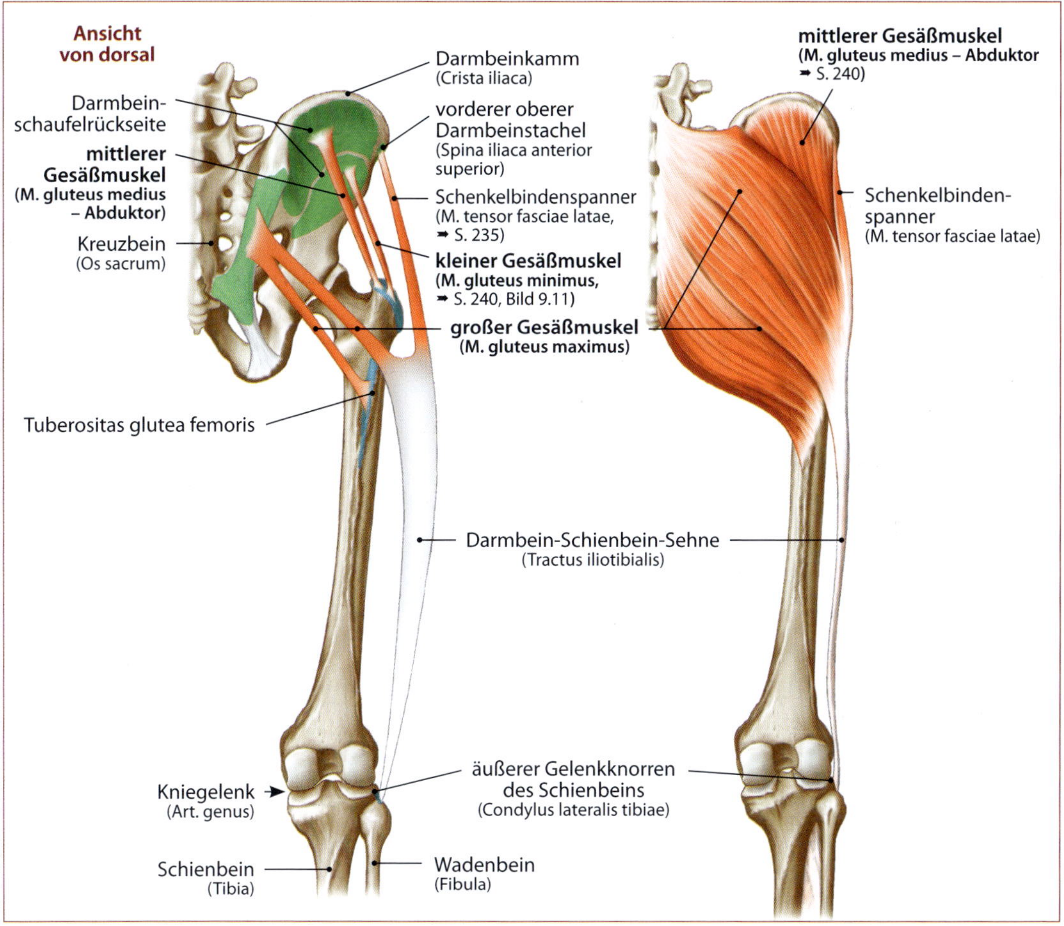

***Großer Gesäßmuskel** (M. gluteus maximus)*

Innervation	N. gluteus inferior (unterer Gesäßnerv, $L_2 - S_2$)
Ursprung	Os ilium: Darmbeinschaufelrückfläche, Os sacrum und Os coccygis – seitliche Begrenzung
Ansatz	Tractus iliotibialis, Tuberositas glutea femoris (rauhe Stelle an der Rückseite des Oberschenkelschaftes)
Funktion	• Extension, Adduktion und Außenrotation: Hüftgelenk • Extension (über Tractus iliotibialis): Kniegelenk • Abduktion (kranialer Teil), statische Aufgabe: verhindert beim Stand ein Abkippen des Beckens nach vorn und zur Seite
Synergisten	M. semimembranosus, M. semitendinosus, M. biceps femoris (Caput longum)
Antagonisten	M. iliacus, M. rectus femoris, M. sartorius, M. tensor fasciae latae
Bemerkungen	Größte Kraftentwicklung bei 90° Flexion; hebt den Rumpf gegen die Schwerkraft (z. B. Aufstehen aus dem Sitz oder beim Aufrichten des Oberkörpers aus der Hocke); beim Treppensteigen muss er das gebeugte Bein bei jeder Stufe wieder strecken, deshalb auch der Name „Treppensteigermuskel"; spielt entscheidende Rolle beim Laufen und Springen; aufgrund seiner statischen Funktion hat er zusammen mit anderen Hüftstreckern und den Bauchmuskeln eine große Bedeutung sowohl für die Wirbelsäuleneinstellung als auch die richtige Beckeneinstellung in der Sagittalebene; durch seinen Ansatz am Tractus iliotibialis wirkt er zusammen mit dem M. tensor fasciae latae zentrierend auf den Hüftkopf. ***Praxis:*** Eine Schwächung des M. gluteus maximus begünstigt die Entstehung eines Hohlkreuzes.

Bild 9.9 ***Streckmuskeln*** *(Extensoren)* ***des Hüftgelenks***

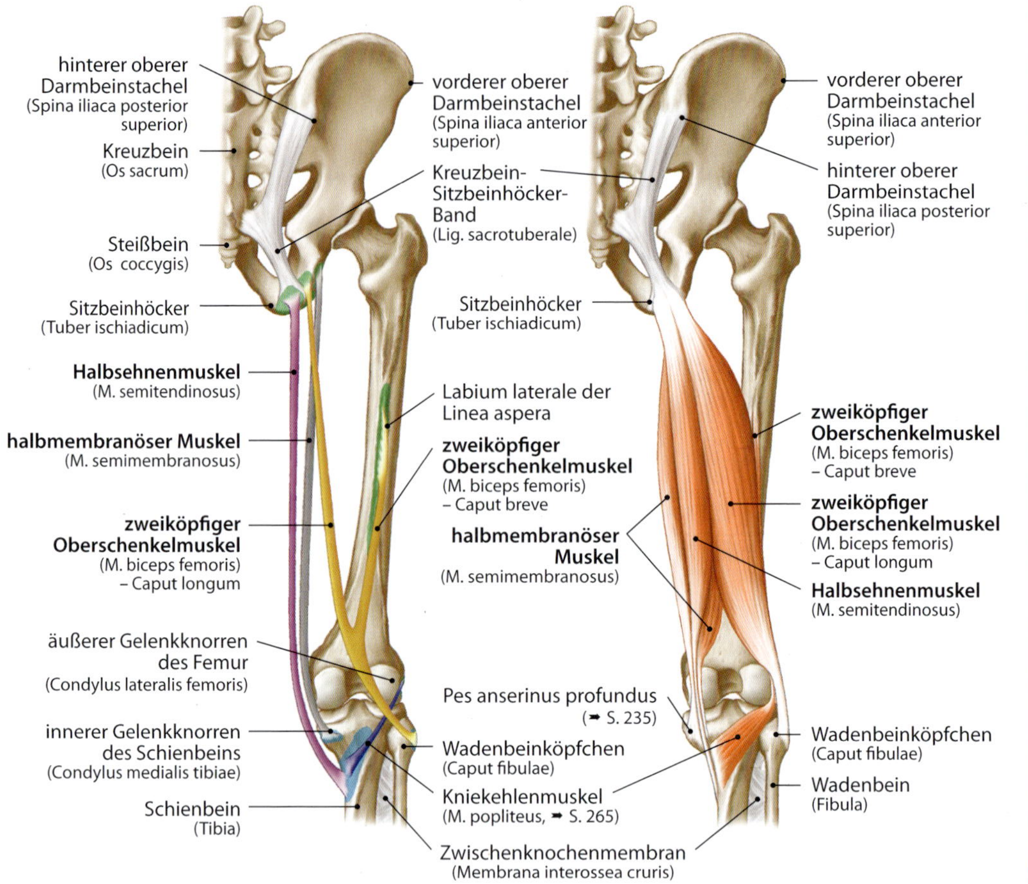

1. Halbmembranöser Muskel *(M. semimembranosus)*

Innervation	N. tibialis (Schienbeinnerv, L_5 - S_2)
Ursprung	Os ischii: Tuber ischiadicum (Sitzbeinhöcker)
Ansatz	Tibia: über Pes anserinus profundus am Condylus medialis tibiae
Funktion	• Extension, Adduktion, Stabilisierung des Beckens in der Sagittalebene im Hüftgelenk • Flexion und Innenrotation im Kniegelenk
Synergisten	M. biceps femoris, M. gluteus maximus, M. sartorius
Antagonisten	M. tensor fasciae latae, M. quadriceps femoris
Bemerkungen	Ein seitlicher Faserzug verstärkt als schräges Kniekehlenband (➡ S. 260) die dorsale Kapselwand des Kniegelenkes; Ansatzsehne spaltet sich an der Ansatzstelle in 3 Zügel auf und bildet den tiefen Gänsefuß (Pes anserinus profundus, ➡ S. 235); neigt stark zu Kontrakturen.

2. M. semitendinosus *(Halbsehnenmuskel)*

Innervation	N. tibialis (Schienbeinnerv, L_5 - S_2)
Ursprung	Os ischii: Tuber ischiadicum (Sitzbeinhöcker)
Ansatz	Tibia: über Pes anserinus am Condylus medialis tibiae
Funktion	• Extension, Adduktion im Hüftgelenk, Stabilisieren des Beckens in der Sagittalebene • Flexion, Innenrotation im Kniegelenk
Synergisten	M. biceps femoris, M. gluteus maximus, M. semimembranosus, M. sartorius
Bemerkungen	Bildet mit dem M. semimembranosus mediale Begrenzung der Kniekehle. ***Praxis:*** ***Die*** Sehne des M. semitendinosus kann als Transplantat für den Kreuzbandersatz verwendet werden.

→

***3. M. biceps femoris** (zweiköpfiger Oberschenkelmuskel)*

Innervation	***Caput longum:***	N. tibialis (Schienbeinnerv, $L_5 - S_2$)
	Caput breve:	N. fibularis communis ($S_1 - S_2$)
Ursprung	***Caput longum:***	Os ischii – Tuber ischiadicum (Sitzbeinhöcker)
	Caput breve:	Femur – Labium laterale der Linea aspera – mittleres Drittel
Ansatz	Fibula: Wadenbeinköpfchen (Caput fibulae)	
Funktion	• Extension und Adduktion im Hüftgelenk, Stabilisierung des Beckens in der Sagittalebenen (Caput longum) • Flexion und Außenrotation im Kniegelenk (gesamter Muskel)	
Synergisten	M. semimembranosus, M. semitendinosus, M. gluteus maximus, M. gastrocnemius, u. a.	
Antagonisten	M. quadriceps femoris, M. iliopsoas u. a.	
Bemerkungen	Das Caput breve ist der einzige eingelenkige Außenrotator des Kniegelenks und einziger Muskel, der am Wadenbein ansetzt; bildet laterale Begrenzung der Kniekehle und wird von 2 Nerven versorgt.	

9.3.4.4 Abduktoren

Die *Abduktoren* befinden sich an der ***Außenseite*** des ***Beckens***. Die wichtigsten sind die *kleinen Gesäßmuskeln* (kleine Gluteen, Äquilibrationsmuskeln):

1. *Mittlerer Gesäßmuskel* (M. gluteus medius),
2. *kleiner Gesäßmuskel* (M. gluteus minimus).

Beide Muskeln bilden eine funktionelle Einheit. Ihre Hauptaufgabe ist die Abduktion, indem sie beim Gehen das Becken zur Standbeinseite ziehen, sodass es auf der Spielbeinseite (➡ S. 229) etwas angehoben wird und das Spielbein bequem ohne Bodenkontakt durchschwingen kann. Gemeinsam mit den Adduktoren halten sie das Becken im Gleichgewicht, indem sie es beim Gehen in der Frontalebene und im Zweibeinstand in der Transversalebene stabilisieren. Ohne die kleinen Gluteen ist ein Einbeinstand nicht möglich. Sie sind die wichtigsten Innenrotatoren im Hüftgelenk.

Weitere Muskeln mit abspreizender Funktion sind:

- M. gluteus maximus-kranialer Teil (➡ S. 237),
- M. tensor fasciae latae (➡ S. 235 und 237).

Praxis Bei geschwächten kleinen Gesäßmuskeln kann das Becken nicht mehr im Gleichgewicht gehalten werden.
Einseitige Lähmung: Becken kippt beim Stand auf dem betroffenen Bein zur Spielbeinseite ab (Trendelenburg-Zeichen). Um den Körperschwerpunkt über das Hüftgelenk der gelähmten Seite zu bringen, werden Ausgleichsbewegungen der Wirbelsäule vorgenommen in Form einer Seitneige zur Gegenseite (Duchenne-Zeichen).
Beidseitige Lähmung: Becken kippt wechselweise zur jeweiligen Spielbeinseite, der resultierende „Watschelgang" wird als beidseitiges „Trendelenburg-Phänomen" bezeichnet. ⌟

1. Mittlerer Gesäßmuskel *(M. gluteus medius,* ➡ Bild 9.8, S. 237*)*

Innervation	N. gluteus superior (oberer Gesäßnerv, L_4 - S_1)
Ursprung	Außenfläche der Darmbeinschaufel unterhalb des Darmbeinkamms
Ansatz	Trochanter major – seitlich
Funktion	Gesamter Muskel • Abduktion (Hauptwirkung) • Beckenstabilisierung in der Frontalebene Ventraler Teil • Flexion und Innenrotation Dorsaler Teil • Extension und Außenrotation
Synergisten	M. gluteus minimus, M. tensor fasciae latae, M. gemellus inferior
Antagonisten	M. gluteus maximus (außer kranialer Teil), Mm. adductor magnus/longus/brevis, M. pectineus
Bemerkungen	Großer physiologischer Querschnitt und virtueller Hebelarm; Kontraktion am Standbein: gegenüberliegende Beckenseite wird angehoben und ein Abkippen wird verhindert, sodass das Spielbein nach vorn gebracht werden kann; wichtigster Muskel für intragluteale Injektionen, wird zu 2/3 vom M. gluteus maximus bedeckt,

2. Kleiner Gesäßmuskel *(M. gluteus minimus* ➡ Bild 9.8, S. 237 und Bild 9.11, S. 243*)*

Innervation	N. gluteus superior (oberer Gesäßnerv, L_4 - S_1)
Ursprung	Außenfläche der Darmbeinschaufel – unterhalb des Ursprungs des M. gluteus medius zwischen Linea glutea anterior und inferior
Ansatz	Trochanter major – Spitze
Funktion	• Wie M. gluteus medius
Synergisten	Wie M. gluteus medius
Antagonisten	Wie M. gluteus medius
Bemerkungen	Schwächer als der M. gluteus medius,

9.3.4.5 Adduktoren

Die *Adduktoren* liegen an der ***Innenseite*** des ***Oberschenkels*** zwischen Flexoren und Extensoren. Es sind mit Ausnahme des M. gracilis eingelenkige Muskeln. Ihr Ursprung reicht vom unteren Schambeinast bis zum Sitzbeinhöcker, ihr Ansatz (Ausnahme: M. gracilis) ist die Linea aspera (➡ S. 224f) bis zum inneren Gelenkknorren des Oberschenkelknochens.
Der Ansatz des M. gracilis befindet sich am Unterschenkel.

Funktion

- Adduktion (Hauptfunktion) und Außenrotation des Beines,
- je nach ihrer Lage Beteiligung an der Flexion, Extension und Innenrotation,
- stabilisieren über das Becken den Rumpf, verhindern Beckenabscherung und seitliches Abgleiten der Beine durch das Körpergewicht,
- als Antagonisten der äußeren Hüftmuskeln balancieren sie zusammen mit diesen das Becken beim Gehen auf dem Standbein (➡ S. 229).

Die Muskelgruppe der Adduktoren besteht aus 5 *Muskeln*, die in 3 Schichten angeordnet sind.

Oberflächliche Schicht

- *Kammmuskel* (M. pectineus),
- *langer Oberschenkelanzieher* (M. adductor longus),
- *schlanker Muskel* (M. gracilis).

Mittlere Schicht

- *Kurzer Oberschenkelanzieher* (M. adductor brevis).

Tiefe Schicht

- *Großer Oberschenkelanzieher* (M. adductor magnus).

Bild 9.10 ***Adduktoren des Hüftgelenks***

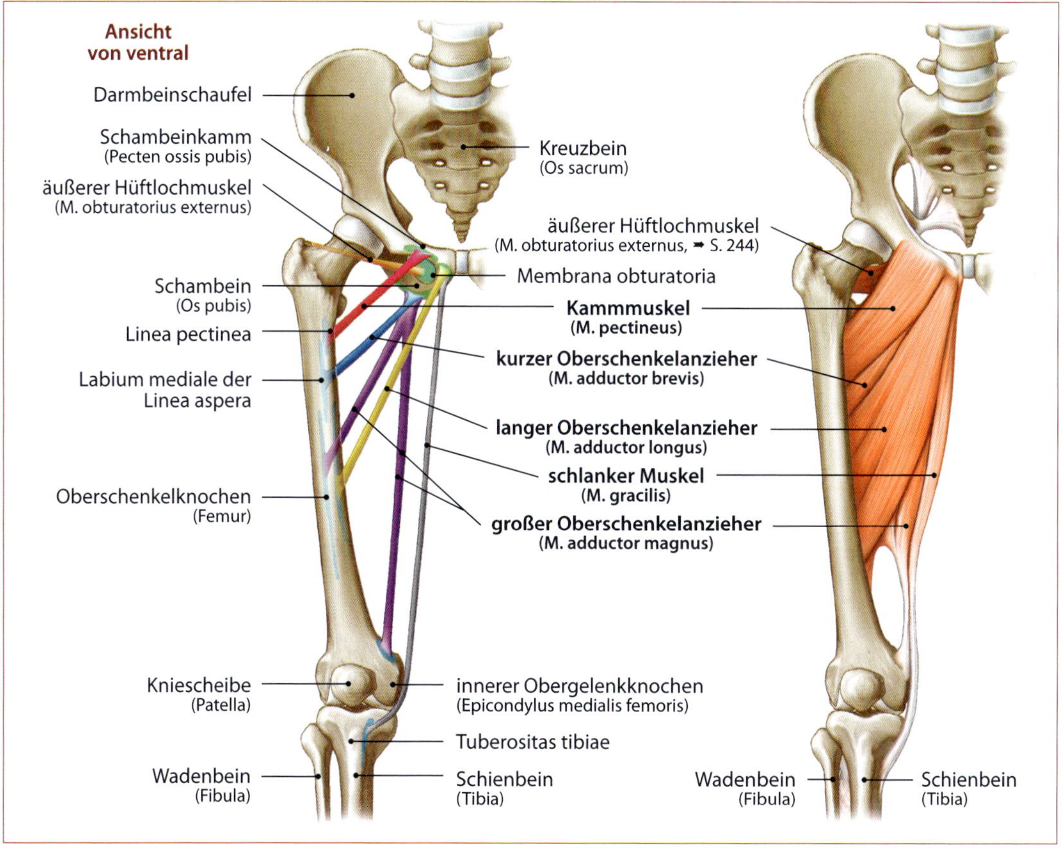

9 Bein (freie untere Extremität)

1. Kammmuskel *(M. pectineus)*

Innervation	N. femoralis (Schenkelnerv, $L_1 - L_3$), N. obturatorius (Hüftlochnerv, $L_2 - L_4$)
Ursprung	Schambeinkamm (Pecten ossis pubis), Schambeinhöcker (Tuberculum pubicum)
Ansatz	Femur (Rückseite): Knochenleiste (Linea pectinea) distal vom Trochanter minor
Funktion	• Adduktion, leichte Flexion und Außenrotation im Hüftgelenk • Beckenstabilisierung in der Frontal- und Sagittalebene
Synergisten	Mm. adductor magnus/longus/brevis, M. gracilis, M. obturatorius externus
Antagonisten	Mm. gluteus medius/minimus (ventrale Anteile), M. tensor fasciae latae

2. Langer Oberschenkelanzieher *(M. adductor longus)*

Innervation	N. obturatorius (Hüftlochnerv, $L_2 - L_4$)
Ursprung	Schambein (Os pubis): oberer Schambeinast (Ramus superior)
Ansatz	Femur: mittleres Drittel des Labium mediale der Linea aspera
Funktion	• Adduktion, Flexion bis ca. 70°, danach Extension (Umkehrung der Muskelfunktion, ➡ S. 235) im Hüftgelenk • Beckenstabilisierung in der Frontal- und Sagittalebene
Synergisten	Mm. adductor magnus/brevis, M pectineus, M. gracilis u. a.
Antagonisten	Mm. gluteus medius/minimus (ventrale Anteile), M. tensor fasciae latae
Bemerkungen	Größter Adduktor des Oberschenkels.

3. Kurzer Oberschenkelanzieher *(M. adductor brevis)*

Innervation	N. obturatorius (Hüftlochnerv, $L_2 - L_4$)
Ursprung	Schambein (Os pubis: unterer Schambeinast (Ramus inferior ossis pubis)
Ansatz	Femur: proximales Drittel des Labium mediale der Linea aspera
Funktion	• Adduktion, Flexion bis ca. 70°, danach Extension im Hüftgelenk • Beckenstabilisierung in der Frontal- und Sagittalebene
Synergisten	Mm. adductor magnus/longus, M. pectineus, M. gracilis u. a.
Antagonisten	Mm. gluteus medius/minimus (ventrale Anteile), M. tensor fasciae latae

4. Großer Oberschenkelanzieher *(M. adductor magnus)*

Innervation	N. obturatorius (Hüftlochnerv, $L_2 - L_4$)), N. tibialis ($L_4 - L_5$)
Ursprung	Schambein (Os pubis): unterer Schambeinast (Ramus inferior ossis pubis), Sitzbein (Os ischii): Sitzbeinast (Ramus ossis ischii), Sitzbeinhöcker (Tuber ischiadicum)
Ansatz	Femur: Labium mediale der Linia aspera, sehnig am Epocondylus medialis femoris
Funktion	• Adduktion und Außenrotation im Hüftgelenk (stärkster Adduktor)
Synergisten	Mm. adductor longus/brevis, M. pectineus, M. gracilis u. a.
Antagonisten	Mm. gluteus medius/minimus (ventrale Anteile), M. tensor fasciae latae)
Bemerkungen	Kräftigster und leistungsfähigster Adduktor; zwischen seinen beiden Ansätzen liegt der Adduktorenschlitz (Hiatus adductorius) = distale Öffnung des Adduktorenkanals für den Durchtritt der Leitungsbahnen von der Vorderseite des Oberschenkels in die Kniekehle.

5. Schlanker Muskel *(M.gracilis)*

Innervation	N. obturatorius (Hüftlochnerv, $L_2 - L_4$))
Ursprung	Schambein (Os pubis): unterer Schambeinast (Ramus inferior ossis pubis) unterhalb der Symphyse
Ansatz	Tibia: Pes anserinus superficialis (➡ S. 235) am medialen Tibiakopf
Funktion	• Adduktion (Hauptfunktion), Flexion bis 50°, darüber Extension im Hüftgelenk • Flexion und Innenrotation im Kniegelenk
Synergisten	Mm. adductor magnus/longus, M. pectineus u. a.
Antagonisten	Mm. gluteus medius/minimus (ventrale Anteile), M. tensor fasciae latae
Bemerkungen	Längster Adduktor, einziger zweigelenkiger Muskel der Adduktorengruppe, die lange Ansatzsehne vereinigt sich mit den Sehnen des Halbsehnen- und des Schneidermuskels zum oberflächlichen Gänsefuß (Pes anserinus superficialis, ➡ S. 235).

Weitere Muskeln, die eine adduktorische Komponente besitzen, sind:

- M. semimembranosus, M. semitendinosus,
- M. gluteus maximus,
- M. biceps femoris (Caput longum),
- M. quadratus femoris,
- M. obturatorius internus/externus,
- Mm. gemelli.

Praxis Eine einseitige Adduktorenverkürzung führt auch zur funktionellen Verkürzung des Beines auf der betroffenen Seite.

9.3.4.6 Außenrotatoren und Innenrotatoren

Außenrotatoren
Zu den Muskeln dieser Gruppe gehören *6 kleine Muskeln* (kleine Rollmuskeln). Sie verlaufen vom *Kreuzbein* und den unteren Abschnitten des Beckens (Ursprung) annähernd horizontal in die unmittelbare Umgebung des *Trochanter major* (Ansatz), daher auch die Bezeichnung „pelvitrochantere Muskulatur".

1. *birnförmiger Muskel* (M. piriformis),
2. *oberer Zwillingsmuskel* (M. gemellus superior),
3. *innerer Hüftlochmuskel* (M. obturatorius internus),
4. *unterer Zwillingsmuskel* (M. gemellus inferior),
5. *äußerer Hüftlochmuskel* (M. obturatorius externus),
6. *viereckiger Schenkelmuskel* (M. quadratus femoris),

Außer den kleinen Rollmuskeln sind an der Außenrotation noch folgende Muskeln beteiligt:

7. *Großer Gesäßmuskel* (M. gluteus maximus, ➡ S. 237),
8. *mittlerer Gesäßmuskel* (M. medius medius, ➡ S. 237 und 240),
9. *kleiner Gesäßmuskel* (M. gluteus minimus, ➡ S. 240 und 243),
10. *Kammmuskel* (M. adductor brevis, ➡ S. 241f),
11. *großer Oberschenkelanzieher* (M. adductor magnus, ➡ S. 241f).

Bild 9.11 ***Außenrotatoren***

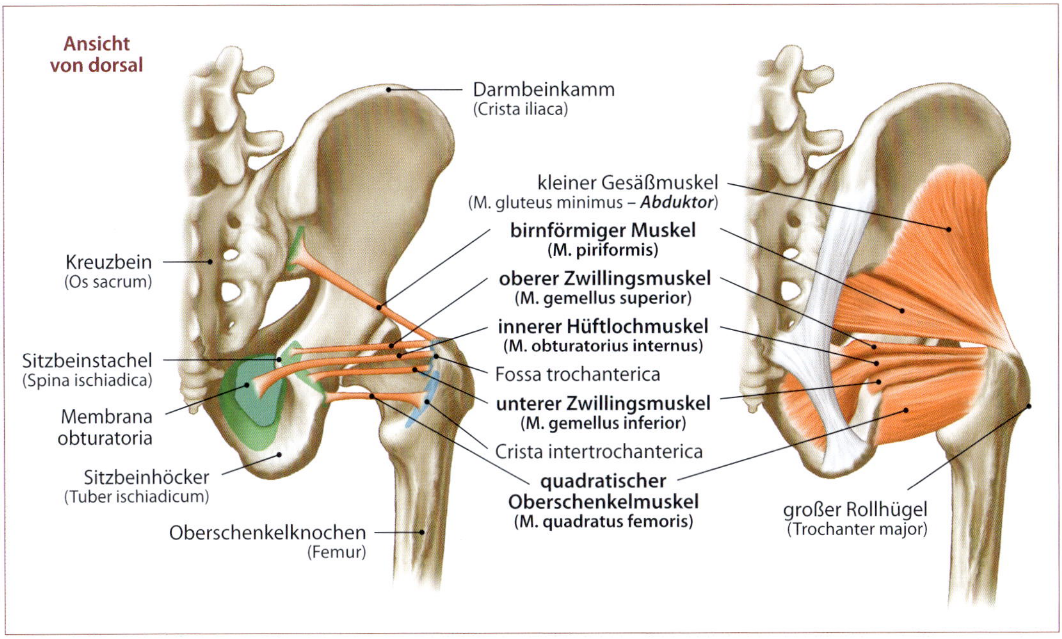

1. Birnförmiger Muskel *(M. piriformis)*

Innervation	Plexus sacralis (Kreuzgeflecht, $L_5 - S_2$)
Ursprung	Os sacrum: Ventralfläche (Facies pelvina ossis sacri)
Ansatz	Femur: Trochanter major (Oberrand)
Funktion	• Außenrotation (in Streckstellung, Hauptfunktion) • Abduktion in Beugestellung
Synergisten	Mm. gemelli, Mm. obturatorius internus/externus, Mm. gluteus maximus/medius
Antagonisten	Mm. gluteus medius/minimus (ventrale Teile), Adduktorengruppe
Bemerkungen	Zieht durch das Foramen ischiadicum majus zur Gesäßgegend und unterteilt das Foramen in ein Foramen infrapiriforme und suprapiriforme

➞

2. Zwillingsmuskeln *(Mm. gemelli)*

Innervation	Plexus sacralis (Kreuzgeflecht, $L_5 - S_2$)
Ursprung	***Oberer Zwillingsmuskel*** (M. gemellus superior): Spina ischiadica – Außenfläche, ***unterer Zwillingsmuskel*** (M. gemellus inferior): Tuber ischiadicum
Ansatz	Femur: Fossa trochanterica
Funktion	• Außenrotation, Adduktion, Extension im Hüftgelenk
Bemerkungen	Beide Muskeln gehen in die Endsehne des M. obturatorius internus über.

3. Innerer Hüftlochmuskel *(M.obturatorius internus)*

Innervation	Plexus sacralis (Kreuzgeflecht, $L_5 - S_2$)
Ursprung	Innenfläche der Membrana obturatoria (Membran, die das Hüftloch teileise oder ganz verschließt) und angrenzender Knochenrand
Ansatz	Femur: Fossa trochanterica (Vertiefung an der mittleren Fläche des großen Rollhügels)
Funktion	• Außenrotation des Femur (Hauptfunktion) • Geringfügige Extension, Adduktion und Abduktion je nach Ausgangsposition im Hüftgelenk
Synergisten	Mm. gemelli, M. obturatorius externus, M. piriformis, Mm. gluteus maximus/medius
Antagonisten	M. gluteus medius/minimus (ventrale Anteile)
Bemerkungen	Die Muskelsehne biegt beim Verlassen des Beckens spitzwinklig um die Incisura ischiadica minor (kleine Einbuchtung am Sitzbein) unterhalb der Spina ischiadica.

4. Äußerer Hüftlochmuskel *(M. obturatorius externus,* ➡ Bild 9.10, S. 241*)*

Innervation	N. obturatorius (Hüftlochnerv, $L_3 - L_4$)
Ursprung	Außenfläche der Membrana obturatoria (Membran, die das Hüftloch teilweise oder ganz verschließt) und angrenzender Knochenrahmen
Ansatz	Femur: Fossa trochanterica (Vertiefung an der mittleren Fläche des großen Rollhügels)
Funktion	• Außenrotation, unterstützt Adduktion • Hüftgelenkstabilisator

5. Quadratischer Oberschenkelmuskel *(M. quadratus femoris)*

Innervation	Direkte Äste des Plexus sacralis ($L_5 - S_2$)
Ursprung	Os ischii: Sitzbeinhöcker (Tuber ischiadicum)
Ansatz	Femur: Crista intertrochanterica
Funktion	• Außenrotation, Adduktion
Bemerkungen	Quadratisch geformter, ca. 2 cm dicker Muskel, nach dem großen Gesäßmuskel zweitstärkster Außenrotator.

Innenrotatoren

Die *Innenrotatoren* sind im Vergleich zu den Außenrotatoren in der Minderzahl.

Zu den einwärtsdrehenden Muskeln gehören:

1. *Mittlerer Gesäßmuskel* (M. gluteus medius) – ventrale Anteile (➡ S. 237 und 240),
2. *kleiner Gesäßmuskel* (M. gluteus minimus) – mit fast allen Anteilen (➡ S. 240 und 243),
3. *Schenkelbindenspanner* (M. tensor fasciae latae,➡ S. 235 und 237).

9.3.4.7 Bewegungen und Hauptmuskeln des Hüftgelenks (Überblick)

Tab. 9.6 Bewegungen und Hauptmuskeln des Hüftgelenks

Bewegung	Hauptmuskeln	Bewegungs-umfang	Innervation
Flexion	Darmbein-Lenden-Muskel (M. iliopsoas)	130°	N. femoralis, $L_1 - L_4$
Extension	Großer Gesäßmuskel (M. gluteus maximus), Halbsehnenmuskel (M. semitendinosus), halbmembranöser Muskel (M. semimembranosus), zweiköpfiger Oberschenkelmuskel, langer Kopf (M. biceps femoris, Caput longum)	10°	N. gluteus inferior, $L_5 - S_2$ N. tibialis, $L_5 - S_2$ N. tibialis, $L_5 - S_2$ N. tibialis, $L_5 - S_2$
Abduktion	Mittlerer Gesäßmuskel (M. gluteus medius)	45°	N. gluteus superior, $L_4 - S_1$
Adduktion	Großer Oberschenkelanzieher (M. adductor magnus), langer Oberschenkelanzieher (M. adductor longus), kurzer Oberschenkelanzieher (M. adductor brevis), Kammmuskel (M. pectineus), schlanker Muskel (M.gracilis)	30°	N. obturatorius, $L_2 - L_4$ und N. tibialis, $L_4 - L_5$ N. obturatorius, $L_2 - L_4$ N. obturatorius, $L_2 - L_4$ N. femoralis $L_1 - L_3$ und N. obturatorius, $L_2 - L_4$ N. obturatorius, $L_2 - L_4$
Außenrotation	Quadratischer Oberschenkelmuskel (M. quadratus femoris), innerer Hüftlochmuskel (M.obturatorius internus), äußerer Hüftlochmuskel (M. obturatorius externus), birnförmiger Muskel (M. piriformis), oberer und unterer Zwillingsmuskel (Mm. gemellus superior und inferior), großer Gesäßmuskel (M. gluteus maximus)	45°	Plexus sacralis, $L_5 - S_2$ Plexus sacralis, $L_5 - S_2$ N. obturatorius, $L_3 - L_4$ Plexus sacralis, $L_5 - S_2$ Plexus sacralis, $L_5 - S_2$ N. gluteus inferior, $L_5 - S_2$
Innenrotation	Mittlerer Gesäßmuskel (M. gluteus medius), kleiner Gesäßmuskel (M. gluteus minimus), Schenkelbindenspanner (M. tensor fasciae latae)	35°	N. gluteus superior, $L_4 - S_1$ N. gluteus superior, $L_4 - S_1$ N. gluteus superior, $L_4 - S_1$

9.3.4.8 Lage der Hüft-und Oberschenkelmuskeln (Überblick)

Beachte: Die Hüftmuskeln greifen mit Ausnahme des M. iliopsoas nicht auf den Rumpf über.

Innere Hüftmuskeln
- *Darmbeinmuskel* (M. iliacus), füllt die Darmbeingrube (Fossa iliaca) vollständig aus,
- *großer Lendenmuskel* (M. psoas major), beginnt im Retroperitonealraum, sein Ursprungsfeld reicht vom 12. Brustwirbel bis zum 4. Lendenwirbel,
- *kleiner Lendenmuskel* (M. psoas minor), wenn vorhanden, liegt er auf dem großen.

Die 3 Muskeln verlaufen als *Darmbein-Lenden-Muskel* (M.iliopsoas) durch die Muskellücke (Lacuna musculorum), die seitlich der Gefäßlücke (Lacuna vasorum) unterhalb des Leistenbandes liegt, zum kleinen Rollhügel des Femur.

Äußere Hüftmuskeln
- *großer Gesäßmuskel* (M. gluteus maximus), bildet die oberflächliche Schicht der Gesäßmuskulatur und ist an der seitlichen Begrenzung des Oberschenkels beteiligt,
- *mittlerer Gesäßmuskel* (M. gluteus medius), liegt kranial, wird zu zwei Dritteln vom M. gluteus maximus bedeckt,
- *kleiner Gesäßmuskel* (M. gluteus minimus), liegt vollständig unter dem M. gluteus medius,
- *Schenkelbindenspanner* (M. tensor fasciae latae), liegt unmittelbar neben dem mittleren Gesäßmuskel.

Tiefe Hüftmuskeln

Die kleinen, nebeneinander angeordneten Muskeln liegen unter dem M. gluteus maximus. Am mittleren und kleinen Gesäßmuskel beginnend, sind sie von kranial nach kaudal in der folgenden Reihenfolge angeordnet: → birnförmiger Muskel (M. piriformis) → oberer Zwillingsmuskel (M. gemellus superior) → innerer Hüftlochmuskel (M. obturatorius internus) → unterer Zwillingsmuskel (M. gemellus inferior) → viereckiger Schenkelmuskel (M. quadratus femoris).

Adduktorengruppe

Die *Adduktoren* des Hüftgelenks liegen zwischen den Extensoren und Flexoren des Oberschenkels Sie füllen den relativ großen Raum aus, der durch den Schenkelhalswinkel (➠ S. 224f) entsteht. Angeordnet sind sie in folgenden 3 Schichten:

Oberflächliche Schicht

- *Kammmuskel* (M. pectineus), liegt von allen Adduktoren am weitesten oben, gelangt mit dem M. iliopsoas zum kleinen Rollhügel,
- *langer Oberschenkelanzieher* (M. adductor longus), schließt sich nach unten dem M. pectineus an,
- *schlanker Muskel* (M. gracilis), liegt an der medialen Seite des Oberschenkels.

Mittlere Schicht

- Kurzer Oberschenkelanzieher (*M. adductor brevis*), liegt unter dem langen Oberschenkelanzieher und dem Kammmuskel.

Tiefe Schicht

- Großer Oberschenkelanzieher (M. adductor magnus), liegt auf der medialen Seite des Oberschenkels.

Merke! Da der Beckengürtel mit dem Achsenskelett fest verankert ist und keine Bewegungen zulässt, gibt es im Unterschied zum Schultergürtel keine Übergangsmuskeln.
Fast alle Hüftmuskeln haben ihren Ursprung am Becken und setzen am proximalen Femurende an. Sie sind meist kurz aber aufgrund ihres großen physiologischen Querschnitts (➠ S. 80) recht kräftig. Außer für die Bewegung der Beine sind sie gleichermaßen für die Beckenstabilisierung verantwortlich.
Die zweigelenkigen ischiokruralen Muskeln setzen am Unterschenkel an und wirken somit auch auf das Kniegelenk als Beuger.
Bei den Bewegungen im Hüftgelenk wirken, wie beim Schultergelenk, immer mehrere Muskeln als Synergisten zusammen. Eine Bewegungskomponente steht aber für jeden Muskel meist im Vordergrund. Für die wichtigsten Bewegungen im Hüftgelenk gilt (vereinfacht):

- Flexion: ventrale Muskeln,
- Extension: Gesäß- und ischiokrurale Muskeln,
- Adduktion: Adduktoren,
- Außenrotation: Außenrotatoren.

Die Extensoren vollbringen die größte Leistung, weil sie immer wieder das gesamte Körpergewicht anheben und die aufrechte Körperhaltung garantieren müssen. So wird verständlich, warum sich am Gesäß die kräftigsten Muskeln des Körpers befinden. Auch am Oberschenkel liegen an der Streckseite die kräftigeren Muskeln.
Allgemein kann man sagen: Am Arm dominieren die Beuger und am Bein die Strecker. ⌟

9.4 Aufgaben

1. Nehmen Sie eine Gliederung der unteren Extremität vor. (9.1)
2. Skizzieren Sie einen Oberschenkelknochen, beschriften Sie die wichtigsten Teile am proximalen und distalen Gelenkende und markieren Sie die tastbaren Orientierungspunkte. (9.1, 9.2)
3. Unterscheiden Sie Kondylen und Epikondylen. (9.2)
4. Warum ist der Schenkelhals in der Praxis von großem Interesse? (9.2)
5. Was versteht man unter dem Schenkelhalswinkel und welche praktische Bedeutung hat er? (9.2)
6. Beschreiben Sie den Aufbau des Hüftgelenkes. Was wird mit dem Begriff „Nussgelenk" zum Ausdruck gebracht? (9.3)
7. Warum kugelt (luxiert) das Schultergelenk häufiger als das Hüftgelenk aus? (7.3, 9.3)
8. Welche Knochen bilden das Azetabulum? (8.3, 9.3.1)
9. Nennen Sie die 5 Hüftgelenkbänder und beschreiben Sie deren Funktion. (9.3.2)
10. Welche Bewegungen gestattet das Hüftgelenk? (9.3.3)
11. Welche Muskeln bilden die Rotatorenmanschette des Hüftgelenks und worin besteht ihre besondere Aufgabe? (9.3.4)
12. Wie erfolgt die Beckenstabilisierung
    a) im Zweibeinstand und
    b) im Einbeinstand? (9.3.4)
13. Nennen Sie Einteilungsmöglichkeiten der Hüftmuskeln. (9.3.4.1)
14. Welche funktionellen Muskelgruppen erfüllen die Funktionen des Hüftgelenks? (9.3)
15. Erläutern sie die Umkehr von Muskelfunktionen anhand von Beispielen. (9.3.4.1)
16. Nennen Sie die Flexoren des Hüftgelenks. (9.3.4.2)
17. Beschreiben Sie Verlauf und Funktion des wichtigsten Hüftgelenkbeugers. (9.3.4.2)
18. Beschreiben Sie den Mechanismus der Zuggurtung am Oberschenkel. (3.5, 9.3.4.2)
19. Kennzeichnen Sie den Verlauf der Hüftgelenkstrecker. (9.3.4.3)
20. Begründen Sie, warum die Extensoren des Hüftgelenks stärker ausgebildet sein müssen als die Flexoren. (9.3.4.8)
21. Wie heißt der Hauptantagonist des M. gluteus maximus? (9.3.4.2)
22. Unterscheiden Sie Gesäß- und ischiokrurale Muskeln. (9.3.4.3)
23. Erläutern Sie Verlauf und Aufgaben des mittleren und kleinen Gesäßmuskels. (9.3.4.4)
24. Welche Muskeln gehören zur Adduktorengruppe? (9.3.4.5)
25. Beschreiben sie die Lageverhältnisse der Abduktoren und Adduktoren. (9.3.4.4, 9.3.4.5)
26. Wie ist die kräftigere Ausbildung sowohl der Extensoren als auch Adduktoren im Vergleich zu ihren Antagonisten zu erklären? (9.3.4.2, 9.3.4.3)
27. Wie heißen die 6 kleinen Außenrotatoren? Beschreiben Sie deren Verlauf. (9.3.4.6)
28. Nennen Sie die wichtigsten Innenrotatoren im Hüftgelenk. (9.3.4.6)
29. Wo befinden sich bei fast allen Hüftmuskeln Ursprung und Ansatz? (9.3)
30. Unterscheiden Sie ein- und mehrgelenkige Muskeln, nennen Sie Beispiele. (5.2.3.3)
31. Welches sind die wichtigsten Bewegungen im Hüftgelenk und welche Muskeln bewirken sie? (9.3.4.7)
32. Begründen Sie, warum an der unteren Extremität die Extensoren und an der oberen die Flexoren dominieren. (9.3.4.8)

9.5 Knochen des Unterschenkels

Der *Unterschenkel* besteht wie der Unterarm aus 2 Knochen:
Schienbein (Tibia) auf der Innenseite, kräftig, stellt allein die Verbindung zwischen Femur und Fußskelett her.
Wadenbein (Fibula) auf der Außenseite, dünn.
Beide Knochen sind dreifach miteinander verbunden durch:

1. ***proximales Schienbein-Wadenbein-Gelenk*** (Art. tibiofibularis)
   - straffes Gelenk (Amphiarthrose) zwischen Wadenbeinkopf (Caput fibulae) und Facies articularis fibularis des äußeren Schienbeingelenkknorrens,
   - derbe Gelenkkapsel, die durch das vordere und hintere Wadenbeinkopfband (Ligg. capitis fibulae anterius und posterius) verstärkt wird.
2. ***distales Schienbein-Wadenbein-Gelenk*** (Art. tibiofibularis distalis)
   - Bandhaft (Syndesmosis tibiofibularis) an den distalen Knochenenden,
   - Syndesmosenbänder (Ligg. tibiofibulare anterius und posterius) stabilisieren die gelenkige Verbindung (➡ Bild 9.33, S. 275).

***Bild 9.12* Rechtes Schienbein** *(Tibia)* **und rechtes Wadenbein** *(Fibula)*

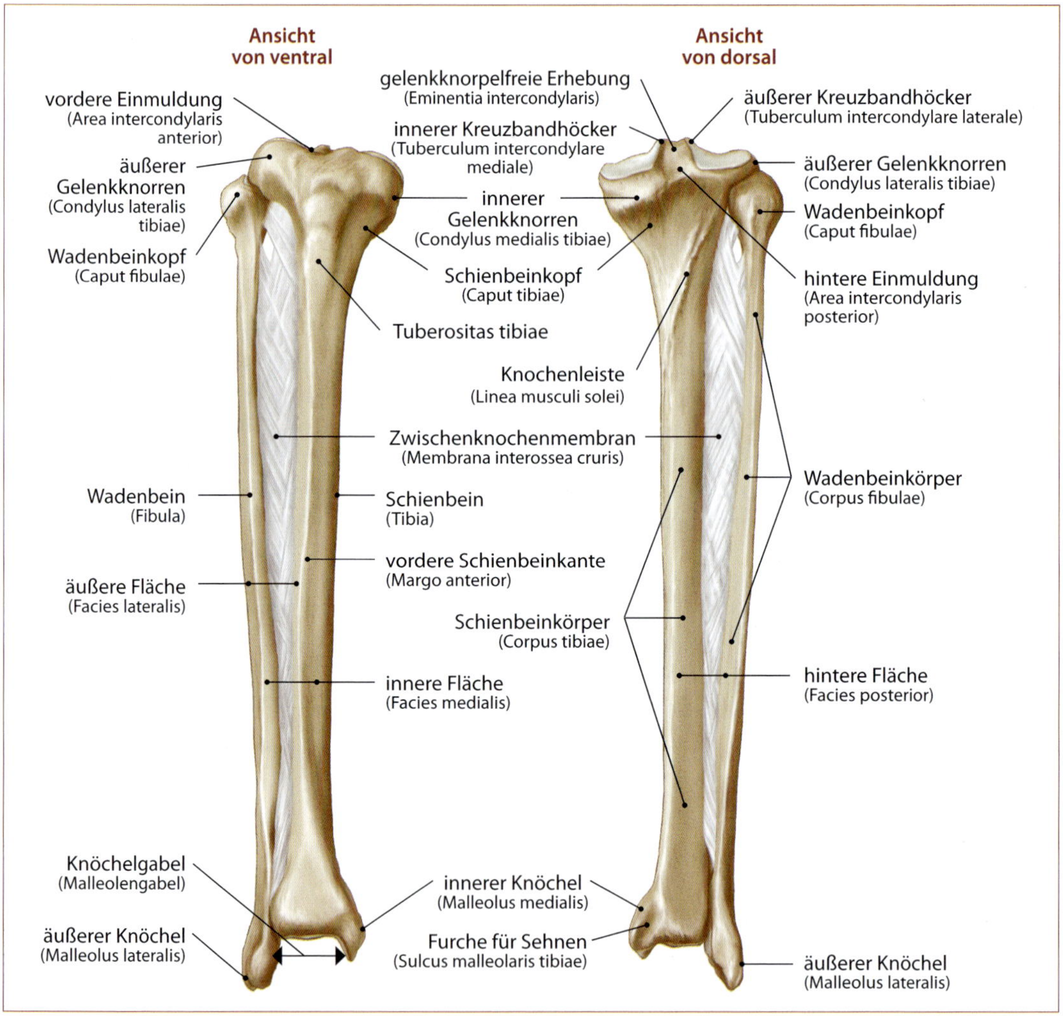

3. Zwischenknochenmembran
(Membrana interossesa cruris)
- dünne Platte aus straffem Bindegewebe zwischen beiden Unterschenkelknochen im Schaftbereich. Sie dient einem Teil der Unterschenkelmuskeln als Ursprung, fixiert die Fibula an der Tibia und stabilisiert gemeinsam mit der Syndesmosis tibiofibularis die Knöchelgabel.

Die beschriebenen Knochenverbindungen ermöglichen lediglich kleine gleitende *Verschiebebewegungen*, wobei die Bewegungen der Fibula an die Bewegungen des oberen Sprunggelenkes (➡ 9.8.2.1, S. 274) wie folgt gekoppelt sind.
- *Dorsalextension*
  - Außenknöchel bewegt sich nach lateral und
  - Fibula bewegt sich nach proximal und dreht sich nach innen.
- *Plantarflexion*
  - Außenknöchel bewegt sich nach medial und
  - Fibula bewegt sich nach distal und dreht sich nach außen.

9.5.1 Schienbein (Tibia)

Das *Schienbein* ist als Tragsäule ausgebildet und überträgt den Hauptteil der Körperlast auf das obere Sprunggelenk. Mit dem Femur bildet es das Kniegelenk. Folgende Teile sind in den Bildern 9.12 bis 9.14 aufzusuchen:

Proximales Ende
- *Tibiakopf* (Caput tibiae),
- *Schienbeinplateau* (Tibiaplateau),
- *seitlicher* oder *äußerer Gelenkknorren* (Condylus lateralis tibiae) mit flacher Gelenkfläche,
- *mittlerer* oder *innerer Gelenkknorren* (Condylus medialis tibiae) mit flacher Gelenkfläche,
- *gelenkknorpelfreie Erhebung* (Eminentia intercondylaris) zwischen den beiden Gelenkknorren, welche sich in einen medialen und lateralen Kreuzbandhöcker (Tuberculum intercondylare mediale und laterale) gliedert,
- *vordere* und *hintere Einmuldung* (Area intercondylaris anterior und posterior) vor sowie hinter der Eminentia intercondylaris als Ansatzstellen für Kreuzbänder und Haltebänder der Menisken,
- *Gelenkfläche* für den Wadenbeinkopf (Facies articularis fibularis) am Condylus lateralis tibiae.

Schienbeinschaft oder Schienbeinkörper (Corpus tibiae)
Der *Körper* des Schienbeins verjüngt sich von proximal nach distal. Er ist im Querschnitt dreikantig, besitzt also *3 Flächen* und ebenso viele

Bild 9.13 ***Schienbein****plateau (Tibiaplateau)* – ***rechtes Schienbein***

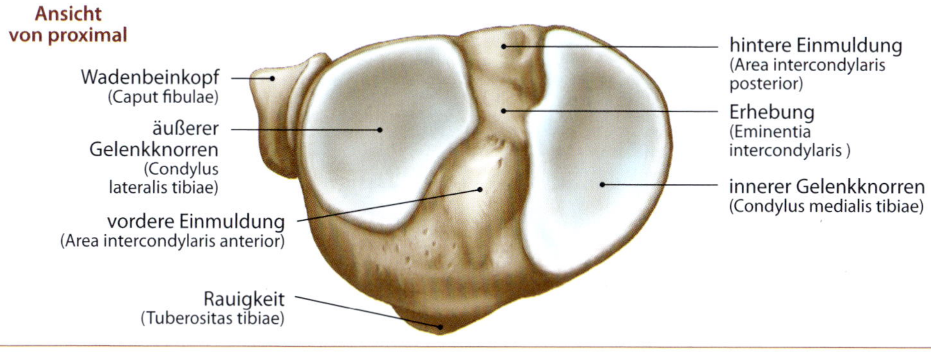

Kanten. An der dorsalen Fläche befindet sich im proximalen Bereich eine *Knochenleiste* (Linea musculi solei) als Ursprung für den Schollenmuskel (M. soleus). Die sichtbare *vordere* scharfe *Schienbeinkante* (Margo anterior) liegt ohne schützende Muskulatur dicht unter der Haut. Sie läuft proximal unmittelbar unter dem Tibiakopf in eine *Rauigkeit* (*Tuberositas tibiae*) aus, an der das *Kniescheibenband* (Lig. patellae) ansetzt.

Distales Ende

- *mittlerer* oder *innerer Knöchel* (Malleolus medialis) mit der mittleren Gelenkfläche für die Sprungbeinrolle (Facies articularis malleoli medialis),
- *untere Gelenkfläche* (Facies articularis inferior) der Tibia, sie setzt sich auf den äußeren Knöchel fort, sodass die sog. ***Knöchel-, Gelenk-*** oder ***Malleolengabel*** entsteht.
- *Furchen* auf der Rückseite für die Sehnen folgender Muskeln:
  - hinterer Schienbeinmuskel (M. tibialis posterior),
  - langer Großzehenbeuger (M. flexor hallucis longus),
  - langer Zehenbeuger (M. flexor digitorum longus).

Bild 9.14 **Rechte Knöchelgabel** *(Malleolengabel)*

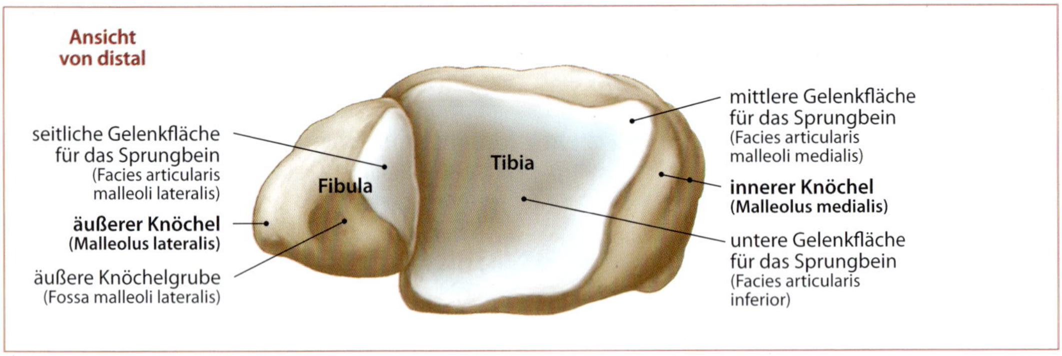

9.5.2 Wadenbein (Fibula)

Das im Vergleich zum Schienbein deutlich schwächere Wadenbein erfüllt hauptsächlich 2 Aufgaben:
- es dient als *Muskelursprung* und
- der *Federung* im oberen Sprunggelenk.

Proximales Ende
- *Wadenbeinkopf* (Caput fibulae) mit Gelenkfläche für den seitlichen Schienbeinknorren; mit seinem Kopf ist das Wadenbein lediglich indirekt über das Schienbein-Wadenbein-Gelenk am Kniegelenk beteiligt.

Wadenbeinschaft oder Wadenbeinkörper (Corpus fibulae)
- 3 Kanten und 3 Flächen als Ansatzstelle für folgende Muskeln:
  - langer Wadenbeinmuskel (M. fibularis longus),
  - kurzer Wadenbeinmuskel (M. fibularis brevis).

Distales Ende
- *seitlicher* oder *äußerer Knöchel* (Malleolus lateralis) mit der seitlichen Gelenkfläche für das Sprungbein (Facies articularis malleoli lateralis); er überragt den inneren Knöchel und besitzt ebenfalls Furchen für Sehnen der Wadenbeinmuskeln.

Tastbare knöcherne Strukturen am Unterschenkel
- Mittlerer und seitlicher Gelenkknorren des Schienbeins (Condylus medialis und lateralis tibiae),
- Vorderfläche der Kniescheibe (Patella),
- Rauigkeit vorn unter dem Schienbeinkopf (Tuberositas tibiae),
- Wadenbeinkopf (Caput fibulae),
- vordere Schienbeinkante (Margo anterior tibiae),
- mittlere Schienbeinfläche (Facies medialis tibiae),
- seitlicher (äußerer) Knöchel (Malleolus lateralis),
- mittlerer (innerer) Knöchel (Malleolus medialis).

Praxis Häufige Frakturen der Unterschenkelknochen sind distale Fibulafrakturen (Außenknöchelfrakturen nach Umknicken im Sprunggelenk) sowie Schaftfrakturen von Tibia und Fibula, aber auch Tibiakopffrakturen.

Merke! Das Skelett des Unterschenkels wird von 2 langen Röhrenknochen, Tibia (medial) und Fibula (lateral) gebildet. Diese sind im Unterschied zu den beiden Unterarmknochen nicht umeinander drehbar.
Am Kniegelenk ist nur die Tibia beteiligt. Beide Knochen verdicken sich an ihren distalen Enden zapfenförmig zum inneren und äußeren Knöchel.

9.6 Kniegelenk (Art. genus)

Das *Kniegelenk* ist das größte, komplizierteste und empfindlichste Gelenk des Menschen. Es hat *2 wichtige Aufgaben zu erfüllen:*

1. Es muss eine stabile ***Stütz***- und ***Tragefunktion*** in Streckstellung gewährleisten und
2. in Beugestellung gut beweglich sein, um dem Fuß stets eine optimale Stellung zu ermöglichen.

Wegen des ausladenden Femurhalses zeigt das Knie eine physiologische leichte Valgusstellung (nach innen gewölbt), welche bei der Frau aufgrund des breiteren Beckens ausgeprägter als beim Mann ist.

Auf der Rückseite des Kniegelenkes liegt die ***Kniekehle*** (Fossa poplitea), welche wichtige Blutgefäße und Nerven sowie die Kniekehllymphknoten enthält.

Das *Kniegelenk* ist ein *zusammengesetztes* Gelenk. Es besteht aus ***2 Teilgelenken***:

1. Oberschenkel-Schienbein-Gelenk
(Art. femorotibialis, Femorotibialgelenk)
Das Gelenk lässt sich weiterhin einteilen in
- *mediales Femorotibialgelenk* zwischen den mittleren Kondylen des Femur und der Tibia und
- *laterales Femorotibialgelenk* zwischen den seitlichen Kondylen des Femur und der Tibia (➡ Bild 9.20, S. 256).

2. Kniescheibengelenk
(Art. femoropatellaris, Femoropatellargelenk) zwischen Femur und Kniescheibe.

Hinweis:
Das *Schienbein-Wadenbein-Gelenk* (Art. tibiofibularis) zählt aus anatomischer Sicht zum Kniegelenk, gehört aber funktionell zum oberen Sprunggelenk (➡ S. 274).

Praxis Bei geraden Beinen berühren sich im aufrechten Stand beide Knieinnenseiten und beide Innenknöchel.
Bei O-Beinen (Genua vara) stehen bei gestreckten Beinen die Knie auseinander und die Innenknöchel eng zusammen, bei X- Beinen (Genua valga) liegen die Knie aneinander und die Innenknöchel stehen auseinander.
Säuglinge besitzen physiologische O-Beine.
Eine Valgusstellung von 5° – 7° ist normal. Abweichungen von über 20° müssen rechtzeitig operativ korrigiert werden.

Bild 9.15 ***Kniegelenk*** *(Art. genius) – Medianschnitt*

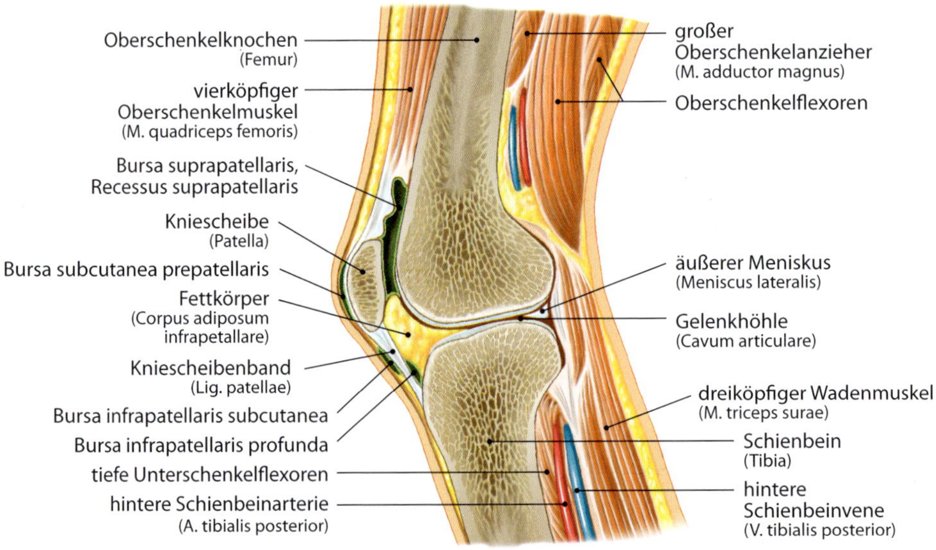

9.6.1 Oberschenkel-Schienbein-Gelenk (Art. femorotibialis, Femorotibialgelenk)

Gelenkform

Drehscharnier-, Radwinkel- bzw. Roll-Gleit-Drehgelenk (Mischung aus Scharnier- und Radgelenk).

Gelenkpartner

- Windenförmige und spiralig gekrümmte Femurkondylen (vergleichbar mit einem Flugzeugfahrwerk, ➡ Bild 9.16 und Bild 9.2, S. 225),
- *2 flache parallele konkave Gelenkflächen* des Schienbeinplateaus (➡ Bild 9.13, S. 249).

Die ***Gelenkkörper*** sind nicht kongruent und die typische Krümmung der Femurkondylen führt dazu, dass die Berührungsfläche in Beugestellung relativ klein und in Streckstellung viel größer ist (➡ Bild 9.18, S: 255).

Bewegungen

Das Gelenk erlaubt Bewegungen um 2 Achsen:

1. Transversalachse: *Beugen* und *Strecken* (Hauptbewegungen),
2. Longitudinalachse: *Innen-* und *Außenrotation* (nur bei gebeugtem Knie).

Die Rotation ist nur möglich, weil die Gelenkflächen der Tibia nicht exakt den Krümmungen der Femurkondylen angepasst sind.

Wegen der Inkongruenz der knöchernen Gelenkpartner wird das Kniegelenk zusätzlich durch Bänder gesichert (➡ S. 260ff). Es handelt sich also um ein Gelenk mit ***Bandführung***.

Bild 9.16 Rechtes distales Femurende

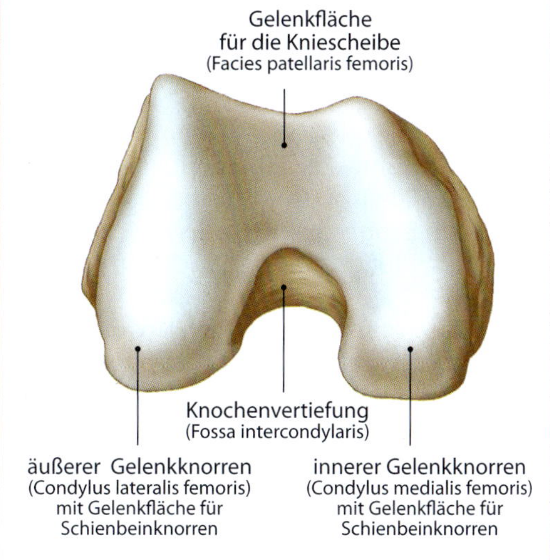

Bild 9.17 Artikulierende Knochen des Kniegelenks

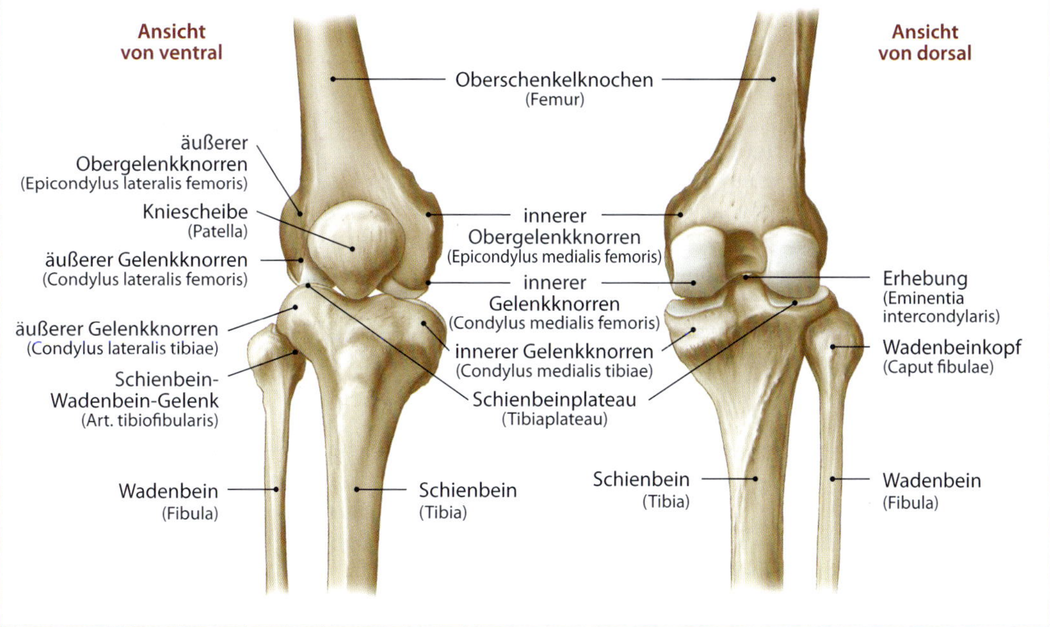

9.6.2 Kniescheibengelenk (Art. femoropatellaris, Femoropatellargelenk)

Das *Kniescheibengelenk* liegt zwischen Kniescheibe und ihrer Führungsrinne am Femur. Es artikulieren:
- keilförmige Rückseite der *Kniescheibe* (Facies articularis patellae) und
- *Führungsrinne* (Oberschenkelknochen-Gelenkfurche, Facies patellaris femoris) am distalen Ende des Femur.

Die Kniescheibe gleitet normalerweise nur in vertikaler Richtung und wird vom vierköpfigen Oberschenkelmuskel in ihr Gleitlager gepresst. Hierbei wirken insbesondere bei der Lastübertragung in Beugestellung, z. B. Aufrichtung aus der Hockstellung, enorme Druckkräfte auf den Knorpel.
Die Gleitbewegungen der Patella werden vom *infrapatellaren Fettkörper* (Corpus adiposum infrapatellare, Hoffa-Fettkörper) begleitet.
Dieser befindet sich vorn unterhalb der Patella zwischen den Tibiakondylen in der Area intercondylaris anterior und der Innenseite des Kniescheibenbandes (Lig. patellae) zwischen der Membrana fibrosa und der Membrana synovialis (➡ Bild 9.15 und S. 46).
Der Fettkörper agiert als weicher verformbarer Platzhalter, sorgt für einen kongruenten Schluss zwischen Patella, Femur und Tibia und wirkt als dämpfender und schützender Puffer an der exponierten vorderen Gelenkoberfläche.
Beim gestreckten Kniegelenk liegt die Patella der Bursa suprapatellaris oben auf und berührt nur mit ihrem Unterrand die Gelenkfläche des Femur.
Beim Beugen gleitet sie 5 bis 7 cm auf dem Femur nach distal. Außerdem verdrehen sich die proximalen und hinteren Fasern des inneren Seitenbandes, wodurch der innere Meniskus stabililisiert wird.
Bei Streckung des Knies weicht der Fettkörper den Femurkondylen seitlich aus und ist auf beiden Seiten des Lig. patellae tastbar.

Praxis Das Kniescheibengelenk ist insbesondere bei Sprüngen sehr hohen Zug-, Scher- und Stauchungsbeanspruchungen ausgesetzt. ⌟

9.6.3 Kniescheibe (Patella)

Die dreieckige *Kniescheibe* ist das ***größte Sesambein*** des Menschen. Sie ist in die Sehne des vierköpfigen Oberschenkelmuskels (M. quadriceps femoris, ➡ S. 264) eingelagert, wo sie als ***Hypomochlion*** (➡ S. 68) wirkt.
Der Abschnitt der Sehne zwischen Patella und ihrer Ansatzstelle an der vorderen Aufrauung des Schienbeins (Tuberositas tibiae) heißt ***Kniescheibenband*** (Lig. patellae).
Auf der Rückseite befindet sich die *Gelenkfläche* für den Oberschenkelknochen (Facies articularis patellae), welche von einer 4 – 6 mm dicken hyalinen Knorpelschicht überzogen ist.

Lage (➡ Bild 9.18)
Bei gebeugtem Kniegelenk liegt die Patella fest in der Furche zwischen den Femurkondylen (Patellagleitlager) oberhalb des Gelenkspaltes. Die proximalen und hinteren Fasern des inneren Seitenbandes verdrehen sich, wodurch der innere Meniskus stabilisiert wird.
Bei gestrecktem Kniegelenk schiebt sie sich noch etwas weiter nach proximal, liegt der Bursa suprapatellaris oben auf und berührt nur mit ihrem Unterrand die Gelenkfläche des Femur.

Funktionelle Bedeutung (➡ S. 68)
- *Krafteinsparung* (Hauptaufgabe) durch Verlängerung des wirksamen Hebelarms (➡ S. 81) des vierköpfigen Oberschenkelmuskels,
- *Reibungsminderung* zwischen Knochen und Sehne, v. a. bei der Beugung,
- *Sicherung* der *Sehnenführung* des M. quadriceps femoris,
- *Schutzfunktion*, indem sie die Druckkräfte der Quadrizepssehne verteilt und dadurch Knorpelschäden reduziert.

Die Beweglichkeit der Kniescheibe in Relation zum Schienbein ermöglicht sowohl Beuge- und Streck- als auch Rotationsbewegungen im Kniegelenk.

Hinweis: Im weiteren Verlauf unserer Betrachtungen wird ausschließlich der Begriff „Kniegelenk“ verwendet, obwohl eigentlich immer die oben aufgezählten Teilgelenke gemeint sind.

Bild 9.18 ***Rechtes Kniegelenk – Bewegung der Kniescheibe im gestreckten und gebeugten Knie***

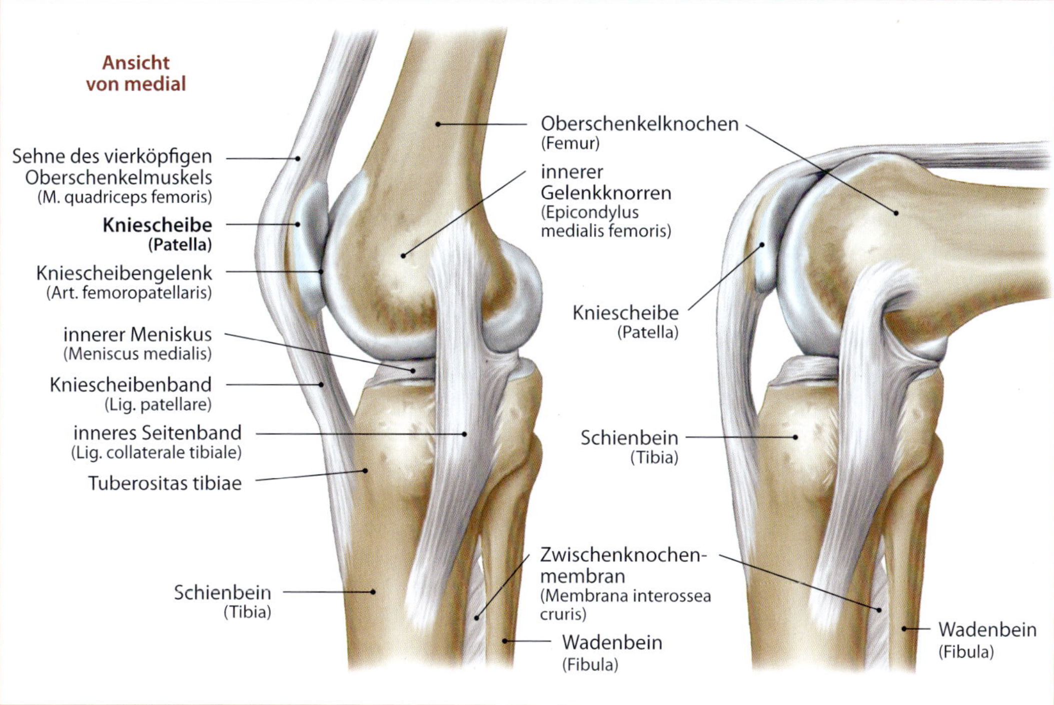

Merke! Das Kniegelenk als größtes Gelenk des Menschen ist ein Drehscharniergelenk. Die Hauptbewegungen sind Beugen und Strecken. Nur im gebeugten Zustand sind auch leichte Drehbewegungen möglich. Die Gelenkkörper werden von den Femur- und Tibiakondylen gebildet. Außerdem ist noch die Kniescheibe am Kniegelenk beteiligt. Es ist ein Gelenk mit Bandführung.

Im Kniegelenk artikulieren 3 Knochen mit 6 Gelenkflächen:

1. *Oberschenkelknochen* (Femur) mit
   - *2 Gelenkflächen* zur Verbindung mit dem Schienbein auf den gekrümmten Femurkondylen und
   - *1 Gelenkfläche* (Facies patellaris) für die Kniescheibe (Patella) auf der Vorderseite.
2. *Schienbein* (Tibia) mit
   - *2 flachen parallelen konkaven Gelenkflächen* der Schienbeinkondylen zur Verbindung mit dem Femur.
3. *Kniescheibe* (Patella) mit
   - dickem Knorpel überzogener *Gelenkfläche* (Facies articularis patellae) für das Femur an ihrer Rückseite.

Die Kniescheibe (Patella) bildet mit dem Femur das Kniescheibengelenk, wobei sich Facies patellaris femoris und Facies articularis patellae gegenüberstehen.

Sie ist als Sesambein in die Ansatzsehne des vierköpfigen Oberschenkelmuskels (M. quadriceps femoris) eingelagert.

Die Patella ist frei beweglich, sodass die bei den Kniegelenkbewegungen notwendigen Ortsverlagerungen in Relation zum Schienbein ermöglicht werden. Außerdem verlängert sie dessen wirksamen Hebelarm (Krafteinsparung). ⌟

9.6.4 Menisken (Menisci)

Bedingt durch ihre Form besteht zwischen Femur- und Tibiakondylen des Kniegelenks lediglich ein kleiner punktueller Kontakt, vergleichbar mit einer Kugel (Femurkondylen), die auf einer Tischplatte (Tibiaplateau) liegt.
Soll die Kontaktfläche zwischen Kugel und Tischplatte vergrößert werden, muss man einen Ring (Meniskus) einfügen, der den Zwischeraum ausfüllt.

Bild 9.19 Prinzip der Kontaktflächenvergrößerung zwischen Tibiaplateau und Femurkondylen

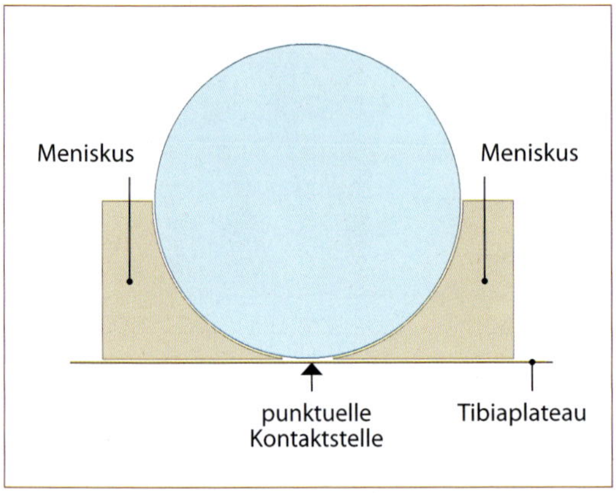

Die in die beiden Femorotibialgelenke eingelagerten Menisken entsprechen diesem Ring, der natürlich zur Mitte hin im Bereich der Eminentia intercondylaris unterbrochen ist.
Dadurch erhalten die Menisken folgende Form (➡ Bild 9.21):
- ***innerer Meniskus*** (Meniscus medialis), Innenmeniskus, medialer Meniskus: C- bzw. halbmondförmig, die „Hörner" liegen weiter auseinander, er ist mit der Gelenkkapsel fest verwachsen,
- ***äußerer Meniskus*** (Meniscus lateralis), Außenmeniskus: O- förmig, die „Hörner" liegen näher zusammen, er ist kleiner und beweglicher als der Meniscus medialis.

Die Femurkondylen lagern nur in der Mitte direkt auf den Kondylen der Tibia und peripher auf den Menisken, die somit die Gelenkpfanne ergänzen und maßgeblich für eine entsprechende Druckverteilung sorgen.
Die zwischen femuraler und tibialer Gelenkfläche liegenden Menisken haben folgende funktionell bedeutsamen ***Befestigungspunkte***:
- *Gelenkkapsel* seitlich,
- *Area intercondylaris* anterior und posterior,
- *Querband* (Lig. transversum genus ➡ Bild 9.21 und 9.24) verbindet die Vorderhörner miteinander,

Bild 9.20 Untergliederung des Kniegelenks durch die Menisken

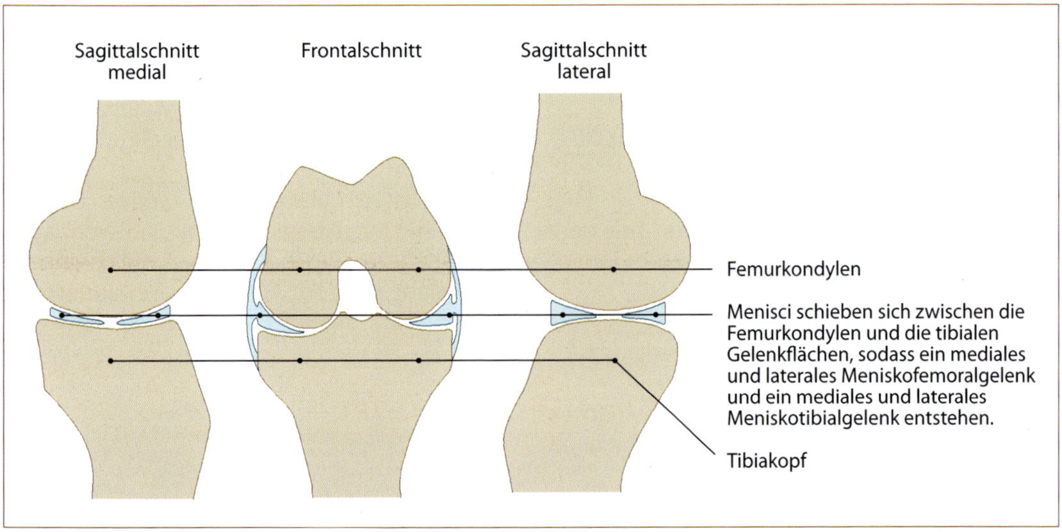

Bild 9.21 ***Menisken***

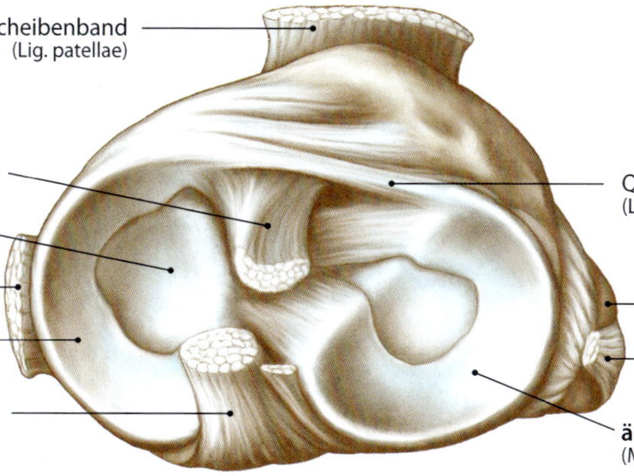

- *Kniescheibe* (Patella), von ihren Seitenflächen ziehen Faserstränge an die Innenseite des medialen und an die Außenseite des lateralen Meniskus,
- *inneres Seitenband* (Lig. collaterale tibiale, LCT) ist an der Innenseite des mittleren medialen Meniskus befestigt,
- Sehne des *Kniekehlenmuskels* (M. popliteus, ➡ S. 238 und 265) am hinteren Rand des lateralen Meniskus,
- Sehne des *halbmembranösen Muskels* (M. semimembranosus, ➡ S. 238) am hinteren Rand des medialen Meniskus,
- Fasern des *hinteren Kreuzbandes* (Lig. cruciatum posterius) am Hinterhorn des Außenmeniskus,
- Fasern des *vorderen Kreuzbandes* (Lig. cruciatum anterius) am Vorderhorn des Innenmeniskus (➡ 9.6.7).

Verlagerung und Verformung der Menisken bei den Kniegelenkbewegungen

Bei den Hauptbewegungen „Beugen" und „Strecken" rollen und gleiten die Femurkondylen auf den Tibiagelenkflächen und schieben die Menisken vor sich her.

Streckung (Extension)

Femurkondylen bewegen sich nach dorsal, Menisken werden nach vorn geschoben und etwas in die Länge gezogen und verschmälert.

Beugung (Flexion)

Femurkondylen bewegen sich nach ventral, Menisken werden nach hinten geschoben und werden wieder breiter und kürzer (Meniscus medialis durch Sehnenfasern des M. semimembranosus und Fasern des vorderen Kreuzbandes, Meniscus lateralis durch Kontraktion des M. popliteus).

Drehen (Rotation)

Die Rotationsbewegungen sind in der 90°-Beugestellung optimal möglich. Hierbei drehen sich die Tibiakondylen unter den Menisken, welche mehr oder weniger zwischen Femur- und Tibiakondylen verharren.

- *90°-Beugung* und *Innenrotation (10°)* Verlagerung des Meniscus medialis nach vorn und des Meniscus lateralis nach hinten,
- 90°-Beugung und Außenrotation Verlagerung des Meniscus medialis nach hinten und des Meniscus lateralis nach vorn.

Funktion der Menisken

1. Übertragung der Kräfte vom Femur auf die Tibia und umgekehrt,
2. Vergrößerung der Kontaktfläche und dadurch
3. Druckverminderung und
4. bessere Kraftverteilung zwischen Femur und Tibia,
5. Stoßdämpfung, indem sie sich unter Druck deformieren lassen.

Beanspruchung der Menisken

Die *Beanspruchung* der Menisken resultiert aus den zwischen Femur und Tibia wirkenden Kräften und Bewegungen, wobei die Hauptbeanspruchung des Femorotibialgelenks die *Kompression* ist. Weiterhin werden bei Druckanstieg, den Flexions-/Extensions- und Rotationsbewegungen die Menisken sowie Femur- und Tibiaknorpel deformiert und dadurch im Inneren auf *Zug* beansprucht.

Praxis Insbesondere beim extremen und gewaltvollen schnellen Strecken im Kniegelenk können mitunter die Menisken den Femurkondylen nicht folgen, sodass sie zwischen Femur- und Tibiakondylen eingeklemmt werden. Dabei werden sie in der Streckstellung sehr stark belastet und mögliche Verletzungen sind die Folge. Weil der mediale Meniskus aufgrund seiner Befestigungsstellen weniger verschieblich als der laterale ist, wird er öfter eingeklemmt. Häufige Meniskusverletzungen sind: Risse, Abrisse, Ablösung von der Gelenkkapsel.
Muss ein Meniskus entfernt werden (Meniskektomie), treten aufgrund seiner sehr beschränkten Regenerationsfähigkeit frühzeitig Verschleißerscheinungen im Kniegelenk auf. ⌟

Merke! Das Kniegelenk gewährleistet einen großen Bewegungsspielraum bei optimaler Stabilität.
Die Oberschenkel-Schienbein-Gelenke (Artt. femorotibiales) erhalten ihre Stabilität maßgeblich durch halbmondförmige Faserknorpelscheiben, die Menisken. Diese kompensieren die Inkongruenzen („Ungleichheiten") der Gelenkflächen, folgen den Drehbewegungen und vergrößern die Kontaktfläche. Als „transportable Gelenkpfannen" haben die Menisken eine große Bedeutung für die Last- bzw. Kraftübertragung zwischen Femur und Tibia (Knochenführung, Stoßdämpfung). Die Menisken besitzen trotz ihrer bindegewebigen Befestigungen eine relativ große Bewegungsfreiheit und sind ausgiebig verformbar. Bei der Beugung werden sie nach hinten und bei der Streckung nach vorn verlagert. Bei den Rotationsbewegungen bleiben die Menisken in einer Art Zwischenstellung zwischen Tibia- und Femurkondylen stehen. ⌟

9.6.5 Gelenkkapsel (Capsula articularis)

Die relativ schlaffe, weite *Gelenkkapsel* hüllt das distale Femurende und das proximale Ende der Tibia ein. Sie umschließt die 6 Gelenkflächen des Kniegelenks und die Patella. Der von ihr umgebene Gelenkraum hat im Horizontalschnitt eine hufeisenförmige Gestalt, weil das hintere Kreuzband außerhalb der Kapsel liegt. Seitlich befindet sich die Durchtrittsstelle für den Kniekehlenmuskel (M. popliteus, ➡ S. 238, 265). Die Kniegelenkkapsel ist auf ihrer Rückseite am stabilsten. Sie ist an folgenden Stellen befestigt:

- am *Femur* 1 bis 2 cm oberhalb der Knorpelknochengrenze mit Aussparung der Epikondylen,
- an der Außenzone der *Menisken* in Gelenkspalthöhe und
- an der *Knorpelknochengrenze* der Tibiakondylen, wo sie in die ventrale Kapselwand der Kniescheibe eingebaut ist.

Im Bereich der Tibia zieht die innere Schicht oder *Gelenkinnenhaut* (Membrana synovialis) zur Eminentia intercondylaris und die *äußere* stabilisierende *Faserschicht* (Membrana fibrosa) zur Knorpelknochengrenze des Schienbeins (➡ S. 46).
Das hat zur Folge, dass die Kreuzbänder weitestgehend von der Synovialmembran umgeben werden. Lediglich auf der dorsalen Seite sind sie von der Membrana fibrosa bedeckt.

Um die Kniescheibe bildet die Gelenkkapsel 3 weiträumige *Reserveräume* bzw. Ausbuchtungen (Recessus). Diese Kapselreserve wird beim Übergang von der Streck- in die Beugestellung aufgebraucht.
Die Gelenkkapsel wird außen durch folgende Strukturen verstärkt:

- *Kniescheibe* mit dem *Kniescheibenband* (Lig. patellae) als Fortsetzung der Quadrizepssehne (➡ Bild 9.24, S. 261),
- *äußeres* und *inneres* Halteband (Retinacula patellae laterale und mediale) als Ansatzstellen des äußeren bzw. inneren Oberschenkelmuskels (➡ S. 264),
- *kapselverstärkende Bänder* (schräges und bogenförmiges Kniekehlenband) im Bereich der Kniekehle,

- *Ursprungs-* und *Ansatzsehnen* der hier verlaufenden Muskeln.

In der Membrana fibrosa befinden sich verschiedene Sinneszellen (Rezeptoren), welche die Gelenkstellung registrieren, und freie Nervenendungen zur Aufnahme von Schmerzreizen.

Bild 9.22 ***Gelenkkapsel*** *(Capsula articularis)* ***des rechten Kniegelenks mit nach unten geklappter Kniescheibe***

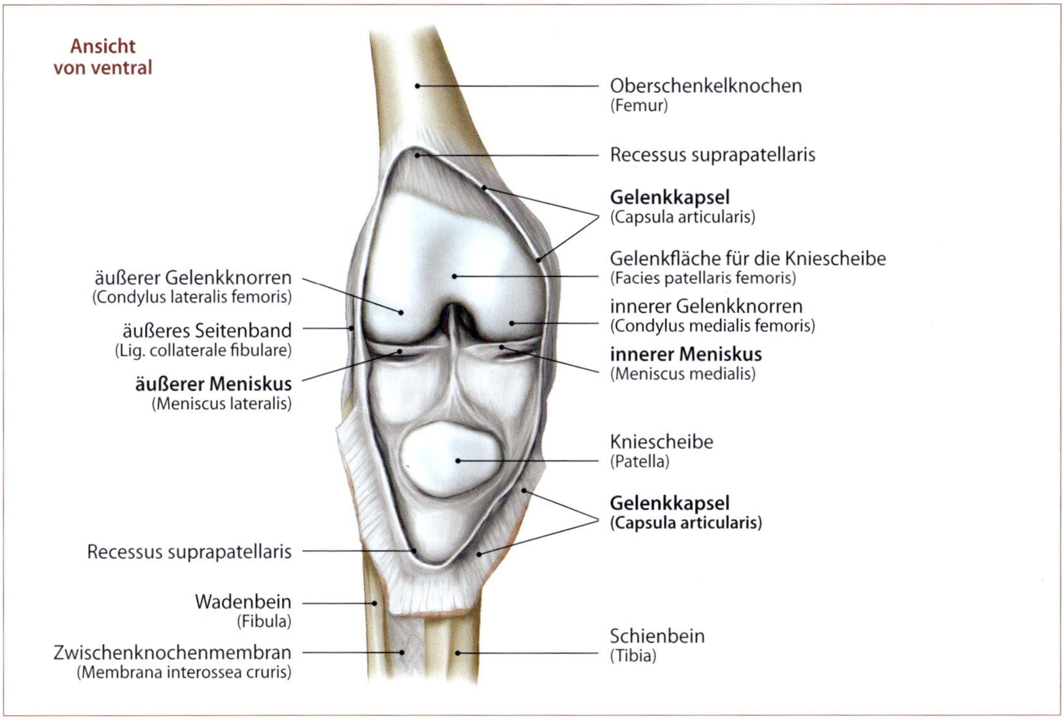

Bild 9.23 ***Gelenkkapsel*** *(Capsula articularis) – Draufsicht*

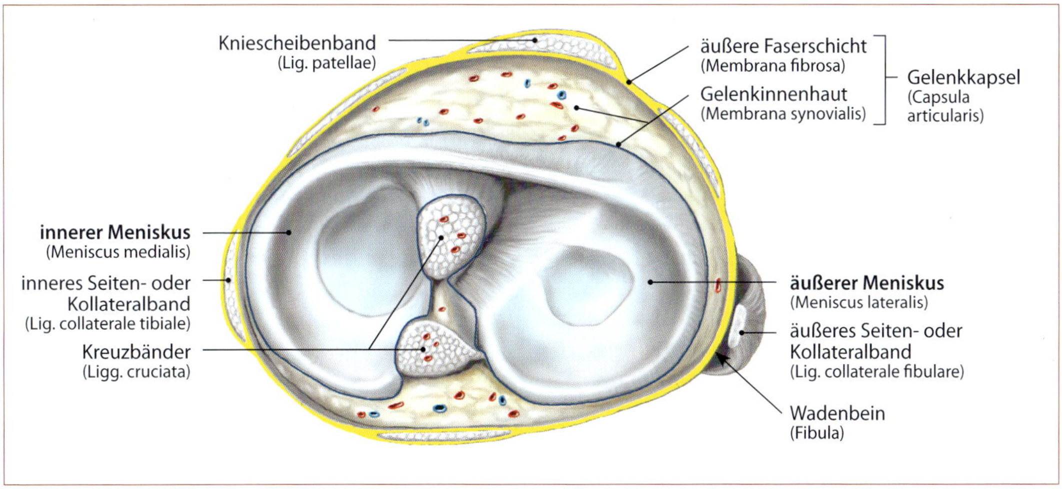

9.6.6 Schleimbeutel (Bursae)

Zur Herabsetzung der Reibung befinden sich an den gefährdeten Stellen des Kniegelenks zahlreiche Schleimbeutel (➡ S. 67 und Bild 9.15, S. 252). Die meisten stehen nicht mit der Gelenkhöhle in Verbindung, wie z. B. die nicht kommunizierenden *Bursa subcutanea prepatellaris* unmittelbar vor der Patella und *Bursa infrapatellaris profunda* zwischen Lig. patellae und Membrana fibrosa der Gelenkkapsel.
Der größte mit der Gelenkkapsel in Verbindung stehende Schleimbeutel ist die oberhalb der Kniescheibe zwischen Femur und Quadrizepssehne liegende *Bursa suprapatellaris*, die gleichzeitig den Gelenkraum erweitert und daher auch als *Recessus suprapatellaris* bezeichnet wird.

Praxis Infektionen, Entzündungen oder Verletzungen können zu einer Verklebung der Rezessuswände führen, sodass die Patella nicht mehr gleiten kann und so das Kniegelenk in Streckstellung versteift ist.
Schleimbeutelentzündungen führen zu deren Vergrößerung und zu Schwellungen.

Merke! Das Kniegelenk mit seinen Teilgelenken wird von einer gemeinsamen, sehr weiten Gelenkkapsel umhüllt. In die ventrale Kapselwand ist die Kniescheibe eingelassen, die von einem voluminösen Fettkörper und weiträumigen Reserveräumen umgeben ist. Zahlreiche Schleimbeutel vermindern an besonderen Reibungspunkten die Reibung.

9.6.7 Bänder des Kniegelenks

Das *Kniegelenk* erhält seine Stabilität in den einzelnen Stellungen durch:
- den Kapsel-Band-Apparat und
- die aktiv stabilisierende Wirkung von Muskelgruppen (➡ S. 262).

Der Bandapparat wird in 2 Sparten eingeteilt:
- extrakapsulärer (extraartikulärer) Bandapparat,
- intrakapsulärer (intraartikulärer) Bandapparat.

Extrakapsulärer Bandapparat
Die *extrakapsulären* Bänder schmiegen sich der Gelenkkapsel an und verschmelzen mit ihr, sodass sie teilweise zum festen Bestandteil der Membrana fibrosa werden.
Zu diesen Bändern gehören:

1. Ventrale Bänder
- ***Kniescheibenband*** (Lig. patellare, ➡ Bild 9.15 und 9.24), das 5 – 6 cm dicke Band ist die distale Fortsetzung der Quadrizepssehne und Teil der Gelenkkapsel.

2. Laterale Bänder (Seiten- oder Kollateralbänder)
- ***Äußeres Seitenband*** (Lig. collaterale laterale /fibulare, LCL)
  - *proximale Insertionsstelle:* Außenseite des Epocondylus lateralis femoris,
  - *distale Insertionsstelle:* Wadenbeinköpfchen.

  Das kräftige runde Band wird durch die Sehne des Kniekehlenmuskels (M. popliteus, ➡ S. 238 und 265) von der Gelenkkapsel getrennt.
- ***Inneres Seitenband*** (Lig. collaterale mediale/tibiale, LCM)
  - *proximale Insertionsstelle:* Innenseite des Epocondylus medialis femoris,
  - *distale Insertionsstelle:* Tibiaplateau (mediale Seite).

  Tiefliegende Fasern fixieren von außen den Innenmeniskus, während dorsale Faserbündel in die Gelenkkapsel integriert sind.

Die Seitenbänder werden bei *Beugung* des Kniegelenks *entspannt* und bei *Streckung gespannt.* Sie dienen demnach als Führungsbänder für die Flexion und Extension.

3. Dorsale Bänder
- ***Schräges Kniekehlenband*** (Lig. popliteum obliquum).
- ***Bogenförmiges Kniekehlenband*** (Lig. popliteum arcuatum).

Diese Bänder verstärken die hintere Kapselwand und sind teilweise mit ihr verschmolzen.

Intrakapsulärer Bandapparat

Der *intrakapsuläre* Bandapparat besteht aus 2 Kreuzbändern (vorderes und hinteres Kreuzband).

Sie liegen im Gelenkzentrum, und teilweise außerhalb der Gelenkkapsel und überkreuzen sich selbst (Name!).

Wichtige ***Aufgaben*** sind:

- Sie gewährleisten in der labilen Beugestellung bei erschlafften Seitenbändern den Kontakt der Gelenkkörper, leisten also einen wichtigen Beitrag zur *Gelenkstabilisierung*. Gleichzeitig ermöglichen sie einen größtmöglichen *Bewegungsgrad* des Kniegelenks.
- Sie schränken die *Rotationsbewegungen* des Unterschenkels (Innen- und Außenrotation) ein.

Bild 9.24 Bänder des rechten Kniegelenks

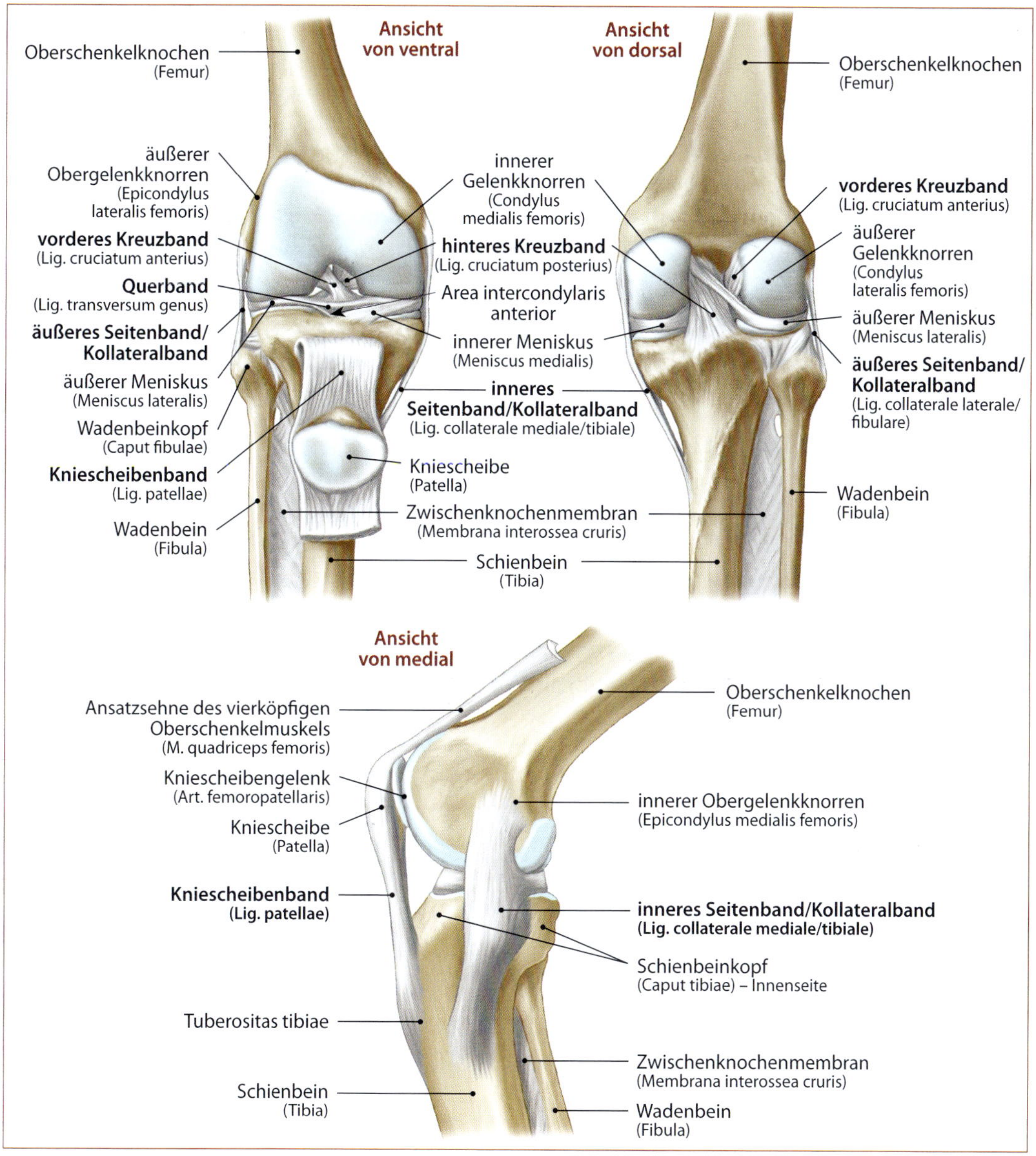

Vorderes Kreuzband, VKB (Lig. cruciatum anterius)
Das *VKB* ist lang und schräg gestellt. Es *verläuft* vom Condylus lateralis femoris (Innenseite) zur Area intercondylaris anterior der Tibia, also von oben-hinten-außen nach unten-vorne-innen.
Aufgabe
Teile des Bandes sind sowohl bei der Beugung als auch der Streckung gespannt.
Aufgrund dessen verhindert es bei ausgestrecktem Bein eine Hyperextension und beim Beugen eine Verschiebung des Schienbeins nach vorn.

Hinteres Kreuzband, HKB (Lig. cruciatum posterius)
Das kräftigere *HKB* ist kurz und steil gestellt. Es *verläuft* vom Condylus medialis femoris (Außenseite) zur Area intercondylaris posterior der Tibia, also von oben-hinten-innen nach unten-vorne-außen.
Aufgabe
Die Hauptaufgabe des Bandes ist die *Stabilisierung* des gebeugten Knies, indem es eine Dorsalverschiebung des Schienbeinkopfes verhindert.
Beide Kreuzbänder stehen im rechten Winkel aufeinander.

Außer den Kollateralbändern sind für die Stabilisierung des belasteten Kniegelenks eine Reihe von ***Muskeln***, die gewissermaßen als „aktive Bänder" wirken, von großer Bedeutung.
- M. tensor fasciae latae (➡ S. 235 und 237) – unterstützt über den Tractus iliotibialis (➡ S. 236f) das Außenband.
- M. gracilis, M. semitendinosus und M. sartorius unterstützen über den Pes anserinus (➡ S. 235) das Innenband.
- M. quadriceps femoris (➡ S. 264) sichert das Gelenk lateral und medial.

Praxis Bänderrisse und Muskelatrophien (v. a. des M. quadriceps femoris) führen zu Instabilitäten des Kniegelenks.
Bei zerrissenem vorderem Kreuzband lässt sich der Unterschenkel gegenüber dem Oberschenkel schubladenartig vor- und bei Riss des hinteren Kreuzbandes zurückschieben (Schubladenphänomen).
Als Folge von Überlastungen, Verletzungen, Fehlstellungen u. a. kommt es sehr häufig zum Gelenkverschleiß (Gonarthrose). ⌟

Merke! Besondere Bedeutung als schützende und sichernde Elemente des Kniegelenks haben:
- die *Seiten-* oder *Kollareralbänder* aufgrund ihrer hohen Zugfestigkeit als Führungsbänder für die Beuge- und Streckbewegung,
- die *hintere Kapselwand*, welche durch kräftige Bandzüge verstärkt wird und im Bereich der beiden Kondylen verdickt ist,
- *Muskeln*, die um das Gelenk liegen – sie wirken durch ihre Kontraktion stabilisierend, schützen das Gelenk vor Verrenkungen und unterstützen somit den nur passiv agierenden Bandapparat.
  Der wichtigste Muskel in diesem Zusammenhang ist zweifellos der vierköpfige Oberschenkelmuskel (M. quadriceps femoris). Ohne ihn ist keine Kniegelenkstabilität möglich.
- Die *Kreuzbänder* sichern die Stabilität und den Zusammenhalt des gebeugten Knies und wirken einer Überstreckung bzw. Überdehnung entgegen. Sie erlauben Bewegungen, ohne dass der Kontakt der Gelenkflächen aufgehoben wird.

Die präzise Ausführung der Kniegelenkbewegungen, insbesondere während der Beugestellung, wird durch das Zusammenwirken und die wechselnden Einstellungen von Bandapparat und Muskulatur ermöglicht. ⌟

9.6.8 Bewegungen und Muskeln des Kniegelenks

Wie bereits erwähnt, ermöglicht das Kniegelenk 4 Bewegungen:
1. *Strecken* (Extension) und Schlussrotation im Kniegelenk,
2. *Beugen* (Flexion),
3. *Einwärtsdrehen* (Innenrotation) bei gebeugtem Knie,
4. *Auswärtsdrehen* (Außenrotation) bei gebeugtem Knie.

Bewegungsumfänge (Neutral-Null-Methode)
Flexion – Extension: 150° – 0° – 0°
Innenrotation – Außenrotation
(bei rechtwinkliger Beugung): 10° – 0° – 30°

Für die Bewegungen im Kniegelenk ist die ***Oberschenkelmuskulatur*** verantwortlich, welche von folgenden Muskeln gebildet wird:

Vordere Oberschenkelmuskeln - Extensoren
- *Schneidermuskel* (M. sartorius, ➠ S. 235 und 264),
- *vierköpfiger Oberschenkelmuskel* (M. quadriceps femoris, ➠ S. 264).

Hintere Oberschenkelmuskeln – Flexoren
- *Zweiköpfiger Oberschenkelmuskel* (M. biceps femoris, ➠ S. 237f),
- *Halbsehnenmuskel* (M. semitendinosus, ➠ S. 238),
- *Halbmembranöser Muskel* (M. semimembranosus, ➠ S. 238),
- *Kniekehlenmuskel* (M. popliteus, ➠ S. 238 und 265).

9.6.8.1 Strecken (Extension) und Schlussrotation im Kniegelenk

Der Grenzwert des Streckens wird im aufrechten Stand erreicht. Allerdings kann das Knie im Stand bei ca. 5° Außenrotation des Unterschenkels um weitere 10° überstreckt werden.
Die funktionelle Bedeutung dieser sog. *Schlussrotation* besteht darin, das Knie in der Streckstellung zusätzlich zu sichern bzw. zu *stabilisieren,* damit es nicht ungewollt „abrutscht".

Merke! Durch die Schlussrotation entsteht im Stand eine starre Säule mit optimaler Belastungskraft.

Der ***Hauptstrecker*** des Kniegelenks ist der ***vierköpfige Oberschenkelmuskel*** (M. quadriceps femoris). Der außerordentlich kräftige Muskel (physiologischer Querschnitt: ca. 150 cm^2, ➠ S. 80) überwiegt die Flexoren des Kniegelenks um das Dreifache. Er liegt auf der Vorderseite des Oberschenkels und wird von *4 Teilmuskeln* gebildet.
- *Äußerer Oberschenkelmuskel* (M. vastus lateralis),
- *mittlerer Oberschenkelmuskel* (M. vastus intermedius),
- *innerer Oberschenkelmuskel* (M. vastus medialis),
- *gerader Oberschenkelmuskel* (M. rectus femoris).

Die 4 Muskeln besitzen eine gemeinsame Endsehne, welche an der Tuberositas tibiae ansetzt. (➠ S. 248).

Weiterhin sind der *M. gluteus maximus* (➠ S. 237) und der *M. tensor fasciae latae* (➠ S. 235 und 237) über den Tractus iliotibialis (➠ S. 236f) an der Streckung des Kniegelenks beteiligt.

Bild 9.25 Vierköpfiger Oberschenkelmuskel *(M. quadriceps femoris) von vorn*

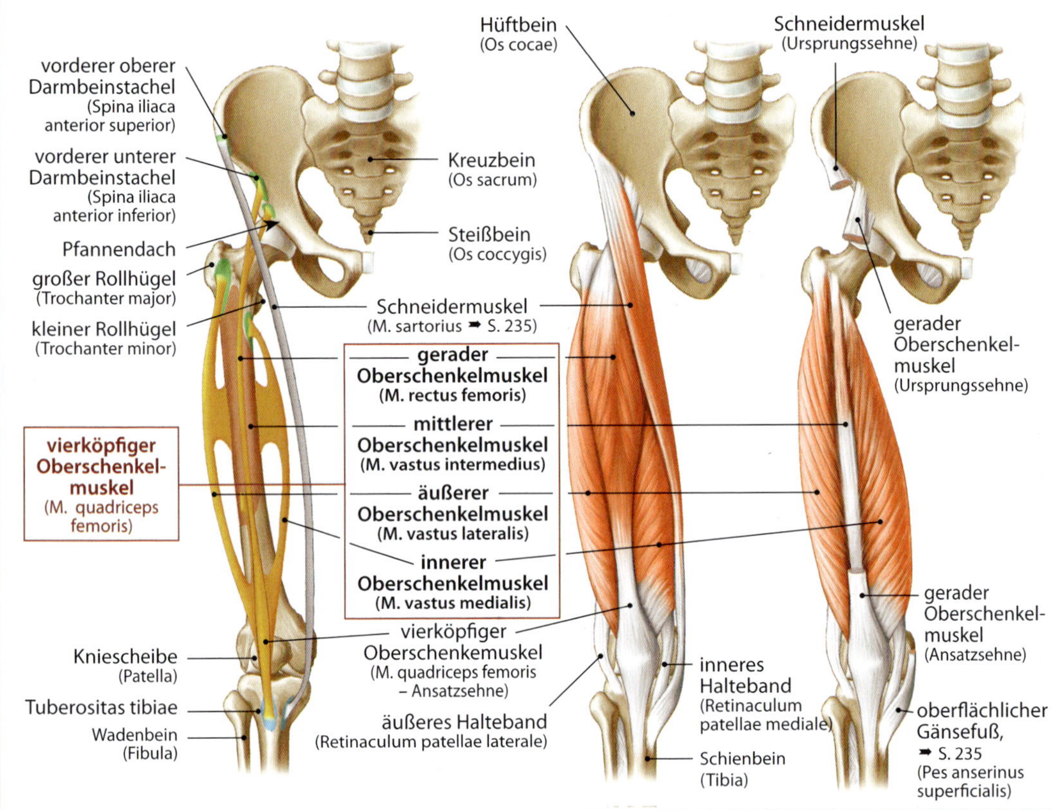

M. quadriceps femoris *(vierköpfiger Oberschenkelmuskel)*

Innervation	N. femoralis L_2 – L_4
Ansatz	Über Kniescheibenband (Lig. patellae) an der Tuberositas tibiae (rauhe Stelle an der oberen vorderen Schienbeinkante)
Funktion	• Extension

1. Äußerer Oberschenkelmuskel *(M. vastus lateralis)*

Ursprung	Trochanter major: seitliche Fläche, Labium laterale der Linea aspera
Synergisten	Mm. vastus lateralis und medialis, M. rectus femoris
Antagonisten	M. biceps femoris und alle Hüft- und Knieflexoren
Bemerkungen	Größter Teil des M. quadriceps femoris, Faserzüge zum Retinaculum laterale patellae, liegt unmittelbar unter dem Tractus iliotibialis, gut geeignet für intramuskuläre Injektionen (i. m.) ➡ laterale Vastus-Injektion.

2. Mittlerer Oberschenkelmuskel *(M. vastus intermedius)*

Ursprung	Femur: vordere und laterale Fläche
Synergisten	Mm. vastus medialis und lateralis, M. rectus femoris
Antagonisten	M. biceps femoris
Bemerkungen	Tiefste Schicht des M. quadriceps femoris, liegt unter dem M. rectus femoris.

3. Innerer Oberschenkelmuskel *(M. vastus medialis)*

Ursprung	Femur: Labium mediale der Linea aspera
Synergisten	Mm. vastus lateralis und intermedius
Antagonisten	M. biceps femoris
Bemerkungen	Faserzüge zum Retinaculum mediale patellae, zieht als einziger Muskel die Kniescheibe zur Mitte hin. ➡

4. Gerader Oberschenkelmuskel *(M. rectus femoris)*

Ursprung	Os ilium: vorderer unterer Darmbeinstachel und oberer Rand der Hüftgelenkspfanne
Funktion	• Extension im Kniegelenk • Flexion im Hüftgelenk – Wirkung nimmt mit zunehmender Kniebeugung (Vordehnung des Muskels) zu
Synergisten	M. iliopsoas, M. sartorius, Mm. vastus lateralis/intermedius/medialis, M. tensor fasciae latae, M. gluteus maximus
Antagonisten	M. biceps femoris, alle Hüftstrecker und Kniebeuger
Bemerkungen	Längster Quadrizepskopf, entspringt als einziger von den 4 Köpfen am Becken und ist daher zweigelenkig, realisiert mit weiteren Muskeln die Bewegungskombination Hüftbeugung – Kniestreckung beim Gehen, er spielt eine wichtige Rolle beim Aufrichten aus der Hockstellung, ausdauernd, neigt stark zur Verkürzung.

Praxis Bei einer Lähmung des M. quadriceps femoris, z. B. durch Schädigung des N. femoralis, knickt das Knie bei der Beugung ein und die aktive Streckfähigkeit geht verloren. ┘

Merke! Der vierköpfige Oberschenkelmuskel (M. quadriceps femoris) ist der Strecker des Kniegelenks. Er liegt auf der Vorderseite des Oberschenkels. Von seinen 4 Teilmuskeln entspringt nur der M. rectus femoris am Becken und ist daher zweigelenkig, sodass er im Kniegelenk streckt und im Hüftgelenk beugt. Die restlichen 3 Teilmuskeln sind hingegen reine Strecker.
Die 4 Teilmuskeln verschmelzen zu einer gemeinsamen Endsehne, welche an der Tuberositas tibiae ansetzt. Unterhalb der in sie eingelagerten Kniescheibe wird die Sehne auch als Kniescheibenband (Lig. patellae) bezeichnet. ┘

9.6.8.2 Beugen (Flexion) im Kniegelenk

Um das Kniegelenk zu beugen, muss zunächst die Schlussrotation „entriegelt" werden (➡ S. 263). Dies geschieht durch den Kniekehlenmuskel (M. popliteus) gemeinsam mit den Innenrotatoren.

Flexoren des Kniegelenks

Kniekehlenmuskel *(M. popliteus,* ➡ *S. 238)*

Innervation	N. tibialis (Schienbeinnerv, L_4 - S_1)
Ursprung	Femur: Epicondylus lateralis femoris
Ansatz:	Tibia: Rückseite, unterhalb des Condylus medialis tibiae
Funktion	• ***hebt Schlussrotation*** des Kniegelenks auf (Hauptfunktion), • Innenrotator und Extensor im Kniegelenk
Synergisten	M. semimembranosus, M. semitendinosus u. a.
Antagonisten	M. quadriceps femoris, M. tensor fasciae latae u. a.
Bemerkungen	Einziger eingelenkiger Innenrotator, weshalb die Hüftgelenkstellung keinen Einfluss auf seine Wirkung hat

Die *Flexoren* des Kniegelenks liegen auf der Rückseite des Oberschenkels (➡ ischiokrurale Muskeln, S. 236, 238f).
Distal laufen sie auseinander und bilden die obere Begrenzung der Kniekehle.

- *M. biceps femoris* (zweiköpfiger Oberschenkelmuskel, ➡ S. 238f),
- *M. semimembranosus* (halbmembranöser Muskel, ➡ S. 238),
- *M. semitendinosus* (Halbsehnenmuskel, ➡ S. 238).

Weitere Beugemuskeln sind:
- *Schneidermuskel* (M. sartorius, ➡ S. 235 und 264),
- *schlanker Muskel* (M. gracilis), (➡ S. 241f).

Der *M. gastrocnemius* (Wadenmuskel, ➡ S. 300f) trägt zur Stabilisierung des Kniegelenkes bei.

Praxis Bei vielen Sportlern sind die ischiokruralen Muskeln verkürzt, sodass es bei plötzlichen Antritten oder beim Sprint zu Zerrungen und Muskelfaserrissen kommen kann. Durch Dehnungsübungen kann dem vorgebeugt werden.

Merke! Die Beuger des Kniegelenks liegen auf der Dorsalseite des Oberschenkels. Sie werden auch als ischiokrurale Muskeln bezeichnet. Als zweigelenkige Muskeln strecken sie im Hüftgelenk und beugen je nach Hüftgelenkstellung mehr oder weniger im Kniegelenk. Mit zunehmender Beugung im Hüftgelenk werden sie vorgedehnt und passiv gestreckt. Gleichzeitig wird ihre Beugewirkung im Kniegelenk gesteigert. Bei gestrecktem Knie wird in umgekehrter Weise ihre Extensionswirkung im Hüftgelenk erhöht.
Die Flexoren des Kniegelenks sind schwächer als ihr Antagonist, der M. quadriceps femoris, dafür aber vielgliedriger und differenzierter. Deshalb erlauben sie im Unterschied zu den Extensoren verschiedene Bewegungskombinationen.

9.6.8.3 Drehen (Rotation) im Kniegelenk

Rotationsbewegungen sind nach Vollzug der Schlussrotation nicht möglich. Sie nehmen aber mit steigender Beugung zu und sind bei ca. 50° am größten. Die Außenrotation ist deutlich größer als die Innenrotation.
Die Rotatoren des Kniegelenks sind die *hinteren Oberschenkelmuskeln* bzw. *Kniegelenkbeuger*.
Nach ihrer Ansatzstelle am Unterschenkel werden 2 Gruppen unterschieden:

1. ***Außenrotatoren*** – Ansatz an der lateralen Seite des Unterschenkels
   - *M. biceps femoris* – Ansatz am Wadenbeinkopf (➡ S. 238f),
   - *M. tensor fasciae latae* (nur bei gebeugtem Knie) - Ansatz über den Tractus iliotibialis am Condylus lateralis tibiae (➡ S. 235 und 237),

   Funktion
   Bei Kontraktion der Außenrotatoren dreht sich das Schienbein nach außen (Fußspitze zeigt nach lateral).
2. ***Innenrotatoren*** – Ansatz an der medialen Seite des Unterschenkels - Condylus medialis tibiae (Hauptsehne), Tuberositas tibiae
   - *M. semimembranosus* (➡ S. 238),
   - *M. semitendinosus* (➡ S. 238),
   - *M. sartorius* (➡ S. 235 und 264),
   - *M. gracilis* (➡ S. 241f),
   - *M. popliteus* (➡ S. 238 und 265).

   Funktion
   Die Innenrotatoren drehen bei ihrer Kontraktion das Schienbein nach innen (Fußspitze zeigt nach medial) bzw. führen das Bein zur Tragelinie zurück. Bei gebeugtem Kniegelenk bremsen sie die Außenrotation und schützen dadurch den Kapsel-Band-Apparat.

Merke! Die Rotationsmöglichkeiten im Kniegelenk (Art. genus) sind relativ gering. Die Rotatoren des Kniegelenks entsprechen seinen Flexoren. Aufgrund ihres Ansatzes werden Außen- und Innenrotatoren unterschieden. Bei der Flexion im Kniegelenk wirken Außen- und Innenrotatoren synergistisch.

Bild 9.26 ***Rotationsbewegungen im Kniegelenk in 90° Beugestellung***

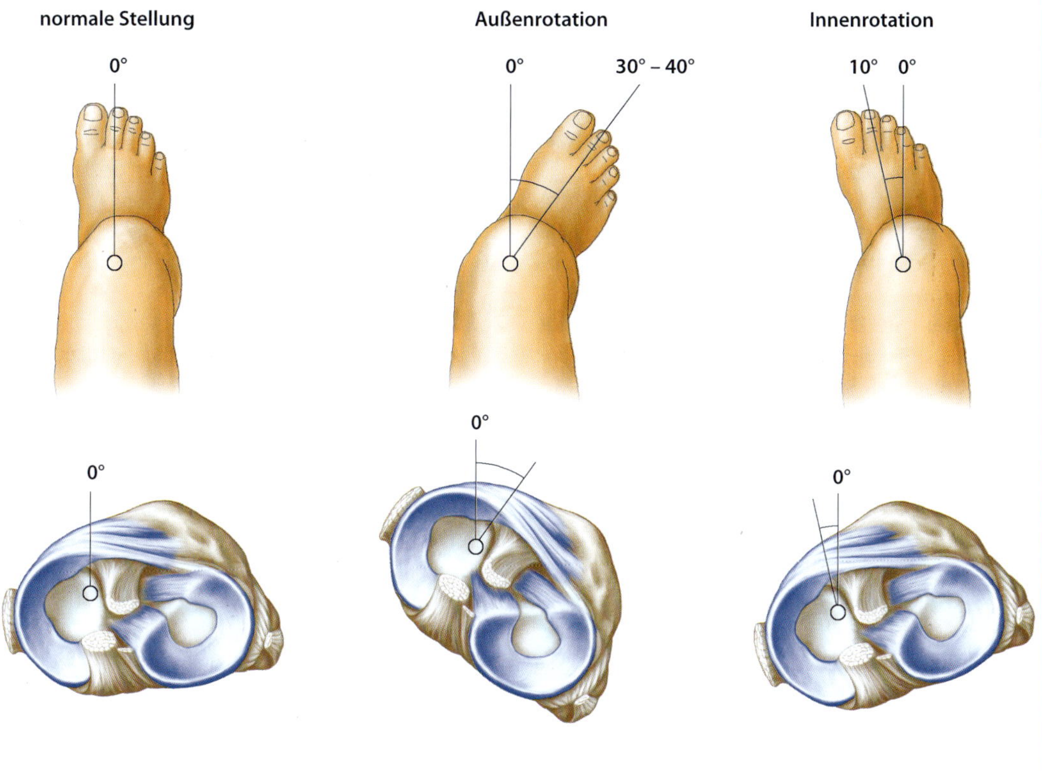

9.7 Aufgaben

1. Welche Knochen bilden den Unterschenkel? Vergleichen Sie die Unterschenkelknochen hinsichtlich proximalem Ende, Schaft bzw. Körper, distalem Ende, Größenverhältnissen, Gestalt. (9.5)
2. Was versteht man unter der Tuberositas tibiae und wo befindet sie sich? (9.5.1)
3. Suchen Sie am eigenen Körper die tastbaren Knochenteile am Unterschenkel auf. (9.5.2)
4. Nennen Sie die am Kniegelenk beteiligten Knochen und Gelenkflächen. (9.6.1)
5. Wo liegt die Kniescheibe (Patella) und welche funktionelle Bedeutung hat sie? (9.6.3)
6. Welche Aufgabe hat ein Sesambein? (5.2.3.4, 9.6.3)
7. Erläutern Sie Lage und Aufgaben der Menisken. (9.6.4)
8. Begründen Sie, warum Verletzungen der Innenmenisken häufiger sind als jene der Außenmenisken. (9.6.4)
9. Wie verlagern sich die Menisken bei den verschiedenen Kniegelenkbewegungen? (9.6.4)
10. Vergleichen Sie Hüft- und Kniegelenkkapsel. (9.3.1, 9.6.5)
11. Welche Funktion haben Rezessus? (9.6.5)
12. Welche Funktion erfüllen Schleimbeutel? Nennen Sie je einen kommunizierenden und einen nicht kommunizierenden Schleimbeutel des Kniegelenks. (9.6.6)
13. Wie heißen die Führungsbänder des Kniegelenks und welche Aufgaben erfüllen sie? (9.6.7)
14. Beschreiben Sie Verlauf und Aufgaben der Kreuzbänder. (9.6.7)

15. Der Unterschenkel lässt sich
    a) nach vorn,
    b) nach hinten schieben.
    Was sind die Ursachen? (9.6.7)
16. Welcher Muskel ist für die Sicherung des Kniegelenks besonders wichtig? (9.6.8)
17. Warum wird das Kniegelenk als Drehscharniergelenk bezeichnet? (9.6)
18. Nennen und beschreiben Sie die Teilgelenke des Kniegelenks (Knochen, Gelenkflächen, Gelenkführung, Besonderheiten, Bewegungsmöglichkeiten). (9.6)
19. Nennen Sie die wichtigsten Muskeln der Hüfte und des Oberschenkels sowie ihre Aufgaben. (9.3.4, 9.6.8)
20. Welche Muskeln bewirken im Kniegelenk
    a) Extension,
    b) Flexion,
    c) Innenrotation,
    d) Außenrotation? (9.6.8)
21. Was versteht man unter der Schlussrotation und welche Bedeutung hat sie? (9.6.8.1)
22. Wie heißen die 4 Teilmuskeln des M. quadriceps femoris? (9.6.8.1)
23. Kennzeichnen Sie die Ansatzstellen der Kniegelenkextensoren und -flexoren. (9.6.8.1, 9.6.8.2)
24. Wo befinden sich die Beuger des Kniegelenks? (9.6.8.2)
25. Erklären Sie, wieso die Kniegelenkflexoren im Kniegeklenk beugen und im Hüftgelenk strecken. (9.6.8.2)
26. Warum werden die rückseitigen Oberschenkelmuskeln auch als ischiokrurale Muskeln bezeichnet? (9.3.4.3)
27. Welche Bedeutung hat die Vordehnung von Muskeln (Beispiele)? (5.2.3.7)
28. Wieso kann während der Schlussrotation keine Drehbewegung im Kniegelenk erfolgen? (9.6.8.1)

9.8 Fuß (Pes)

Während die menschliche Hand in erster Linie ein Greiforgan ist, hat der menschliche Fuß vordergründig eine ***Stütz***- und ***Fortbewegungsfunktion*** zu erfüllen. Er ist ein *Lauf*- und *Standfuß*. Wichtige Merkmale sind:
- die starke Erweiterung des Fußwurzelbereiches, insbesondere das mächtige Fersenbein,
- die charakteristische Gewölbekonstruktion (➡ Kap. 9.9, S. 285) und
- die Reduzierung der Zehenlängen infolge der geringen Belastung.

9.8.1 Gliederung und Knochen

Entsprechend der Hand werden auch der Fuß und die 26 Fußknochen in 3 Abschnitte gegliedert:
1. *Fußwurzel* (Tarsus), gebildet aus 7 Fußwurzelknochen (Ossa tarsi, Tarsalia),
2. *Mittelfuß* (Metatarsus), gebildet aus 5 Mittelfußknochen (Ossa metatarsi, Metatarsalia),
3. *Zehen* (Phalanges pedis, Digiti pedis), gebildet aus 14 Zehenknochen (Ossa digitorum pedis).

Am Fuß werden weiterhin unterschieden:
- Ferse,
- Fußsohle,
- Groß- und Kleinzehenballen,
- Rist (Außenkante),
- Spann (Fußrücken).

Bild 9.27 ***Knochen des rechten Fußes***

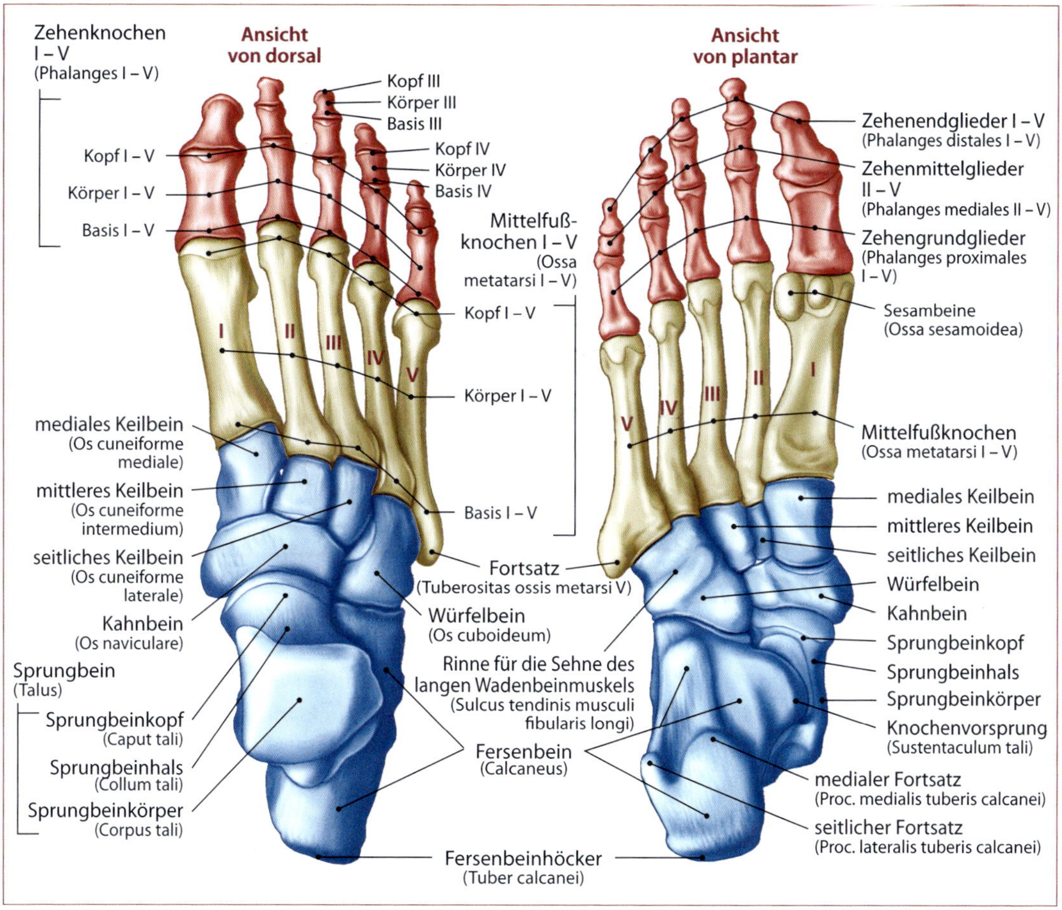

Bild 9.28 Knochen des rechten Fußes

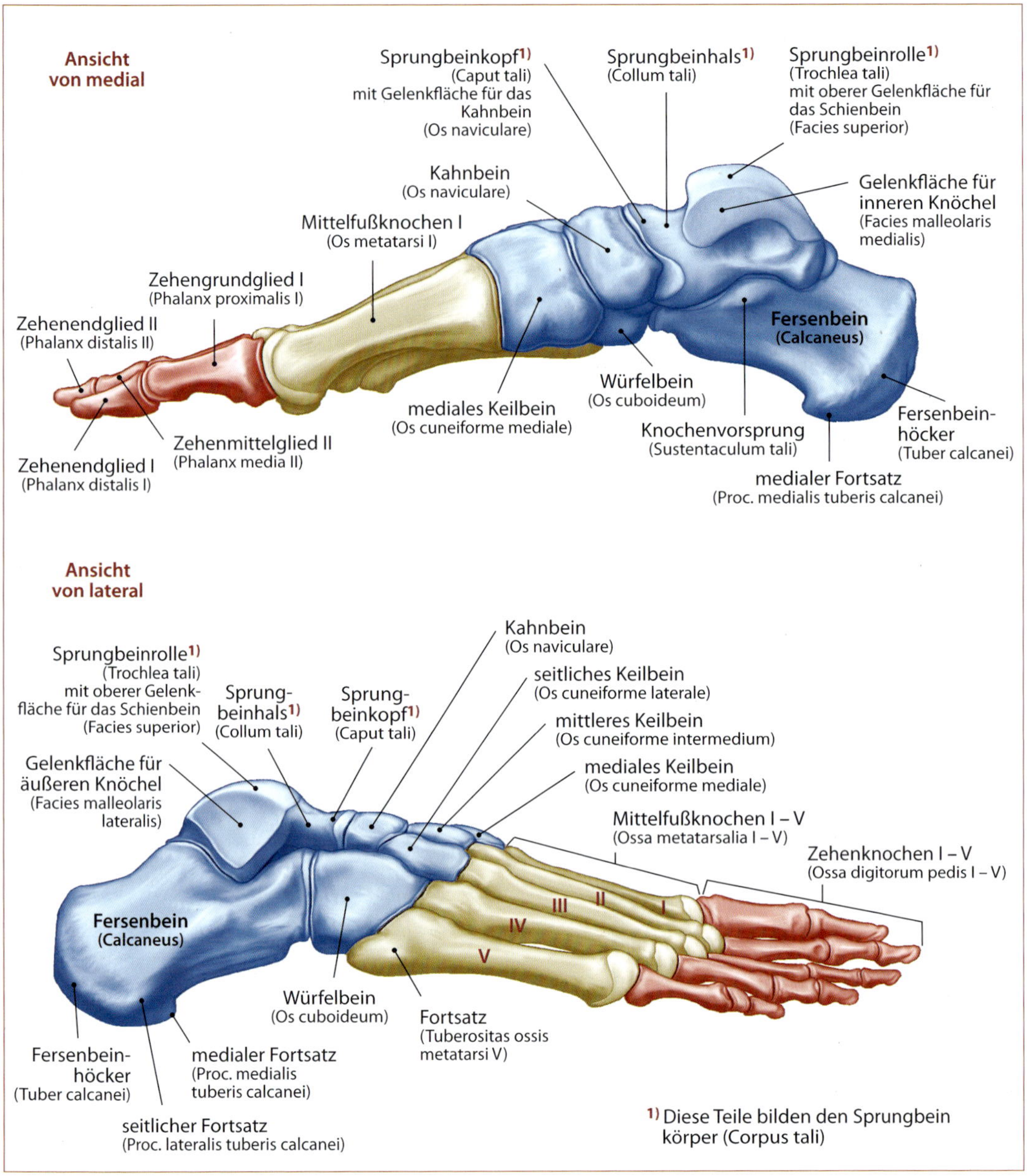

Fußwurzelknochen (➡ Bild 9.28 – 9.31)
Die 7 unregelmäßig gestalteten Fußwurzelknochen sind mosaikartig aneinander gefügt und mehr oder weniger gegeneinander beweglich. Sie nehmen knapp die Hälfte der Fußlänge ein und lassen sich in 2 Reihen gliedern:

- *mediale* (tibiale) Reihe: Zehen 1 – 3 ➡ 3 Keilbeine ➡ Kahnbein ➡ Sprungbein,
- laterale (fibulare) Reihe: Zehen 4 und 5 ➡ Würfelbein ➡ Fersenbein.

Merkhilfe: Springe mit dem Fersenbein munter in den Kahn hinein, Keile gibt es 1, 2, 3 munter bei der Würfelei.

Sprungbein (Talus)

Das *Sprungbein* nimmt unter den Fußwurzelknochen aus 3 Gründen eine besondere Stellung ein:

1. Als „oberstes Stockwerk" des Fußskeletts überträgt es die Last des gesamten Körpers auf den Fuß.
2. Am Sprungbein setzen zahlreiche Bänder, aber keine Muskeln an, sämtliche Sehnen der Unterschenkelmuskeln ziehen an ihm vorbei,
3. Das Sprungbein besitzt ausgedehnte Gelenkflächen, ist also zum großen Teil überknorpelt.

Teile des Sprungbeins

1. ***Sprungbeinrolle*** (Trochlea tali)
   Die Sprungbeinrolle ist eine kugelförmige Gelenkrolle auf der oberen Seite des Sprungbeinkörpers (Corpus tali) mit 3 Gelenkflächen zur Artikulation mit der Knöchel- oder Malleolengabel:
   - 1 obere Gelenkfläche (Facies superior) zur Verbindung mit dem Schienbein,
   - 2 seitliche Führungsflächen (Facies malleolaris medialis und lateralis) zur Verbindung mit den beiden Knöcheln des Schien- und Wadenbeins.

   Die Trochlea tali ist vorn breiter als hinten.
2. ***Sprungbeinhals*** (Collum tali)
   Der kurze Hals schließt sich vorn der Rolle an. Er besitzt auf seiner unteren Seite eine Gelenkfläche für die gelenkige Verbindung mit dem sog. Fersenbeinbalkon (Sustentaculum tali).
3. ***Sprungbeinkopf*** (Caput tali)
   Der Kopf befindet sich am vorderen Teil des Sprungbeinhalses. Er besitzt eine Gelenkfläche (Facies articularis navicularis), die mit dem Kahnbein (Os naviculare) artikuliert.
4. ***Sprungbeinkörper*** (Corpus tali)
   Das Corpus ist der größte Teil. An seiner unteren dorsalen Seite liegt eine dreigeteilte Gelenkfläche (Facies articularis calcanea anterior, media und posterior) für die Verbindung mit dem Fersenbein.
   Zwischen der mittleren und hinteren Gelenkfläche befindet sich eine rinnenförmige Knochenvertiefung, der *Sulcus tali*.

Bild 9.29 ***Rechtes Sprungbein*** *(Talus)*

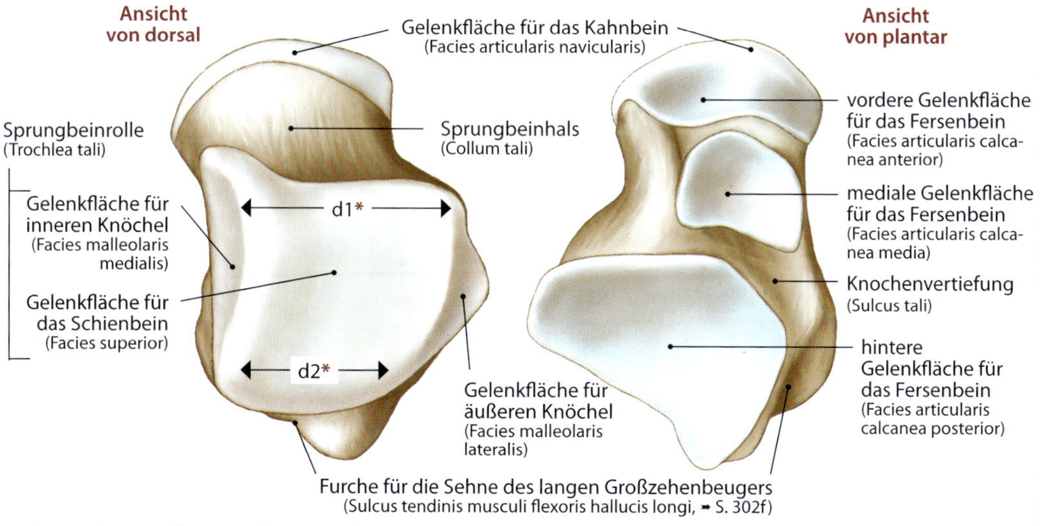

* Der vordere Durchmesser der Sprungbeinrolle d1 ist ca. 5 – 6 mm breiter als der hintere d2

Fersenbein (Calcaneus)

Das *Fersenbein* ist der größte und längste Fußwurzelknochen. Es liegt unter dem Sprungbein.

Teile des Fersenbeins

- ***Fersenbeinhöcker*** (Tuber calcanei), der auch als Hacke oder Ferse (Calx) bezeichnet wird. Es ist das verdickte Hinterende, an dessen unterer Begrenzung über die Achillessehne der dreiköpfige Wadenmuskel (M. triceps surae, ➠ S. 300f) ansetzt.

An seiner Unterseite befinden sich 2 nach vorn gerichtete Fortsätze:

- *medialer Fortsatz* (Proc. medialis tuberis calcanei),
- *lateraler Fortsatz* (Proc. lateralis tuberis calcanei).

Sie dienen als Ursprung für kurze Fußmuskeln: Großzehenabspreizer (M. abductor hallucis, ➠ S. 309), kurzer Zehenbeuger (M. flexor digitorum brevis, ➠ S. 313), Kleinzehenabspreizer (M. abductor digiti minimi, ➠ S. 309f) und die Plantaraponeurose (Aponeurosis plantaris, ➠ S. 288f).

Auf der medialen Seite des Kalkaneus befindet sich ein balkonartiger nach kranial gewölbter *Knochenvorsprung* (Sustentaculum tali, ➠ Bild 9.28 und 9.30), auf dem große Teile des Talus ruhen.

Unter ihm verläuft die Sehne des langen Großzehenbeugers (M. flexor hallucis longus, ➠ S. 302f). Weiterhin verlaufen in diesem Bereich, der auch als *Tarsaltunnel* bezeichnet wird, die Sehnen des langen Zehenbeugers (M. flexor digitorum longus, ➠ S. 302f) und des hinteren Schienbeinmuskels (M. tibialis posterior, ➠ S. 302f).

Am Fersenbein sind folgende *Gelenkflächen* zu unterscheiden:

- *vordere Gelenkfläche* (Facies articularis cuboidea) für das Würfelbein (Os cuboideum),
- *3 Gelenkflächen* auf der oberen Seite für die Verbindung mit dem Talus.
  - Facies articularis talaris anterior,
  - Facies articularis talaris media (befindet sich auf dem Sustentaculum tali),
  - Facies articularis talaris posterior.

Zwischen der mittleren und hinteren Gelenkfläche befindet sich eine rinnenförmige Knochenvertiefung, der ***Sulcus calcanei***. Dieser bildet zusammen mit dem Sulcus tali einen Tunnel zwischen Fersen- und Sprungbein, den ***Sinus tarsi,*** welcher das *Sprungbein-Fersenbein-Band* (Lig. talocalcaneum interosseum, ➠ Bild 9.33 und S. 280) enthält.

An der Seitenfläche des Fersenbeins befindet sich ein kleiner knorpelüberzogener Fortsatz (Trochlea peronealis). Unterhalb verläuft die Sehne des langen, oberhalb jene des kurzen Wadenbeinmuskels (Mm. fibularis longus/brevis, ➠ S. 298f).

***Bild 9.30* Rechtes Fersenbein** *(Calcaneus)*

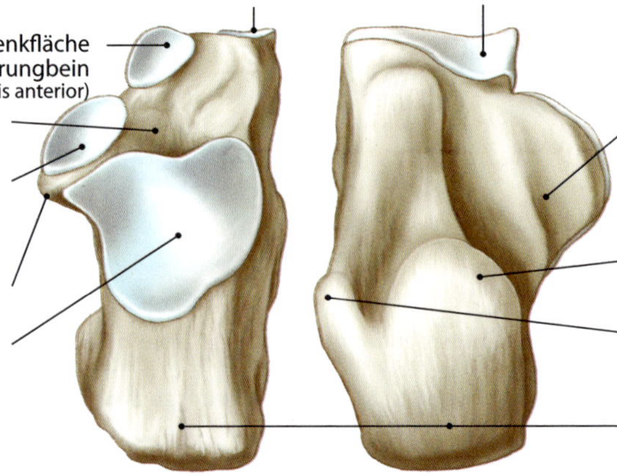

Praxis Bei Stürzen auf die Füße aus großer Höhe kann es zu Fersenbeinfrakturen kommen. Diese sind sehr schwer zu behandeln und können aufgrund bleibender Fehlstellungen posttraumatisch zu Arthrosen insbesondere des unteren Sprunggelenks führen.

Kahnbein (Os naviculare)
Das *Kahnbein* liegt zwischen Taluskopf (hinten), den 3 Keilbeinen (davor) und dem Würfelbein (außen). Medial befindet sich ein Höcker (Tuberositas ossis navicularis) als Ansatzstelle für den hinteren Schienbeinmuskel (M. tibialis posterior).

Keilbeine (Ossa cuneiformia, ➡ S. 302f)
Die *3 Keilbeine* (Os cuneiforme mediale, Os cuneiforme intermedium, Os cuneiforme laterale) bauen durch ihre Anordnung maßgeblich das *Quergewölbe* des Fußes auf.

Würfelbein (Os cuboideum)
Das *Würfelbein* liegt am seitlichen Fußrand. Es artikuliert mit folgenden Fußwurzelknochen: Kalkaneus (hinten), Ossa metatarsalia IV und V (vorn), Os cuneiforme laterale (medial). Auf der Plantarseite des Knochens befindet sich eine Rinne (Sulcus tendinis musculi fibularis longi), in der die Sehne des langen Wadenmuskels (M. fibularis/peroneus longus, ➡ S. 298) verläuft.

Mittelfußknochen (Ossa metatarsi/metatarsalia)
Die 5 plantarwärts gekrümmten kurzen Röhrenknochen liegen zwischen den 3 Keilbeinen sowie dem Würfelbein und den Basen der Zehenknochen. Wie bei den Mittelhandknochen werden auch bei den Mittelfußknochen von proximal nach distal 3 Abschnitte unterschieden (➡ Bild 9.27, S. 269):
- *Basis* mit Gelenkfläche für die entsprechenden Fußwurzelknochen,
- *Körper* oder *Schaft*,
- *Kopf* (Köpfchen, Metatarsalköpfchen).

Bezeichnung (von medial nach lateral)
1. *Mittelfußknochen* (Os metatarsale I) mit Höcker an der Unterfläche (Tuberositas ossis metatarsi I) als Ansatz (Insertion) für den vorderen Schienbeinmuskel (M. tibialis anterior) und den langen Wadenbeinmuskel (M. fibularis oder peroneus longus). Es ist der stärkste Mittelfußknochen und er wird sowohl beim Abrollen zur Fortbewegung als auch beim Stehen am meisten beansprucht.
2. *Mittelfußknochen* (Os metatarsale II) – längster Mittelfußknochen,
3. *Mittelfußknochen* (Os metatarsale III),
4. *Mittelfußknochen* (Os metatarsale IV),
5. *Mittelfußknochen* (Os metatarsale V) mit Höcker (Tuberositas ossis metatarsalis V) als Ansatz für den kurzen Wadenbeinmuskel (M. fibularis/peroneus brevis, ➡ S. 298f).

Zehenknochen (Ossa digitorum pedis)
Die *Zehen* (Digiti pedis) werden wie folgt bezeichnet:
- Digitus pedis I: Großzehe (Hallux),
- Digitus pedis II,
- Digitus pedis III,
- Digitus pedis IV,
- Digitus pedis V (Digitus minimus, kleiner Zeh).

Die Zehenknochen als knöcherne Stützelemente der Zehen sind ebenfalls kurze Röhrenknochen. Wie die Finger setzen sich auch die grazil gestalteten Zehen aus 3 (Großzehe 2) Gliedern zusammen (➡ Bild 9.27, S. 269):
- Zehengrundglied (Phalanx proximalis),
- Zehenmittelglied (Phalanx media), fehlt bei der Großzehe,
- Zehenendglied (Phalanx distalis).

Jeder Zehenknochen besteht (von proximal nach distal) aus:
- Zehenknochenbasis mit konkaver Gelenkfläche für den Kopf des Mittelfußknochens,
- Zehenknochenkörper,
- Zehenknochenkopf.

Praxis In der Klinik werden Sprung- und Fersenbein als ***Rückfuß***, Kahnbein, Würfelbein, die 3 Keilbeine als ***Mittelfuß*** und die Mittelfuß- und Zehenknochen als ***Vorfuß*** zusammengefasst (➡ Bild 9.35, S. 277).

Tastbare knöcherne Strukturen am Fuß
- Sprungbein (Talus) zwischen Innenknöchel und Fersenbein,
- große Teile des Fersenbeins (Kalkaneus) und Fersenbeinhöcker,

- Kahnbein (Os naviculare) am medialen Fußrand unterhalb des Innenknöchels,
- Würfelbein (Os cuboideum) am lateralen Fußrand proximal des 5. Mittelfußknochens,
- Mittelfußknochen (Ossa metatarsi) am Fußrücken,
- Zehenknochen.

Merke! Das Skelett des Fußes setzt sich wie das Handskelett aus 3 Teilen zusammen:
- ***Fußwurzel***, bestehend aus 7 Fußwurzelknochen (Sprungbein, Fersenbein, Kahnbein, 3 Keilbeine, Würfelbein),
- ***Mittelfuß***, bestehend aus 5 Mittelfußknochen und
- ***Zehen***, bestehend aus 14 Zehenknochen. ⌟

9.8.2 Fußgelenke (Artt. pedis)

Der Fuß zeichnet sich durch eine Vielzahl von Gelenken aus, von denen ein großer Teil zu den Amphiarthrosen (➡ S. 46) gehört (z. B. Gelenke zwischen Kahn- und Würfelbein sowie Kahnbein und Keilbeinen).
Die Fußgelenke haben v. a. *2 Aufgaben* zu erfüllen:
1. Sie orientieren den Fuß unabhängig von der Neigung des Untergrundes und der Stellung des Unterschenkels immer so, dass die Fußsohle dem Untergrund aufliegt (oberes Sprunggelenk).
2. Sie verändern die Fußwölbungen zum Zwecke der Anpassung des Fußes an die Unebenheiten des Untergrundes.

Man unterscheidet folgende Gelenke am Fuß:
1. *oberes Sprunggelenk* (Art. talocruralis, OSG),
2. *unteres Sprunggelenk* (Art. talotarsalis, USG),
3. *Fußwurzelnebengelenke*,
4. *Fußwurzel-Mittelfuß-Gelenke* (Artt. tarsometatarseae, Tarsometatarsalgelenke),
5. *Zwischenmittelfußgelenke* (Intermetatarsalgelenke, Artt. intermetatarseae),
6. *Zehengelenke*.

9.8.2.1 Oberes Sprunggelenk (Art. talocruralis, OSG)

Gelenktyp
Scharniergelenk (➡ S. 48) mit guter Knochen- und Bandführung und dadurch sehr stabil.
Gelenkpartner
- Knöchel- bzw. Malleolengabel mit 3 Gelenkflächen (➡ Bild 9.14, S. 250):
  - Facies articularis malleoli medialis der Tibia,
  - Facies articularis inferior der Tibia,
  - Facies articularis malleoli lateralis der Fibula.
- Sprungbeinrolle (Trochlea tali) mit 3 Gelenkflächen:
  - Facies superior,
  - Facies articularis malleolaris lateralis,
  - Facies articularis malleolaris medialis.

Die Malleolengabel (➡ Bild 9.14, S. 250) umfasst die Sprungbeinrolle wie eine elastisch federnde Klammer. Dadurch wird das Gelenk stabil und sicher und der Fuß wird trotzdem nicht zu einem starren Winkelhebel.

***Bild 9.31* Rechtes oberes Sprunggelenk *(Art. talocruralis)* von vorn**

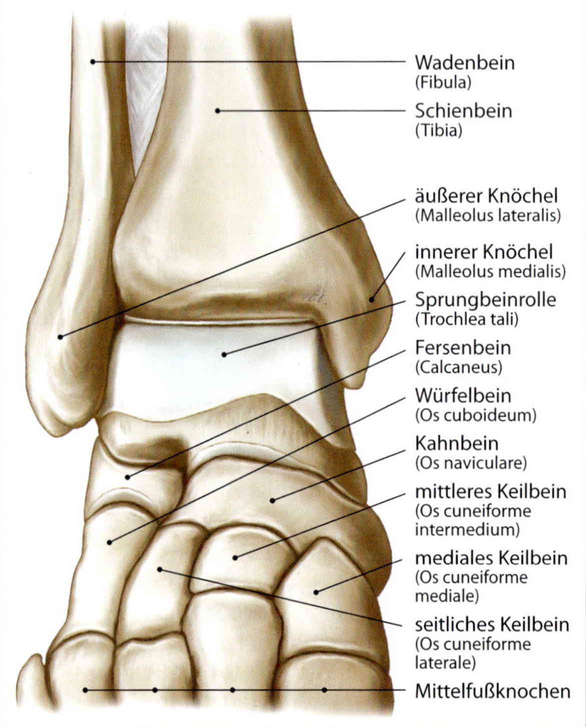

Gelenkkapsel

Die *Gelenkkapsel* ist an der Knorpelknochengrenze verankert. Sie umgibt das Gelenk weiträumig, sodass Reserveräume (Recessus) entstehen können. Ventral greift sie auf den Sprungbeinhals über. Seitlich wird sie durch die Kollateralbänder verstärkt. An ihrer dünnen Vorderseite ist sie mit den Sehnenscheiden der Streckmuskeln verwachsen, die ein Einklemmen der Kapsel verhindern.

Bandapparat

Die *Sprunggelenke* werden von einem kräftigen *Bandapparat* gesichert und begrenzt. Beim oberen Sprunggelenk sind es ***Seiten***- bzw. ***Kollateralbänder***, die fächerförmig von den beiden Knöchelspitzen hauptsächlich zum Sprung- und Fersenbein verlaufen. Durch die Verlaufsform ist bei allen Bewegungen im oberen Sprunggelenk immer ein Teil dieser Bänder gespannt.

Bild 9.32 ***Bandapparat des rechten Fußes***

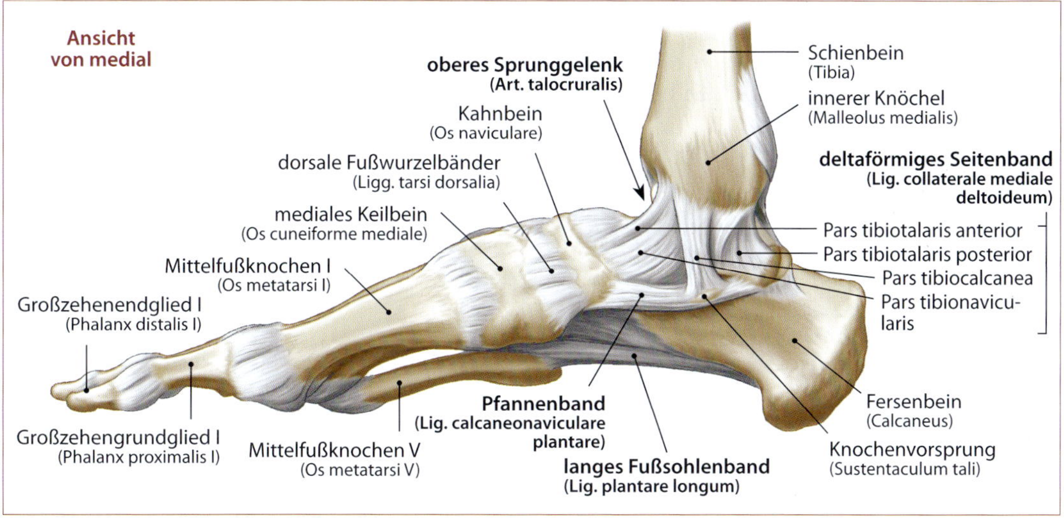

Bild 9.33 ***Bandapparat des rechten Fußes***

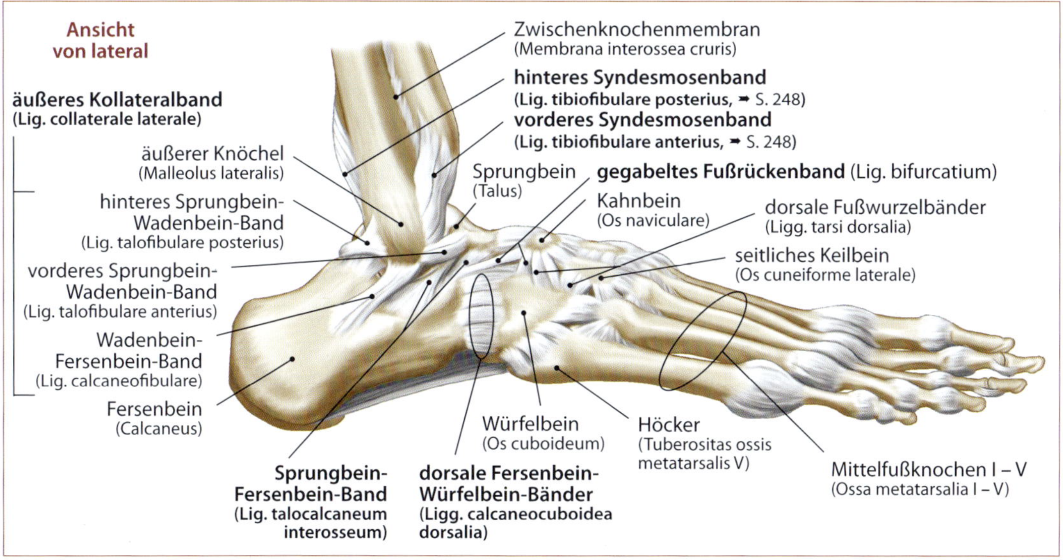

Bänder der medialen** (tibialen) **Seite
Deltaförmiges Seiten- oder *Kollateralband* (*Lig. collaterale mediale deltoideum*) – das dreieckige Band hat seinen Ursprung am medialen Knöchel und besteht aus 4 kräftigen Bandzügen:
- *2 kürzere tiefere Faserzüge*: Pars tibiotalaris posterior und anterior zum Sprungbein und
- *2 längere oberflächliche Faserzüge:* Pars tibiocalcanea und Pars tibionavicularis zum Fersen- bzw. Kahnbein.

Bänder der lateralen** (fibularen) **Seite
Das relativ schwache *äußere Seiten-* oder *Kollateralband* (*Lig. collaterale laterale*) entspringt am lateralen Knöchel und ist in die seitliche Gelenkkapselwand eingelagert. Es besteht aus 3 Bandzügen:
1. *Hinteres Sprungbein-Wadenbein-Band* (Lig. talofibulare posterius) zum Sprungbein,
2. *Wadenbein-Fersenbein-Band* (Lig. calcaneofibulare) zum Fersenbein,
3. *Vorderes Sprungbein-Wadenbein-Band* (Lig. talofibulare anterius) zum Sprungbein. Es ist das am häufigsten verletzte Band des Körpers.

Funktion der Kollateralbänder
- vordere Teilzüge → sichern Plantarflexion,
- mittlere Teilzüge → sichern Pronation und Supination,
- dorsale Teilzüge → sichern Dorsalextension.

Praxis Der Bandapparat des oberen Sprunggelenks gehört zu den am meisten verletzten Strukturen des Menschen.
Häufige Verletzungen sind Überdehnungen und Rupturen des lateralen Bandapparates, die z. B. durch seitliches Umknicken entstehen.
Um eine optimale stützende und prophylaktische Wirkung durch Tape-Verbände zu erreichen, muss bei dessen Anlegen der genaue Faserverlauf des Bandapparates beachtet werden. ⌟

Bild 9.34 ***Bandapparat des rechten Fußes***

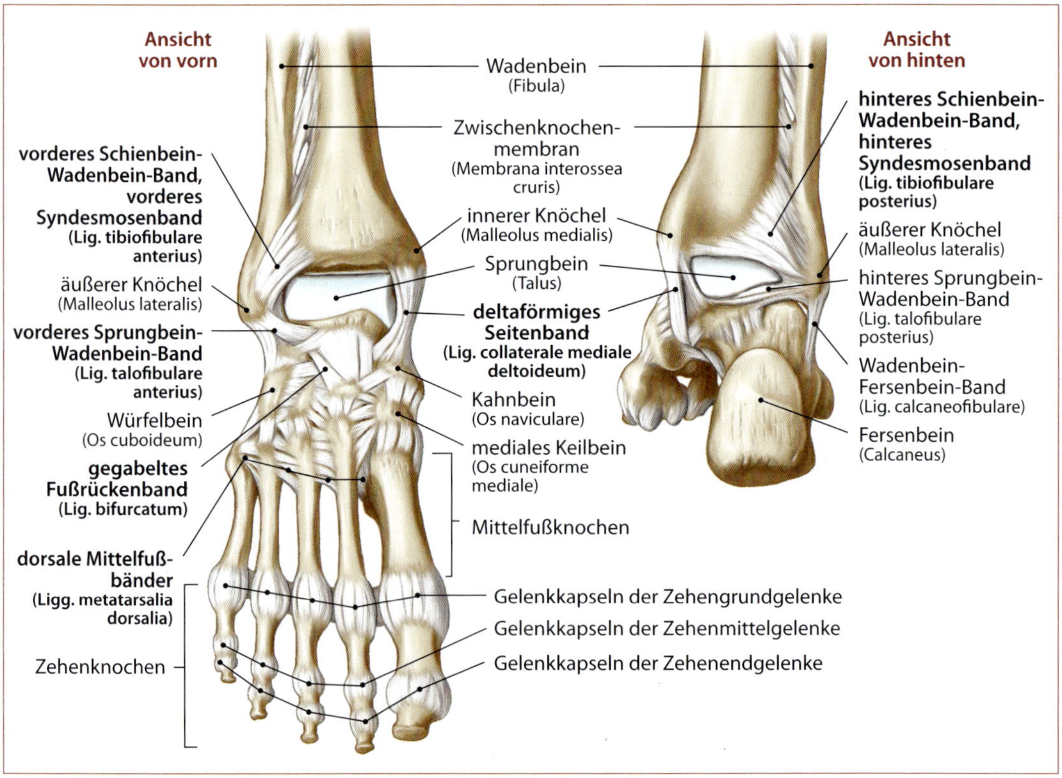

Mechanik des oberen Sprunggelenks

Die *Gelenkachse* (Dorsalextensions-Plantarflexions-Achse) des oberen Sprunggelenks verläuft quer (transversal) durch die Malleolengabel und das Sprungbein.

Um die transversale Achse sind aus der Nullstellung (Fuß steht rechtwinklig zum Unterschenkel) folgende Bewegungen möglich:

- *Dorsalextension*: Hebung des Fußes – bei aufgesetztem Fuß neigt sich der Unterschenkel zum Fuß,
- *Plantarflexion*: Senkung des Fußes – bei aufgesetztem Fuß bewegt sich der Unterschenkel nach dorsal (➡ Bild 9.36).

Bewegungsumfang
(Neutral-Null-Methode ➡ S. 52)
Dorsalextension – Plantarflexion: 30° – 0° – 50°

Das Verhältnis der beiden Bewegungen wird zunächst dadurch bestimmt, dass die Sprungbeinrolle ventral breiter als dorsal ist (➡ Bild 9.29, S. 271). Als Konsequenz ergibt sich:

Dorsalextension

Der breitere Teil gelangt zwischen die Malleolengabel und es kommt zur Knochenhemmung. Dazu kommt noch die muskuläre Hemmung durch die Dehnung der Wadenmuskulatur.

Die Dorsalextension stellt deshalb einen stabilen Zustand dar.

Plantarflexion

Der schmalere dorsale Teil der Sprungbeinrolle hat keinen festen Halt. Dadurch sind große individuelle Unterschiede bezüglich der Gradzahl bei dieser Bewegung möglich. So können z. B. Spitzentänzerinnen durch entsprechendes Training durchaus eine Plantarflexion von bis zu 90° erreichen. Außerdem kann der Fuß mit zunehmender Plantarflexion auch kleine Wackelbewegungen bzw. Rotations- und Translationsbewegungen ausführen.

Das Heben und Senken des Fußes ruft immer Mitbewegungen im Schienbein-Wadenbein-Gelenk und der Syndesmosis tibiofibularis hervor (➡ S. 248).

Beim Gehen muss das OSG Kompressionskräfte aushalten, die ein Mehrfaches des Körpergewichtes ausmachen.

Bild 9.35 Bewegungsachsen des oberen und unteren Sprunggelenks

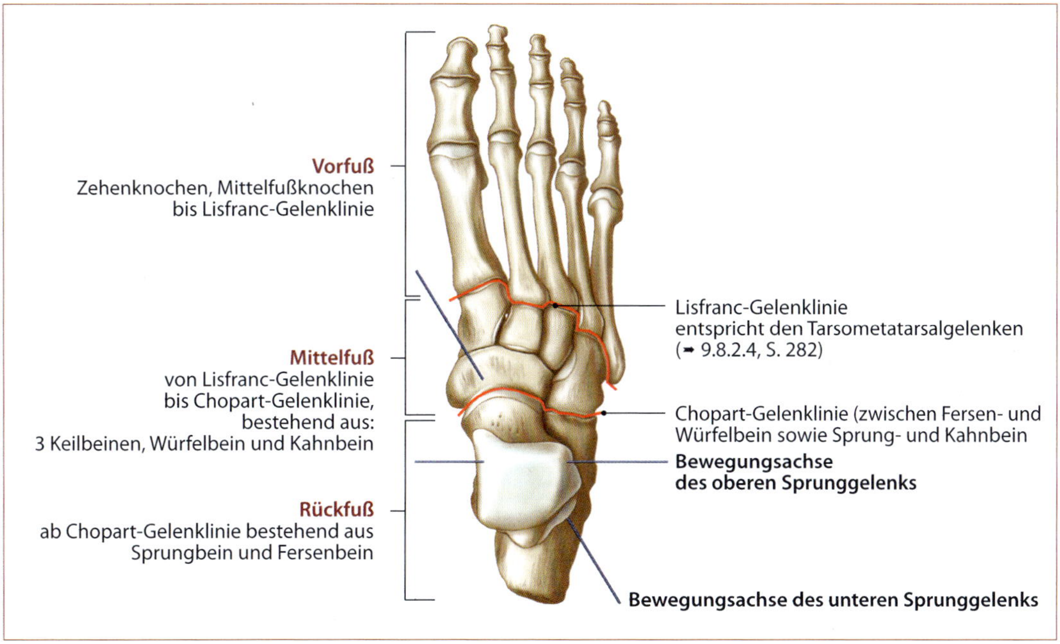

Bild 9.36 ***Dorsalextension und Plantarflexion im oberen Sprunggelenk***

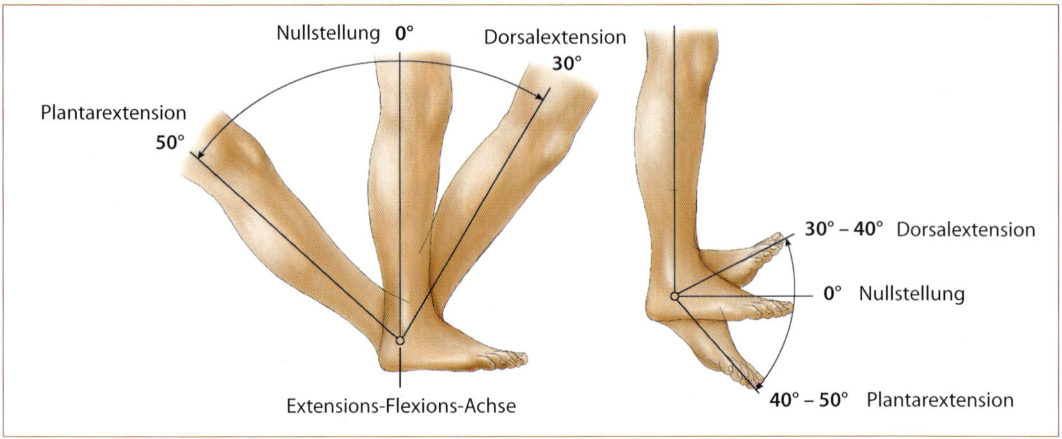

Merke! Im oberen Sprunggelenk (OSG) artikuliert die Malleolengabel mit der Sprungbeinrolle (Trochlea tali). Es ist ein Scharniergelenk mit guter Knochen- und Bandführung.
Bewegungen: Beugen des Fußes nach unten (Plantarflexion) und nach oben (Dorsalextension).
Bandapparat
- mediales Seiten- oder Kollateralband (Lig. collaterale mediale), bestehend aus 4 kräftigen Bandzügen mit Ursprung am Schienbein (Tibia) und Ansatz am Sprung-, Fersen- und Kahnbein,
- laterales Seiten- oder Kollateralband (Lig. collaterale laterale), bestehend aus 3 schwächeren Bandzügen mit Ursprung am Wadenbein (Fibula) und Ansatz am Sprung- und Fersenbein.

9.8.2.2 Unteres Sprunggelenk (Art. talotarsalis, USG)

Im *unteren Sprunggelenk* artikuliert das *Sprungbein* mit dem *Fersen-* und *Kahnbein*. Es besteht aus 2 anatomisch selbstständigen Teilgelenken, die aber eine funktionelle Einheit bilden:
- *vorderes unteres Sprunggelenk* (Art. talocalcaneonavicularis),
- *hinteres unteres Sprunggelenk* (Art. subtalaris).

Beide Teilgelenke werden durch das kräftige kurze und dicke *Sprungbein-Fersenbein-Band* (Lig. talocalcaneum interosseum, ➡ Bild 9.33) getrennt. Dieses verläuft im *Sinus tarsi* (➡ S. 272). Jedes Teilgelenk besitzt eine eigene Gelenkhöhle mit dazugehöriger dünner schlaffer Gelenkkapsel. Funktionell bilden sie aber ein einheitliches Gelenk.

1. ***Vorderes unteres Sprunggelenk*** (Art. talocalcaneonavicularis)

Gelenkpartner
- *Gelenkkopf* – er wird hauptsächlich vom *Sprungbeinkopf* gebildet,
- *Gelenkpfanne* – ihre Gelenkfläche setzt sich aus 3 Anteilen zusammen:
  - Gelenkfläche am hinteren Teil des *Kahnbeins* (größter Anteil),
  - Gelenkfläche am *Fersenbeinbalkon* (Sustentaculum tali),
  - Gelenkfläche am *Pfannenband* (Lig. calcaneonaviculare plantare).

2. ***Hinteres unteres Sprunggelenk*** (Art. subtalaris)

Gelenkpartner
- *Gelenkkopf: Fersenbein,* dorsale konvexe Gelenkfläche an der Oberseite (Facies articularis talaris posterior, ➡ Bild 9.30, S. 272),
- *Gelenkpfanne: Sprungbein*, dorsale konkave Gelenkfläche an der Unterseite (Facies articularis calcanea posterior, ➡ Bild 9.29, S. 271).

Gelenkkapsel
Die Gelenkkapseln beider Teilgelenke setzen an der Knorpelknochengrenze an. Sie werden durch den Sinus tarsi (➡ S. 272) getrennt.

***Bild 9.37 Rechtes unteres Sprunggelenk** (Art. talotarsalis)*

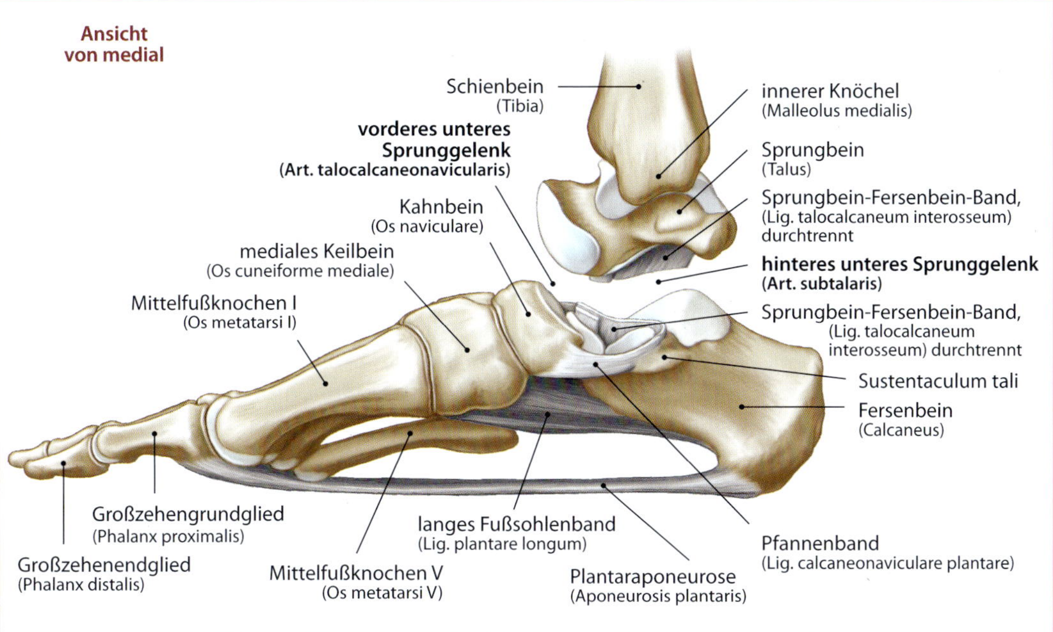

Bild 9.38 Rechtes unteres Sprunggelenk** (Art. talotarsalis), **Sprungbein nach medial geklappt

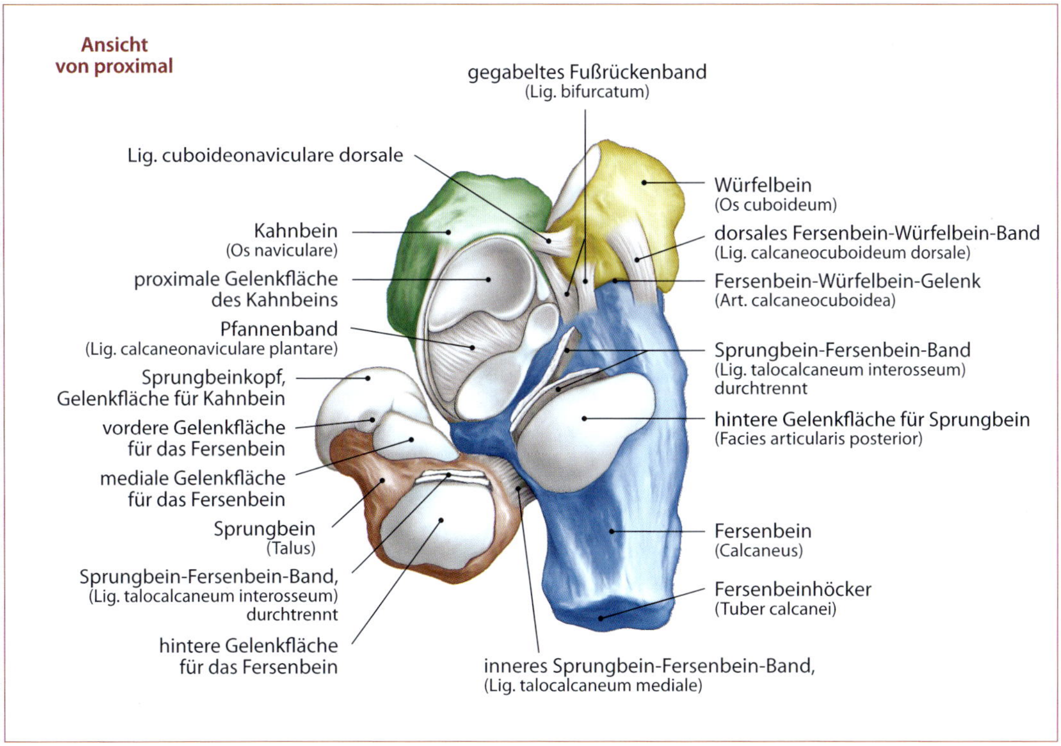

Bandapparat
Sprung- und Fersenbein sind durch kurze starke Bänder verbunden, die bei allen Fortbewegungsformen großen Belastungen ausgesetzt sind (➡ Bild 9.32, 9.33, S. 275 und 9.34, S. 276).

1. ***Sprungbein-Fersenbein-Band*** (Lig. talocalcaneum interosseum)

Das *Lig. talocalcaneum interosseum* ist das *wichtigste Verbindungsband* zwischen Sprung- und Fersenbein und das *kräftigste Band* der Fußgelenke. Seine kurzen Fasern überkreuzen sich, wodurch überhaupt erst Bewegungen im unteren Sprunggelenk ermöglicht werden. Es liegt im Sinus tarsi (➡ S. 272) und hat eine *zentrale Stellung* für die Stabilität des unteren Sprunggelenkes, indem es das Abrutschen des Sprungbeins verhindert und die Supinationsbewegungen bremst.
Außerdem beinhaltet es wichtige versorgende Blutgefäße für das Sprungbein.

2. ***Pfannenband*** (Lig. calcaneonaviculare plantare)

Das fußsohlenseitig liegende *Pfannenband* verbindet das Sustentaculum tali des Fersenbeins mit der Unterfläche des Kahnbeins und schließt die am medialen Fußrand klaffende Lücke in der Gelenkpfanne des vorderen unteren Sprunggelenkes. Als Teil der Pfanne ist es an seiner Innenseite überknorpelt. Es verhindert ein Absinken des Sprungbeinkopfes und ist somit ein wichtiges Band für die Statik des Fußes.

Praxis Das Pfannenband hat großen Anteil an der Stabilisierung des Fußgewölbes, ist aber zugleich ein Schwachpunkt. Gibt es nach, kommt es zum Plattfuß (daher auch der Name „Plattfußband").

Mechanik des unteren Sprunggelenks
Das *untere Sprunggelenk* besitzt wie das obere ebenfalls nur eine Gelenkachse (Pronations-Supinations-Achse) und damit auch nur einen Freiheitsgrad. Die Achse geht schräg durch die Fußwurzel. Sie tritt medial oben in den Sprungbeinhals ein, verläuft nach lateral hinten durch den Sinus tarsi und tritt an der seitlichen Fläche des Fersenbeinhöckers aus (➡ Bild 9.35, S. 277).

Bewegungen (➡ Bild 9.39)
Bei genauer Betrachtung stellt man fest, dass im unteren Sprunggelenk mehrere Teilbewegungen möglich sind.
Bewegungen um die vertikale Achse des Unterschenkels
- ***Abduktion***: Fußspitze wird nach lateral gedreht,
- ***Adduktion***: Fußspitze wird nach medial gedreht.

Beachte: Diese Fußbewegungen sind auch durch Außen- oder Innenrotation bei gestrecktem Bein im Hüftgelenk und bei gebeugtem Kniegelenk möglich.
Bewegungen um die sagittale Achse
Die Bewegungen finden im Fuß selbst statt. Dabei verändert sich die Stellung der Fußsohle zum Zwecke der Anpassung des Fußes an die Unterlage.
- ***Pronation***: Hebung des lateralen Fußrandes, Fußsohle zeigt nach außen,
- ***Supination***: Hebung des medialen Fußrandes, Fußsohle zeigt nach innen.

Beim Gehen, Laufen und Springen werden die Einzelbewegungen, nicht zuletzt bedingt durch den kräftigen Bandapparat, wie folgt kombiniert:
- Abduktion + Pronation + leichte Dorsalextension (in der Klinik nennt man dies Eversion = Auswärtskantung des Fußes),
- Adduktion + Supination + leichte Plantarflexion (in der Klinik nennt man dies Inversion = Einwärtskantung des Fußes).

Eversion und Inversion werden durch Knochen oder Bänder gehemmt.

Bewegungsumfänge
(Neutral-Null-Methode ➡ S. 52)
- unteres Sprunggelenk ohne Nebengelenke:
  Pronation – Supination: 10° – 0° – 20°
- Nebengelenke:
  Pronation – Supination: 20° – 0° – 40°
- unteres Sprunggelenk plus Nebengelenke:
  Pronation – Supination: 30° – 0° – 60°

Bild 9.39 ***Seit- und Drehbewegungen des Fußes***

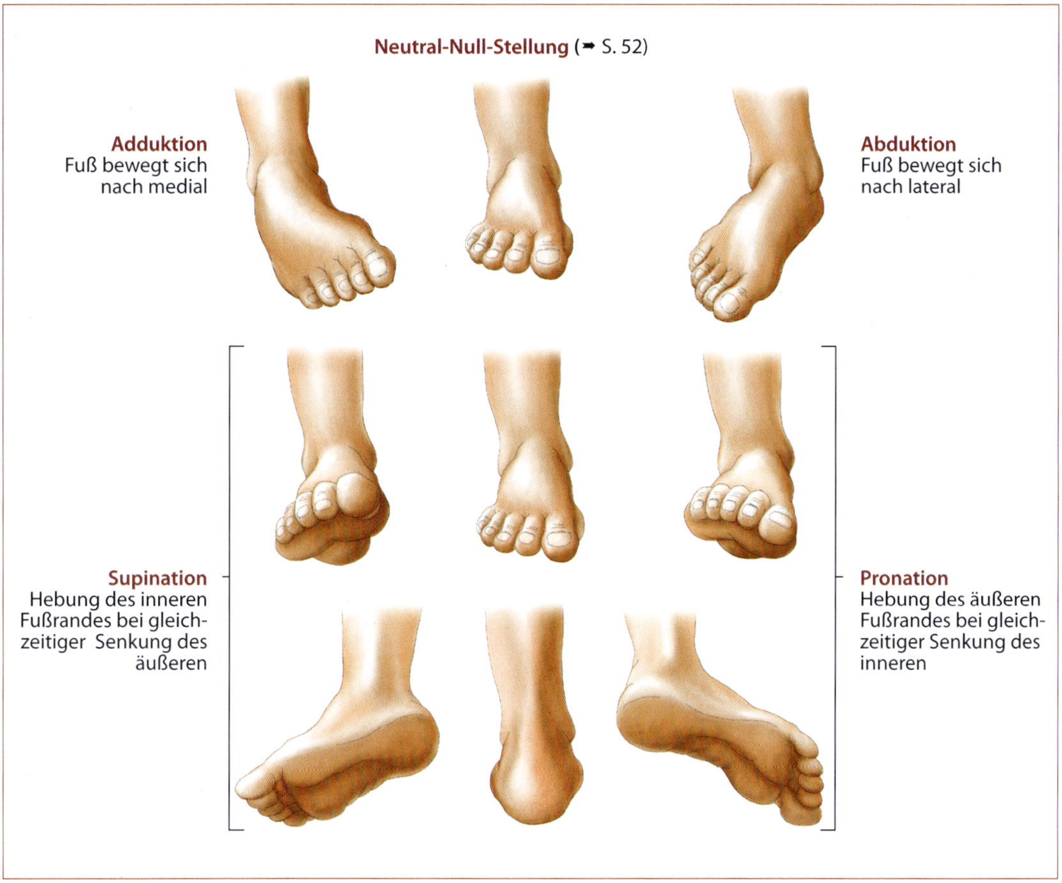

Merke! Das untere Sprunggelenk wird durch das Sprungbein-Fersenbein-Band (Lig. talocalcaneum interosseum) in das vordere untere und das hintere untere Sprunggelenk unterteilt. Ersteres wird von Sprung-, Fersen- und Kahnbein und letzteres von Sprung- und Fersenbein gebildet.

Funktion: Das untere Sprunggelenk ist ein Zapfengelenk, das aus der Kombination von Scharniergelenk (Art. subtalaris) und Kugelgelenk (Art. talocalcaneonavicularis) entsteht. Es ermöglicht 2 Bewegungen: Pronation (Eversion) und Supination (Inversion).

Wichtige Bänder:
- Sprungbein-Fersenbein-Band (Lig. talocalcaneum interosseum),
- Pfannenband (Lig. calcaneonaviculare plantare).

9.8.2.3 Fußwurzelnebengelenke

Die *Nebengelenke* der Fußwurzel sind ***Amphiarthrosen*** (➡ S. 46). Sie sind verantwortlich für:
- die Aufrechterhaltung der *Fußgewölbe* (➡ 9.9, S. 285ff) und
- die *Anpassung des Fußes* an die jeweilige Unterlage.

Man suche folgende Gelenke am Fußskelett auf:
- *Fersenbein-Würfelbein-Gelenk* (Art. calcaneocuboidea),
- *Sprungbein-Kahnbein-Gelenk* (Art. talonavicularis).

Diese beiden Gelenke bilden die sog. Chopart-Gelenklinie = queres Fußwurzelgelenk (Art. tarsi transversa, ➡ Bild 9.35, S. 277)
- *Keilbein-Kahnbein-Gelenk* (Art. cuneonavicularis),
- *Keilbein-Würfelbein-Gelenk* (Art. cuneocuboidea),
- *Gelenke zwischen den Keilbeinen* (Artt. intercuneiformes).

Bänder (➡ Bilder 9.32, 9.33, S 275; 9.34, S. 276)
Die *Bänder* der Fußwurzelgelenke sind sehr straff. Sie verbinden alle Fußwurzelknochen mit ihren Nachbarknochen und sind hauptverantwortlich für das Längsgewölbe des Fußes. Ihre Bezeichnung ergibt sich in der Regel aus den Namen der Knochen und ihrer Lage. Folgende Bändergruppen sind zu nennen:
- *Bänder zwischen den Fußwurzelknochen* (Ligg. interossea), z. B. Ligg. intercuneiformia interossea, welche die 3 Keilbeine verbinden,
- *dorsale Fußwurzelbänder* (Ligg. tarsi dorsalia), z. B. Lig. cuneocuboideum dorsale zwischen der Rückfläche des Keilbeins und dem Würfelbein,
- *zur Fußsohle gehörende Bänder* (Ligg. tarsi plantaria) – sie verbinden die Fußknochen auf der plantaren Seite.
  Bedeutsam ist das ***lange Fußsohlenband*** (Lig. plantare longum, ➡ Bild 9.43, S. 288). Seine oberflächlichen Faserbündel ziehen vom Fersenbeinhöcker über die plantaren Flächen der Fußwurzelknochen zu den Basen der Mittelfußknochen II bis V und tiefere Bündel zum Würfelbein. Das Band ist ein ***kräftiger passiver Verspanner des Fußlängsgewölbes***.
- *gegabeltes Fußrückenband* (Lig. bifurcatum) – das zweiteilige Band entspringt vor dem Sinus tarsi am Fersenbein und verbindet dieses als *Lig. calcaneonaviculare* mit dem Kahnbein und als *Lig. calcaneocuboideum* mit dem Würfelbein (➡ Bild 9.33).

Bewegungen
Aufgrund des straffen Bandapparates sind nur *minimale* Bewegungen möglich. Diese sind aber für die „Feineinstellung" des Fußes, z. B. bei der Anpassung an Unebenheiten des Bodens oder beim Abrollen, von großer Bedeutung.

Merke! Die Fußwurzelknochen werden durch zahlreiche kurze kräftige Bänder untereinander fixiert, sodass in den Fußwurzelnebengelenken nur geringe Wackelbewegungen möglich sind. Des Weiteren sind sie hauptverantwortlich für die Aufrechterhaltung des Fußlängsgewölbes. Bei den Gelenken handelt es sich um Amphiarthrosen. Sie passen den Fuß bei den verschiedenen Fortbewegungsformen der jeweiligen Unterlage an. ┘

9.8.2.4 Fußwurzel-Mittelfuß-Gelenke (Artt. tarsometatarseae, Tarsometatarsalgelenke)

Die *Fußwurzel-Mittelfuß-Gelenke* sind ***Amphiarthrosen***. Ihr Gelenkspalt wird auch als Lisfranc-Gelenklinie bezeichnet (➡ Bild 9.35, S. 277).
Gelenkpartner
Die distalen Gelenkflächen der *3 Keilbeine* und des Würfelbeins artikulieren mit den Basen der *5 Mittelfußknochen*.

Bänder
Auch in diesem Bereich des Fußes werden die Knochen durch zahlreiche Bänder miteinander verbunden:
- *quer verlaufende kurze Bänder* (Ligg. metatarsalia dorsalia) an den dorsalen Flächen der Basen der Mittelfußknochen II – V,
- *kurze Bänder* (Ligg. metatarsalia interossea) zwischen den Körpern der Mittelfußknochen,
- zur Fußsohle gehörende *kurze Bänder* (Ligg. metatarsalia plantaria),
- *langes Fußsohlenband* (Lig. plantare longum),
- *tiefes Mittelfußquerband* (Lig. metatarsale transversum profundum, ➡ S. 288)

- verbindet die Köpfchen der Mittelfußknochen auf der plantaren Seite, sodass sie nicht voneinander weichen können,
- wirkt dem Auseinanderweichen des Fußes (z. B. Spreizfuß) entgegen,
- Ursprung des Großzehenanziehers (M. adductor hallucis, Caput transversum, ➡ S. 309f),
- über ihm verlaufen die Sehnen der fußsohlenseitigen Zwischenknochenmuskeln (Mm. interossei plantares, ➡ S. 311).

Bewegungen

Die minimalen *Wackelbewegungen* in den zahlreichen Fußwurzelneben- und Fußwurzel-Mittelfuß-Gelenken ergänzen sich und ermöglichen in ihrer Gesamtheit eine Drehung des Vorfußes gegenüber dem Rückfuß, was als ***Verwindung*** bezeichnet wird. Diese ergänzt beim Abrollen des Fußes die Supination und Pronation, sodass der Gang noch elastischer und fließender wird.

Praxis Für Fußamputationen sind 2 Gelenklinien von Bedeutung:
- S-förmige Chopartsche Gelenklinie, welche zwischen Fersen- und Würfelbein sowie Sprung- und Kahnbein verläuft,
- Lisfrancsche Gelenklinie zwischen Fußwurzel- und Mittelfußknochen (➡ Bild 9.35, S. 277).

Verwindung des Fußes: Ferse festhalten und mit der anderen Hand den Vorfuß nach innen drehen (pronieren).

Merke! Die Fußwurzel-Mittelfuß-Gelenke (Tarsometatarsalgelenke) sind Amphiarthrosen zwischen den distalen Fußwurzelknochen (3 Keilbeine, Würfelbein) und den Basen der Mittelfußknochen. Gemeinsam mit den Fußwurzelnebengelenken ergänzen sie die Supination und Pronation des Fußes.

9.8.2.5 Zwischenmittelfußgelenke (Artt. intermetatarseae, Intermetatarsalgelenke)

Die *4 Intermetatarsalgelenke* befinden sich zwischen den *Basen* der *Mittelfußknochen II bis V*. Es sind ***straffe Gelenke*** (Amphiarthrosen).

Bänder

Die Mittelfußknochen werden an ihren Basen durch folgende Bänder verbunden:
- Ligg. metatarsalia dorsalia (➡ Bild 9.34, S. 276),
- Ligg. metatarsalia interossea,
- Ligg. metatarsalia plantaria.

Bewegungen

Die Gelenke sind geringfügig an den *Drehbewegungen* (Pronation und Supination) des Fußes beteiligt.

9.8.2.6 Zehengelenke

An den Zehen sind folgende Gelenke zu unterscheiden:
- *Zehengrundgelenk* (Art. metatarsophalangea),
- *Zehenmittelgelenk* (Art. interphalangea proximalis, proximales Interphalangealgelenk, PIP), es fehlt beim Großzeh (Hallux).
- *Zehenendgelenk* (Art. interphalangea distalis, distales Interphalangealgelenk, DIP).

Gelenkkapsel und Bänder (➡ Bilder 9.34, 9.58)
Die Gelenkkapseln der Zehengelenke sind *schlaff*. Sie werden seitlich durch *Kollateralbänder* (Ligg. collateralia) und plantar durch *Faserknorpelplatten* (Ligg. plantaria) verstärkt sowie dorsal von der *Dorsalaponeurose* bedeckt.

Bild 9.40 ***Gelenkkapseln und Bänder der Zehengelenke***

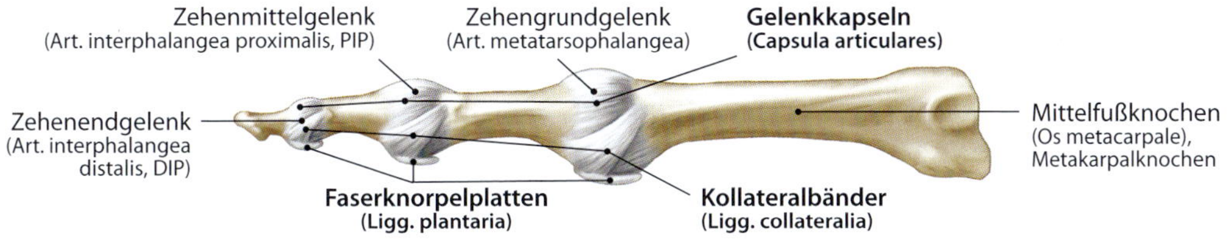

Die Ligg. plantaria vergrößern außerdem die Gelenkpfannen der Zehengrundglieder und dienen den Beugersehnen als Gleitrinnen.
In die Faserknorpelplatte des Hallux sind immer ein laterales und mediales *Sesambein* eingelagert. Zwischen den Köpfen der Mittelfußknochen verläuft das *tiefe Mittelfußquerband* (Lig. metatarsale transversum profundum, ➡ S. 282 und Bild 9.42, S. 287).

1. Zehengrundgelenke
(Artt. metatarsophalangeae)

Tab. 9.7 Zehengrundgelenke

Gelenktyp	eingeschränkte Kugelgelenke, die Bewegungen um nur 2 Achsen ermöglichen
Gelenkköpfe ***Gelenkpfannen***	Köpfe der *Mittelfußknochen* Basis der *Zehengrundglieder* Die Gelenkköpfe sind deutlich größer als die Pfannen, sodass sie diese auf der Fußsohlenseite überragen.
Bewegungen	*Dorsalextension*: aktiv bis 70° und passiv bis 90° *Palmarflexion*: aktiv: 30° bis 40° und passiv 45° bis 50° geringgradige Seitbewegungen (*Abduktion* und *Adduktion*) in Streckstellung sind bei Kleinkindern gut, aber bei Erwachsenen kaum noch möglich. Eine Opposition ist am Fuß ausgeschlossen, da der große Zeh im Unterschied zum Daumen die Oppositionsfähigkeit verloren hat.
Bänder	*Ligg. collateralia, Ligg. plantaria, Lig. metatarsale transversum profundum*

Das Grundgelenk der Großzehe ist besonders wichtig für das Abrollen des Fußes. Fußsohlenseitig befinden sich in der Gelenkkapsel *2 Sesambeine*. Über diese setzen an der Basis der Großzehengrundphalanx folgende Muskeln an:
- über laterales Sesambein: Großzehenanzieher (M. adductor hallucis) und lateraler Kopf des kurzen Großzehenbeugers (M. flexor hallucis brevis, ➡ S. 309f),
- über mediales Sesambein: Großzehenabspreizer (M. abductor hallucis, 309) und lateraler Kopf des kurzen Großzehenbeugers.

Die Sehne des langen Großzehenbeugers (M. flexor hallucis longus) verläuft geschützt vor Quetschungen beim Stehen zwischen beiden Sesambeinen.

2. Zehenmittel- und -endgelenke
(Artt. interphalangeae pedis)

Tab. 9.8 Zehenmittel- und -endgelenke

Gelenktyp	Scharniergelenk (➡ S. 173)
Gelenkpartner	Kopf des *Zehengrund-* bzw. *Zehenmittelgliedes* ➡ Gelenkkopf (Gelenkrolle), Basis des *Zehenmittel-* bzw. – *Zehenendgliedes* ➡ Gelenkpfanne
Bewegungen	*Dorsalextension/Plantarflexion*
Bänder	*Ligg. collateralia, Ligg. plantaria,*

Praxis Zehenfehlstellungen
Hammerzehe/Krallenzehe: Sie ist in der Regel eine erworbene Zehenfehlstellung. Es besteht eine Beugekontraktur im Zehenmittel- und eine Überstreckung im Zehengrundgelenk (Luxation oder Subluxation). Am meisten betroffen ist der Kleinzeh, selten die große Zehe.
Hallux valgus (Schiefzehe): Schiefstellung der Großzehe im Grundgelenk zum lateralen Fußrand hin. Als Folge kann es zur schmerzhaften Ballenbildung mit Druckstellen und Entzündungen kommen. Hauptursache ist das Tragen von falschem Schuhwerk.

Merke! An den Zehen II bis V gibt es 3 Gelenke: Zehengrund-, Zehenmittel- und Zehenendgelenk. Dem Großzeh (Hallux, Digitus I) fehlt das Zehenmittelgelenk.
Die Hauptbewegungen in den Zehengelenken sind Dorsalextension und Plantarflexion. Im Vergleich zu den entsprechenden Fingergelenken ist bei den Zehengelenken festzustellen:
- eine stärkere Dorsalextension und schwächere Palmarflexion,
- geringere Seitbewegungen,
- keine Opposition der Großzehe.

9.9 Gewölbekonstruktion des Fußes

Der aufrechte Stand und Gang des Menschen haben zur Folge, dass die Füße das gesamte Körpergewicht beim Stehen, Gehen, Laufen usw. tragen müssen.

Die dabei auftretenden Druckbelastungen werden sinnvollerweise durch das *Fußgewölbe* abgefangen, die durch eine Umstrukturierung des Fußes entstanden sind. Diese sind *elastisch* und können ihre Form verändern, sodass die Fußsohle (Planta pedis) sicheren Kontakt zu den Unebenheiten des Untergrundes gewinnt und die Druckkräfte unter mechanisch optimalen Bedingungen übertragen werden können. Gleichzeitig sorgen sie für ein weiches und elastisches Aufsetzen des Fußes (*Stoßdämpferfunktion*).

Die Fußgewölbe werden passiv durch Bänder und aktiv durch Muskelkraft gegen die Schwerkraft verspannt und somit aufrecht erhalten. Die an ihrem Aufbau beteiligten Knochen sind nicht nur äußerlich miteinander verbunden, sondern auch im Inneren durch eine den Belastungen angepasste Spongiosaarchitektur (➡ S. 36).

Am menschlichen Fuß unterscheidet man ein *Längs-* und ein *Quergewölbe*, sowie 3 Bögen (*medialer* und *lateraler Längsbogen* und *voderer Querbogen*). Dadurch ruht das Körpergewicht hauptsächlich auf 3 Auflagepunkten:

1. Kopf des 1. Mittelfußknochens (*Großzehenballen*),
2. Kopf des 5. Mittelfußknochens (*Kleinzehenballen*),
3. *Fersenbein* (Ferse) – 2 nach vorn gerichtete Fortsätze (Proc. medialis und lateralis tuberis calcanei, ➡ S. 272).

Jeder Punkt wird von 2 Bögen erreicht.

Durch diese *Dreipunktabstützung* werden die Weichteile der Fußsohle vor Druck geschützt.

***Bild 9.41** Auflagepunkte des rechten Fußes und Fußgewölbe*

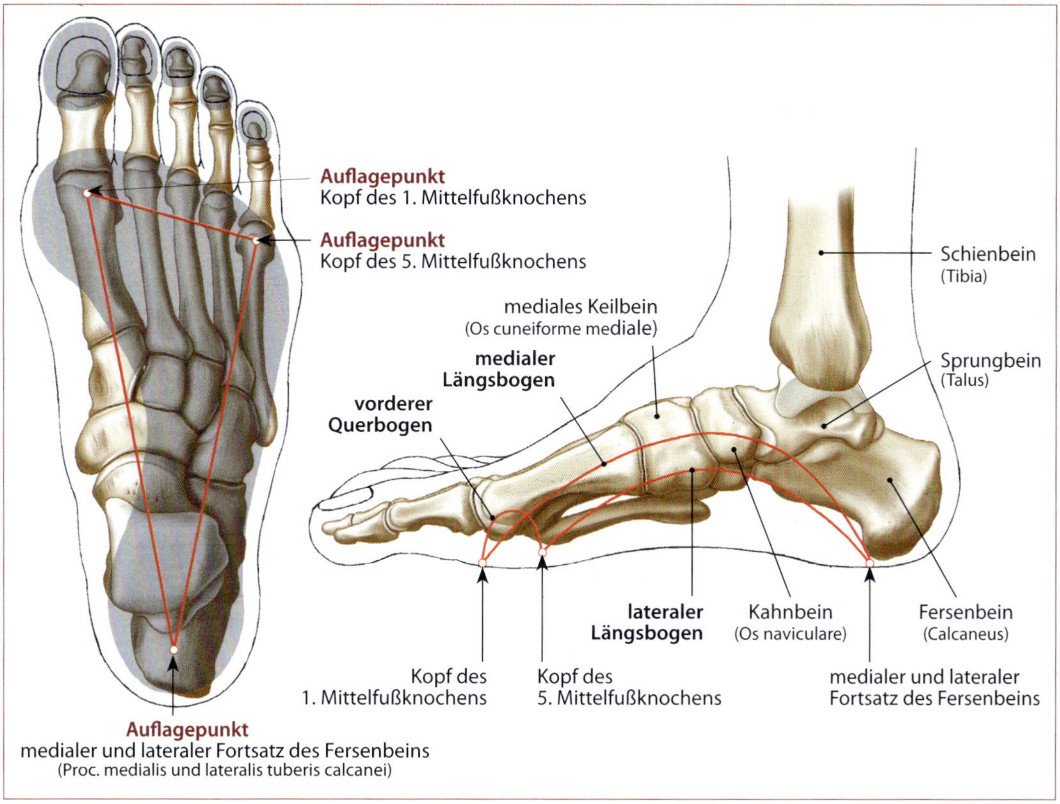

Längsgewölbe

Das *Längsgewölbe* besteht aus:
- einem *medialen* (inneren, tibialen) *Längsbogen* und
- einem *lateralen* (äußeren, fibularen) *Längsbogen*.

Medialer** (innerer, tibialer)* ***Längsbogen

Der höhere *mediale Bogen* ist der wichtigste. Er ist wegen der Beweglichkeit des Spungbeins gegenüber dem Fersenbein sehr flexibel und wird von folgenden knöchernen Strukturen gebildet:
- *Fersenbein* → ***hinterer Auflagepunkt***,
- *Sprungbein* – übertägt die Kräfte vom Unterschenkel auf das Fußgewölbe,
- *Kahnbein* – ohne Bodenkontakt,
- *Würfelbein* – ohne Bodenkontakt,
- Kopf des *1. Mittelfußknochens* → ***vorderer Auflagepunkt.***

Aktive Verspannungsstrukturen des medialen Bogens

Die vollständige oder teilweise Verspannung des medialen Bogens erfolgt durch die in der Tabelle 9.9 aufgeführten Muskeln. Sie liegen innerhalb des Bogens.

Folgende Muskeln können den medialen Bogen abflachen:
- langer Großzehenstrecker (M. extensor hallucis longus, ➡ S. 296f),
- vorderer Schienbeinmuskel (M. tibialis anterior, ➡ S. 296f).

Lateraler** (äußerer, fibularer)* ***Bogen

Der laterale Bogen liegt vollständig auf dem Boden. Die knöchernen Strukturen sind:
- *Fersenbein* → ***hinterer Auflagepunkt***,
- *Würfelbein* – ohne Bodenkontakt,
- Kopf des *5. Mittelfußknochens* → ***vorderer Auflagepunkt***.

Der fibulare Bogen ist flacher als der tibiale und hat über Weichteile mehr Kontakt zur Unterlage. Außerdem ist er relativ starr.

Aktive Verspannungsstrukturen des lateralen Bogens

Die vollständige oder teilweise Verspannung des lateralen Bogens erfolgt durch die in der Tabelle 9.10 aufgeführten Muskeln.

Folgende Muskeln können den lateralen Bogen abflachen:
- *langer Zehenstrecker* (M. extensor digitorum longus, ➡ S. 296f),
- *dritter Wadenbeinmuskel* (M. peronaeus tertius, ➡ S. 296f).

Quergewölbe

Das *Quergewölbe* des Fußes wird im Bereich der Fußwurzelknochen vom keilförmigen *Würfelbein* und v. a. den 3 keilförmigen Keilbeinen gebildet. Es erreicht im Bereich des Os cuneiforme intermedium die größte Höhe.

Die Wölbung setzt sich bei den Mittelfußknochen, deren Basen ebenfalls keilförmig sind, fort. Der bogenförmige Bau wird allerdings nach vorn immer flacher.

Tab. 9.9 Aktive Verspannungsstrukturen des medialen Bogens

Muskel	Wirkung
hinterer Schienbeinmuskel *(M. tibialis posterior, ➡ S. 302f)*	für die Gewölbearchitektur besonders wichtig, verspannt den Bogen teilweise (Kahnbein mit den Ossa cuneiformia mediale und intermedium); da Sehne unmittelbar unter dem Taluskopf verläuft, kann er dessen Abrutschen aktiv entgegenwirken
langer Wadenbeinmuskel *(M. fibularis oder peroneus longus, ➡ S. 298)*	verstärkt Konkavität des Bogens, indem er den 1. Mittelfußknochen nach proximal unten zieht
langer Großzehenbeuger *(M. flexor hallucis longus, ➡ S. 302f)*	verspannt fast den ganzen Bogen, zieht Sprungbein und Fersenbein nach oben
langer Zehenbeuger *(M. flexor digitorum longus, ➡ **S.** 302f)*	verklammert die Zehen gegen das Fersenbein, stabilisiert Sprung- und Fersenbein
Großzehenabspreizer *(M. abductor halluces, ➡ S. 309)*	verspannt den ganzen Bogen (Fersenbeinhöcker bis Grundphalanxbasis der Großzehe)

Tab. 9.10 ***Aktive Verspannungsstrukturen des lateralen Bogens***

Muskel	Wirkung
kurzer Wadenbeinmuskel *(M. fibularis oder peroneus brevis, ➠ S. 298f)*	verspannt Bogen teilweise und verhindert ein Aufklappen der Gelenke nach unten
langer Wadenbeinmuskel *(M. fibularis oder peroneus longus, ➠ S. 298)*	gleiche Funktion wie kurzer Wadenbeinmuskel, außerdem hebt er das Fersenbein vorn an.
Kleinzehenabspreizer *(M. abductor digiti minimi, ➠ S. 309f)*	verspannt gesamten Bogen,

Die knöchernen Auflagepunkte sind:
- der Kopf des *1. Mittelfußknochens*, der auf 2 Sesambeinen lagert (***medialer Auflagepunkt***)
- und der Kopf des *5. Mittelfußknochens* (***lateraler Auflagepunkt***).

Aktive Verspannungsstrukturen der Fußgewölbe

Das Quergewölbe des Fußes wird aktiv durch 3 Muskeln gesichert:
- *Großzehenanzieher* (M. adductor hallucis, Caput transversum, ➠ S. 309f): Er unterspannt den Querbogen über die 5 Mittelfußköpfe, ist also transversal orientiert,
- *langer Wadenbeinmuskel* (M. fibularis longus, ➠ S. 298): Seine querverlaufende Sehne sichert das Quergewölbe in Höhe der Keilbeine,
- hinterer Schienbeinmuskel (M. tibialis posterior, ➠ S. 302f): Seine plantaren Ansätze sichern die Querwölbung in Höhe des Kahn- und Würfelbeins.

Alle 3 Bögen flachen bei Belastung ohne muskuläre Sicherung ab.

Bild 9.42 ***Aktive Verspannungsstrukturen des rechten Fußes***

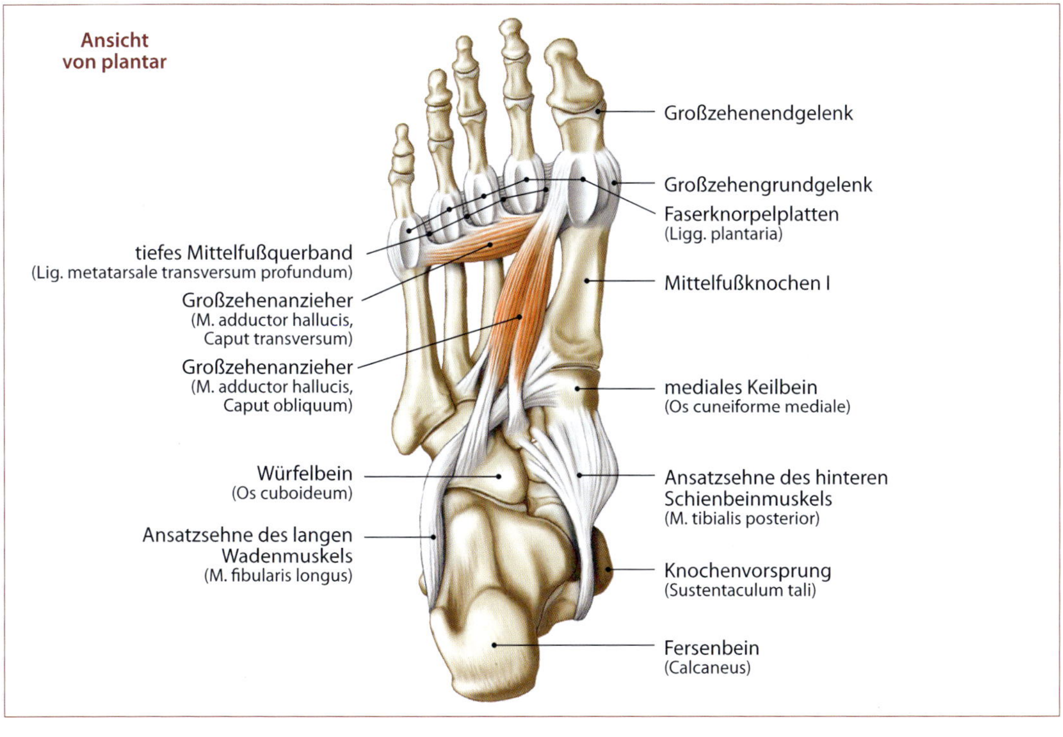

Passive Verspannungsstrukturen der Fußgewölbe

Die passiv verspannenden ligamentären Strukturen der Fußgewölbe ermüden nicht und sind widerstandsfähiger als die Muskeln.

Die Sicherung bzw. Aufrechterhaltung der Fußgewölbe geschieht hauptsächlich durch 3 starke Bänder:

- *Pfannenband* (Lig. calcaneonaviculare plantare, ➡ S. 275 und 280) – verhindert als Teil des unteren Sprunggelenkes ein Absinken des Sprungbeinkopfes,
- *Sprungbein-Fersen-Band* (Lig. talocalcaneum interosseum, ➡ S. 275 und 280) – verhindert ein Abrutschen des Talus vom Kalkaneus,
- *langes Fußsohlenband* (Lig. plantare longum, ➡ Bild 9.43) stabilisiert den lateralen Bogen, indem es einerseits das Fersenbein mit dem Würfelbein verklammert und andererseits das Würfelbein mit dem 5. Mittelfußknochen.

Plantaraponeurose (Aponeurosis plantaris, Fußsohlensehnenplatte, ➡ Bild 9.44)

Die *Plantaraponeurose* spannt sich als derbe ***Sehnenplatte*** an der Fußsohle zwischen Haut und Fußsohlenmuskulatur.

Ihre kräftigen Längszüge beginnen an der Unterseite des Fersenbeinhöckers. Im mittleren Bereich der Fußsohle spalten sie sich in 5 Zipfel auf. Diese ziehen deltaförmig zu den Zehengrundgelenken, wo sie an den Gelenkkapseln der Zehenbeuger, an Bändern (Ligg. plantaria) und Sehnenscheiden ansetzen.

2 querverlaufende Faserzüge verknüpfen die Zipfel miteinander und stellen gleichzeitig eine Verbindung zu den Fußrändern her.

Von der Aponeurosis plantaris ziehen 2 Zwischenwände (*Septum mediale* und *laterale*) in die Tiefe. Dadurch entstehen 3 Muskellogen für die plantaren Muskeln:

Großzehenloge, mittlere Loge, Kleinzehenloge (➡ S. 306).

***Bild 9.43* Passive Verspannungsstrukturen des rechten Fußes**

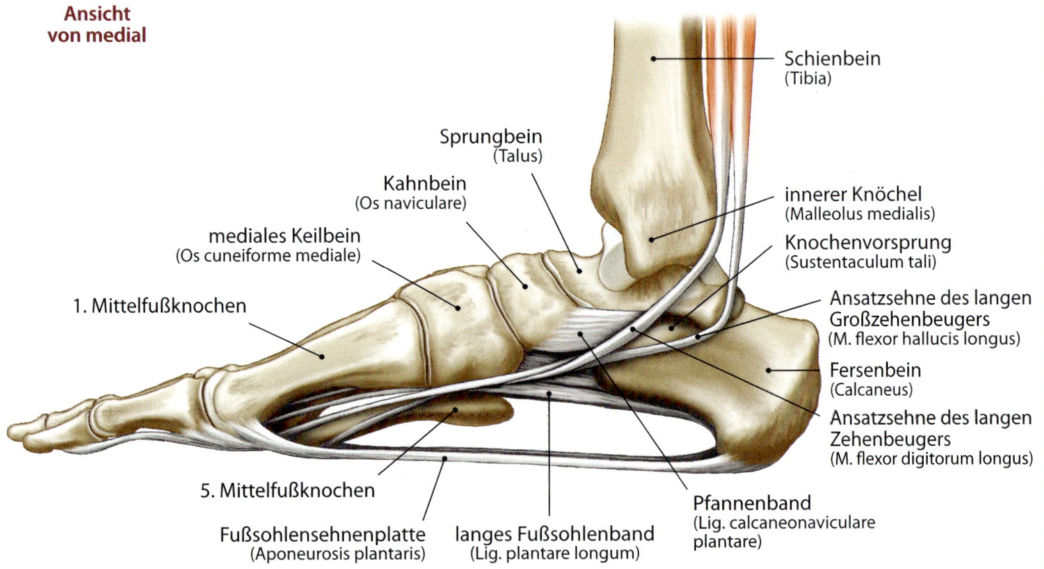

Funktion der Plantaraponeurose

- Sie hat aufgrund ihres großen Abstandes zum Fußskelett und dadurch langen Hebelarmes eine hervorragende Bedeutung bei der Verspannung insbesondere der Längsgewölbe (mechanisch wichtigste Funktion),
- sie ist Ansatzstelle für kurze Fußmuskeln (M. abductor hallucis, flexor digitorum brevis, abductor digiti minimi, ➡ S. 309ff),
- sie setzt die Biegebeanspruchung der Mittelfußknochen nach dem Prinzip der Zuggurtung herab (➡ S. 39f),
- aufgrund der besonderen Verbindung zwischen Plantaraponeurose und Haut mit der Druckkammerkonstruktion (➡ S. 291) stellt sie einen wichtigen Schutz beim Gehen und Stehen dar,
- kräftige Faserbündel verankern die Aponeurose fest mit der Leistenhaut der Fußsohle und verhindern so die übliche Verschieblichkeit der Haut, wodurch eine bessere Standfestigkeit erreicht wird,
- sie schützt vor allem Gefäße und Nerven aber auch Muskelbäuche und Sehnen gegen Druckeinwirkungen,
- sie bildet zusammen mit der Haut eine Schutzhülle nach außen.

Dorsalaponeurose der Zehen

Wie die Finger besitzen auch die Zehen eine *Dorsalaponeurose* aus derben sehnenartigen Bindegewebssträngen. Sie ist eine Verbindung der Sehnen der beiden kurzen Fußrückenmuskeln (➡ S. 308) mit den Sehnen der langen Unterschenkelextensoren. Die Dorsalaponeurosen unterstützen die Dorsalextension in den Zehengrundgelenken, indem sie die Sehnenwirkung in die Längsachse der Zehen lenken.

Bild 9.44 ***Fußsohlensehnenplatte*** *(Plantaraponeurose)* ***des rechten Fußes***

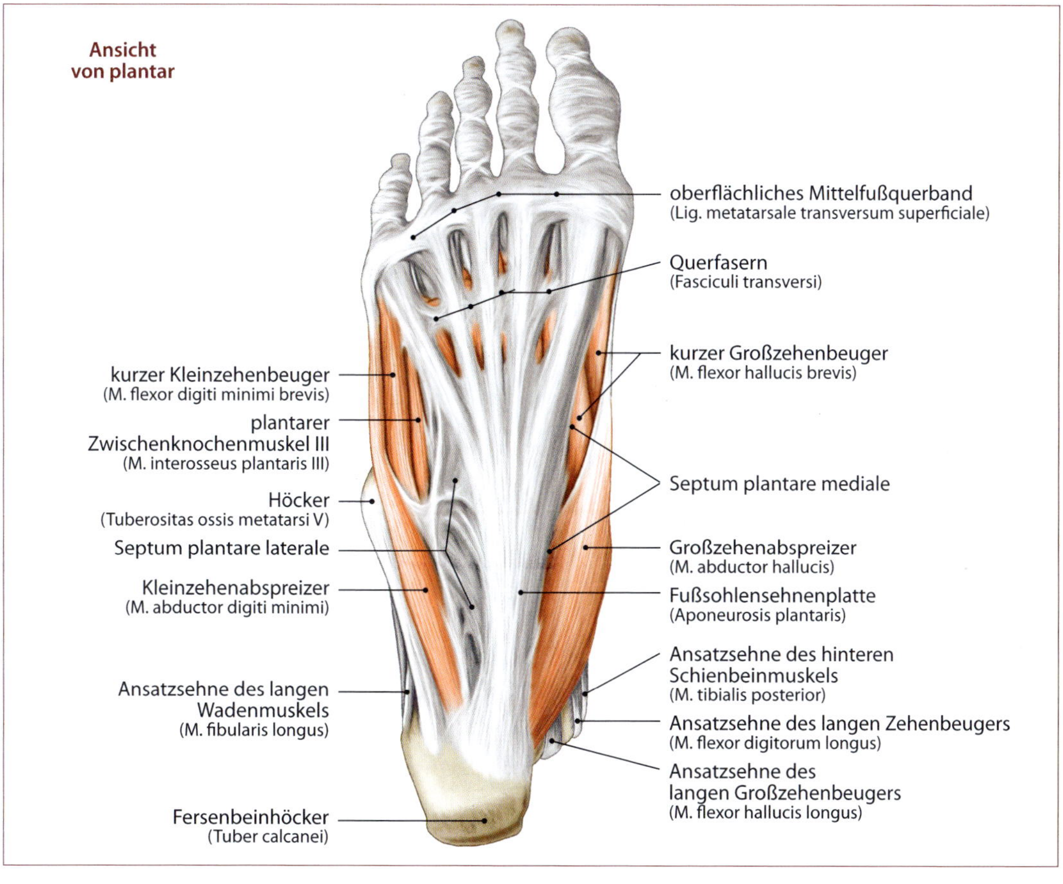

Veränderung der Fußwölbungen beim Gehen
Beim Gehen zeigt sich die „Stoßdämpferfunktion" der Fußwölbungen besonders gut.
Das Abrollen des Fußes erfolgt in 4 Teilschritten:

1. Fersenbeinhöcker wird auf den Boden gesetzt ➞ Unterschenkel drückt Fußsohle auf den Boden und es erfolgt eine Plantarflexion im oberen Sprunggelenk.
2. Die 3 Auflagepunkte des Fußes haben Bodenkontakt ➞ der andere Fuß schiebt den Körper weiter vorwärts ➞ zunehmende Dorsalextension im oberen Sprunggelenk ➞ das Fußgewölbe wird durch das Körpergewicht abgeflacht, wobei diese Abflachung aktiv durch Muskeln gebremst wird.
3. *Erste Vorschubphase*: Ferse und Fußsohle werden durch den dreiköpfigen Wadenmuskel (M. triceps surae, ➞ S. 300f) angehoben bis die Fußsohle nur noch mit dem Vorfuß Kontakt zum Boden hat ➞ Plantarflexion im oberen Sprunggelenk ➞ Körper wird angehoben und vorwärts geschoben.
   Die plantaren Fußmuskeln und die Plantaraponeurose verhindern das Abflachen der Längsgewölbe, die Querwölbung wird am Ende dieser Phase abgeflacht.
4. *Zweite Vorschubphase*: Fuß wird insbesondere durch die Großzehenflexoren (kurze Großzehenmuskeln und langer Großzehenbeuger) weiter angehoben und berührt schließlich nur noch mit der großen Zehe den Boden ➞ das andere Bein setzt auf, sodass beide Füße kurzen Bodenkontakt haben ➞ der Fuß hebt vom Boden ab, das Bein schwingt nach vorn und die Fußwölbungen gehen in ihre ursprüngliche Form zurück.

Bild 9.45 ***Abrollen des Fußes beim Gehen***

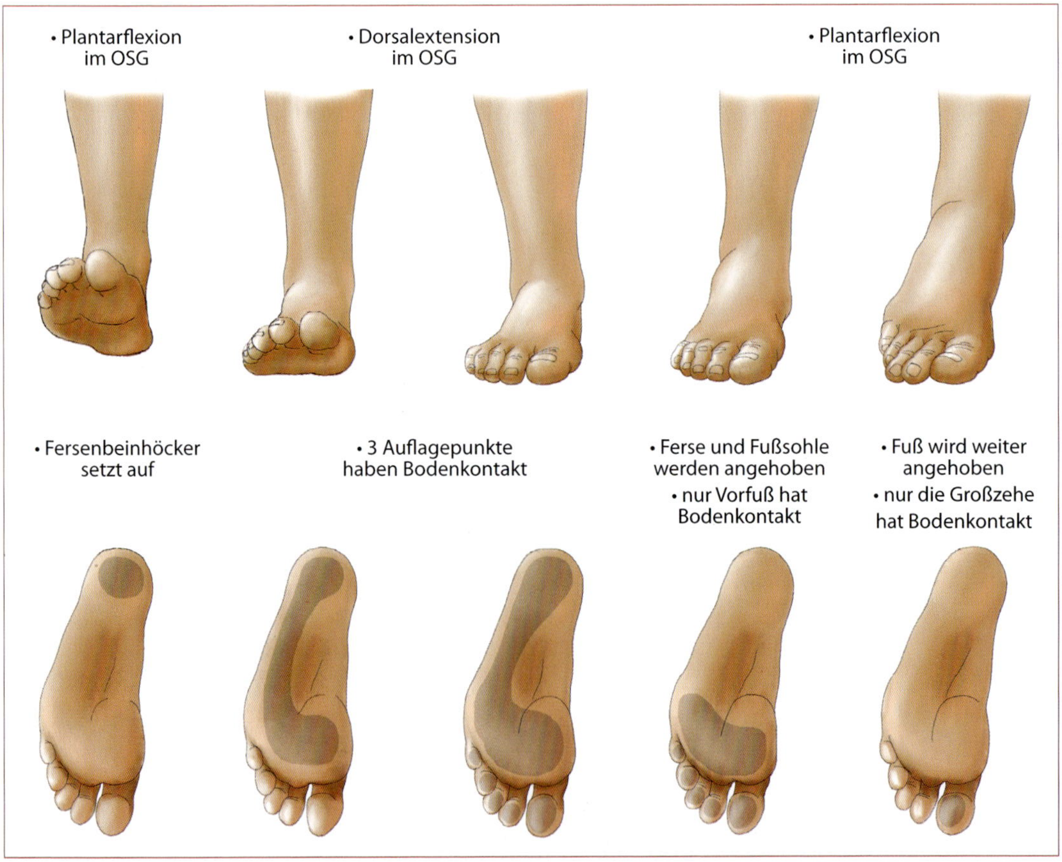

Verteilung des Körpergewichtes auf die 3 Auflagepunkte

Das Gewicht des Körpers wird vom Unterschenkel auf das Sprungbein übertragen und verteilt sich von hier in 3 Richtungen:

1. Sprungbeinkörper → hinteres unteres Sprunggelenk → Fersenbeinkörper (*hinterer Auflagepunkt*), er trägt beim aufrechten ruhigen Stand ca. 50% des Körpergewichtes,
2. Sprungbeinhals → über den medialen Bogen des Längsgewölbes zum Kopf des 1. Mittelfußknochens (*vorderer medialer Auflagepunkt*),
3. Sprungbeinhals → über den lateralen Bogen des Längsgewölbes zum Kopf des 5. Mittelfußknochens (*vorderer lateraler Auflagepunkt*).

Druckkammersystem der Fußsohle

Der Abdruck eines gesunden Fußes zeigt ein charakteristisches Relief mit folgenden Merkmalen:

- *Fersenballen* im hinteren Bereich,
- *Groß-* und *Kleinzehenballen* im vorderen Bereich und
- *Fußgewölbe*, sowie *Fußaußenrand* zwischen Fersen- und Zehenballen.

Bodenkontakt haben nur die Fußballen und der Fußaußenrand.

Insbesondere auf den Fersen- und Großzehenballen wirken beim Stehen und Gehen große Druckkräfte, die möglichst günstig auf eine größere Fläche verteilt werden müssen.

Diese Aufgabe erfüllt das bis zu 2 cm starke *subkutane Bindegewebe* der Fußsohle. Es besteht aus vielen mit Fett gefüllten Kammern, die als *Druckpolster* fungieren.

Bild 9.46 ***Verteilung des Körpergewichts auf die 3 Auflagepunkte des Fußes***

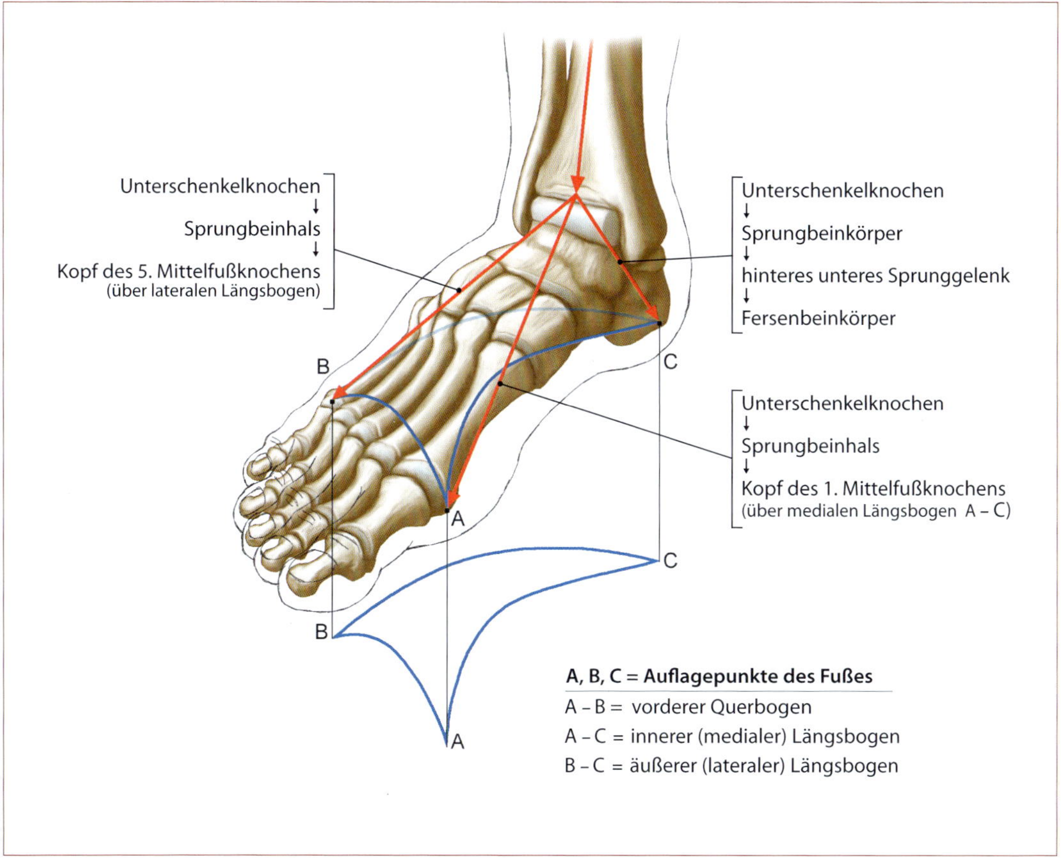

***Bild 9.47* Druckkammersystem der Fußsohle** *(Sagittalschnitt)*

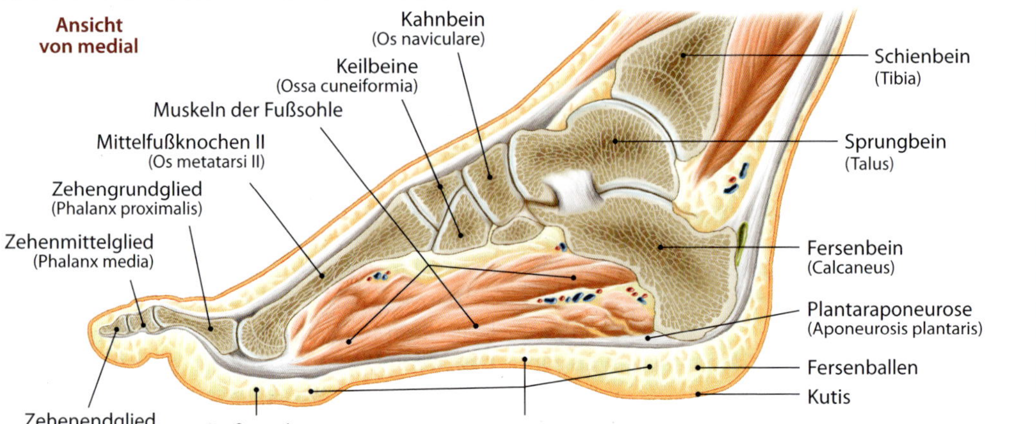

Zustande kommt dieses *Druckkammersystem*, indem kräftige Kollagenfaserbündel der Plantaraponeurose mit der Lederhaut der Fußsohle und dem subkutanen Bindegewebe verwachsen sind und so die Fettkammern stabilisieren. Auf diese Weise wird die Fußsohle unverschiebbar an der Aponeurosis plantaris (und Skelettteilen) befestigt und ein sicherer Stand garantiert. Die versorgenden Blutgefäße verlaufen in den bindegewebigen Wänden der Druckkammern und stabilisieren diese noch zusätzlich.
Die Fußsohle wird als Teil der Körperoberfläche am stärksten durchblutet.

Praxis *Fußfehlstellungen* (Abweichungen von der normalen Fußform) können angeboren oder erworben sein. Beispiele sind:
- *Plattfuß* (Pes planus): Abflachung der Fußlängswölbung und Bodenberührung des medialen Fußstrahls, z. B. durch Insuffizienz der plantaren Bänder und Muskeln,
- *Hohlfuß* (Pes excavatus): Verstärkung der Fußlängswölbung, z. B. infolge plantarer Muskelkontrakturen und Bandschrumpfungen,
- *Spreizfuß* (Pes transversus): eingesunkenes („durchgetretenes“) Quergewölbe und Verbreiterung des Vorfußes.

Hauptursache ist ungeeignetes Schuhwerk. So ist bei hohen Absatzschuhen die Vorfußbelastung um das Fünffache erhöht. Die beste Prophylaxe, Fußfehlstellungen entgegen zu wirken, ist Barfußgehen auf unebenem Untergrund.
Ein Fersensporn ist eine knöcherne spornartige Ausziehung im Bereich des Ursprungs der Plantaraponeurose. Er kann erhebliche Fersenschmerzen verursachen.

Merke! Der Fuß des Menschen ist eine federnde Gewölbekonstruktion, bestehend aus einem Längs- und einem Quergewölbe. Das Körpergewicht verteilt sich vom Sprungbein in 3 Richtungen auf 3 Auflagepunkte:
- Fersenbeinhöcker,
- 1. Mittelfußknochen,
- 5. Mittelfußknochen.

Bänder und Muskeln wirken als Zugverspannungen und erhalten die Gewölbe. In Längsrichtung verlaufende Bänder und Muskeln dienen der Erhaltung der Längsgewölbe, jene, die quer ziehen, erhalten das Quergewölbe.
Der M. fibularis longus ist der wichtigste aktive Verspanner der Fußgewölbe, weil er alle 3 Bögen unterstützt.
Ein dreidimensionales Kollagenfasersytem verbindet Fußskelett, Fußmuskulatur, Plantaraponeurose und Haut zu einer funktionellen Einheit. Das Druckkammersystem der Fußsohle sorgt für eine besssere Druckverteilung, wirkt als Stoßdämpfer und trägt zur mechanischen Stabilität der Fußsohle bei.

9.10 Faszien, Retinakula, Sehnenscheiden und Schleimbeutel der unteren Extremität

Faszien

Faszien sind derbe, geringfügig dehnbare *Hüllschichten*, die aus geflechtartig verwobenen kollagenen Fasern und elastischen Netzen aufgebaut sind. Sie begrenzen bzw. umhüllen einzelne Muskeln, Muskelgruppen sowie die Gesamtmuskulatur des Rumpfes und der Extremitäten.

Oberschenkelfaszie (Fascia lata)

Die *Fascia lata* umhüllt die Oberschenkelmuskeln. Sie wird durch den Tractus iliotibialis (➡ S. 236f) und querverlaufende Faserbündel unterhalb des Gesäßes sowie oberhalb der Patella verstärkt.

Trennwände, die von der Faszie in die Tiefe verlaufen:

- *Septum intermusculare femoris mediale* – trennt die Adduktoren vom inneren Oberschenkelmuskel (M. vastus medialis, ➡ S. 264),
- *Septum intermusculare femoris laterale* – trennt den äußeren Oberschenkelmuskel (M. vastus lateralis, ➡ S. 264) von den hinteren Oberschenkelmuskeln.

Unterschenkelfaszie (Fascia cruris)

Die *Fascia cruris* ist die Fortsetzung der Oberschenkelfaszie und umhüllt die Unterschenkelmuskulatur. Sie beginnt also im Bereich des Kniegelenks. Distal geht sie in die *Fußfaszie* (Fascia pedis) über.

Die Fascia cruris besteht aus 2 Blättern:

1. *oberflächliches Blatt* – zwischen Unterschenkelmuskulatur und Subkutis. Von ihm verlaufen 2 Muskelsepten zum Wadenbein:
   - *Septum intermusculare cruris anterius* – Trennwand zwischen Fibularis-(Peroneus-) und Extensorenloge und Muskelursprungsfläche.
   - *Septum intermusculare cruris posterius* – Trennwand zwischen Fibularis- und Flexorenloge, sie steht mit dem tiefen Blatt der Fascia cruris in Verbindung.
2. *tiefes Blatt* – trennt oberflächliche und tiefe Flexorenloge.

Haltebänder (Retinacula ➡ S. 67, Bilder 9.48, 9.49 und 9.55, S. 305)

Haltebänder sind Verdickungen der Muskelfaszien. Sie halten Muskeln und Sehnen in der richtigen Lage bzw. verhindern ein Abheben der Muskelsehnen.

Bild 9.48 ***Haltebänder und Sehnenscheiden des rechten Fußes***

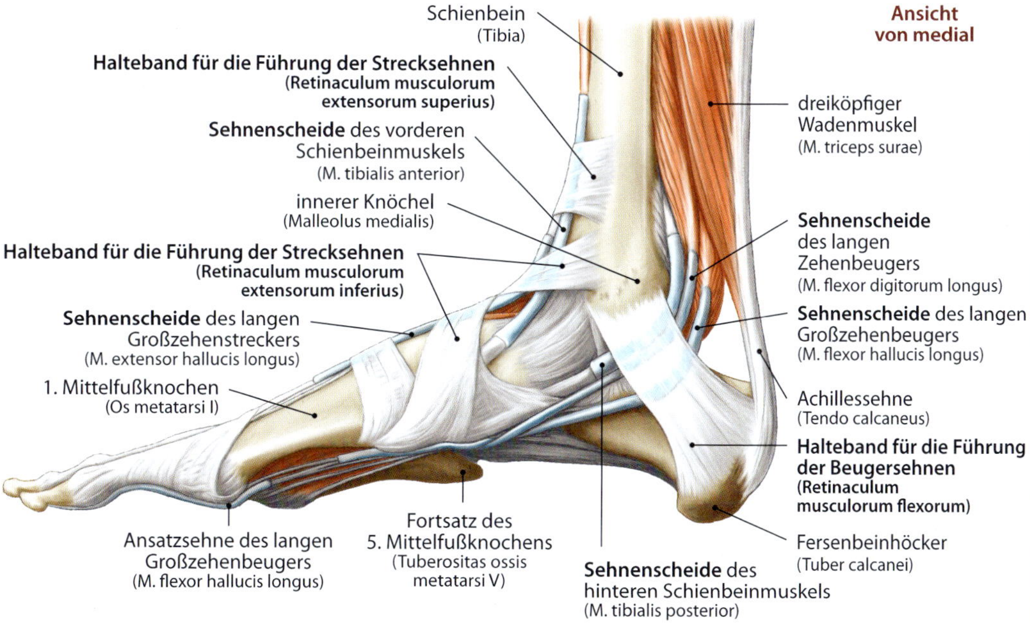

Unterschenkel- und Fußfaszie werden im Bereich der Knöchel durch 5 Haltebänder verstärkt:

Retinacula zur Sicherung der Extensoren vom Schien- zum Wadenbein (➡ Bilder 9.48, 9.49, 9.55 und 9.11.2):

- *Retinaculum musculorum extensorum superius* – querer vorderer Verstärkungszug dicht oberhalb des Sprunggelenks zur Halterung der Strecksehenen.
- *Retinaculum musculorum extensorum inferius* – X- oder Y-förmiges Verstärkungsband, welches die Sehnenscheiden der Streckermuskeln fixiert.

Retinacula zur Sicherung der Wadenbeinmuskeln vom lateralen Rand des Fersenbeins zum lateralen Fußrand (➡ Bild 9.49 und 9.11.3):

- *Retinaculum musculorum fibularium* (peroneorum) *superius* und *inferius* – die Haltebänder fixieren die Ansatzsehnen des langen und kurzen Wadenbeinmuskels.

Retinaculum musculorum flexorum vom Fersenbeinhöcker zum Innenknöchel ➡ Bild 9.48). Das Halteband besteht aus einem oberflächlichen und einem tiefen Blatt. Zwischen den beiden Blättern ziehen die Sehnen der langen Unterschenkelbeuger (hinterer Schienbeinmuskel, langer Zehenbeuger, langer Großzehenbeuger, ➡ S. 302f) zu ihren Ansatzstellen an der Fußsohle.

Sehnenscheiden (➡ S. 67)

Die Sehnen der langen Unterschenkelmuskeln, außer der Achillessehne, werden auf ihrem Weg zu den Fußknochen von *Sehnenscheiden* geschützt, welche unter den Haltebändern liegen.

Flexoren und Extensoren besitzen eigene Sehnenscheiden, die beiden Wadenbeinmuskeln eine gemeinsame Sehnenscheide.

Schleimbeutel (➡ S. 67)

Schleimbeutel liegen:

- an beiden Knöcheln,
- am Fersenbein und
- unter der Ansatzsehne des vorderen Schienbeinmuskels.

Bild 9.49 Haltebänder und Sehnenscheiden des rechten Fußes

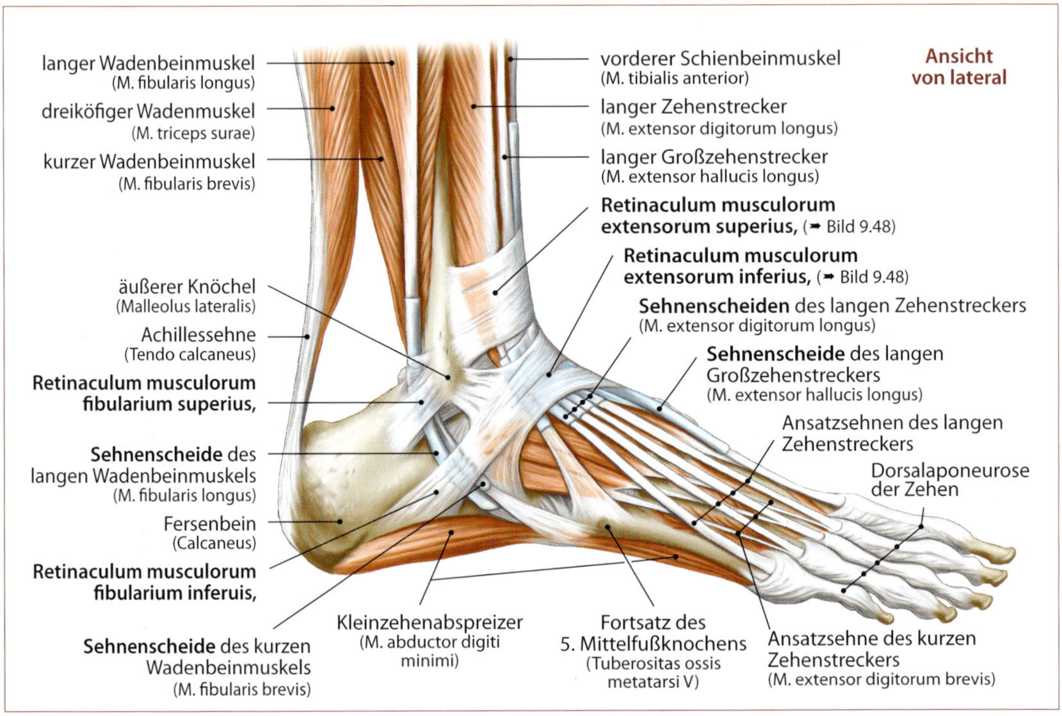

9.11 Muskeln des Unterschenkels und ihre Funktion

9.11.1 Übersicht und Lageverhältnisse (➡ Bild 9.50)

Die *Unterschenkelmuskeln* wirken auf die Fußgelenke und nehmen Einfluß auf die Statik des Fußes. Sie formen dorsal die Wade. Ihre Muskelbäuche verjüngen sich nach distal und gehen in lange Ansatzsehnen über, welche eingehüllt in Sehnenscheiden über die Sprunggelenke, zu ihren Ansatzstellen an den Fußwurzel-, Mittelfuß- und Zehenknochen gelangen.
Die Muskulatur des Unterschenkels besteht aus 3 Muskelguppen, welche in 4 Muskellogen, die von den Scheidewänden der Unterschenkelfaszie gebildet werden, untergebracht sind:

1. ***Ventrale Unterschenkelmuskeln – Extensorengruppe*** (➡ 9.11.2)
Die 3 Muskeln liegen vorn seitlich (ventrolateral) in der Extensorenloge und sind nebeneinander angeordnet.
   - *Vorderer Schienbeinmuskel* (M. tibialis anterior) – medial,
   - *langer Zehenstrecker* (M. extensor digitorum longus) – lateral,
   - *langer Großzehenstrecker* (M. extensor hallucis longus) – zwischen den ersten beiden Muskeln.
2. ***Laterale Unterschenkelmuskeln – Fibularis- oder Peroneusgruppe*** (➡ 9.11.3)
Die Muskeln liegen lateral in der Fibularisloge (Peroneusloge[1]).

[1] Die Bezeichnungen „fibularis" und „peroneus" sind Synonyme.

Bild 9.50 Muskelgruppen des rechten Unterschenkels *(Querschnitt)*

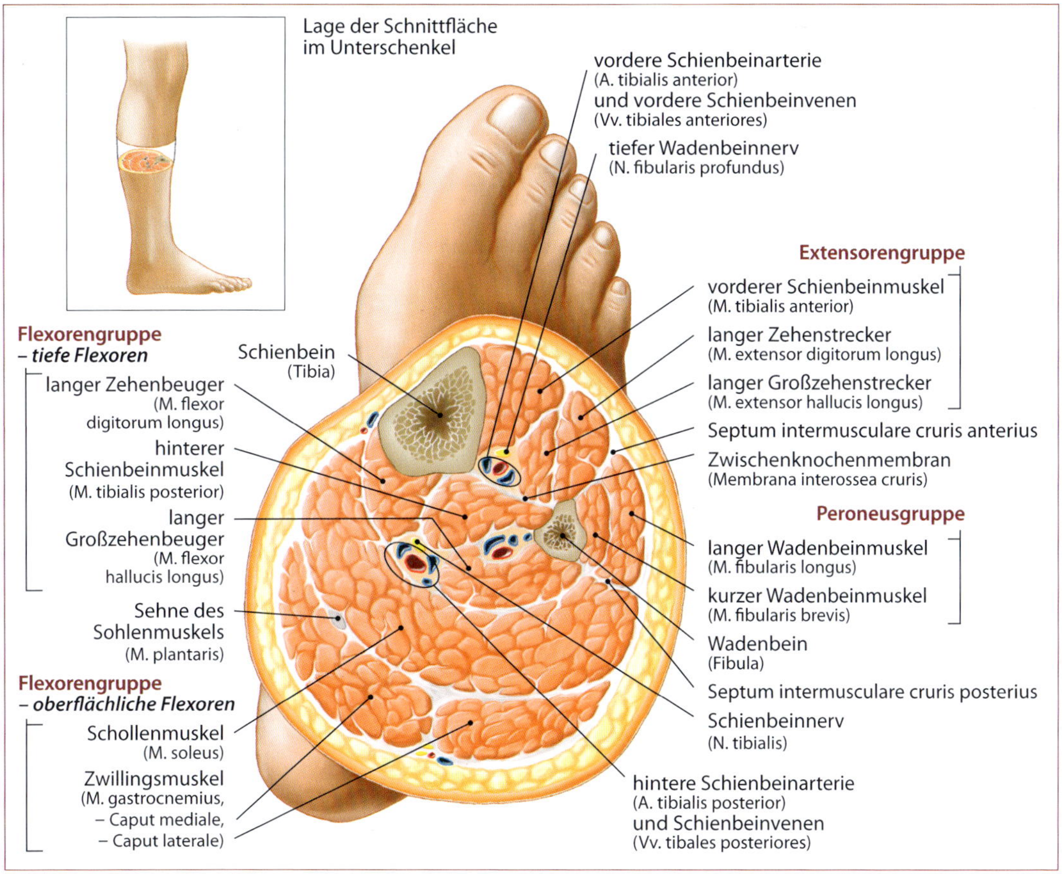

- *Langer Wadenbeinmuskel* (M. fibularis oder peroneus longus),
- *kurzer Wadenbeinmuskel* (M. fibularis oder peroneus brevis).

Der kurze Wadenbeinmuskel wird überwiegend vom langen Wadenbeinmuskel bedeckt.

3. ***Dorsale Unterschenkelmuskeln – Flexorengruppe*** (➡ 9.11.4)
   Die Muskeln liegen dorsal in 2 übereinander angeordneten Flexorenlogen, welche durch das tiefe Blatt der Unterschenkelfaszie getrennt werden. Man unterscheidet deshalb eine oberflächliche und tiefe Beugergruppe:
   - ***Oberflächliche Flexoren***
     - *dreiköpfiger Wadenmuskel* (M. triceps surae), der aus dem *Wadenmuskel* (M. gastrocnemius) und dem *Schollenmuskel* (M. soleus) besteht. Der M. soleus wird bis auf seinen Rand vom M. gastrocnemius bedeckt.
     - *Sohlenmuskel* (M. plantaris).
   - ***Tiefe Flexoren***
     - *langer Zehenbeuger* (M. flexor digitorum longus) – medial,
     - *langer Großzehenbeuger* (M. flexor hallucis longus) – lateral,
     - *hinterer Schienbeinmuskel* (M. tibialis posterior) – zwischen den ersten beiden.

Die Sehnen der Extensoren verlaufen vor der Dorsalextensions-Plantarflexions-Achse, die der Wadenbeinmuskeln und Flexoren *hinter* ihr.

9.11.2 Ventrale Unterschenkelmuskeln – Extensorengruppe

Die *Extensoren* werden auch als „Fußheber" bezeichnet. Ihre langen Ansatzsehnen werden in der Knöchelregion in Sehnenscheiden geführt und vom Retinaculum musculorum extensorum superius und inferius gehalten (➡ S. 294). Bei Anspannung wölben sie die Haut mehr oder weniger stark vor.

Bild 9.51 ***Muskeln des rechten Unterschenkels von vorn – Extensorengruppe***

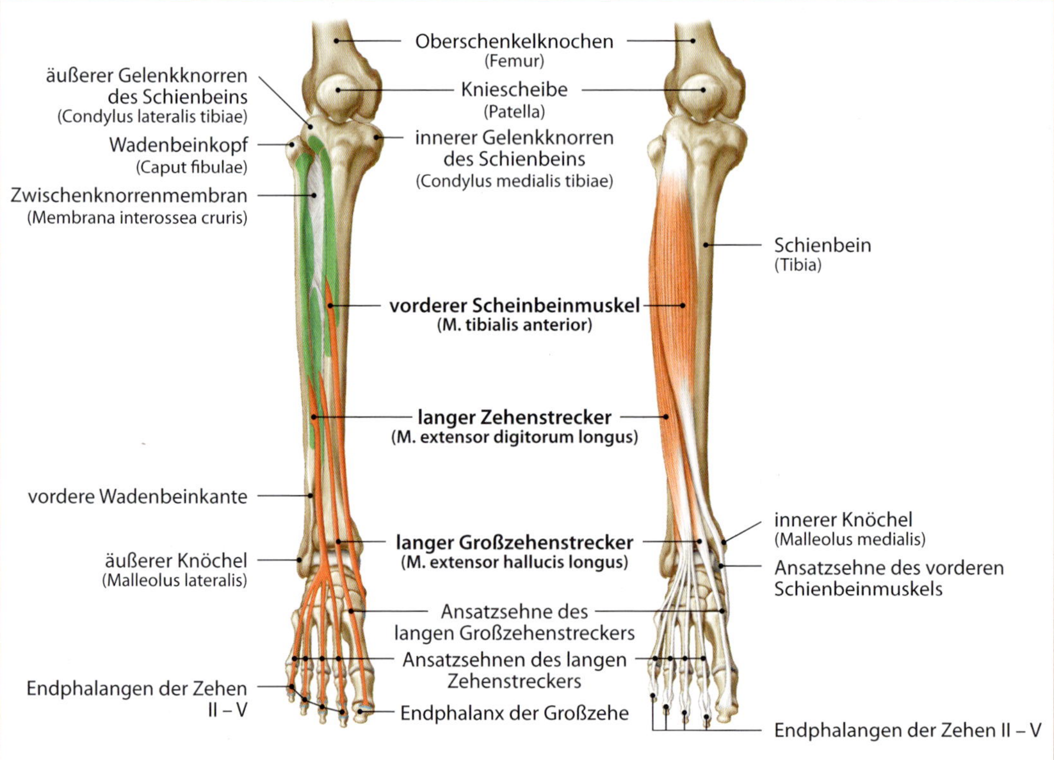

Vorderer Schienbeinmuskel *(M. tibialis anterior)*

Innervation	N. fibularis profundus (tiefer Wadenbeinnerv, $L_4 - S_1$)
Ursprung	Tibia (condylus lateralis),Membrana interossea cruris, Fascia cruris superficialis (proximaler Teil)
Ansatz	Os cuneiforme mediale (plantare Fläche), Os metatarsale I (Basis)
Funktion	• Dorsalextension und Supination des Fußes am Spielbein (➡ S. 229) • Näherung des Unterschenkels an den Fußrücken am Standbein (➡ S. 229) • Stützung des Fußgewölbes gemeinsam mit dem M. fibularis longus
Synergisten	M. extensor digitorum longus, M. extensor hallucis longus
Antagonisten	M. triceps surae
Bemerkungen	Die lange Ansatzsehne verläuft in einer Sehnenscheide unter dem Retinaculum musculorum extensorum superius und inferius an der medialen Seite des Sprunggelenks zum inneren Fußrand (➡ Bild 9.48). Der Muskel wird beim schnellen Gehen und beim Skifahren (Langlauf) stark beansprucht, weil er am Standbein den Körper nach vorn zieht. *Praxis:* Starke Belastung des Muskels führt zur Ermüdung und die Fußspitze kann nicht mehr ausreichend gehoben werden – man stolpert. Außerdem treten Schmerzen entlang des Muskels auf.

Langer Zehenstrecker *(M. extensor digitorum longus)*

Innervation	N. fibularis profundus (tiefer Wadenbeinnerv, $L_5 - S_1$)
Ursprung	Tibia: Condylus lateralis tibiae Fibula: (Wadenbeinkopf, vordere Wadenbeinkante), Membrana interossea cruris
Ansatz	Dorsalaponeurose bzw. Dorsalseite der 2. bis 5. Zehe
Funktion	• Dorsalextension im oberen Sprunggelenk • Näherung des Unterschenkels an den Fußrücken • Pronation (Eversion) im unteren Sprunggelenk (Spielbein) • Extension in den Grund-, Mittel- und Endgelenken der 2. bis 5. Zehe
Synergisten	M. extensor digitorum brevis, M. extensor hallucis longus
Antagonisten	M. triceps surae, M. flexor digitorum brevis, Mm. fibulares
Bemerkungen	Die lange Ansatzsehne spaltet sich im Knöchelbereich in 4 Sehnen, welche unter dem Retinaculum musculorum extensorum superius und inferius auf dem Fußrücken zu ihren Ansatzpunkten gelangen. Er hat am Standbein die gleiche Wirkung wie der M. tibialis anterior.

Langer Großzehenstrecker *(M. extensor hallucis longus)*

Innervation	N. fibularis profundus (tiefer Wadenbeinnerv, $L_4 - S_1$)
Ursprung	Fibula: (mittleres Drittel der Vorderfläche), Membrana interossea cruris
Ansatz	Endphalanx der Großzehe (Basis)
Funktion	• Extension im Großzehengrund- und -endgelenk • Dorsalextension und Pronation (Eversion) des Fußes
Synergisten	M. extensor hallucis brevis u. a.
Antagonisten	M. flexor hallucis longus/brevis

Dritter Wadenbeinmuskel *(M. fibularis oder peroneus tertius,* ➡ Bild 9.52, S. 298*)*

Innervation	N. fibularis profundus (tiefer Wadenbeinnerv, $L_4 - S_1$)
Ursprung	Fibula: Distale Vorderkante
Ansatz	5. Mittelfußknochen (Os metatarsi V): laterale Basis
Funktion	• Dorsalextension im oberen Sprunggelenk • Pronation (Eversion) im unteren Sprunggelenk
Synergisten	M. extensor digitorum longus, M. extensor hallucis longus u. a.
Antagonisten	M. triceps surae u. a.
Bemerkungen	Der Muskel ist eine Abspaltung des M. extensor digitorum longus. Er ist sehr variabel ausgeprägt und kann ganz fehlen.

Merke! Die ventrale Unterschenkelmuskulatur wird von der Extensorengruppe gebildet. Ihre langen Ansatzsehnen werden im Bereich der Sprunggelenke – eingehüllt in Sehnenscheiden – von den Retinacula musculorum superius und inferius am Fußskelett fixiert und geführt. Die Anordnung entspricht jener ihrer Ansatzpunkte, sodass keine Überkreuzungen nötig sind.

Aufgabe der Extenxoren ist die Dorsalextension des Fußes und der Zehen. Außerdem sind sie, mit Ausnahme des vorderen Schienbeinmuskels, an der Pronation beteiligt.

9.11.3 Laterale Unterschenkelmuskeln – Fibularis- oder Peroneusgruppe

Die Muskeln liegen an der Außenseite des Wadenbeins. Ihre Ansatzsehnen gelangen hinter dem lateralen Knöchel, eingehüllt in Sehnenscheiden, zur Fußsohle. Unter- und oberhalb des Knöchels werden sie vom Retinaculum musculorum fibulorium superius und inferius am Fußskelett fixiert.

***Bild 9.52** Muskeln des rechten Unterschenkels – Fibularisgruppe*

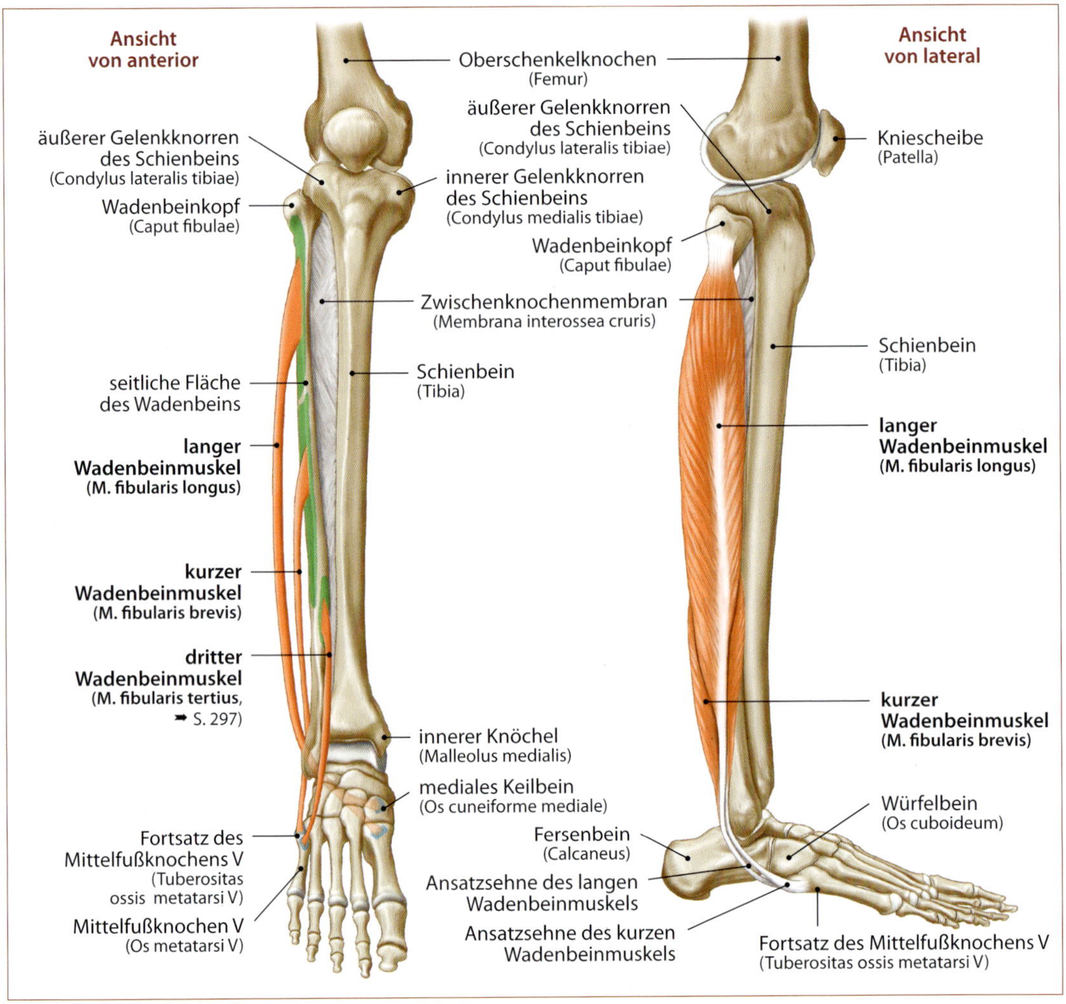

Langer Wadenbeinmuskel *(M. fibularis oder peroneus longus)*

Innervation	N. fibularis superficialis (oberflächlicher Wadenbeinnerv, $L_5 - S_1$)
Ursprung	Fibula: Proximales Ende Tibia: (Condylus lateralis tibiae), Septa intermuscularia cruris (➡ Bild 9.50, S. 295)
Ansatz	Mediales Keilbein (Os cuneiforme mediale) und 1. Mittelfußknochen (Basis)
Funktion	• Abduktion (Bewegung des Vorfußes nach lateral) • Kräftige Pronation (Eversion) im unteren Sprunggelenk • Unterstützung der Plantarflexion im oberen Sprunggelenk • Verspannt *Quergewölbe* des Fußes
Synergisten	M. fibularis brevis, M. flexor digitorum longus, M. triceps surae u. a.
Antagonisten	M. extensor digitorum longus
Bemerkungen	Die lange Ansatzsehne zieht in einer Sehnenscheide hinter und unter den Malleolus lateralis, schwenkt unter dem Retinaculum musculorum fibularium superius und inferius liegend nach ventral und zieht an der Außenkante des Fersenbeins zum Würfelbein. In dessen Sehnenfurche (Sulcus peronealis) und einem eigenen osteofibrösen Kanal durchquert sie das Fußgewölbe schräg vom lateralen zum medialen Fußrand nahe der Ansatzstelle des M. tibialis anterior. Aufgrund ihrer gemeinsamen Ansatzstellen bilden langer Wadenbeinmuskel und vorderer Schienbeinmuskel den sog. „Steigbügel" zur Verspannung des Fußquergewölbes (➡ Bilder 9.42 und 9.49).

Kurzer Wadenbeinmuskel *(M. fibularis oder peroneus brevis)*

Innervation	N. fibularis superficialis (oberflächlicher Wadenbeinnerv, $L_4 - S_1$)
Ursprung	Fibula: distales Drittel, dorsale und laterale Fläche
Ansatz	Tuberasitus ossis metatarsi V
Funktion	• Abduktion des Fußes • Pronation (Eversion) im unteren Sprunggelenk • Unterstützt Plantarflexion im oberen Sprunggelenk
Synergisten	M. fibularis longus, M. triceps surae
Antagonisten	M. extensor digitorum longus, M. extensor hallucis longus
Bemerkungen:	Die Ansatzsehne zieht gemeinsam mit der Sehne des M. fibularis longus unter den Retinacula an den lateralen Fußrand zu ihrem Ansatzpunkt. Beide Wadenbeinmuskeln ziehen am Standbein den Unterschenkel nach dorsal.

Praxis Schwache Wadenbeinmuskeln begünstigen die funktionelle Instabilität der Sprunggelenke.

Merke! Die lateralen Unterschenkelmuskeln (Peroneusgruppe) liegen an der Außenfläche des Wadenbeins. Ihre langen Ansatzsehnen ziehen – eingehüllt in Sehnenscheiden – hinter dem Malleolus lateralis zum lateralen Fußrand und zur Fußsohle. Sie werden vom Retinaculum musculorum fibularium superius und inferius am Fußskelett gehalten und geführt. Die Wadenbeinmuskeln sind Plantarflexoren, Abduktoren und Pronatoren.

9.11.4 Dorsale Unterschenkelmuskeln – Flexorengruppe

Mit der Entstehung des aufrechten Ganges und Standes hat sich beim Menschen die dorsale Unterschenkelmuskulatur als „Fußsenker" (v. a. der M. triceps surae) besonders stark entwickelt. Sie muss eine viel größere Leistung als die Extensoren als „Fußheber" vollbringen.

Oberflächliche Flexorengruppe
Wie bereits ausgeführt, werden die auch als „Wadenmuskeln" bezeichneten oberflächlichen Flexoren von einem 3-teiligen Muskel gebildet, dem M. triceps surae.

Bild 9.53 Dorsale Unterschenkelmuskeln – oberflächliche Flexorengruppe

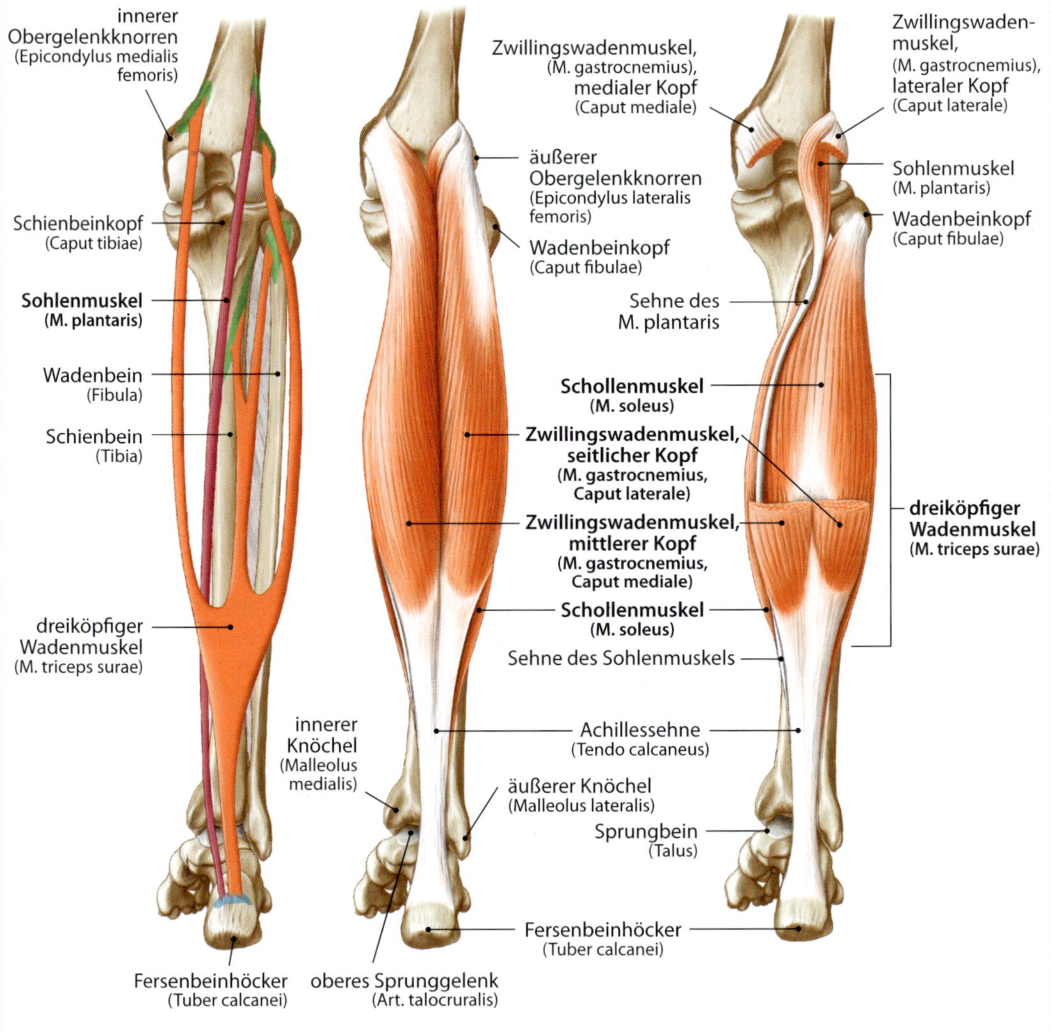

Dreiköpfiger Wadenmuskel *(M. triceps surae)*

Innervation	N. tibialis (Schienbeinnerv, S_1 - S_2)
Ursprung	***Zwillingswadenmuskel*** (M. gastrocnemius) ***Caput laterale:*** Epicondylus lateralis femoris ***Caput mediale:*** Epicondylus medialis femoris ***Schollenmuskel*** (M. soleus): Caput und Collum fibulae (dorsale Seite), Arcus tendineus musculi solei
Ansatz	Fersenbeinhöcker (Tuber calcanei) über Achillessehne (Tendo calcaneus)
Funktion	• Kräftige Plantarflexion: oberes Sprunggelenk (z. B. sehr wichtig beim Laufen und Klettern etc.) • Supination (Inversion): unteres Sprunglelenk • Flexion: Kniegelenk (nur M. gastrognemius) • Streckt gemeinsam mit dem M. quatriceps femoris gegen das Körpergewicht das K nie, sodass eine stabile Tragsäule entsteht
Synergisten	M. flexor digitorum longus, M. plantaris u. a.
Antagonisten	M. extensor digitorum longus, M. extensor hallucis longus, M. tibialis anterior, Mm. fibulares u. a.
Bemerkungen	Der M. triceps surae ist einer der kräftigsten Skelettmuskeln. Sein zweigelenkiger M. gastrocnemius bestimmt maßgeblich die Form der Wade. Die Endsehnen des Zwillingswaden- und Schollenmuskels vereinigen sich zur ca. 10 bis 12 cm langen ***Achillessehne*** (stärkste Sehne des Menschen). Ihre Elastizität wird durch spiralig verlaufende Faserbündel noch erhöht. Zwischen der Sehne und dem Fersenbein liegt ein Schleimbeutel (Bursa tendinis calcanei). *Praxis:* Häufigste Verletzung der Achillessehne ist der Riss (Ruptur), welcher meist nach einem kräftigen Antritt entsteht und oft als Knall auch hörbar ist. Weitere Erkrankungen sind Prellungen und Quetschungen. Die Achillodynie ist ein Schmerzzustand, der z. B. durch chronische Überlastungen hervorgerufen wird.

Sohlenmuskel *(M. plantaris)*

Innervation	N. tibialis (Schienbeinnerv, S_1 – S_3)
Ursprung	Proximal des Condylus lateralis femoris, Kniekehlenkapsel
Ansatz	Über Achillessehne am Fersenbeinhöcker (Tuber calcanei)
Funktion	• Schwache Plantarflexion im oberen Sprunggelenk • Schwache Flexion im Kniegelenk • Schützt bei Beugung im Kniegelenk die Gefäße in der Kniekehle vor Abknickung
Synergisten	M. triceps surae u. a.
Antagonisten	M. extensor digitorum longus, M. extensor hallucis longus, M. tibialis anterior u. a.
Bemerkungen	Zweigelenkig, weitgehend verkümmerter Muskel mit sehr langer und dünner Ansatzsehne, nicht immer vorhanden. *Praxis:* Der M. plantaris wird als Sehnenspender verwendet.

Merke! Die beiden Köpfe des M. gastrocnemius bilden mit dem M. soleus den M. triceps surae und setzen über die Achillessehne am Fersenbeinhöcker an.

Tiefe Flexorengruppe
Die rechtwinklige Abknickung des Fußes gegen den Unterschenkel als Voraussetzung für den aufrechten Gang hat zu Lageveränderungen dieser Muskelgruppe geführt, sodass *2 Sehnenüberkreuzungen* (Chiasmata) entstanden sind.

Chiasma tendinum plantare (➡ Bild 9.54):
Die Sehnen des langen Zehen- und Großzehenbeugers überkreuzen sich in Höhe des unteren Sprunggelenkes. Dies ist notwendig, weil der lange Zehenbeuger medial und der lange Großzehenbeuger lateral liegen.
Das Chiasma ist für die Stabilisierung der Fußgewölbe sehr wichtig.

Chiasma tendinum crurale:
Die Sehne des langen Zehenbeugers überkreuzt in Höhe des distalen Unterschenkels die Sehne des hinteren Schienbeinmuskels. Die Reihenfolge der Sehnen hinter dem medialen Knöchel ist demnach von ventral nach dorsal folgende: Sehne des hinteren Schienbeinmuskels (M. tibialis posterior) ➡ Sehne des langen Zehenbeugers (M. flexor digitorum longus) ➡ Sehne des langen Großzehenbeugers (M. flexor hallucis longus).
Die Sehnen der tiefen Fußbeuger verlaufen, eingehüllt in Sehnenscheiden, hinter dem medialen Knöchel zur Fußsohle. Sie werden vom Retinaculum musculorum flexorum am Fußskelett gehalten und geführt.

***Bild 9.54** Dorsale Unterschenkelgruppe – tiefe Flexoren*

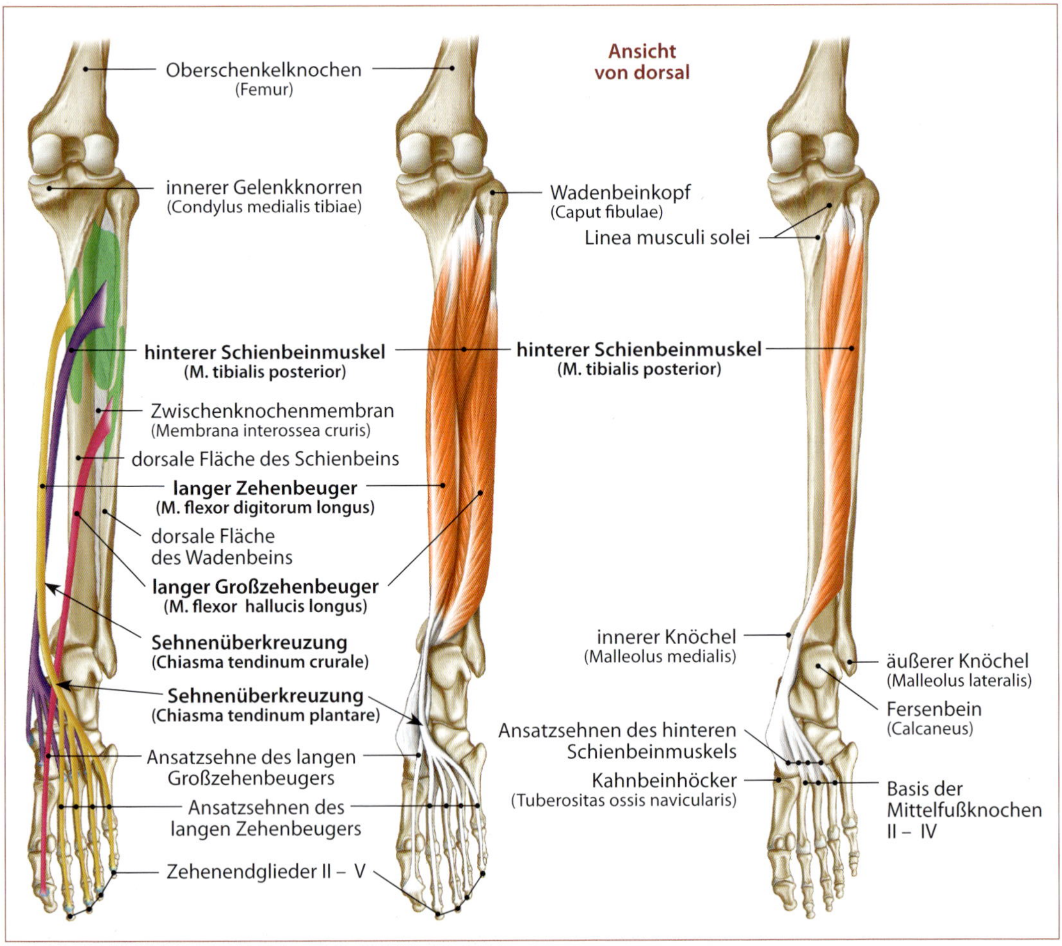

Langer Zehenbeuger *(M. flexor digitorum longus)*

Innervation	N. tibialis (Schienbeinnerv, $S_1 - S_3$)
Ursprung	Tibia: dorsale Fläche, mittleres Drittel
Ansatz	Basis der Endphalangen der Zehen II bis V
Funktion	• Kräftige Supination (Inversion): unteres Sprunggelenk • Plantarflexion: oberes Sprunggelenk, Zehengrund-, -mittel- und Endgelenke • Unterstützt Fußwölbung
Synergisten	M. triceps surae, M. flexor hallucis longus, M. quadratus plantae, Mm. fibulares u. a.
Antagonisten	M. extensor digitorum, M. extensor hallucis longus, M. tibialis anterior
Bemerkungen	Die Ansatzsehne überkreuzt die Sehne des hinteren Schienbeinmuskels (Chiasma tendinum crurale) und zieht durch eine Furche an der Rückseite des inneren Knöchels (Sulcus malleolaris tibiae) in die Fußsohle. Hier überkreuzt sie die Sehne des langen Großzehenbeugers (Chiasma tendinum plantare) und spaltet sich in ihre 4 Endsehnen. Diese durchbohren im Bereich der Mittelphalangen die Sehnen des kurzen Zehenbeugers, um zu ihren Ansatzpunkten zu gelangen. Außerdem dienen sie den Mm. lumbricales als Ursprung und dem M. quadratus plantae als Ansatz.

Langer Großzehenbeuger *(M. flexor hallucis longus)*

Innervation	N. tibialis (Schienbeinnerv, $S_1 - S_3$)
Ursprung	Fibula: distale 2/3 der dorsalen Fläche und angrenzender Zwischenkochenmembran
Ansatz	Endphalanx der Großzehe (Basis)
Funktion	• Plantarflexion im oberen Sprunggelenk, Großzehengrund – und -endgelenk • Supination und Adduktion im unteren Sprunggelenk • Verspannung des medialen Bogens des Längsgewölbes
Synergisten	M. flexor digitorum longus, M. flexor hallucis brevis, M. triceps surae u. a.
Antagonisten	M. extensor digitorum longus/brevis, M. extensor hallucis longus/brevis
Bemerkungen	Die Ansatzsehne zieht unter dem Retinaculum musculorum flexorum durch eine Furche des Sprungbeins (Sulcus tendinus musculi flexoris hallucis longi, ➡ Bild 9.29, S. 271) unter dem Sustentaculum zur Fußsohle und überkreuzt hier die Sehne des langen Zehenbeugers um ihre Ansatzstelle zu erreichen (Chiasma tendineum plantare).

Hinterer Schienbeinmuskel *(M. tibialis posterior)*

Innervation	N. tibialis (Schienbeinnerv, $L_4 - S_1$)
Ursprung	Membrana interossea cruris und angrenzende dorsale Ränder von Schien- und Wadenbein
Ansatz	Kahnbeinhöcker (Tuberositas ossis navicularis), Ossa cuneiformia mediale, intermedium und laterale (plantare Seite), Mittelfußknochen II bis IV (Basis)
Funktion	• Plantarflexion und Supination (Inversion) des Fußes • Stützt Fußgewölbe
Synergisten	M. triceps surae, M. flexor digitorum, M. flexor hallucis longus, Mm. fibulares (Supination)
Antagonisten	M. extensor digitorum, M. extensor hallucis longus, M. tibialis anterior, Mm. fibulares u. a.
Bemerkungen	Die Ansatzsehne zieht in einer Furche an der Rückseite des inneren Knöchels (Sulcus malleolaris tibiae) unter dem Retinaculum musculorum flexorum zum medialen Fußrand bzw. zur Fußsohle. Der Muskel ist der ***stärkste Supinator.***

Praxis Ein Kompartmentsyndrom entsteht, wenn z. B. durch Flüssigkeitsansammlungen in den Muskellogen der Gewebedruck massiv ansteigt und die Muskeln dermaßen komprimiert werden, dass ihre Blut- und Nervenversorgung gestört oder sogar unterbrochen wird. Frühsymptome sind: starke Schmerzen, Spannungsgefühl und Sensibilitätsstörungen. ⌟

Merke! Die Beuger (Flexoren) liegen an der hinteren Seite des Unterschenkels und formen die Wade. Man unterscheidet 2 Gruppen: Die oberflächlichen Flexoren werden vom dreiköpfigen Wadenmuskel (M. triceps surae) gebildet, der aus dem Zwillingswadenmuskel (M. gastrocnemius) und dem Schollenmuskel (M. soleus) besteht und über die Achillessehne (Tendo calcaneus) am Fersenbeinhöcker (Tuber calcanei) ansetzt.

Die tiefen Flexoren liegen unter den oberflächlichen. Ihre langen Ansatzsehnen verlaufen hinter dem Malleolus medialis zum medialen Fußrand und zur Fußsohle.

Die Flexoren bewirken die Plantarflexion des Fußes und der Zehen. Außerdem sind die 3 tiefen Beuger Adduktoren und Supinatoren. ⌟

9.12 Hauptmuskeln der Sprunggelenkbewegungen

Tab. 9.11 Hauptmuskeln der Sprunggelenkbewegungen

Gelenk	Bewegung	Hauptmuskeln	Bemerkungen
oberes Sprunggelenk *(Art. talocruralis)*	*Dorsalextension* (Fußhebung)	vorderer Schienbeinmuskel (M. tibialis anterior, ➠ S. 296f)	Die Plantarflexoren müssen das Körpergewicht beim Abrollen heben. Deshalb sind sie stärker als die Dorsalextensoren, die nur den Vorfuß heben müssen.
	Plantarflexion (Fußsenkung)	dreiköpfiger Wadenmuskel (M. triceps surae, ➠ S. 300f)	
unteres Sprunggelenk *(Art. talotarsalis)*	*Pronation* (Hebung des äußeren Fußrandes)	langer Wadenbeinmuskel (M. fibularis longus), kurzer Wadenbeinmuskel (M. fibularis brevis, ➠ S. 298f)	Alle Muskeln, deren Ansatzsehnen seitlich der Pronations-Supinations-Achse verlaufen, pronieren (Extensoren und Wadenbeinmuskeln).
	Supination (Senkung des äußeren Fußrandes)	dreiköpfiger Wadenmuskel (M. triceps surae, ➠ S. 300f), hinterer Schienbeinmuskel (M. tibialis posterior, ➠ S. 302f)	Alle Muskeln, deren Ansatzsehnen medial der Pronations-Supinations-Achse verlaufen, supinieren (Flexoren).

Tab. 9.12 Unterschenkelmuskeln *(Funktionen im Überblick)*

Muskeln	Dorsalextension	Adduktion	Supination	Plantarflexion	Abduktion	Pronation
Extensoren						
• M. tibialis anterior	+	+	+			
• M. extensor hallucis longus	+	+	+			
• M. extensor digitorum longus	+				+	+
• M. fibularis (peroneus) tertius	+				+	+
Wadenbeinmuskeln						
• M. fibularis longus				+	+	+
• M. fibularis brevis				+	+	+
Flexoren						
• M. tibialis posterior		+	+	+		
• M. flexor digitorum longus		+	+	+		
• M. flexor hallucis longus		+	+	+		
• M. triceps surae		+	+	+		

9.13 Kurze Fußmuskeln und ihre Funktion

Die *kurzen Fußmuskeln* haben hauptsächlich ***Haltefunktionen*** zu erfüllen, da die Strukturen für die Greif- und Spreizbewegungen verkümmert sind (die Oppositionsfähigkeit der Großzehe ist verloren gegangen, der Kleinzehengegenübersteller, M. opponens digiti minimi, verspannt das Fußgewölbe).
Ihre Wirkung auf die Beweglichkeit der Zehen ist von untergeordneter Bedeutung. Verantwortlich hierfür sind v. a. die langen Unterschenkelflexoren und -extensoren.

9.13.1 Übersicht und Lageverhältnisse

In Übereinstimmung mit der Hand befinden sich auch am Fuß neben den Sehnen der langen Muskeln, deren Bäuche am Unterschenkel liegen, kurze Muskeln. Sie haben ihren Ursprung und Ansatz am Fußskelett.
Die kurzen Fußmuskeln befinden sich sowohl am Fußrücken (im Unterschied zum muskelfreien Handrücken) als auch an der Fußsohle. Dementsprechend werden sie in folgende Gruppen eingeteilt:

Muskeln des Fußrückens
- *Kurzer Großzehenstrecker* (M. extensor hallucis brevis),
- *kurzer Zehenstrecker* (M. extensor digitorum brevis).

Die beiden kräftigen Muskeln liegen unter den Sehnen des langen Zehenstreckers.

***Bild 9.55** Kurze Fußmuskeln des Fußrückens*

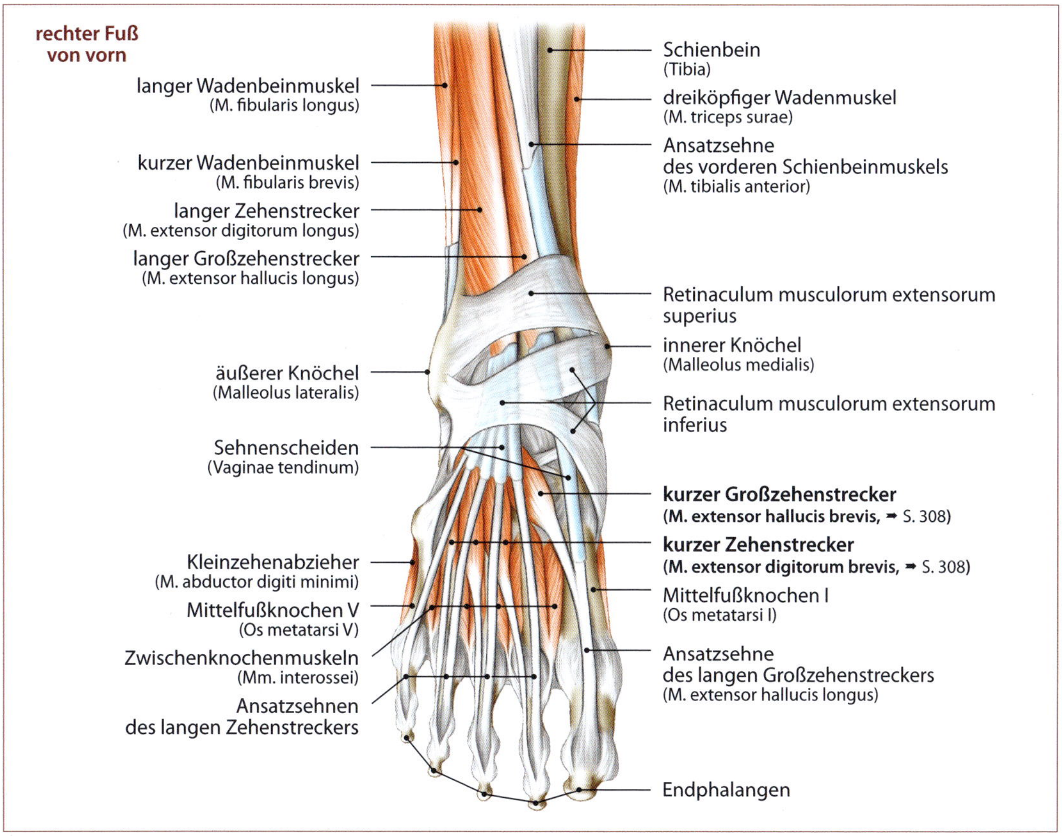

Muskeln der Fußsohle
Die stärkeren Fußsohlenmuskeln sind v. a. an der Aufrechterhaltung der Fußgewölbe beteiligt. Sie sind in der Längswölbung des Fußes angeordnet und bilden 3 Muskellogen.

1. ***Großzehenloge*** *(Muskeln des Großzehenballens)* ***– mediale Lage***

- *Kurzer Großzehenbeuger* (M. flexor hallucis brevis),
- *Großzehenabspreizer* (M. abductor hallucis).

Zwischen den beiden Muskeln verläuft die Ansatzsehne des langen Großzehenbeugers.
Da ein Großzehengegenübersteller (M. opponens hallucis) fehlt, ist keine Großzehenopposition möglich.

2. ***Kleinzehenloge*** *(Muskeln des Kleinzehenballens)* ***– laterale Lage***

- *Kleinzehenabspreizer* (M. abductor digiti minimi),
- *kurzer Kleinzehenbeuger* (M. flexor digiti minimi brevis) – liegt medial neben ersterem,
- *Kleinzehen-Gegenübersteller* (M. opponens digiti minimi – liegt unter ersterem.

3. Mittlere Fußsohlenloge
Diese Muskeln sind in 3 Schichten übereinander angeordnet.

Tiefe Schicht:

- *Großzehenanzieher* (M. adductor hallucis),
- *Zwischenknochenmuskeln* (Mm. interossei).

Bild 9.56 ***Kurze Muskeln der Fußsohle – Lageverhältnisse*** *(rechter Fuß)*

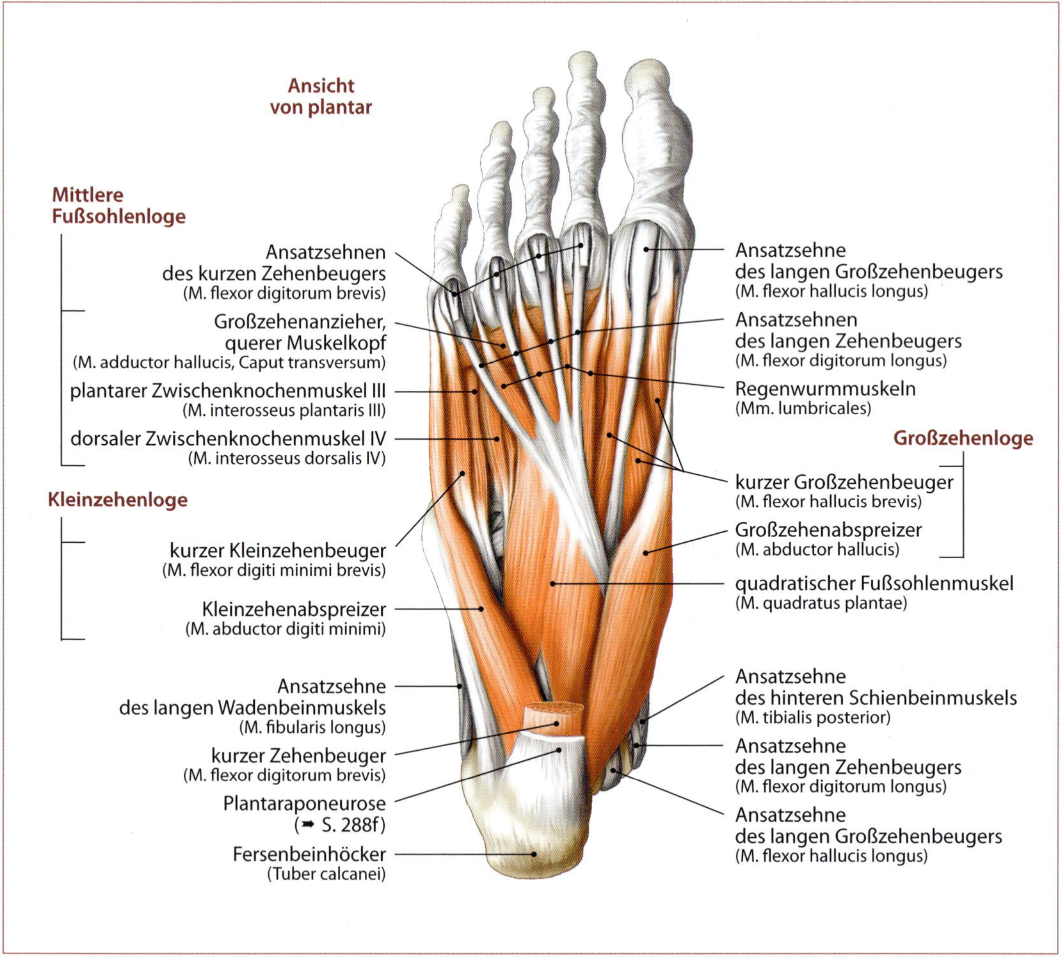

Mittlere Schicht:
- *quadratischer Fußsohlenmuskel* (M. quadratus plantae),
- *Regenwurmmuskeln* (Mm. lumbricales).

In dieser Schicht befinden sich die Sehnenfächer des langen Zehenbeugers, von dem die Regenwurmmuskeln entspringen. Im hinteren Drittel liegt das Chiasma tendinum plantare (➡ S. 302).

Oberflächliche Schicht:
- *kurzer Zehenbeuger* (M. flexor digitorum brevis mit 4 Sehnen).

Der Muskel liegt unmittelbar unter der Plantaraponeurose.

Klinisch werden unterschieden:
- *extrinsische Fußmuskeln* – Ursprung am Unterschenkel, also nicht am Fußskelett,
- *intrinsische Fußmuskeln* – kurze Fußmuskeln, die am Fußskelett lokalisiert sind.

Merke! Die kurzen Fußmuskeln werden unterteilt in: Fußrücken- und Fußsohlenmuskeln. Außer ihrer Verantwortlichkeit für die Zehenbewegungen sind sie hauptsächlich als Haltemuskeln tätig und verspannen die Fußgewölbe, welche sie bei bestimmten Reizeinwirkungen (z. B. Berührungsreize der Fußsohle insbesondere beim Barfußlaufen) aktiv reflektorisch verändern können.

9.13.2 Muskeln des Fußrückens (Dorsum pedis)

Am Fußrücken befinden sich im Unterschied zum Handrücken, der keine eigenen Muskeln besitzt, 2 Muskeln:
1. ***Kurzer Zehenstrecker*** (M. extensor digitorum brevis und
2. ***kurzer Großzehenstrecker*** (M. extensor hallucis brevis)

Merke! Die beiden kleinen Fußrückenmuskeln strecken gemeinsam mit den entsprechenden langen Extensoren die Zehen I – IV. ⌟

Bild 9.57 ***Muskeln des Fußrückens*** *(rechter Fuß)*

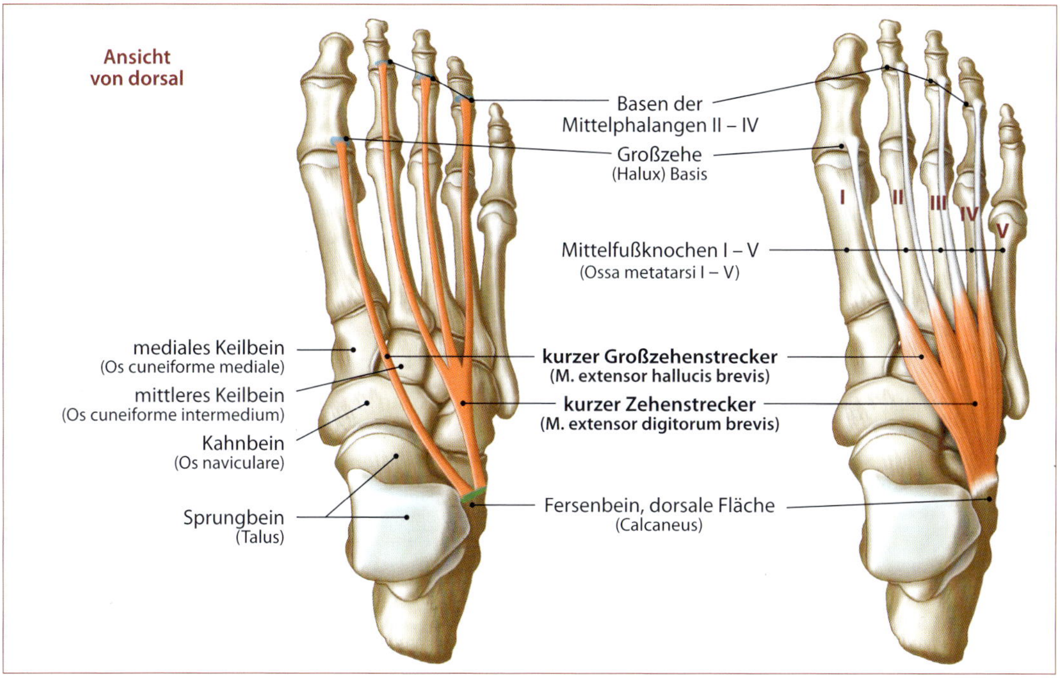

1. Kurzer Zehenstrecker *(M. extensor digitorum brevis)*

Innervation	N. fibularis profundus (tiefer Wadenbeinnerv, $L_5 - S_2$)
Ursprung	Fersenbein (Calcaneus): dorsale Fläche, vor dem Sinus tarsi (➡ S. 272)
Ansatz	Basen der Mittelphalangen II – IV, Dorsalaponeurose der Zehen II – IV
Funktion	• Dorsalextension: Grund- und Mittelgelenke der Zehen II – IV
Synergisten	M. extensor digitorum longus
Antagonisten	M. flexor digitorum longus
Bemerkungen	Der Muskel besteht aus 3 Muskelköpfen. Die dünnen Sehnen des kurzen Zehenstreckers und kurzen Großzehenstreckers vereinigen sich mit denen des langen Zehen- und Großzehenstreckers zur Dorsalaponeurose der Zehen.

2. Kurzer Großzehenstrecker *(M. extensor hallucis brevis)*

Innervation	N. fibularis profundus (tiefer Wadenbeinnerv, $S_1 - S_2$)
Ursprung	Fersenbein (Calcaneus): dorsale Fläche
Ansatz	Großzehengrundphalanx: Dorsalseite
Funktion	• Dorsalextension der Großzehe
Synergisten	M. extensor hallucis longus
Antagonisten	M. flexor hallucis longus/brevis
Bemerkungen	Der Muskel ist eine Abspaltung des M. extensor digitorum brevis.

9.13.3 Muskeln der Fußsohle (Planta pedis)

Die stark ausgebildeten *Muskeln* der *Fußsohle* sind in erster Linie aktive *Spannmuskeln* der Fußgewölbe. Sie können bei Belastung ihren Tonus erhöhen und so eine größere Abflachung der Fußgewölbe beim Stehen und Gehen verhindern. Die Muskeln werden von der Plantaraponeurose bedeckt. Im Unterschied zum Daumen fehlt bei der Großzehe ein M. opponens.

Großzehenloge

1. Kurzer Großzehenbeuger (M. flexor hallucis brevis),
2. Großzehenabspreizer (M. abductor hallucis).

Bild 9.58 ***Kurze Fußmuskeln der Fußsohle*** *(Groß- und Kleinzehenloge)*

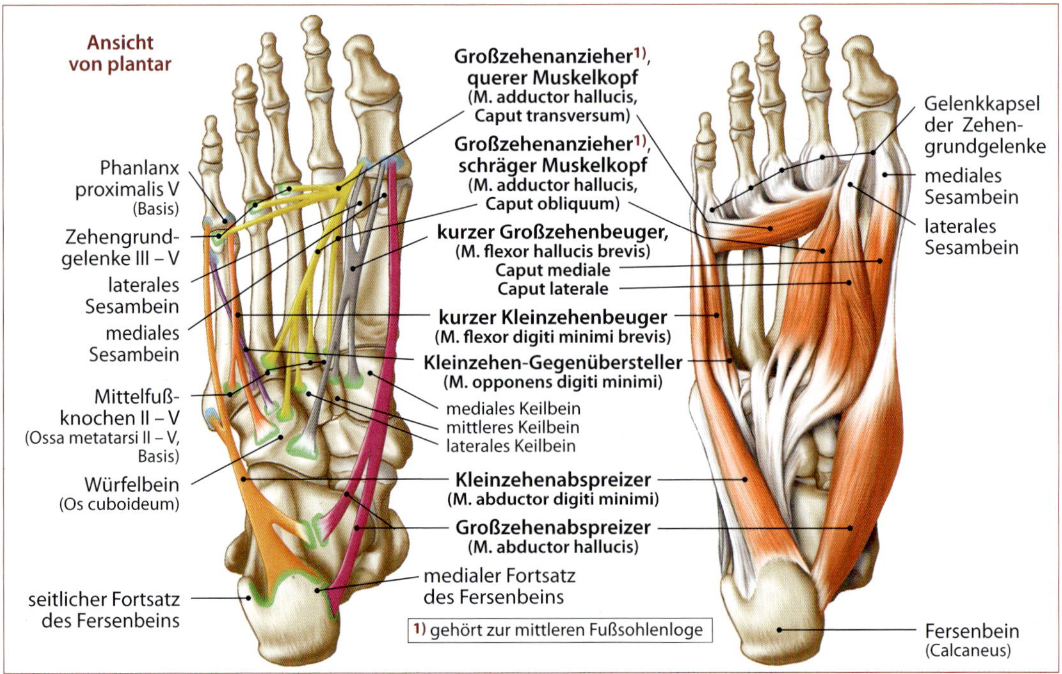

Großzehenloge (Muskeln des Großzehenballens)

1. Kurzer Großzehenbeuger *(M. flexor hallucis brevis)*

Innervation	N. plantaris medialis ($L_5 - S_1$) für medialen Kopf, N. plantaris lateralis ($S_1 - S_2$) für lateralen Kopf
Ursprung	Mediales Keilbein (Os cuneiforme mediale), mittleres Keilbein (Os cuneiforme intermedium) des Fußes, langes Sohlenband (Lig. plantare longum)
Ansatz	***Caput mediale***: Grundglied der Großzehe (medial) – über mediales Sesambein ***Caput laterale***: Grundglied der Großzehe (lateral) – über laterales Sesambein
Funktion	• Plantarflexion: Großzehengrundgelenk • Verspannt Fußlängsgewölbe
Synergisten	M. flexor hallucis longus
Antagonisten	M. extensor hallucis longus/brevis
Bemerkungen	Der zweiköpfige Muskel besitzt einen gemeinsamen Ursprung, aber getrennte Ansätze; besonders wichtiger Muskel beim Stand auf den Zehenspitzen.

2. Großzehenabspreizer *(M. abductor hallucis)*

Innervation	N. plantaris medialis ($L_5 - S_1$)
Ursprung	Fersenbeinhöcker (Tuber calcanei): Proc. medialis tuberis calcanei, Plantaraponeurose
Ansatz	Grundglied der Großzehe: Basis (über mediales Sesambein)
Funktion	• Plantarflexion und Abduktion: Großzehengrundgelenk • *Stützung* des Fußlängsgewölbes
Synergisten	Kein direkter Synergist vorhanden, Mm. interossei können Abduktion erleichtern
Antagonisten	M. adductor hallucis
Bemerkungen	***Stärkster Fußmuskel***, am medialen Fußrand tastbar.

Kleinzehenloge

1. Kleinzehenabspreizer (M. abductor digiti minimi),
2. Kurzer Kleinzehenbeuger (M. flexor digiti minimi brevis),
3. Kleinzehen-Gegenübersteller (M. opponens digiti minimi).

Kleinzehenloge (Muskeln des Kleinzehenballens)

1. Kleinzehenabspreizer *(M. abductor digiti minimi)*

Innervation	N. plantaris lateralis ($S_1 - S_2$)
Ursprung	Fersenbeinhöcker (Tuber calcanei): Proc. lateralis tuberis calcanei und Unterfläche; Plantaraponeurose
Ansatz	Grundglied der Kleinzehe: Basis
Funktion	• Plantarflexion und geringe Abduktion: Kleinzehengrundgelenk • Verspannt Fußlängsgewölbe
Synergisten	M. flexor digitorum longus/brevis
Antagonisten	M. extensor digitorum longus/brevis
Bemerkungen	Längster Muskel der Kleinzehe, formt lateralen Vorfußrand und ist hier tastbar, Abduktionsfähigkeit geht meist im Laufe des Lebens verloren.

2. Kurzer Kleinzehenbeuger *(M. flexor digiti minimi brevis)*

Innervation	N. plantaris lateralis ($S_1 - S_2$)
Ursprung	5. Mittelfußknochen (Basis), langes Fußsohlenband (Lig. plantare longum)
Ansatz	Grundglied der Großzehe (Basis)
Funktion	• Plantarflexion: Kleinzehengrundgelenk
Synergisten	M. flexor digitorum longus/brevis, M. abductor digiti minimi
Antagonisten	M. extensor digitorum longus/brevis
Bemerkungen	Gemeinsamer Ursprung mit M. opponens digiti minimi.

3. Kleinzehen-Gegenübersteller *(M. opponens digiti minimi)*

Innervation	N. plantaris lateralis ($S_1 - S_2$)
Ursprung	Langes Fußsohlenband (Lig. plantare longum)
Ansatz	5. Mittelfußknochen (Os metatarsale V) (lateraler Rand)
Funktion	• Verspannt Fußquergewölbe
Bemerkungen	Gemeinsamer Ursprung mit M. flexor digiti minimi brevis. Synergisten und Antagonisten sind ohne Bedeutung.

Mittlere Fußsohlenloge – tiefe Schicht

1. Großzehenanzieher (M. adductor hallucis),
2. Zwischenknochenmuskeln (Mm. interossei).

Bild 9.59 ***Zwischenknochenmuskeln*** *(Mm. interossei)*

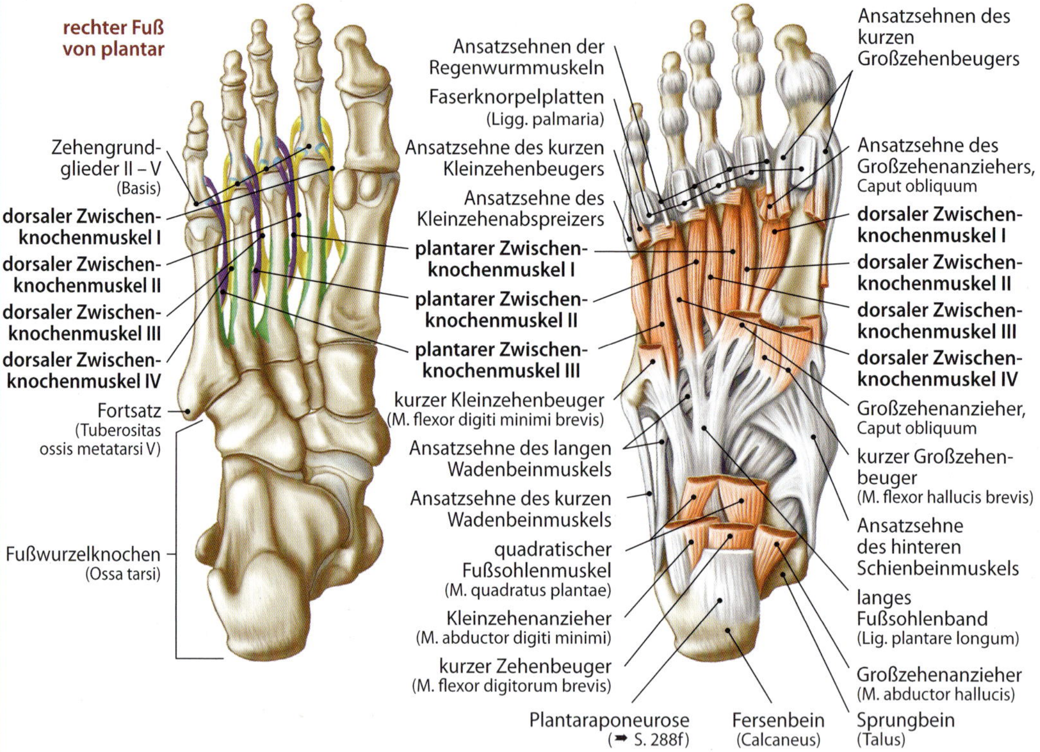

Mittlere Fußsohlenloge – tiefe Schicht

1. Großzehenanzieher *(M. adductor hallucis* ➡ Bild 9.58, S. 308*)*

Innervation	N. plantaris lateralis
Ursprung	***Caput obliquum***: Os cuboideum, Os cuneiforme laterale, Ossa metatarsi II und III (Basis) ***Caput transversum***: Kapselbänder der Zehengrundgelenke III bis V, tiefes Mittelfußquerband
Ansatz	Grundphalanx der Großzehe: Basis, über laterales Sesambein
Funktion	• Plantarflexion: Großzehengrundgelenk • Adduktion der Großzehe • Verspannung des Längsgewölbes (Caput obliquum) • Verspannung des Quergewölbes in Höhe der Zehengrundgelenke (Caput transversum)
Synergisten	M. flexor hallucis longus, M. flexor digitorum longus
Antagonisten	M. abductor hallucis
Bemerkungen	Zweitstärkster Fußmuskel.

2.1 Dorsale Zwischenknochenmuskeln *(Mm. interossei dorsales pedis I – IV)*

Innervation	N. plantaris lateralis ($S_1 - S_2$)
Ursprung	Zweiköpfig an den einander zugewandten Seitenflächen der Mittelfußknochen I – V
Ansatz	I: Grundphalanx der 2. Zehe (mediale Seite der Basis) II – IV: Grundphalanx der 2. bis 4. Zehe (laterale Seite der Basis)
Funktion	• Plantarflexion: Grundgelenke der 2. bis 4. Zehe • Dorsalextension: Mittel- und Endgelenke der 2. bis 4. Zehe • Abduktion der 3. und 4. Zehe von der 2. Zehe in den Grundgelenken

➡

Synergisten	keine direkten Synergisten
Antagonisten	Mm. interossei plantares pedis
Bemerkungen	Die 4 zweiköpfigen kurzen Fußsohlenmuskeln füllen die Zwischenräume der Mittelfußknochen.

***2.2 Plantare Zwischenknochenmuskeln** (Mm. interossei plantares pedis I - III)*

Innervation	N. plantaris lateralis ($S_1 - S_2$)
Ursprung	Ossa metatarsalia III, IV, V (medialer Rand)
Ansatz	Grundphalangen der 3. bis 5. Zehe (mediale Seiten der Basen)
Funktion	• Plantarflexion (Grundgelenke der 3. bis 5. Zehe), • Dorsalextension: Mittel- und Endgelenke der 3. bis 5. Zehe • Abduktion: ziehen 3., 4. und 5. Zehe zur 2. Zehe
Synergisten	keine funktionellen Synergisten vorhanden
Antagonisten	Mm. interossei dorsales pedis
Bemerkungen	Die 3 kleinen Muskeln liegen plantar der dorsalen Zwischenknochenmuskeln und bilden somit die tiefste Schicht der Fußsohlenmuskulatur.

Mittlere Fußsohlenlege – mittlere Schicht

1. Quadratischer Fußsohlenmuskel (M. quadratus plantae),
2. Regenwurmmuskeln (Mm. lumbricales pedis I – IV).

***Bild 9.60 Quadratischer Fußsohlenmuskel und Regenwurmmuskeln** – rechter Fuß*

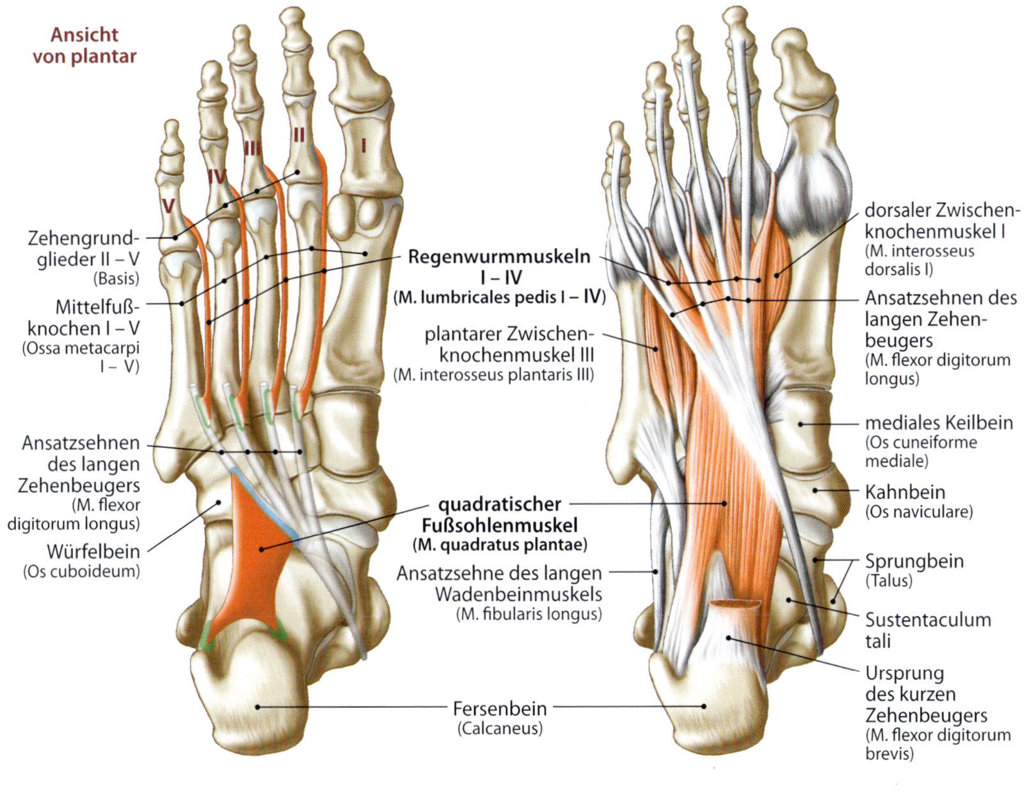

Mittlere Fußsohlenloge – mittlere Schicht

***1. Quadratischer Fußsohlenmuskel** (M. quadratus plantae)*

Innervation	N. plantaris lateralis (S_1 – S_2)
Ursprung	Fersenbein (Calcaneus) – mediale Fläche: fleischiger medialer Kopf, – laterale Fläche: sehniger lateraler Kopf
Ansatz	Lateraler Rand der Sehne des langen Zehenbeugers (M. flexor digitorum longus)
Funktion	• Plantarflexion (Zehengrund-, -mittel- und -endgelenke) durch Verstärkung der Wirkung des langen Zehenbeugers
Synergisten	M. flexor digitorum longus/brevis
Antagonisten	M. extensor digitorum longus/brevis
Bemerkungen	Als Hilfsmuskel des M. flexor digitorum longus korrigiert er dessen Sehnenzugrichtung.

***2. Regenwurmmuskeln** (Mm. lumbricales pedis I - IV)*

Innervation	Mm. lumbricales I und II: N. plantaris medialis (L_5 – S_2), Mm. lumbricales III und IV: N. plantaris lateralis (L_5 – S_2)
Ursprung	Sehnen des langen Zehenbeugers: mediale Seiten
Ansatz	Grundglieder der 2. bis 5. Zehe: mediale Seite
Funktion	• Plantarflexion: Grundgelenke der Zehen II bis V • Dorsalextension: Mittel- und Endgelenke der Zehen II bis V • Adduktion der Zehen II bis V
Bemerkungen	M. lumbricalis I ist einköpfig, die übrigen sind zweiköpfig; die Muskeln spielen eine Rolle bei der Feinsteuerung der Zehen, weil sie sowohl die Plantarflexion der Zehengrundgelenke als auch die Dorsalextension v. a. der proximalen Zehengelenke bewirken können. Zusammen mit den Mm. interossei sind die Mm. lumbricales die wichtigsten Beuger der Zehengrundgelenke. *Praxis:* Die Hammerzehe ist eine Folge insuffizienter Mm. interossei und Mm. lumbricales.

Mittlere Fußsohlenloge – oberflächliche Schicht

Bild 9.61 ***Mittlere Fußsohlenloge - oberflächliche Schicht*** *– rechter Fuß*

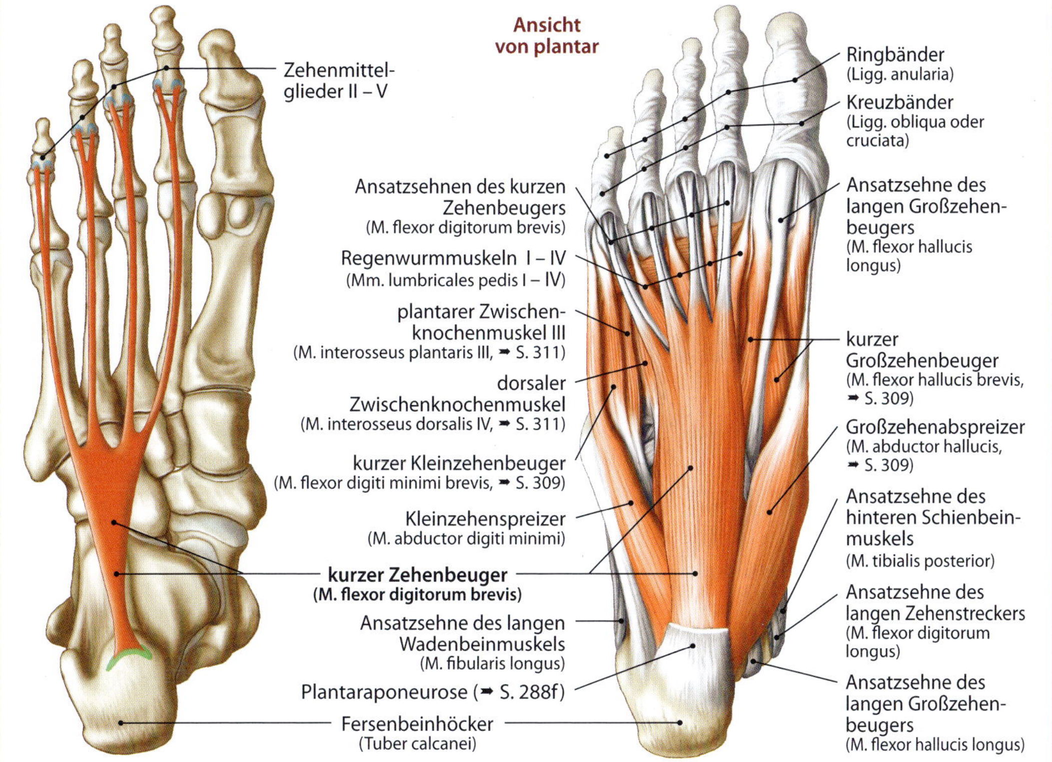

Mittlere Fußsohlenloge – oberflächliche Schicht

Kurzer Zehenbeuger *(M. flexor digitorum brevis)*

Innervation	N. plantaris medialis (L_5 – S_1)
Ursprung	Fersenbeinhöcker (Tuber calcanei): untere Fläche
Ansatz	Zehenmittelglieder II und IV (an den Seiten der Basis)
Funktion	• Plantarflexion: Grund- und Mittelgelenke der Zehen II – V • Verspannt Längsgewölbe
Synergisten	M. flexor digitorum longus
Antagonisten	M. extensor digitorum longus/brevis u. a.
Bemerkungen	Durch die 4 gespaltenen Ansatzsehnen ziehen die Sehnen des langen Zehenbeugers zu ihren Ansätzen an den Zehenendgliedern, daher auch der Name „M. perforatus". Der Muskel kann auch fehlen.

9.14 Hauptmuskeln der Zehenbewegungen

Tab. 9.13 ***Hauptmuskeln der Zehenbewegungen***

Gelenk	Bewegung	Hauptmuskeln	Bemerkungen
Großzehengrundgelenk	*Dorsalextension aktiv: 50° – 60° passiv: bis 90°*	kurzer Großzehenstrecker (M. extensor hallucis brevis, ➠ S. 308)	Im Unterschied zu den Fingergrundgelenken ist das Ausmaß der Dorsalextension größer als das der Plantarflexion.
	Plantarflexion aktiv: 30° – 40° passiv: 45°– 50°	kurzer Großzehenbeuger (M. flexor hallucis brevis, ➠ S. 309)	
Großzehenendgelenk	*Dorsalextension*	langer Großzehenstrecker (M. extensor hallucis longus, ➠ S. 296f)	
	Plantarflexion	langer Großzehenbeuger (M. flexor hallucis longus, ➠ S. 302f)	
Zehengrundgelenke II – V	*Dorsalextension*	langer und kurzer Zehenstrecker (M. extensor digitorum longus/brevis, ➠ S. 296f und 308)	Seitbewegungen der Zehen sind im Vergleich zu den Fingern sehr gering.
	Plantarflexion	langer Zehenbeuger (M. flexor digitorum longus, ➠ S. 302f)	
Zehenmittel- und Zehenendgelenke II – V	*Dorsalextension*	Regenwurm- und Zwischenknochenmuskeln (Mm. lumbricales und interossei, ➠ S. 311f)	
	Plantarflexion	langer und kurzer Zehenbeuger (M. flexor digitorum longus/brevis, ➠ S. 302f und 313)	

Merke! Die Fußsohlenmuskeln sind stärker ausgebildet als die Fußrückenmuskeln. Sie sind in mehreren Schichten angeordnet und in 3 Gruppen untergliedert: Muskeln des Großzehenballens, mittlere Fußsohlenmuskeln und Muskeln des Kleinzehenballens. Die Muskeln fungieren v. a. als Spannmuskeln der Fußgewölbe.
Die Mm. lumbricales und interossei sind Beuger in den Zehengrundgelenken und Strecker der Zehenmittel- und -endgelenke.
Außerdem spielen sie eine wichtige Rolle für die Stabilisierung und motorische Feinsteuerung der Zehen. ┘

9.15 Muskelschlingen der unteren Extremität

Es ist leicht nachzuvollziehen, dass sich die Wirkung eines bestimmten Muskels in der Regel nicht allein auf das von ihm überzogene Gelenk beschränkt. Vielmehr wird seine optimale Wirkung von der jeweiligen Muskelgruppenverbindung (Muskelschlinge), den beteiligten Knochen und Gelenken sowie den äußeren Widerständen bestimmt. Ein gestörtes Glied beeinträchtigt somit die Wirkung der gesamten Schlinge.
Die Muskeln einer Muskelschlinge arbeiten als Synergisten. Im Folgenden werden 2 Typen von Muskelschlingen beispielhaft dargestellt.

1. Streckschlinge
Die *Streckschlinge* der unteren Extremität wird von folgenden Muskeln gebildet:
- *großer Gesäßmuskel* (M. gluteus maximus),
- *vierköpfiger Oberschenkelmuskel* (M. quadriceps femoris),
- dreiköpfiger *Wadenmuskel* (M. triceps surae).

Kontraktion der Streckschlinge bewirkt:
Streckung im Hüft- und Kniegelenk, Plantarflexion im oberen Sprunggelenk.
Für einen dosierten Krafteinsatz und ökonomischen Ablauf der Bewegung sorgen die abbremsenden Muskeln der antagonistisch wirkenden Beugeschlinge.

Bild 9.62 Muskelschlingen der unteren Extremität

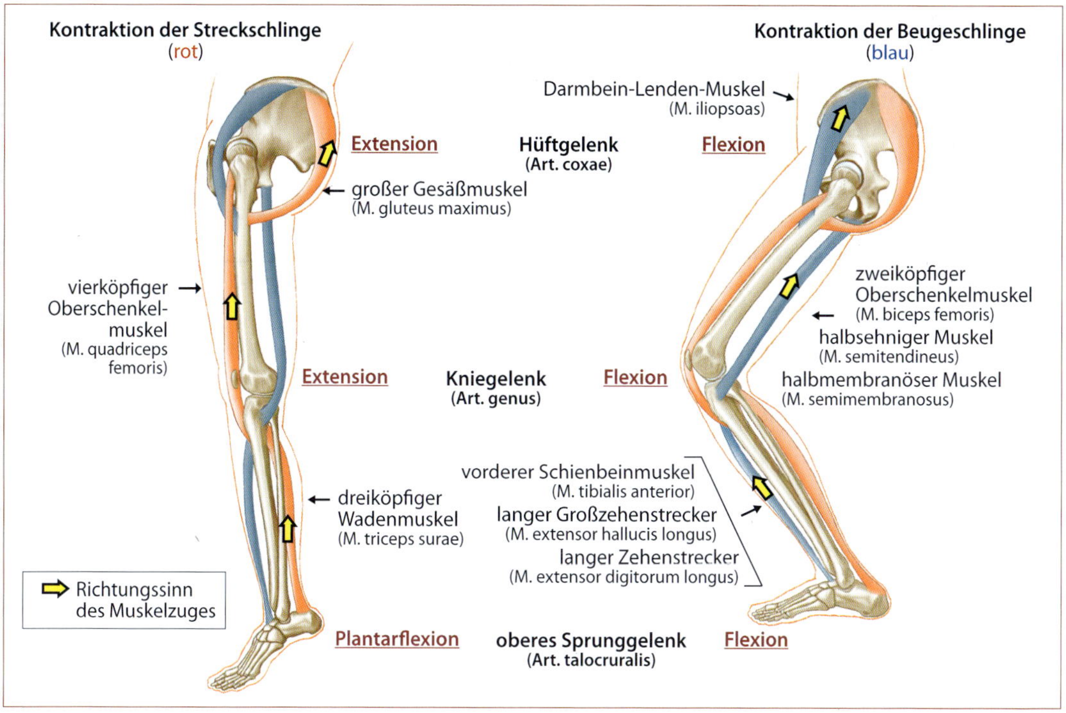

2. Beugeschlinge

Die *Beugeschlinge* der unteren Extremität wird von folgenden Muskeln gebildet:

- *Darmbein-Lenden-Muskel* (M. iliopsoas),
- *zweiköpfiger Oberschenkelmuskel* (M. biceps femoris),
- *halbsehniger Muskel* (M. semitendinosus),
- *halbmembranöser Muskel* (M. semimembranosus),
- *vorderer Schienbeinmuskel* (M. tibialis anterior),
- *langer Großzehenstrecker* (M. extensor hallucis longus),
- *langer Zehenstrecker* (M. digitorum longus).

Kontraktion der Beugeschlinge bewirkt:
Beugung im Hüft- und Kniegelenk, Dorsalextension im oberen Sprunggelenk.

In diesem Beispiel sorgen die Muskeln der Streckschlinge als Antagonisten für den reibungslosen Ablauf der Bewegung.

Da die Schlingen als Antagonisten wirken, werden ihre Muskeln bei den Streck- und Beugebewegungen des Beins wechselseitig vorgedehnt, wodurch ihre Kraftwirkung noch erhöht wird (➡ 5.2.3.7).

Bei gleichzeitiger Kontraktion der Streck- und Beugeschlinge können Hüft-, Knie- und oberes Sprunggelenk in jeder Stellung fixiert werden.

Praxis Bei den meisten Bewegungen werden mehrere Muskelgruppen in Form von Muskelschlingen aktiviert. Störungen von Muskelschlingengliedern können weitreichende Konsequenzen nach sich ziehen. So wird bei einer zu schwachen Bauchmuskulatur der Körperschwerpunkt nach dorsal verlagert und es kommt zur Ausbildung eines Hohlkreuzes im Bereich der Lendenwirbelsäule. Aufgrund dieser Tatsachen ist es sinnvoll, Muskelschlingen anstatt einzelner Muskeln zu trainieren.

Merke! Muskelschlingen sind Funktionseinheiten, die streckend, beugend oder fixierend auf die Gelenke wirken. Die antagonistische Schlinge hat die Aufgabe, die von der agonistischen Schlinge initiierte Bewegung zu dosieren bzw. zu bremsen.

9.16 Blut- und Lymphgefäße des Beines

Arterien

Folgende Hauptarterien mit ihren Ästen gewährleisten die Versorgung des Beines mit arteriellem Blut (Reihenfolge ab Aorta):

Bauchaorta *(Aorta abdominalis)*

↓

Gemeinsame Becken- *oder* ***Hüftarterie*** *(A. iliaca communis)*

– Ausgangspunkt der arteriellen Versorgung,

↓

Äußere Becken- *oder* ***Hüftarterie*** *(A. iliaca externa)*

– verläuft in der Rinne zwischen dem großen Lendenmuskel (M. psoas major) und dem Darmbeinmuskel (M. iliacus) unter dem Leistenband,

↓

Oberschenkelarterie *(A. femoralis)*

– zieht als Fortsetzung der A. iliaca externa durch die Gefäßlücke (Lacuna vasorum) unterhalb des Leistenbandes weiter durch den Adduktorenkanal (➡ S. 242) nach hinten zur Kniekehle. In ihrem Verlauf liegt sie nacheinander dem Kammmuskel (M. pectineus),

Bild 9.63 ***Arterien des Beines***

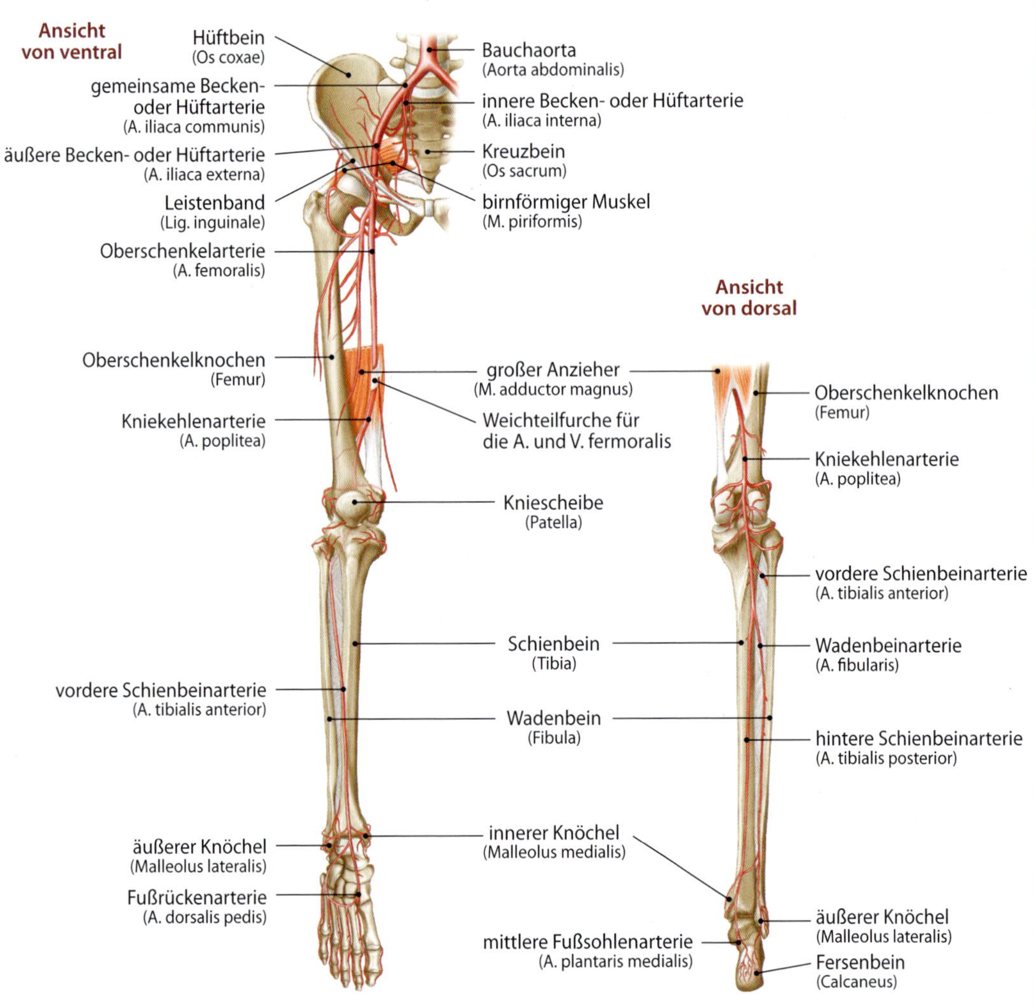

langen Anzieher (M. adductor longus) und großen Anzieher (M. adductor magnus) auf. Von ihr entspringt wenige Zentimeter distal des Leistenbandes als Hauptgefäß der Oberschenkelregion die *A. profunda femoralis.*

↓

Kniekehlarterie *(A. poplitea)*

- Fortsetzung der A. femoralis nach der Passage des Adduktorenkanals in der Kniekehle (Fossa poplitea, (➡ S. 252) bis zum unteren Rand des Kniekehlenmuskels (M. popliteus); gibt starke Äste zu den Wadenmuskeln und zum Kniegelenk ab; teilt sich im unteren Kniekehlenbereich in 2 Hauptäste, die vordere und die hintere Schienbeinarterie.

↓

Vordere Schienbeinarterie *(A. tibialis anterior)*

- zieht durch die obere Lücke der Zwischenknochenmembran zur Extensorengruppe (➡ S. 295), gelangt zwischen dem vorderen Schienbeinmuskel (M. tibialis anterior) und den Zehenstreckern zum Fußrücken, wo sie als Fußrückenarterie (A. dorsalis pedis) bezeichnet wird.

↓

Fußrückenarterie *(A. dorsalis pedis)*

- zieht vom unteren Rand des Retinaculum musculorum extensorum inferius lateral der Sehne des langen Großzehenstreckers (M. extensor hallucis longus) über den Fußrücken.

↓

Hintere Schienbeinarterie *(A. tibialis posterior)*

- setzt Richtung der A. poplitea fort und tritt gemeinsam mit dem Schienbeinnerven (N. tibialis) unter dem Schollenmuskel (M. soleus) in die Flexorengruppe (➡ S. 296) ein, verläuft auf der Rückseite der Tibia distalwärts und zieht hinter dem inneren Knöchel zwischen den Sehnenscheiden der 3 tiefen Beuger in Begleitung des N. tibialis zur Fußsohle. Hier teilt sie sich in ihre Endäste:
  - *seitliche Fußsohlenarterie* (A. plantaris lateralis) in der mittleren Fußsohlenloge und Kleinzehenloge (➡ S. 309),
  - *mittlere Fußsohlenarterie* (A. plantaris medialis) in der Großzehenloge,
  - *Wadenbeinarterie* (A. fibularis) auf der Rückseite der Fibula, die sich in der seitlichen Knöchelgegend erschöpft.

Praxis Pulsstellen der unteren Extremität:

- A. femoralis ➞ Mitte des Leistenbandes, hier kann das Gefäß auch komprimiert und punktiert werden (z. B. zum Einführen eines Linksherzkatheters),
- A. poplitea ➞ Unterrand des M. popliteus,
- A. tibialis posterior ➞ hinter dem medialen Knöchel,
- A. dorsalis pedis ➞ über dem Kahnbein seitlich der Sehne des langen Großzehenstreckers.

Merke! Die Hauptarterien für die Versorgung des Beines sind:

- A. iliaca externa bis zum Leistenband,
- A. femoralis bis zum Adduktorenkanal,
- A. poplitea bis zur Aufzweigung in die Aa. tibialis anterior und posterior.

Venen

Der venöse Rückfluss aus der unteren Extremität in die Becken- oder Hüftvenen erfolgt über:

- *tiefe Venen* (größter Teil), die sich den gleichnamigen Arterien anschließen,
- *oberflächliche* oder *Hautvenen* (geringerer Teil).

Beide Venengruppen besitzen zahlreiche Venenklappen, die eine Umkehr des Blutflusses verhindern.

Eine weitere Besonderheit sind die *perforierenden Venen* (Vv. perforantes), welche die oberflächlichen mit den tiefen Venen verbinden und in denen das Blut normalerweise wegen der Venenklappen nur von außen nach innen fließt.

Oberflächliche oder ***Hautvenen***

Fußrückennetz (Rete venosum dorsale)

- sammelt den größten Teil des Blutes von der Fußsohle und den Zehen und ist der Ursprung der Rosenvenen (Vv. saphenae):

Große Rosenvene (V. saphena magna)

- zieht vor dem Malleolus medialis an der medialen Seite des Unterschenkels nach proximal, gelangt hinter dem Epicondylus medialis femoris zum Oberschenkel und mündet unterhalb des Leistenbandes in die V. femoralis.

Kleine Rosenvene (V. saphena parva)

- gelangt hinter dem Malleolus lateralis zur Rückseite des Unterschenkels und tritt zwischen den Köpfen des M. gastrocnemius in die Kniekehle (Fossa poplitea) ein, durchbricht die Kniekehlenfaszie und mündet in die V. poplitea.

Tiefe Venen

Am Unterschenkel begleiten meist 2 tiefe Venen (= Begleitvenen) die gleichnamigen Arterien. Sie sind durch zahlreiche Querverbindungen miteinander verbunden. Alle tiefen Venen des Unterschenkels vereinigen sich in der Kniekehle zur *Kniekehlenvene* (V. poplitea). Diese zieht durch den Adduktorenkanal und heißt nun ***Oberschenkelvene*** (V. femoralis).
In der Lacuna vasorum geht sie in die ***äußere Hüftvene*** (V. iliaca externa) über. Diese vereinigt sich mit der inneren Hüftvene (V. iliaca interna) zur gemeinsamen Hüftvene (V. iliaca communis). Mit der Vereinigung der beiden ***gemeinsamen Hüftvenen*** entsteht schließlich die ***untere Hohlvene*** (V. cava inferior), welche das Blut aus der unteren Körperhälfte in den ***rechten Herzvorhof*** (Atrium dextrum) leitet.

Bild 9.64 ***Oberflächliche und tiefe Beinvenen – rechtes Bein***

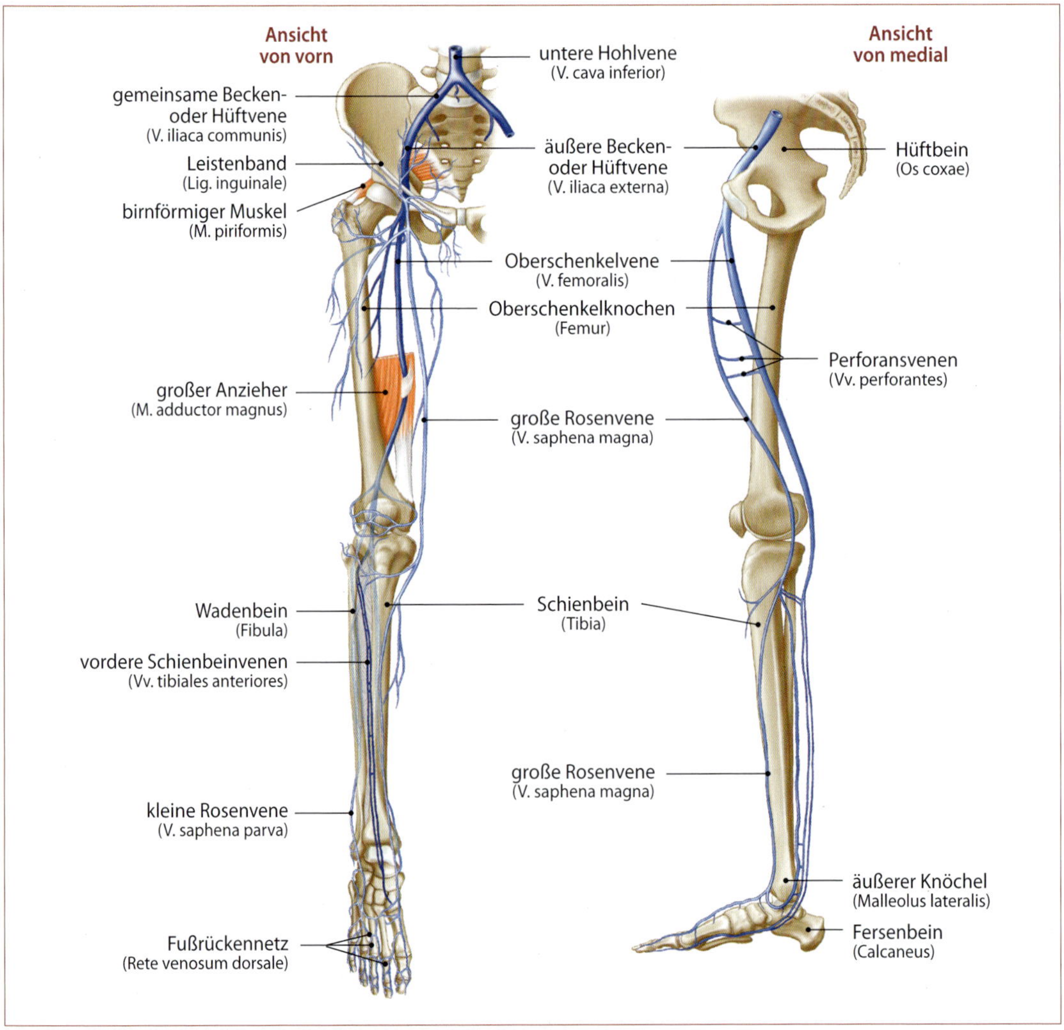

Bild 9.65 ***Oberflächliche und tiefe Beinvenen und Ventilwirkung der Venenklappen***

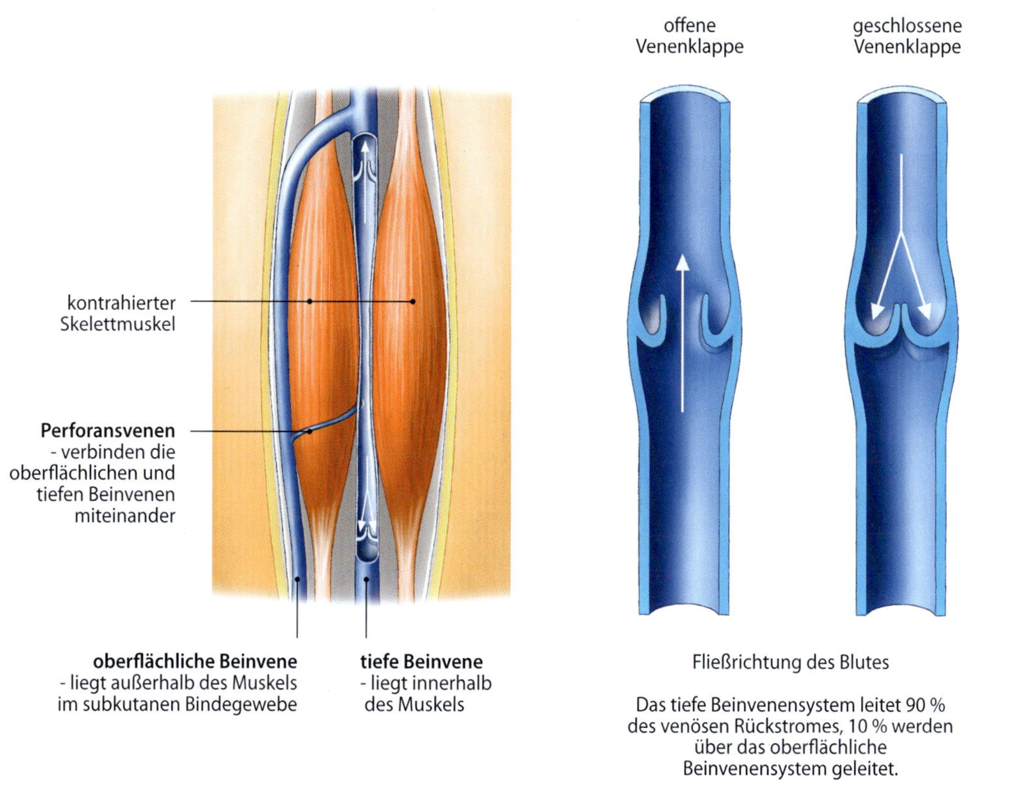

Praxis Venenwandschwäche und/oder Venenklappeninsuffizienz sind häufig Ursache für die Entstehung von Krampfadern (Varizen).
Dabei handelt es sich um erweiterte und geschlängelte Venen, in denen die Fließgeschwindigkeit des Blutes herabgesetzt ist. Sind außerdem noch Ödeme vorhanden, können sich auch noch Beingeschwüre (Ulcera cruris) entwickeln. ┘

Merke! Hauptabflusswege der oberflächlichen oder Hautvenen:
- V. saphena magna – sammelt das venöse Blut aus dem medialen Knöchelbereich und der Unterschenkelinnenseite,
- V. saphena parva – sammelt das Blut aus dem lateralen Knöchelbereich und der Unterschenkelrückseite.

Abflusswege der tiefen Venen:
Über die tiefen Fuß- und paarigen Unterschenkelvenen (Bezeichnung analog der Arterien) gelangt das venöse Blut über die V. femoralis, die V. iliaca externa, die V. iliaca communis in die V. cava inferior. ┘

Lymphgefäße und Lymphknoten

Die Lymphe des Beines wird - ähnlich wie am Arm (➡ S. 201) - von oberflächlichen und tiefen Lymphgefäßen transportiert.
Die größeren Lymphgefäße verlaufen im Wesentlichen in unmittelbarer Nachbarschaft der Rosenvenen (Vv. saphenae) und der Kniekehlen- und Oberschenkelvene (V. poplitea, V. femoralis). Sie sind v. a. in der Kniekehle und der Leistengegend durch Anastomosen miteinander verbunden. Filterstationen der Lymphe sind (Tabelle 9.14):

Tab. 9.14 ***Filterstationen der Lymphe***

Lymphknotengruppe	Einzugsgebiete
oberflächliche *und* ***tiefe Lymphknotengruppe in der Kniekehle*** *(Nodi lymphoidei poplitei)*	seitlicher Fußbereich, Unterschenkelrückseite
4 bis 25 oberflächliche Leistenlymphknoten *(Nodi lymphoidei inguinales superficiales)*	Bein, Unterbauch, Gesäßgegend, äußere Geschlechtsorgane
tiefe Leistenlymphknoten *(Nodi lymphoidei inguinales profundi)*	Lymphe der oberflächlichen Lymphknoten und tiefen Lymphgefäße des Beines

Bild 9.66 ***Lymphgefäße und Lymphknoten – rechtes Bein***

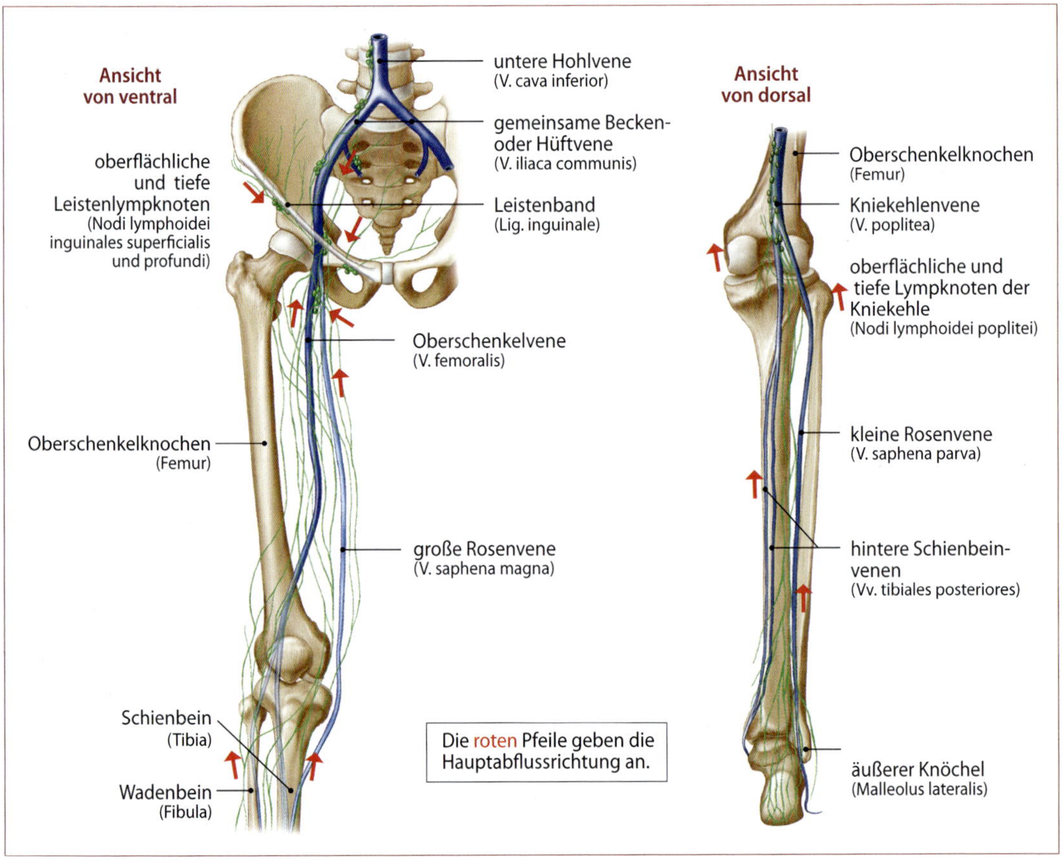

Weg der Lymphe

Ein Teil der Fuß- und Unterschenkellymphe fließt zuerst durch die ***Kniekehlenlymphknoten***. Für einen weiteren Teil sind die ***Leistenlymphknoten*** die erste Filterstation, wobei die tiefen Leistenlymphknoten besonders wichtig sind, weil über sie die gesamte Beinlymphe fließt. Der weitere Weg verläuft über ***Becken***- und ***Lendenlymphknoten*** in den Milchbrustgang (Ductus thoracicus). Über ihn gelangt die Lymphe schließlich im ***linken Venenwinkel*** in das Blut.

Merke! Die Lymphe der unteren Extremitäten passiert hauptsächlich die Leistenlymphknoten und gelangt danach in den Brustmilchgang (Ductus thoracicus).

9.17 Nerven des Beines und Innervationsgebiete (Überblick)

Die meist gemischten Nerven der unteren Extremität entstammen:

- dem *Lendengeflecht* (Plexus lumbalis), Rückenmarksegmente $L_1 - L_4$ und
- dem *Kreuzgeflecht* (Plexus sacralis), Rückenmarksegmente $L_4 - S_3$.

Wie am Arm (➡ S. 204) verschieben sich auch am Bein die Dermatome nach distal.

Bild 9.67 ***Nerven des rechten Beines***

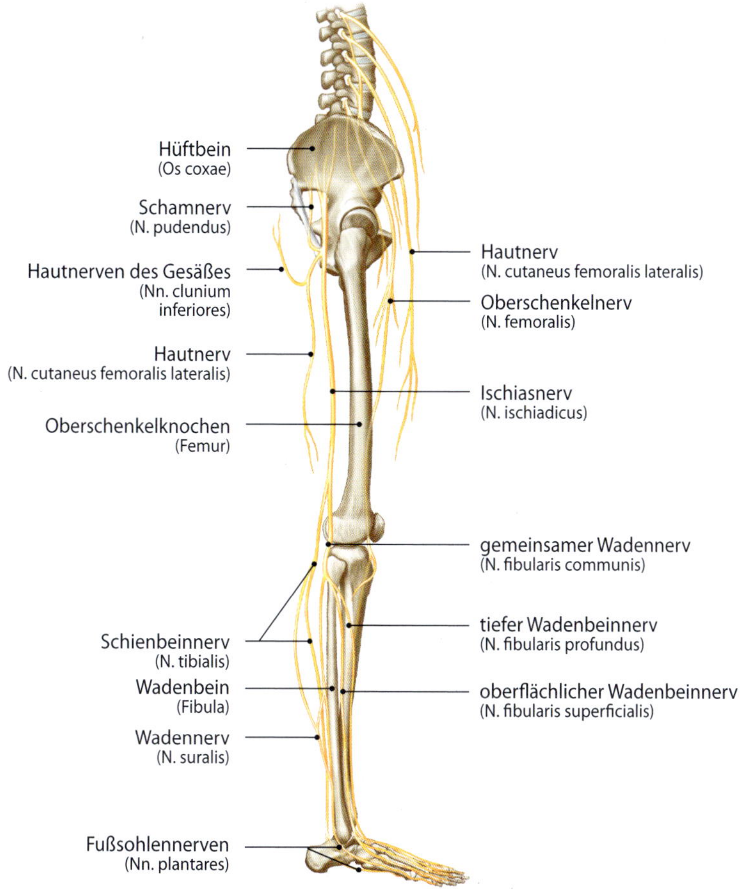

Tab. 9.15 ***Verlauf und Innervationsgebiete der Beinnerven***

Nerven	Verlauf	Innervatio/Versorgung
Oberschenkelnerv *(N. femoralis),* längster und stärkster Nerv des Plexus lumbalis	*Plexus lumbalis* → zwischen M. psoas major und M. iliacus durch Lacuna musculorum (Muskellücke unterhalb des Leistenbandes) zum Oberschenkel, wo er sich in zahlreiche Muskel- und Hautäste verzweigt; ein sensibler Ast reicht bis zum Fuß	*motorisch:* Mm. iliopsoas, pectineus, sartorius, quadriceps femoris
Hüftlochnerv *(N. obturatorius)*	*Plexus lumbalis* → medial des M. psoas major durch eine Öffnung im kleinen Becken (Canalis obturatorius) → weiter hinter dem M. pectineus zum medialen Oberschenkel	Adduktoren (Mm. obturatorius externus, pectineus, adductor brevis, longus und magnus, gracilis)
Ischiasnerv *(N. ischiadicus),* längster und kräftigster Nerv des Menschen	*Plexus sacralis* → unter M. gluteus maximus durch großes Sitzbeinloch (Foramen ischiadicum majus) → Rückseite des Oberschenkels zwischen Flexoren und Adduktoren unter dem M. biceps femoris. Teilung kurz oberhalb der Kniekehle in: – *gemeinsamer Wadenbeinnerv* (N. fibularis communis) und – *Schienbeinnerv* (N. tibialis)	
N. fibularis communis	→ Medialer Rand des M. biceps femoris am Caput fibulae vorbei, weiter zur vorderen Schienbeinseite → Eintritt in den M. fibularis longus und Teilung in einen oberflächlichen und tiefen Ast *(Nn. fibularis superficialis* und *profundus)*	M. biceps femoris (Caput breve)
N. fibularis superficialis	→ Zwischen Fibula und M. fibularis longus zum Fußrücken.	M. fibularis longus M. fibularis brevis
N. fibularis profundus	→ Extensorenloge → Fußrücken	M. tibialis anterior M. extensor digitorum longus M. extensor digitorum brevis M. extensor hallucis longus M. extensor hallucis brevis
N. tibialis	→ Zwischen tiefen Beugern und M. soleus in die tiefe Flexorenloge → hinter medialem Knöchel Teilung in 2 Endäste *(Nn. plantaris medialis* und *lateralis)* → Fußsohle	M. triceps surae M. tibialis posterior M. popliteus M. plantaris M. flexor digitorum longus M. flexor hallucis longus
N. plantaris medialis		M. flexor digitorum brevis M. flexor hallucis brevis (Caput mediale) M. abductor hallucis Mm. lumbricales I und II
N. plantaris lateralis		M. adductor hallucis M. quadratus plantae M. flexor digit minimi brevis M. abductor digiti minimi M. opponens digiti minimi Mm. interossei plantares Mm. interossei dorsales Mm. lumbricales III und IV

9.17 Nerven des Beines und Innervationsgebiete (Überblick)

Bild 9.68 Segmentale Innervation der Haut - rechtes Bein

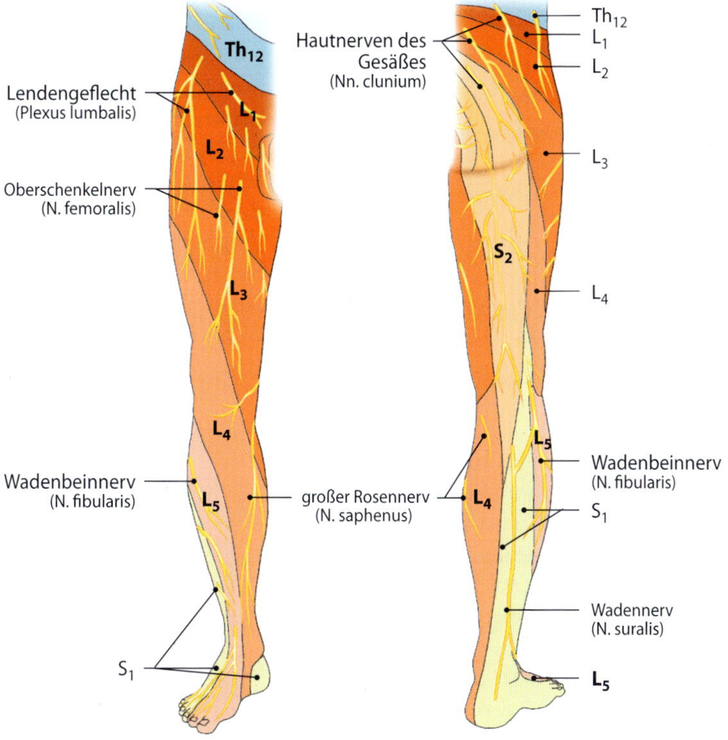

Praxis Ausfallerscheinungen bei Lähmungen
- N. femoralis: schwere Bewegungsstörungen, weil er viele wichtige Muskeln versorgt,
- N. fibularis superficialis: Klumpfuß (Pes varus), weil die stärksten Pronatoren ausfallen,
- N. fibularis profundus: Spitzfuß (Pes equinus), weil alle Extensoren ausfallen,
- N. fibularis communis: Spitzklumpfuß (Pes equinovarus), weil alle Extensoren und Pronatoren ausfallen; der Nerv ist am Fibulakopf wegen seines oberflächlichen Verlaufs besonders gefährdet,
- N. tibialis: Hackenfuß (Pes calcaneus), weil alle Supinatoren und fast alle Flexoren ausfallen.

Läsionen der hinteren Rückenmarkwurzeln können sich im zugehörigen Dermatombereich (➡ S. 204) zeigen, weshalb deren Kenntnis klinisch von besonderer Bedeutung ist. ⌟

Merke! Die nervale Innervation des Beines erfolgt durch 3 große Nerven, deren Fasern aus dem Lenden- und Kreuzgeflecht stammen.
1. N. femoralis – versorgt die Extensoren des Oberschenkels,
2. N. obturatorius – versorgt die Adduktoren des Oberschenkels,
3. N. ischiadicus – versorgt die Flexoren des Oberschenkels und die Unterschenkel- sowie Fußmuskulatur. ⌟

9.18 Aufgaben

1. Nehmen Sie eine Gliederung des Fußskelettes vor. (9.8.1)
2. Vergleichen Sie den Aufbau von Hand- und Fußskelett hinsichtlich Bau und Funktion und erklären Sie die Unterschiede. (7.11.1, 9.8.1)
3. Nennen Sie die wichtigsten Teile des Sprung- und Fersenbeins und beschreiben Sie deren Lage. (9.8.1)
4. Wie lauten die Fachbezeichnungen für die Mittelfuß- und Zehenknochen? (9.8.1)
5. Was bedeuten folgende klinische Begriffe:
   a) Rückfuß,
   b) Mittelfuß,
   c) Vorfuß? (9.8.1)
6. Suchen Sie am eigenen Fuß wichtige tastbare Knochen- bzw. Knochenteile auf. (9.8.1)
7. Zu welchen Knochen gehören der innere und der äußere Knöchel (Malleolus medialis und lateralis)? (9.5.1, 9.5.2, 9.8.2.1)
8. Welche funktionelle Bedeutung hat die Malleolengabel? (9.8.2.1)
9. Welche Gelenke findet man am Fuß? Was sind Amphiarthrosen? (9.8.2, 4.1.2)
10. Wofür stehen die Abkürzungen OSG und USG? (9.8.2)
11. Wo befinden sich
    a) oberes Sprunggelenk und
    b) unteres Sprunggelenk? (9.8.2)
12. Beschreiben Sie den Bandapparat des OSG. (9.8.2.1)
13. Erläutern Sie die Bewegungen im OSG. (9.8.2.1)
14. Wieso stellt die Dorsalextension im OSG einen stabileren Zustand als die Plantarflexion dar? (9.8.2.1)
15. Nennen Sie die Gelenkpartner
    a) des vorderen und
    b) des hinteren unteren Sprunggelenks. (9.8.2.2)
16. Welche Funktion haben Lig. talocalcaneum interosseum und Lig. calcaneonaviculare plantare? (9.8.2.2)
17. Beschreiben Sie die Mechanik des unteren Sprunggelenks (USG). (9.8.2.2)
18. Was geschieht
    a) bei der Pronation und
    b) bei der Supination des Fußes? (9.8.2.2)
19. Aus welchen Teilbewegungen setzen sich Eversion und Inversion des Fußes zusammen?(9.8.2.2)
20. Unterscheiden Sie: Fußwurzelnebengelenke, Fußwurzel-Mittelfuß-Gelenke und Zwischen-Mittelfuß-Gelenke und erläutern Sie deren Funktion. (9.8.2.3, 9.8.2.4,9.8.2.5)
21. Vergleichen Sie Zehen- und Fingergelenke hinsichtlich Bau und Funktion und ziehen Sie eine Schlussfolgerung. (7.17, 9.8.2.6)
22. Worin besteht die Bedeutung der Gewölbestruktur des menschlichen Fußes? (9.9)
23. Auf welchen 3 Auflagepunkten des Fußes ruht das Körpergewicht? (9.9)
24. Unterscheiden Sie aktive und passive Verspannungsmechanismen der Fußgewölbe. Welche Vor- und Nachteile haben sie? (9.9)
25. Welche Muskeln verspannen
    a) den medialen Längsbogen,
    b) den lateralen Längsbogen und
    c) das Quergewölbe? (9.9)
26. Welche 3 Bänder sind v. a. für die Aufrechterhaltung der Fußgewölbe zuständig? (9.9)
27. Worin besteht die Bedeutung der Plantaraponeurose bezüglich der Fußgewölbeverspannung? (9.9)
28. Was versteht man unter dem Druckkammersystem der Fußsohle? (9.9)
29. Welche Abweichungen von der normalen Fußform sind Ihnen bekannt? (9.9)
30. Definieren Sie: Faszie, Retinakulum, Sehnenscheide, Schleimbeutel und nennen Sie die Aufgaben dieser Strukturen. (9.10)
31. Nehmen Sie eine Gliederung der Unterschenkelmuskulatur vor und beschreiben Sie deren Lage. (9.11.1)
32. Was sagen Ihnen die Bezeichnungen „fibularis" und „peroneus"? (9.11.1)
33. Nennen Sie die Muskeln der Extensorengruppe und ihre Funktion. (9.11.2)
34. Welche Aufgaben haben die Muskeln der Peroneusgruppe? (9.11.3)
35. Warum begünstigen schwache Wadenbeinmuskeln die funktionelle Instabilität der Sprunggelenke? (9.11.3)

36. Nennen Sie die Muskeln der Flexorengruppe und deren Funktion. (9.11.4)
37. Beschreiben Sie Verlauf und Funktion des M. triceps surae. (9.11.4)
38. Suchen Sie am Körper die Achillessehne auf und beschreiben Sie deren Aufgabe. (9.11.4)
39. Beschreiben Sie den Sehnenverlauf der tiefen Fußbeuger einschließlich Kreuzungen. (9.11.4)
40. Welches sind Hauptmuskeln für die Sprunggelenkbewegungen? (9.12)
41. Wo liegen die kurzen Fußmuskeln und was ist ihre Hauptaufgabe? (9.13.1)
42. Welche Muskeln befinden sich auf dem Fußrücken? (9.13.2)
43. Nennen Sie die Muskeln der Fußsohle. (9.13.3)
44. Wo befinden sich die Mm. lumbricales und welche besondere Aufgabe erfüllen sie? (9.13.3)
45. Welche Muskeln halten die Mittelfußknochen zusammen? (9.13.3)
46. Warum wird der kurze Zehenbeuger (M. flexor digitorum brevis) auch M. perforatorius genannt? (9.13.3)
47. Welche Muskeln bilden
    a) den Großzehenballen und
    b) den Kleinzehenballen? (9.13.3)
48. Welche Muskeln wirken
    a) auf die Großzehengelenke und
    b) Kleinzehengelenke? (9.14)
49. Geben Sie einen Überblick der Zehengelenkbewegungen einschließlich Hauptmuskeln. (9.14)
50. Von welchen Kriterien hängt die Wirkung eines bestimmten Muskels ab? (9.15)
51. Welche Muskeln werden als Synergisten und welche als Antagonisten bezeichnet? (5.2.3.7)
52. Was versteht man unter Muskelschlingen? (6.5)
53. Welche Muskeln bilden an der unteren Extremität
    a) die Streckschlinge und
    b) die Beugeschlinge?
    Demonstrieren Sie beide Bewegungsabläufe. (9.15)
54. Beschreiben Sie den Verlauf der das Bein versorgenden Hauptarterien. (9.16)
55. Suchen Sie die Pulsstellen des Beines auf. (9.16)
56. Beschreiben Sie den venösen Rückfluss der unteren Extremität über die oberflächlichen und tiefen Venen. (9.16)
57. Nennen Sie Ursachen für die Entstehung von Varizen. (9.16)
58. Wo befindet sich die wichtigste Lymphknotengruppe für die Kontolle der Beinlymphe? (9.16)
59. Was sind Dermatome und welche Bedeutung haben sie? (9.17)
60. Welche großen Nerven versorgen die untere Extremität? (9.17)
61. Welche Ausfallerscheinungen treten
    a) bei Lähmung der N. ischiadicus,
    b) N. femoralis,
    c) N. fibularis,
    d) N. tibialis auf ? (9.17)

9

10

Wirbelsäule und Rumpf

Der menschliche Körper ohne Kopf, Hals, Arme und Beine wird als *Rumpf* bezeichnet.
Der Rumpf hat hauptsächlich 2 Aufgaben zu erfüllen:
- er bildet die Basis für die Bewegungen der Gliedmaßen,
- die Rumpfwand ist die Schutzhülle für die Brust-, Bauch- und Beckenorgane.

Der Rumpf des Menschen besteht aus 4 Abschnitten:
1. *Brustkorb* (Thorax) bzw. Brust (Pectus),
2. *Bauch* (Abdomen),
3. *Rücken* (Dorsum),
4. *Becken* (Pelvis).

Die Rumpfwand wird aus Knochen und verschiedenen Muskelsystemen gebildet.
Knöcherne Grundlage (Rumpfskelett, ➡ Bild 10.1)
- Wirbelsäule,
- Rippen,
- Brustbein.

Muskelsysteme
- Brustkorbmuskulatur,
- Bauchmuskulatur,
- Rückenmuskulatur.

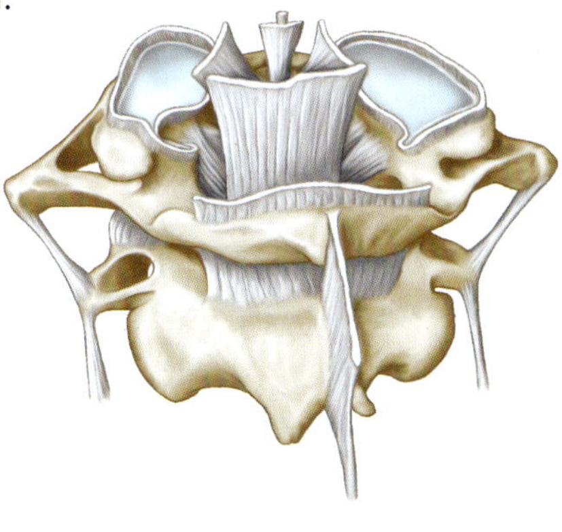

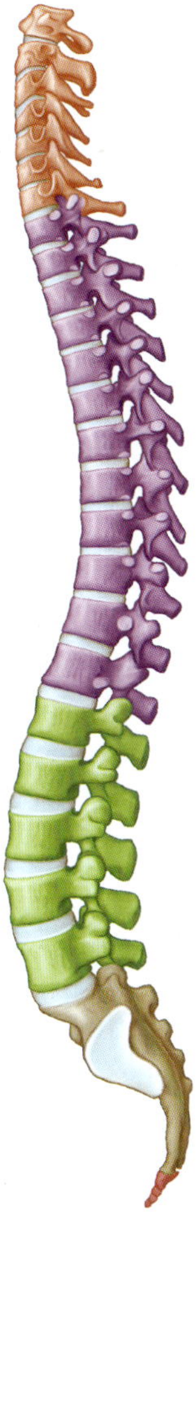

Bild 10.1 *Rumpfskelett*

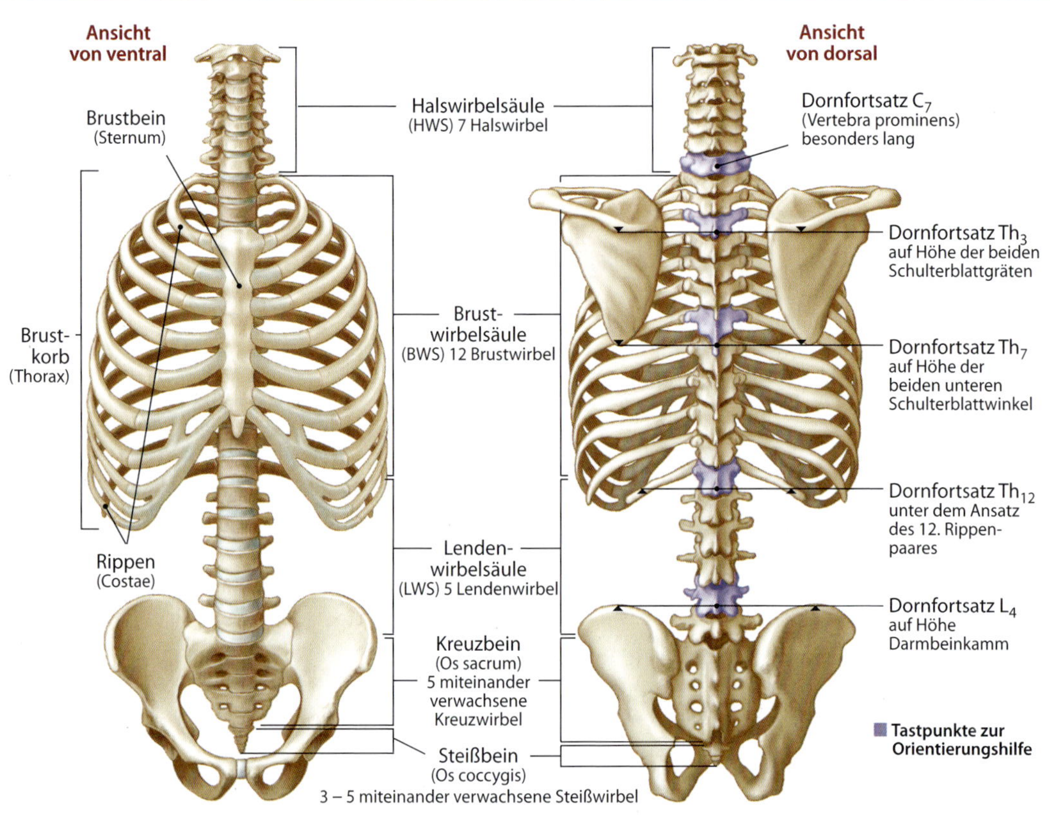

10. 1 Wirbelsäule (Columna vertebralis)

Die *doppelt s-förmige Wirbelsäule* des Menschen ist der *zentral tragende knöcherne Teil* (Achsenorgan) des menschlichen Körpers und bildet seine Mitte. Sie stützt den Rumpf und ermöglicht seine dreidimensionale Beweglichkeit. Zu diesem Zweck ist sie aus vielen Einzelelementen (Wirbel, Zwischenwirbelscheiben) aufgebaut, welche es ihr ermöglichen, die dafür erforderlichen 2 mechanischen Funktionen ausüben zu können:

1. *biegsam* bzw. *beweglich* und gleichzeitig
2. *starr* zu sein.

Die ***Beweglichkeit*** wird durch die kleinen Wirbelgelenke erreicht, welche die Wirbel gelenkig verbinden. Zwischenwirbelscheiben (Bandscheiben), Bänder und Muskeln gewährleisten die ***Stabilität*** und ermöglichen ebenfalls Bewegung.

Die infrage kommenden *Muskel-* und *Bandsysteme* verspannen einerseits die Wirbel in der Art von Halteseilen mit dem Becken als Verankerungsstelle der Wirbelsäule und andererseits den Schultergürtel mit dem Becken. Die Systeme sind miteinander verknüpft, sodass bei einer Änderung der Muskelspannung an einer befestigten Stelle alle anderen Verspannungen ebenfalls neu justiert werden müssen. Dies erfolgt automatisch durch das ZNS.

Weitere Aufgaben der Wirbelsäule sind:

- sie verbindet alle anderen Skelettteile miteinander,
- sie unterstützt die Aufrechterhaltung des Gleichgewichts und die Bauchpresse,
- die Halswirbelsäule trägt den Kopf und richtet ihn bei komplexen Körperbewegungen konstant aus,

- die Brustwirbelsäule ermöglicht durch ihre Krümmung nach dorsal den im Mittelfellraum (Mediastinum) liegenden Organen (z. B. Herz, Lungen) ihre Lage. Außerdem unterstützt sie die Rippenatmung,
- die Lendenwirbelsäule trägt den Oberkörper,
- die Wirbelsäule schützt das Rückenmark und einen Teil des verlängerten Marks (Medulla oblongata) sowie die Wurzeln der Rückenmarksnerven.

Merke! Die Wirbelsäule ist das bewegliche Achsenskelett des Körpers. Sie besteht aus vielen einzelnen Bausteinen, die durch Bänder und Muskeln miteinander verbunden sind. Diese Konstruktion ermöglicht, dass sie ihre Form verändern kann und mithilfe der Muskelzüge trotzdem stabil bleibt. Außer ihrer Funktion als Achsenorgan übt sie eine wichtige Schutzfunktion für das Rückenmark aus und unterstützt noch eine Reihe weiterer spezieller Aufgaben (z. B. Rippenatmung, Bauchpresse).

10.1.1 Wirbelsäulenabschnitte

Die Wirbelsäule wird in *5 Abschnitte* unterteilt. Diese werden aus 34 Wirbeln gebildet, welche von der Hals- bis zur Lendenwirbelsäule durchnummeriert werden. Allerdings kommen zahlenmäßige Abweichungen von der regionalen Gliederkette vor, z. B.:
- Verschmelzung des Atlas mit dem Hinterhauptbein oder dem Axis,
- Fehlen des 5. Lendenwirbels, weil er mit dem Kreuzbein verschmolzen ist,
- Auftreten eines 6. Lendenwirbels, wenn der 1. Kreuzbeinwirbel nicht mit dem Kreuzbein verschmilzt.

***Bild 10.2* Wirbelsäulenabschnitte**

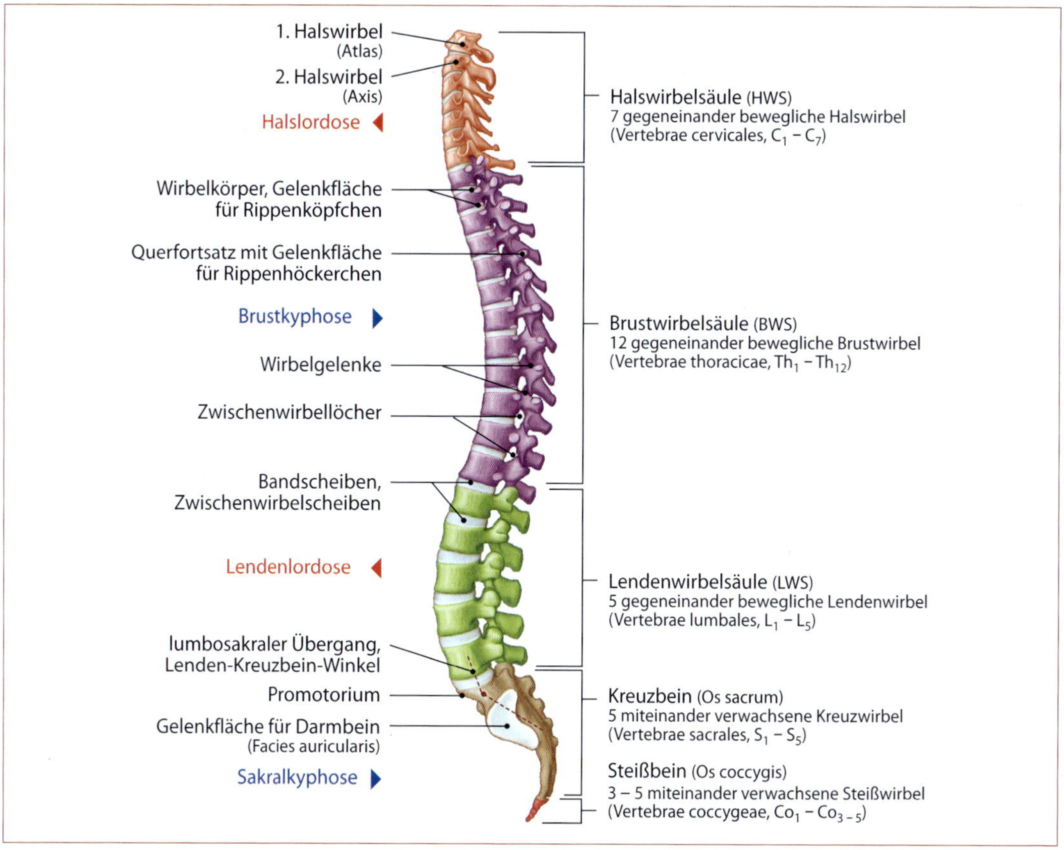

Hals-, Brust- und Lendenwirbel sind zeitlebens beweglich miteinander verbunden und werden auch als ***freie Wirbel*** bezeichnet. Kreuzbein- und Steißbeinwirbel verwachsen relativ früh und bilden das ***Kreuz***- bzw. ***Steißbein***.

10.1.2 Form und physiologische Krümmungen der Wirbelsäule

Die ***Doppel-S-Form*** der menschlichen Wirbelsäule in der Sagittalebene ist auf *physiologische* (normale) *Krümmungen* zurückzuführen, die als Anpassung an den aufrechten Gang und Stand des Menschen entstanden sind.
Es werden 2 Arten von Krümmungen unterschieden:
- ***Kyphose*** – Wölbung nach dorsal (Brustkyphose und die starre Sakralkyphose),
- ***Lordose*** – Wölbung nach ventral (Hals- und Lendenlordose).

Die beim Neugeborenen lediglich angedeuteten Krümmungen werden während der Entwicklung zum aufrechten Stehen und Gehen in den ersten Lebensjahren voll ausgeformt.

Die ***Eigenhaltung der Wirbelsäule*** wird bestimmt von:
- Form der Wirbelkörper,
- Stellung der Gelenkfortsätze,
- Zwischenwirbelscheiben und
- Spannung der Bänder.

Während die Brustkyphose vornehmlich durch die keilförmigen Wirbelkörper der Brustwirbel zustande kommt, werden Hals- und Lendenlordose v. a. durch die Zwischenwirbelscheiben geprägt.
Die ***individuelle Form*** der menschlichen Wirbelsäule (Grad der Wirbelsäulenkrümmungen) entwickelt sich allmählich. Sie wird hauptsächlich von der Stellung des Beckens bestimmt.

Bedeutung der Wirbelsäulenkrümmungen
- Sie verleihen der Wirbelsäule im Unterschied zu einer geraden Säule eine ca. zehnfach ***höhere Widerstandsfähigkeit*** gegenüber Abbiegungen. Außerdem wird Muskelarbeit eingespart.
- Sie dienen der weichen ***Abfederung von Stößen***, wodurch die dynamische Wirbelsäulenbelastung verringert und die Zwischenwirbelscheiben weniger beansprucht werden.

Praxis Häufige Haltungsschäden der Wirbelsäule

Haltungsschäden	Merkmale	Ursachen
Rundrücken	Brustkyphose verstärkt	muskulär bedingter Haltungsfehler aufgrund von Bewegungsmangel oder schlechter Sitzhaltung, chronische sportbedingte Fehlbelastung, Wachstumsverzögerung der Wirbelkörper
Hohlrücken	Lendenlordose verstärkt, Gesäß springt nach hinten vor	Konstitutionsschwäche
Hohlrundrücken	Verstärkung der normalen Wirbelsäulenkrümmungen	schwache Bauchmuskulatur, Wirbelgleiten, Kontraktur der Hüftbeugemuskeln, Rückwärtsverlagerung der Hüftgelenkspfanne u. a.
Flachrücken	Abflachung der normalen Wirbelsäulenkrümmungen, starke Beckenaufrichtung	zu schwache Ausbildung der tiefen Streckmuskulatur des Rückens

Eine typische strukturelle Fehlform der Wirbelsäule ist die Skoliose. Sie ist durch eine fixierte ein- oder mehrbogige seitliche Wirbelsäulenverbiegung in der Frontalebene mit Rotation und Torsion der Wirbelkörper gekennzeichnet. In einem solchen Fall ist das Rückenprofil bei Ventralflexion asymmetrisch. Am häufigsten ist die Brust- und Lendenwirbelsäule betroffen. In den meisten Fällen ist die Ursache unbekannt.
Regelmäßige sportliche Betätigung zur Kräftigung der Muskulatur kann derartigen Haltungsschäden vorbeugen bzw. diese verhindern.

10.1.3 Grundbauplan der Wirbel

Mit Ausnahme des 1. und 2. Halswirbels besitzen alle Wirbel einen *einheitlichen Grundbauplan.*

Wirbelkörper (Corpus vertebrae)
Der *Wirbelkörper* ist das ventral liegende massive zylinderförmige ***Tragstück*** der Wirbelsäule. Er besteht vorwiegend aus Knochenbälkchen (Substantia spongiosa) und einer kompakten dünnen Außenschicht (Substantia corticalis). Seine obere Fläche heißt ***Deckplatte*** und die untere ***Grund***- oder ***Bodenplatte***. Beide sind von einer *hyalinen Knorpelschicht* überzogen und einer *Randleiste* umgeben.
Die Wirbelkörper sind in der Draufsicht im Halsbereich viereckig, im Brustbereich dreieckig und im Lendenbereich bohnenförmig. Sie werden kaudalwärts als Anpassung an die zunehmende Last immer größer.

Wirbelbogen (Arcus vertebrae)
Der *Wirbelbogen* schließt sich dem Körper dorsal an, wodurch im Zentrum des Wirbelknochens ein Hohlraum, das ***Wirbelloch*** (Foramen vertebrale), entsteht. Die Gesamtheit der Wirbellöcher bildet den ***Wirbelkanal*** (Canalis vertebralis), in dem sich das Rückenmark mit seinen Hüllen und Blutgefäßen befindet.

Die beiden Ursprünge des Wirbelbogens unmittelbar am Wirbelkörper weisen einen flachen ***oberen*** und ***unteren Einschnitt*** auf (Incisura vertebralis superior/inferior). Auf diese Weise entsteht zwischen 2 benachbarten Wirbeln auf jeder Seite ein Zwischenraum, das ***Zwischenwirbelloch*** (Foramen intervertebrale). Durch die Zwischenwirbellöcher treten die Rückenmarksnerven (Spinalnerven) aus dem Wirbelkanal heraus.
Jeder Wirbelbogen besitzt 7 Fortsätze:
- ***1 Dornfortsatz*** (Proc. spinosus) – dorsaler Fortsatz, dessen Ende dicht unter der Oberfläche liegt, Ansatzstelle für Bänder und tiefe Rückenmuskeln,
- ***2 Querfortsätze*** (Procc. transversi) – laterale Fortsätze, Ansatzstelle für Bänder und tiefe Rückenmuskeln,
- ***2 obere Gelenkfortsätze*** (Procc. articulares superiores),
- ***2 untere Gelenkfortsätze*** (Procc. articulares inferiores).

Die *Gelenkfortsätze* teilen den Wirbelbogen auf jeder Seite in 2 Abschnitte:
- dorsaler platt gedrückter Abschnitt (Lamina arcus verterbrae), kurz: ***Lamina***,
- ventraler Abschnitt oder Stiel (Pendiculus arcus vertebrae), kurz: ***Pendiculus***.

Bild 10.3 ***Wirbel – Grundbauplan***

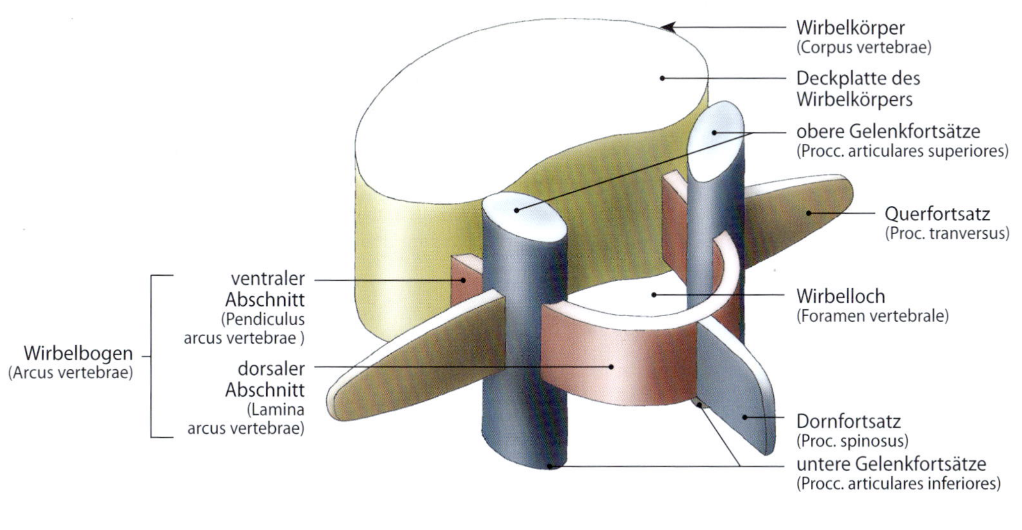

Außerdem verbinden sie die Wirbel in Gestalt der ***Wirbelgelenke*** (Artt. zygapophysiales) miteinander. Dabei haben die 2 oberen Kontakt mit dem darüberliegenden und die 2 unteren mit dem darunterliegenden Wirbel. Die Gelenkfortsätze der verschiedenen Wirbelarten unterscheiden sich durch die Stellung ihrer Gelenkflächen.

Funktionsbedingt weisen die Wirbel *regionale Abweichungen* in punkto Wirbelkörper, Dorn-, Quer- und Gelenkfortsätze auf, welche ihre Zuordnung zu den einzelnen Wirbelsäulenabschnitten ermöglichen.

Die übereinander liegenden Wirbel bilden über die Gesamtlänge der Wirbelsäule 2 Tragpfeiler:

1. *ventraler Pfeiler* (Haupttragelement)
   - Wirbelkörper,
   - Zwischenwirbelscheiben,
2. *dorsaler Pfeiler*
   - rechte und linke Gelenkfortsätze,
   - Lamina,
   - Pendiculi.

Der ventrale Pfeiler hat hauptsächlich statische und der dorsale dynamische Funktion.

Merke! Der Grundaufbau eines Wirbels lässt 2 Hauptelemente erkennen, den ventral liegenden Wirbelkörper (Corpus vertebrae) und den sich dorsal anschließenden Wirbelbogen (Arcus vertebrae) mit 7 Fortsätzen. Die Wirbel unterscheiden sich in den einzelnen Regionen sowohl durch ihre Größe als auch durch ihre Form.

10.1.4 Verbindungen der Wirbel

Die 24 beweglichen Wirbel werden durch folgende Strukturen miteinander verbunden:

- *23 Zwischenwirbelscheiben* oder *Bandscheiben* (Disci intervertebrales),
- *23 paarige Wirbelgelenke* (Artt. zygapophysiales) oder Facettengelenke,
- lange und kurze *Bänder*,
- lange und kurze *Muskeln*.

Bewegungselement

Als *Bewegungselement* wird die von 2 Wirbeln gebildete Funktionseinheit bezeichnet. Es besteht aus:

- 1 Zwischenwirbelscheibe,
- 2 Wirbelgelenken,
- 2 Zwischenwirbellöchern,
- segmentale Bänder,
- Muskeln des entsprechenden Bereiches,
- Gefäße und Nerven des entsprechenden Bereiches.

Die menschliche Wirbelsäule besitzt 25 Bewegungselemente.

Bild 10.4 ***Bewegungselement***

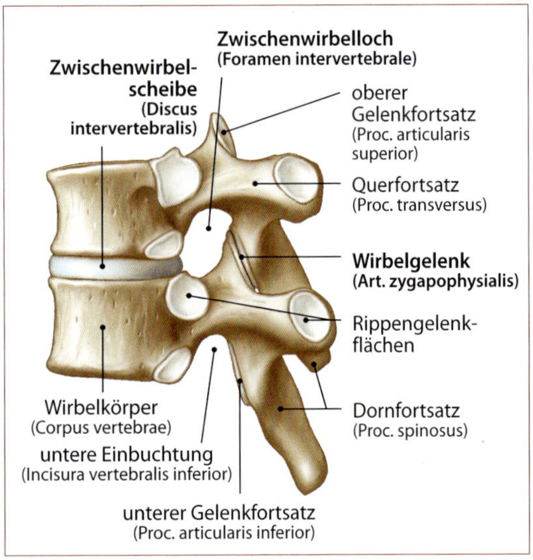

Praxis Die häufigsten Wirbelsäulenverletzungen sind: traumatisierende Diskushernien, Wirbelkörperfrakturen, Kontusionen und Distorsionen.

10.1.4.1 Zwischenwirbelscheiben (Disci intervertebrales)

Die 23 *Zwischenwirbelscheiben* (6 zervikale, 12 thorakale, 5 lumbale) sind druckelastische ***Synchondrosen*** (➡ S. 45). Sie liegen zwischen den Wirbelkörpern (die oberste zwischen dem 2. und 3. Halswirbel, die unterste zwischen dem 5. Lendenwirbel und dem Kreuzbein). In Anpassung an die zunehmende Körperlast nehmen sie genau wie die Wirbel kaudalwärts an Größe und Höhe zu. Die Zwischenwirbelscheiben sind etwa zu einem Viertel an der Gesamtlänge der Wirbelsäule beteiligt.

Kaudal und kranial besitzt jede Bandscheibe eine *Knorpelplatte* als Grenzfläche zum Wirbelkörper. Die Verbindung mit den Wirbeln erfolgt durch *Sharpeysche Fasern* des Anulus fibrosus, welche in die Randleisten der Wirbelkörper einstrahlen (➡ Bild 10.5). Durch diese Konstruktion wird ein Verrutschen der Zwischenwirbelscheiben verhindert, eine hohe Elastizität der Wirbelsegmente erreicht und die entstehenden Zugspannungen sofort zu den angrenzenden Wirbelkörpern übertragen. Die unterschiedliche Anzahl von Wirbeln und Zwischenwirbelscheiben ist auf die Verschmelzung der Kreuzbein- und Steißbeinwirbel zu jeweils einem Knochen sowie die Verbindung von Atlas und Axis durch synoviale Gelenke zurückzuführen.

Die Zwischenwirbelscheiben verbinden die Wirbel flexibel miteinander, wodurch sie gemeinsam mit den Wirbelgelenken deren Beweglichkeit ermöglichen.

Bau

Die *Zwischenwirbelscheiben* bestehen aus:

- einem äußeren, derben *Faserknorpelring* (Anulus fibrosus) und
- einem wasserreichen zentral liegenden *Gallertkern* (Nucleus pulposus).

Beide Teile bilden eine funktionelle Einheit.

Faserknorpelring (Anulus fibrosus)

Der *Anulus fibrosus* lässt 2 Faserzonen erkennen:

1. *Außenzone* – zugfeste Hülle aus konzentrischen, sich überkreuzenden, kollagenelastischen Faserschichten, von denen sich ein Teil

Bild 10.5 ***Zwischenwirbel- oder Bandscheibe*** *(Discus intervertebralis)*

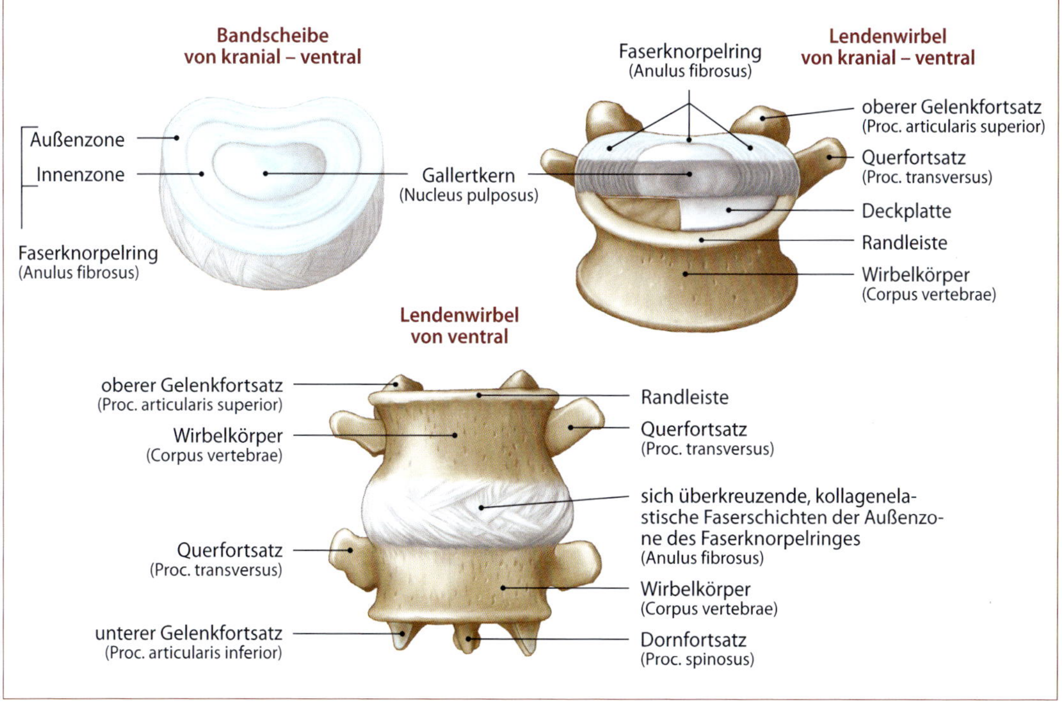

in den ***Randleisten*** von 2 benachbarten Wirbelkörpern verankert, ein weiterer Teil verflechtet sich mit den Längsbändern (➡ S. 338).

2. *Innenzone* – sie besteht aus Faserknorpel in den das Bindegewebe der Außenzone allmählich übergeht; seine Fasern dringen durch die hyalinknorpeligen ***Deck***- bzw. ***Bodenplatten*** in die Wirbelkörper ein.

Der lamelläre Aufbau erlaubt den Zwischenwirbelscheiben unterschiedlichen Druck- und Zugkräften gerecht zu werden. Auch extreme Bewegungen der Wirbel gegeneinander werden auf diese Weise eingeschränkt.

Praxis Der intakte Faserknorpelring ist in der Lage, alle Lageänderungen des Gallertkerns abzufangen und ihn vor einer Protrusion zu schützen. ┘

Gallertkern (Nucleus pulposus)

Der zellarme, gallertartige *Nucleus pulposus* hat die Form einer platt gedrückten Kugel. Er wird von einer zugfesten Hülle umgeben, die vom Anulus fibrosus sowie der jeweiligen Deck- und Bodenplatte der Wirbelkörper gebildet wird. Der Kern ist ***nicht komprimier***- aber ***verformbar***. Im Inneren weist er Kollagenfibrillen und radiär angeordnete elastische Fasern auf.

Weiterhin besteht er aus einem *kolloidalen Gel*, welches einen hohen Anteil von wasserbindenden Substanzen (Glycosaminglycane) enthält.

Wassergehalt: 18. Lebensjahr ca. 85 %,
75. Lebensjahr ca. 70 %.

Die Hydrophilie (Fähigkeit, Wasser aufzusaugen) bewirkt ein Anschwellen des Kernes, sodass immer ein bestimmter innerer Druck herrscht und der Faserring unter einer ständigen *Zugspannung* steht. Das heißt, der Nucleus pulposus überträgt die auf ihn wirkenden Kräfte auf den zugfesten Faserring.

Funktion

Der anatomische Bau der Zwischenwirbelscheiben ermöglicht folgende *Funktionen*:

- sie verbinden die Wirbelkörper miteinander,
- sie stabilisieren die Wirbelsäule,
- sie können sich unterschiedlichen Drücken anpassen und durch Lageänderungen dem Druck entgegenwirken („flexible Kugellager"),
- sie nehmen Drücke und Stöße auf und verteilen sie wie ein Wasserkissen gleichmäßig auf die benachbarten Grund- und Deckplatten der Wirbelkörper. Auf diese Weise werden Bewegungen und Stöße auf die Wirbelsäule abgefangen bzw. vermindert (Stoßdämpferfunktion),
- durch die besondere Faserstruktur sind sie in der Lage, stärker als die Wirbelgelenke die axialen Drehbewegungen der Wirbelsäule zu begrenzen sowie zentrischen und exzentrischen Kräften gerecht zu werden.

Wie sich die Zwischenwirbelscheiben bei verschiedenen Krafteinwirkungen verhalten, zeigen die Tabelle 10.2 und Bild 10.6.

Tab. 10.1 Höhe und Form der Bandscheibe, Beweglichkeit der Wirbelsäule

Wirbelsäulenabschnitt	Höhe der Bandscheibe (mm)	Form der Bandscheibe	Verhältnis Höhe Bandscheibe/ Höhe Wirbelkörper	Beweglichkeit der Wirbelsäule
HWS	3	ventral höher	2 : 5	am größten
BWS	5	dorsal höher	1 : 5	am geringsten
LWS	9	ventral höher	1 : 3	etwas geringer als HWS

Tab. 10.2 ***Verhalten der Zwischenwirbelscheiben bei Krafteinwirkung***

Krafteinwirkung	Gallertkern	Faserring	Zwischenwirbelscheibe
axiale Zugkraft → Abstände zwischen den Wirbeln werden größer	nähert sich Kugelform, Innendruck sinkt	Spannung nimmt zu	wird höher und schmaler
axiale Druckkraft → Abstände zwischen den Wirbeln werden geringer	wird komprimiert, Innendruck steigt	Zugspannung steigt	wird komprimiert und breiter
Ventralflexion (Inklination) → oberer Wirbel neigt sich nach ventral	wird nach dorsal gedrückt	Zugspannung dorsal steigt	wird ventral komprimiert und dorsal höher
Dorsalextension (Reklination) → oberer Wirbel neigt sich nach dorsal	wird nach ventral gedrückt	Zugspannung ventral steigt	wird dorsal komprimiert und ventral höher
Lateralflexion → oberer Wirbel neigt sich nach rechts bzw. links	wird zur Gegenseite gedrückt	Zugspannung steigt auf der Gegenseite	wird auf der ipsilateralen Seite komprimiert und auf der Gegenseite höher
Drehbewegung → Wirbel werden entgegengesetzt verdreht	es wirken starke Kräfte	schräge Fasern in Drehrichtung entspannen	wird abhängig vom Grad der Drehung unterschiedlich verformt

Bild 10.6 ***Verhalten der Zwischenwirbelscheiben bei verschiedenen Bewegungen bzw. Belastungen***

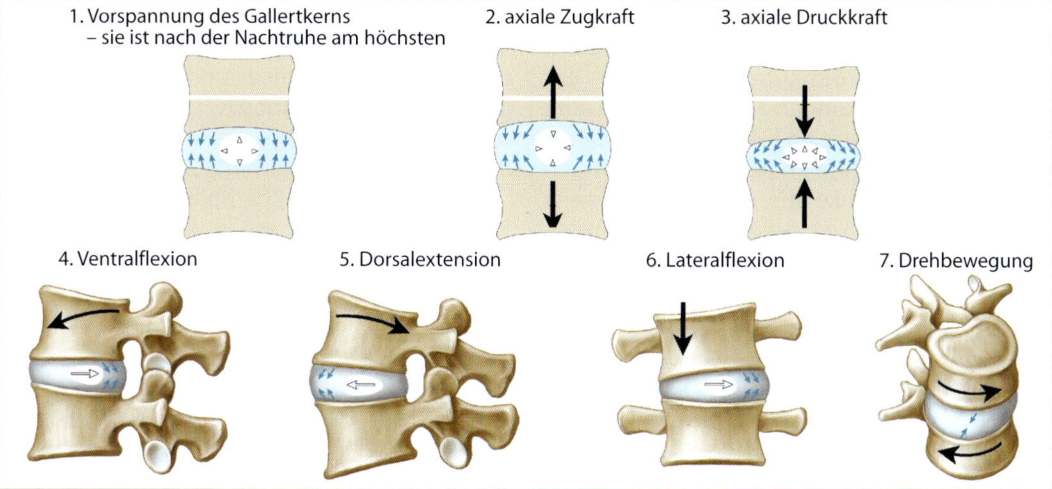

Gefäß- und Nervenversorgung

Die Zwischenwirbelscheiben werden nur im frühen Säuglingsalter mit Blutgefäßen versorgt. Die Gefäße bilden sich nach dem 2. Lebensjahr zurück. Ab dem 4. Lebensjahr finden sich Kapillaren allenfalls noch im äußeren Anulus fibrosus, sodass die Zwischenwirbelscheiben das größte *avaskuläre* Gewebe des menschlichen Körpers darstellen.

Ab diesem Zeitpunkt erfolgen die Ver- und Entsorgung durch *Osmose* von den Deck- und Bodenplatten der Wirbelkörper her. Ihre hyalinen Knorpelschichten fungieren als *semipermeable Membran*. Dies ist folgendermaßen zu erklären: Infolge der axialen Belastung im aufrechten Stand, also vornehmlich am Tage, werden die Zwischenwirbelscheiben komprimiert und Wasser mit darin gelösten niedermolekularen Stoffen sowie Stoffwechselendprodukten aus dem Gallertkern durch die überknorpelten Oberflächen der Wirbelkörper in deren Zentrum gedrückt.

Bei Druckentlastung während der Nachtruhe gelangen durch Osmose auf dem gleichen Weg Wasser mit gelösten lebensnotwendigen Stoffen in den Nucleus pulposus zurück.
Der Druckwechsel zwischen Be- und Entlastung ist demnach eine Grundvoraussetzung für den Stoffwechsel. Die Zwischenwirbelscheiben sind abends wasserärmer und dünner, was die Abnahme der Körpergröße um ca. 2 cm erklärt. Bis zum nächsten Morgen gewinnen sie ihre ursprüngliche Höhe zurück. Dies bedeutet, morgens ist ihre Vorspannung am größten und die Wirbelsäule besitzt demzufolge ihre höchste Elastizität.
Aufgrund der fehlenden Blutgefäße besitzen die Zwischenwirbelscheiben nur eine geringe Stoffwechselaktivität und sind deshalb kaum regenerationsfähig.
Nervenäste sind nur in den äußeren Teilen des Faserknorpelringes vorhanden.

Praxis Die Zwischenwirbelscheiben, v. a. die der unteren Lendenwirbelsäule, sind beim Menschen infolge des aufrechten Ganges enormen Druckbelastungen ausgesetzt. Im Laufe des Lebens büßen sie an Flexibilität und Elastizität ein und verlieren an Höhe. Dies wirkt sich auf die Wirbelgelenke aus, weil die Kongruenz der Gelenkflächen gestört ist. Als Folge entwickelt sich häufig eine schmerzhafte Arthrose an den Oberflächen der Wirbelkörper und den Wirbelgelenken.
Bei kombinierten Flexions-Rotations-Bewegungen besteht die Gefahr, dass der Faserring einreißt und den unter Druck stehenden Gallertkern nach dorsal in den Wirbelkanal, also den Raum, wo das Rückenmark liegt, herauspresst. Dies nennt man Bandscheibenvorfall (Bandscheibenprolaps, BSP).
Die Bandscheibenschäden werden begünstigt durch:
Bewegungsmangel, häufiges Herunterbeugen und Heben von schweren Lasten.
Vorbeugend wirken möglichst häufige dreidimensionale Druck- und Zugbelastungen (Gehen, Stehen, Treppensteigen, Sitzen) im Tagesverlauf als Voraussetzung für eine optimale Ernährung der Zwischenwirbelscheiben. ┘

Merke! Die 23 Zwischenwirbel- oder Bandscheiben (Disci intervertebrales) liegen zwischen den Wirbelkörpern und verbinden sie flexibel miteinander. Sie bestehen aus dem peripheren Anulus fibrosus und dem zentral liegenden Nucleus pulposus. Die Bandscheiben sichern hauptsächlich die vertikale Stabilität der Wirbelsäule. Weiterhin Aufgaben sind:
- sie wirken als Stoßdämpfer, indem sie einwirkende Druckkräfte gleichmäßig auf die Wirbelkörper verteilen,

Bild 10.7 ***Bandscheibenvorfall (Nucleus-pulposus-Prolaps) – 3. Lendenwirbel***

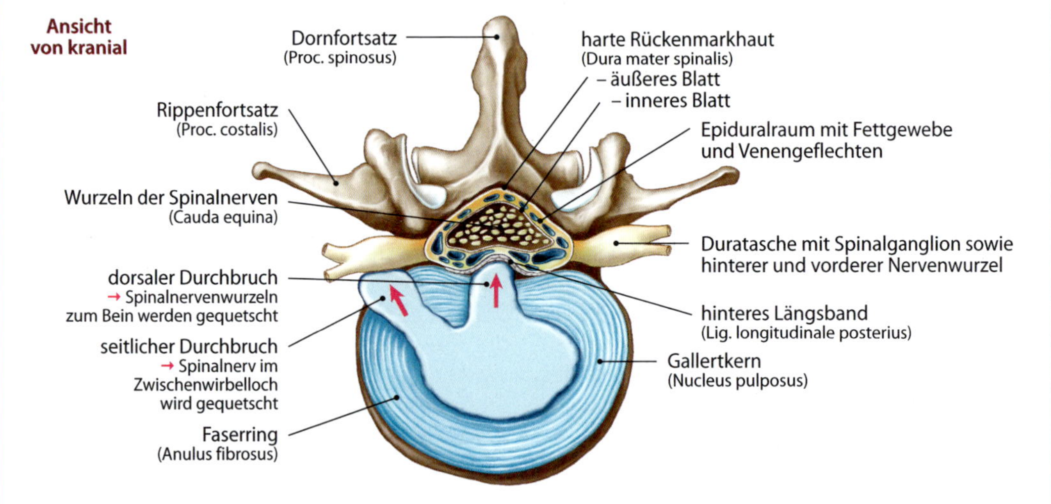

– sie begrenzen den Bewegungsumfang der Wirbelsäule, weil die Verschiebung des Gallertkerns bei den Wirbelsäulenbewegungen durch den Faserring limitiert wird.

Bei allen Belastungen der Zwischenwirbelscheiben werden sowohl der Binnendruck des Gallertkerns als auch die Spannung des Faserknorpelringes erhöht. Durch die Verschiebung des Kerns wird aber eine differenzierte Anspannung des Ringes erreicht, sodass sich das System Faserring – Gallertkern bis zu einem bestimmten Grad selbst regulieren kann. Die Versorgung erfolgt durch ein osmotisches System. ⌟

10.1.4.2 Wirbelgelenke (Artt. zygapophysiales)

Die *paarigen Wirbelgelenke* (Synonyme: *Zwischenwirbel-, Wirbelbogen-, kleine Wirbel-, Facettengelenke,* ➡ Bild 10.9) sind kleine synoviale oder echte Gelenke (Diarthrosen, ➡ S. 4.1.2), welche die beweglichen Wirbel miteinander verbinden. Sie sind symmetrisch gebaut und mechanisch gekoppelt.

Gelenkart
Schiebegelenke mit meniskusartigen Einschlüssen (meniskoide Synovialfalten) zur Verbesserung der Kongruenz.

Gelenkpartner
- paarige untere Gelenkfortsätze des oberen Wirbels (Procc. articulares inferiores),
- paarige obere Gelenkfortsätze des unteren Wirbels (Procc. articulares superiores).

Die *Gelenkflächen* der Gelenkfortsätze haben in den verschiedenen Wirbelsäulenabschnitten unterschiedliche Stellungen, von denen der Bewegungsumfang der Wirbelsäule abhängt.

Generell ist die Beweglichkeit zwischen den einzelnen Wirbeln relativ klein. Erst durch das Zusammenspiel aller Wirbelgelenke kommt das große Bewegungsausmaß der Wirbelsäule zustande (➡ Tab. 10.3).

Gelenkkapsel
Die *Gelenkkapsel* hat ihren Ursprung an den Rändern der Gelenkflächen. Die Kapseln sind im HWS-Bereich weit und schlaff und im Bereich der Brust- und Lendenwirbelsäule eng und straff.

Praxis Die meniskoiden Synovialfalten können sich bei Luxationen im Gelenkspalt festklemmen und zu schmerzhaften Blockierungen der Wirbelsäule führen.
Degeneration: Die normalerweise kongruenten Gelenkflächen verlieren ihren Abstand und beginnen aufeinander zu reiben, sodass der Gelenkknorpel zugrunde geht. Dadurch werden die Gelenke funktionsgestört und können Schmerzen verursachen.
Prävention: Kräftigung der tiefen Rückenmuskulatur und regelmäßige Auslastung des Bewegungsumfanges der Wirbelsäule. ⌟

Merke! Die Wirbelgelenke befinden sich zwischen den Gelenkfortsätzen (Procc. articulares) und sind je nach Funktion senkrecht, schräg oder horizontal ausgerichtet. Sie limitieren die Rotation und ein Abgleiten des benachbarten Wirbels. Die Beweglichkeit zwischen 2 Wirbeln ist sehr klein, jene der gesamten Wirbelsäule entspricht jedoch der eines Kugelgelenkes.
Die Wirbelgelenke ermöglichen je nach Stellung ihrer Gelenkfortsätze Flexion (Inklination), Dorsalextension (Reklination), Lateralflexion und Rotation der Wirbelsäule. ⌟

Tab. 10.3 Hauptsächliche Bewegungen der Wirbelgelenke

Wirbelsäulen-abschnitt	Stellung der Gelenkflächen und der Gelenkfortsätze	haupsächliche Bewegungen der Wirbelgelenke
HWS	schräg nach dorsal abfallend	Inklination und Reklination
BWS	gekrümmt, stehen fast frontal	Drehungen, die aber wegen der sperrigen Rippen nur im unteren Brustbereich stattfinden können
LWS	gekrümmt, stehen annähernd sagittal	Ventralflexion

10.1.5 Bandapparat der Wirbelsäule

Die 24 beweglichen Wirbel werden von der Schädelbasis bis zum Kreuzbein durch eine Vielzahl von Bändern stabil miteinander verbunden, sodass sie den hohen mechanischen Belastungen standhalten können.
Es lassen sich *allgemeine* und *spezielle* Bänder unterscheiden. Während erstere an der gesamten Wirbelsäule zu finden sind, befinden sich letztere nur an bestimmten Stellen (z. B. Hinterhauptbein, Atlas und Axis).

Allgemeine Bänder
Die *allgemeinen Bänder* nehmen als lange und kurze Strukturen die gesamte Wirbelsäule ein.

Lange Bänder (Wirbelkörperbänder, ➡ Tab. 10.4)
Die kontinuierlichen *langen Bänder* verlaufen an der Ventral- und Dorsalfläche der Wirbelkörper.

Kurze Bänder (Wirbelbogenbänder, ➡ Tab. 10.5)
Die *kurzen Bänder* verlaufen zwischen je 2 Wirbeln, außer zwischen Atlas und Axis. Sie verbinden die Wirbelbögen mit ihren Fortsätzen und verstärken die Gelenkkapseln der Wirbelgelenke.

***Bild 10.8* Bänder der Wirbelsäule**

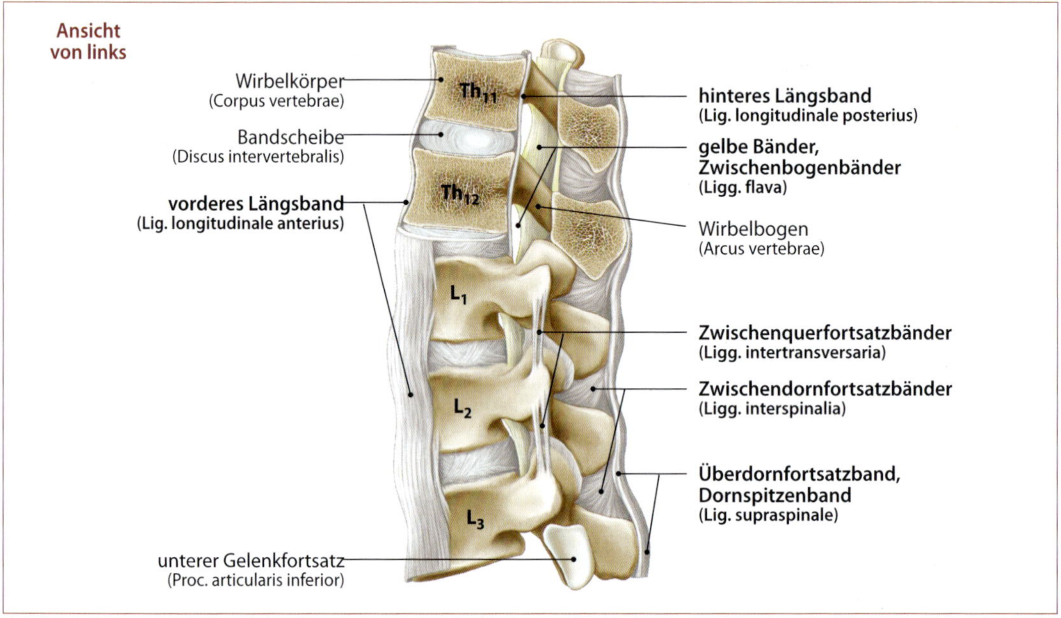

***Tab. 10.4* Lange Bänder** *(Wirbelkörperbänder)*

Lange Bänder	Verlauf/Lage	Funktion	Bemerkung
vorderes Längsband (Lig. longitudinale anterius)	von der Schädelbasis zum Kreuzbein auf der Ventralseite der Wirbelkörper	begrenzt Dorsalextension	mit Wirbelkörpern fest und den Zwischenwirbelscheiben locker verbunden
hinteres Längsband (Lig. longitudinale posterius)	vom Hinterhauptbein bis in den Kreuzbeinkanal auf der Dorsalseite der Wirbelkörper	begrenzt Ventralflexion	mit Zwischenwirbelscheiben fest und Wirbelkörpern locker verwachsen, schmaler und dicker als das vordere Längsband
Überdornfortsatzband (Lig. supraspinale)	vom Dornfortsatz des 7. Halswirbels bis zum Steißbein, verläuft über die Enden der Dornfortsätze und verbindet sie miteinander	begrenzt Ventralflexion	geht im Bereich der Halswirbelsäule in das elastische Nackenband (Lig. nuchae) über, am weitesten dorsal liegendes stabilisierendes Band

Tab. 10.5 ***Kurze Bänder*** *(Wirbelbogenbänder)*

Kurze Bänder	Verlauf/Lage	Funktion	Bemerkung
Nackenband (Lig. nuchae)	vom Hinterhauptbein bis 7. Halswirbel	begrenzt Ventralflexion, stabilisiert Kopf	dreieckig
Zwischenbogenbänder (gelbe Bänder, Ligg. flava)	verbinden die hinter den Wirbelgelenken liegenden Teile (Laminae) der benachbarten Wirbelbögen	hemmen Beugebewegungen	dick, kräftig; sie bestehen aus vielen elastischen Fasern und sind dadurch in der Lage, die Ausgangsposition der Wirbelsäule nach einer Bewegung wieder einzustellen; Teil der Wirbelkanalrückwand, begrenzen Zwischenwirbelloch medial und dorsal
Zwischendornfortsatzbänder (Ligg. interspinalia)	zwischen 2 Dornfortsätzen von der Basis (hier Verbindung mit dem Lig. flavum) bis zur Spitze (hier Verbindung mit dem Lig. supraspinale)	begrenzen Ventralflexion	im Bereich der LWS am stärksten und der HWS am schwächsten
Zwischenquerfortsatzbänder (Ligg. intertransversaria)	verbinden die Querfortsätze benachbarter Wirbel	begrenzen Ventralflexion und Rotation	wirken v. a. Seitwärtsbewegungen entgegen

Zusammenfassend ist festzustellen:
- die *langen Bänder* beeinflussen v. a. den Spannungszustand und die individuelle Form der Wirbelsäule (Krümmungen), indem sie die kurze und lange Rücken-Streckmuskulatur unterstützen (➡ 10.12),
- die *kurzen Bänder* schützen v. a. die Wirbelsäule vor extremen und abrupten Bewegungen, indem sie das Bewegungsausmaß begrenzen,
- alle Bänder sind aufeinander abgestimmt und tragen nicht unbeträchtlich dazu bei, Muskelarbeit und damit Energie zu sparen.

Praxis Das dicht sensibel innervierte vordere Längsband kann äußerst schmerzhaft sein. Vor ihm befinden sich wichtige Gefäße (Bauchaorta, untere Hohlvene) und Nerven. Wird das hintere Längsband permanent überlastet, z. B. bei zu schlaffer Bauchmuskulatur, führt dies zu seiner Verdickung. Die Folge ist eine Einengung des Spinalkanals, die zu einer Spinalstenose führen kann. Auch die gelben Bänder können sich verdicken und das Gleiche bewirken. ⌟

Merke! Die 3 wichtigsten Bänder der Wirbelsäule sind:
- vorderes Längsband (Lig. longitudinale anterius),
- hinteres Längsband (Lig. longitudinale posterius),
- gelbes Band (Lig. flavum).

Die Bänder haben v. a. 3 Aufgaben zu erfüllen:
1. Sie tragen zum Zusammenhalt der Wirbel bei,
2. sie fangen passiv Belastungskräfte flexibel ab,
3. sie sorgen mit dafür, dass die Form der Wirbelsäule erhalten bleibt und sie nach Formveränderungen wieder ihre physiologischen Krümmungen erhält. ⌟

10.1.6 Bewegungen der Wirbelsäule (Überblick)

Die vielfach gegliederte Wirbelsäule erlaubt Bewegungen um 3 Freiheitsgrade:
1. *Vorwärtsneigung* (Ventralflexion, Inklination) und *Rückwärtsneigung* (Dorsalextension, Reklination),
2. *Seitwärtsneigung* (Lateralflexion) nach rechts und links,
3. *Drehbewegung, Kreiseln* (Rotation) nach rechts und links.

Die ***Bewegungsausmaße*** sind individuell verschieden und die Angaben weichen in der Literatur mehr oder weniger stark voneinander ab. Sie hängen von folgenden Faktoren ab:
- Körperbau,
- Dehnbarkeit der Bänder und Muskeln,
- Alter.

Tab. 10.6 ***Bewegungsausmaße der Wirbelsäule***

Bewegungsart	Körperebene/-achse	HWS	BWS	LWS	gesamte Wirbelsäule
Vorwärtsneigung (Ventralflexion, Inklination)	Sagittalebene	35° – 45°	35°	50° – 60°	150°
Rückwärtsneigung (Dorsalextension, Reklination)	Sagittalebene	35° – 45°	20° – 25°	35°	100°
Seitwärtsneigung (Lateralflexion)	Frontalebene	45°	20°	20°	75°
Drehung (Rotation)	Vertikalachse	50° – 80°	35°	5°	90°

Merke! Die Bewegungen der Wirbelsäule und damit des Rumpfes sind in sämtlichen Richtungen des Raumes möglich. Ausgiebigste Bewegungen sind Ventralflexion und Dorsalextension.
Die Wirbelsäulenabschnitte sind am Bewegungsausmaß der einzelnen Bewegungen zu unterschiedlichen Anteilen beteiligt. Am beweglichsten ist die Halswirbelsäule, sodass der von ihr getragene Kopf mit seinen Sinnesorganen nach allen Seiten sehr gut ausgerichtet werden kann.

10.2 Aufgaben

1. Welche Aufgaben hat die Wirbelsäule? (10.1)
2. Nennen Sie die Wirbelsäulenabschnitte und die dazugehörige Anzahl der Wirbel. (10.1.1)
3. Welche physiologischen Krümmungen besitzt die Wirbelsäule in den einzelnen Abschnitten und was ist ihre Funktion? (10.1.2)
4. Was versteht man
   a) unter einer Kyphose und
   b) einer Lordose? (10.1.2)
5. Beschreiben Sie den Grundbauplan der Wirbel! Welche Aufgaben haben die einzelnen Teile? (10.1.3)
6. Welche Bauelemente findet man an jedem Wirbel? (10.1.3)
7. Wie liegen Wirbelkörper und Wirbelbögen zueinander. (10.1.3)
8. Wie nennt man die Gesamtheit der Wirbellöcher? (10.1.3)
9. Was befindet sich im Wirbelkanal? (10.1.3)
10. Wo befinden sich die Zwischenwirbellöcher und welche anatomischen Strukturen beinhalten sie? (10.1.3)
11. Durch welche Strukturen werden die Wirbel miteinander verbunden? (10.1.4)
12. Was versteht man unter einem Bewegungselement der Wirbelsäule und woraus besteht es? (10.1.4)
13. Wie viele Zwischenwirbelscheiben gehören zur Wirbelsäule und wo genau liegen sie (auch die oberste und unterste)? (10.1.4.1)
14. Beschreiben Sie Bau und Funktion der Zwischenwirbelscheiben. (10.1.4.1)
15. Was wissen Sie über die Gefäß- und Nervenversorgung der Zwischenwirbelscheiben? (10.1.4.1)
16. Wohin kann der Nucleus pulposus beim Prolaps gleiten? (10.1.4.1)
17. Welche Bezeichnungen (Synonyme) gibt es bei den Wirbelgelenken? (10.1.4.2)
18. Beschreiben Sie Form und Funktion der Wirbelgelenke. (10.1.4.2)
19. Zwischen welchen anatomischen Strukturen befinden sich die Zwischenwirbelgelenke? (10.1.4.2)
20. Nennen Sie wichtige Bänder der Wirbelsäule und beschreiben Sie deren Lage und Funktion. (10.1.5)
21. Welche Bewegungen erlaubt die Wirbelsäule? (10.1.6)
22. Suchen Sie tastbare Knochenpunkte am Rücken auf. (10.1)

10.3 Halswirbelsäule (HWS)

Die Halswirbelsäule kann anatomisch und funktionell eingeteilt werden in:
- obere Halswirbelsäule, bestehend aus Atlas (C_1) und Axis (C_2),
- untere Halswirbelsäule, bestehend aus den übrigen Halswirbeln ($C_3 - C_7$).

Bild 10.9 ***Halswirbelsäule*** *(HWS)*

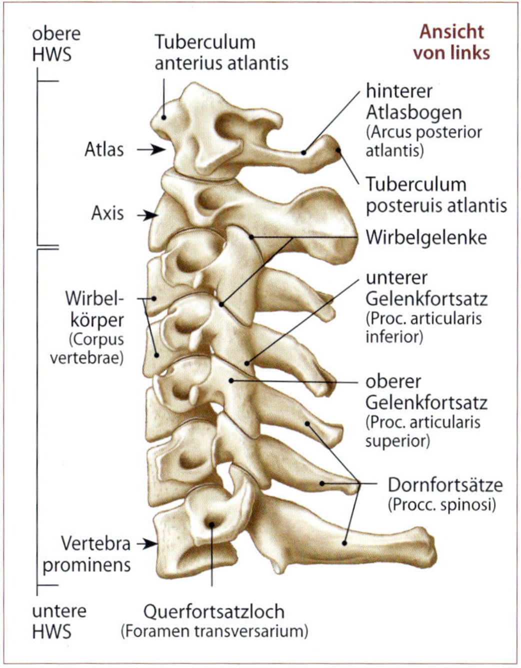

10.3.1 Obere Halswirbelsäule

Wie im Abschnitt 10.1.3 bereits erwähnt, weichen die ersten 2 Halswirbel stark von der Wirbelgrundform ab. Sie sind so gebaut, dass sie 2 speziellen Aufgaben gerecht werden:
1. sie müssen den Kopf tragen,
2. sie müssen die Kopfbewegungen in 3 Freiheitsgraden, d. h. wie ein Kugelgelenk, ermöglichen.

Atlas (1. Halswirbel)
Der *Atlas* als unmittelbarer Träger des Kopfes und breitester Wirbel ist das zentrale Element der Kopfgelenke.

Er weist folgende bauliche Besonderheiten auf:
- er besitzt *keinen Wirbelkörper* und *keinen Dornfortsatz,*
- er besteht aus einem ***knöchernen Ring*** mit folgenden Teilen:
  - ***vorderer Atlasbogen*** (Arcus anterior atlantis) mit kleinem Höcker (Tuberculum anterius atlantis), trägt an seiner Rückseite eine kleine überknorpelte Gelenkfläche (Fovea dentis) für die Artikulation mit dem Dens axis,
  - ***hinterer Atlasbogen*** (Arcus posterior atlantis) mit kleinem Höcker (Tuberculum posterius atlantis) als Rudiment des Dornfortsatzes,
  - 2 kompakte ovale ***Seitenteile*** (Massae laterales), welche durch die beiden Atlasbögen ventral und dorsal miteinander verbunden werden.
    Jedes Seitenteil besitzt kranial eine Gelenkfläche (Facies articularis superior) für die darüberliegende Hinterhauptkondyle und kaudal eine Gelenkfläche (Facies articularis inferior) für den Axis.
  - ***2 Querfortsätze***, die seitlich relativ weit vor ragen und das *Querfortsatzloch* (Foramen transversarium) umschließen, durch das die Wirbelarterie (A. vertebralis) verläuft.

Bild 10.10 ***Atlas*** *(1. Halswirbel)*

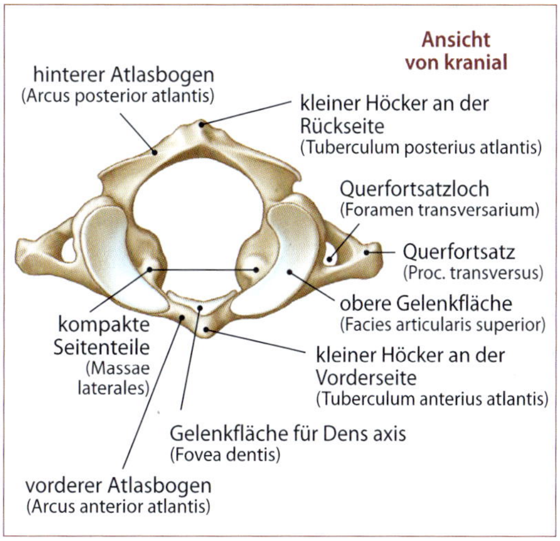

Axis (2. Halswirbel)
Die baulichen Besonderheiten des *Axis* ermöglichen den Übergang vom 1. zum 3. Halswirbel.

- ***Wirbelkörper*** – er ist nach kranial in Gestalt des sog. *Zahnes* (Dens axis) verlängert und ragt so in den vorderen Atlasbogen hinein, wodurch er zum Bewegungszentrum zwischen den ersten 2 Halswirbeln wird,
- ***Dens axis*** – trägt ventral eine kleine Gelenkfläche für die Artikulation mit dem vorderen Atlasbogen und dorsal eine für das *quere Atlasband* (Lig. transversum atlantis). Letzteres sichert den Zahn nach dorsal, damit er nicht in das Wirbelloch abweicht und das verlängerte Mark mit seinen lebenswichtigen Zentren (z. B. Atem- und Herz-Kreislauf-Zentrum) verletzt.
- ***2 obere Gelenkflächen*** (Facies articularis superior) für den Atlas,
- ***2 untere Gelenkflächen*** (Facies articularis inferior) für den 3. Halswirbel, die nach unten vorn schauen,
- ***1 gegabelter Dornfortsatz***,
- ***2 Querfortsätze*** mit Querfortsatzloch (Foramen transversarium) für die A. vertebralis (➡ Bild 10.16, S. 347).

Bild 10.11 ***Axis*** *(2. Halswirbel)*

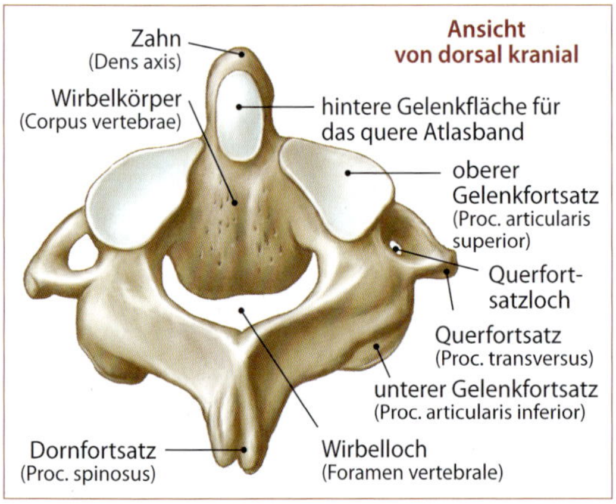

Praxis Werden Atlas und Axis z. B. bei einem Unfall derart gegeneinander verschoben, dass es zum Abbruch des Dens axis und Riss des queren Atlasbandes kommt, spricht man vom „Genickbruch“. Hierbei tritt aufgrund der Verletzung des verlängerten Markes häufig der Tod ein. ┘

10.3.1.1 Kopfgelenke

Die *Kopfgelenke* bilden die ersten 2 „Gelenketagen“ der oberen Halswirbelsäule. Sie werden aus 6 anatomisch getrennten Gelenken gebildet, die sich

- zwischen *Hinterhauptbein* des Schädels und *Atlas* (Atlantookzipitalgelenke, Artt. atlantooccipitales) sowie
- zwischen *Atlas* und *Axis* (Atlantoaxialgelenke, Artt. atlantoaxiales) befinden.

Die Atlantookzipitalgelenke werden als *oberes Kopfgelenk* und die Atlantoaxialgelenke als *unteres Kopfgelenk* bezeichnet.
Zusammen mit der restlichen Halswirbelsäule ermöglichen sie die Kopfbewegungen um alle 3 Raumachsen (vertikale, transversale, sagittale Achse), fungieren also wie ein Kugelgelenk.

Oberes Kopfgelenk
(Art. atlantooccipitalis, Atlantookzipitalgelenk)
Das paarige obere Kopfgelenk liegt zwischen Hinterhauptbein und 1. Halswirbel.
Gelenkart
Ellipsoid- oder Eigelenk (Art. ellipsoidea)
Gelenkpartner

- paarige konvexe, ovale Gelenkflächen an den *Hinterhauptkondylen* (Condyli occipitales),
- paarige konkave, ovale Gelenkflächen an den *Seitenteilen* (Massae laterales) des Atlas.

Gelenkkapsel
Sie ist schlaff und wird ventral und dorsal durch 2 Membranen verstärkt (➡ S. 343).

Praxis Zwischen Atlas und Hinterhauptbein befindet sich ein größeres Loch, das nur von der Membrana atlantooccipitalis posterior verschlossen wird. Hier ist es möglich, zum Zwecke der Liquorgewinnung mit einer Kanüle in den Subarachnoidalraum (Cisterna cerebellomedullaris) vorzudringen. ┘

Unteres Kopfgelenk
(Art. atlantoaxialis, Atlantoaxialgelenk)
Das *untere Kopfgelenk* stellt die gelenkige Verbindung zwischen den ersten beiden Halswirbeln her. Man unterscheidet ***2 jeweils paarige Gelenke***, die eine funktionelle Einheit bilden:

Bild 10.12 ***Kopfgelenke***

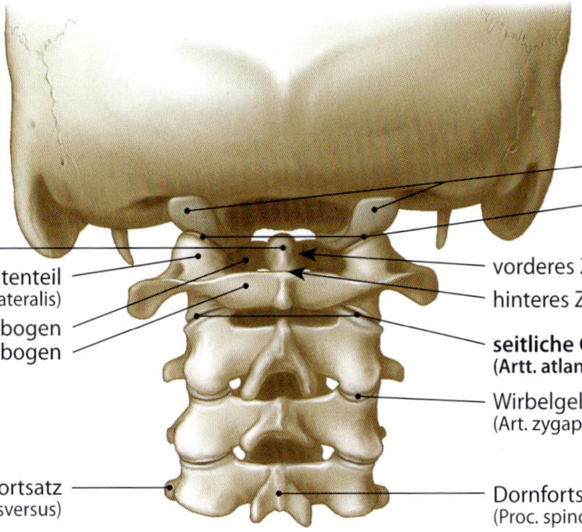

Mittleres Gelenk (Art. atlantoaxialis mediana), bestehend aus vorderem und hinterem Zapfengelenk (➡ S. 48).

Gelenkpartner

- ***vorderes Zapfengelenk:*** vordere Gelenkfläche des *Dens axis* artikuliert mit der Gelenkfläche (Fovea dentis) an der Innenseite des vorderen *Atlasbogens*,
- ***hinteres Zapfengelenk:*** hintere Gelenkfläche des *Dens axis* artikuliert mit der Innenseite des queren *Atlasbandes* (Lig. transversum atlantis).

2 seitliche Gelenke

(Artt. atlantoaxiales laterales)

Gelenkpartner

- untere Gelenkfortsätze des *Atlas* artikulieren mit den oberen Gelenkfortsätzen des *Axis.*

Gelenkkapsel

Die Gelenke werden von einer gemeinsamen Kapsel umschlossen.

Bandapparat (➡ auch Bild 10.8, S. 338)

Die *Kopfgelenke* werden durch eine Reihe von Bändern, die teilweise Fortsetzungen von Bändern der übrigen Wirbelsäule sind, gesichert bzw. stabilisiert.

Bänder des oberen Kopfgelenkes

Die Bänder liegen zwischen Atlas und Hinterhauptbein.

1. Membrana atlantooccipitalis posterior

(Lig. atlantooccipitale posterius)

- Fortsetzung der Zwischenbogenbänder (Ligg. flava),
- verschließt den Raum zwischen dem Hinterrand des großen Hinterhauptloches (Foramen occipitale magnum) und hinterem Atlasbogen,
- hemmt die Nickbewegungen.

2. Membrana atlantooccipitalis anterior

(Lig. atlantooccipitale anterius)

- Fortsetzung des vorderen Längsbandes (Lig. longitudinale anterius),
- verschließt den Raum zwischen dem Vorderrand des Foramen occipitale magnum und dem vorderen Atlasbogen,
- verhindert eine übermäßige Dorsalextension.

Bänder der unteren Kopfgelenke

Folgende straffe Bänder sichern den Dens axis und schützen das Rückenmark:

1. Spitzenband (Lig. apicis dentis)

- kurzes, schwaches Band vom Zahn des Axis zum vorderen Rand des Foramen occipitale magnum,
- stabilisiert beide Kopfgelenke.

Bild 10.13 Bänder der Kopfgelenke

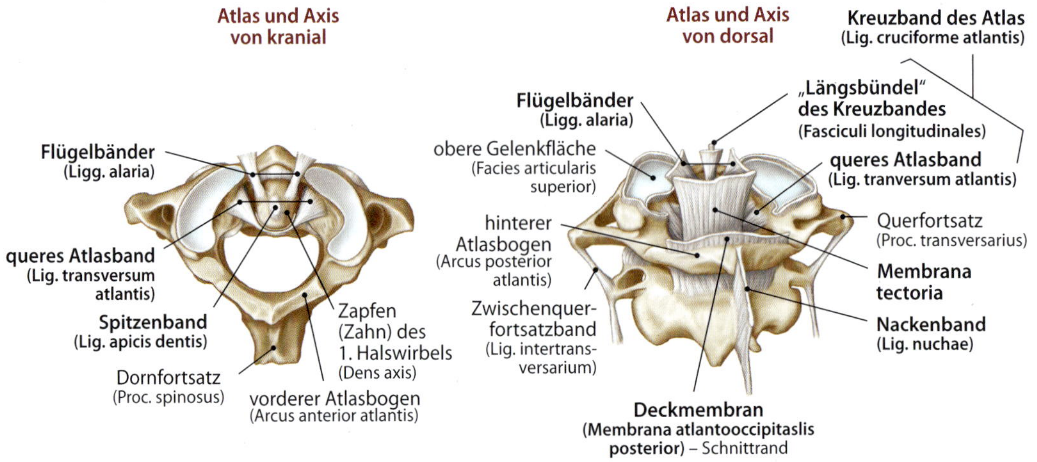

2. *Flügelbänder* (Ligg. alaria)
- paarige, kräftige Bänder zwischen dem Dens axis und den lateralen Rändern des großen Hinterhauptloches (Foramen occipitale magnum),
- Brems- und Haltefunktion: verhindern extreme Dorsal- und Lateralflexionen in den Kopfgelenken, halten die ersten beiden Halswirbel gegenüber der Schädelbasis zentriert.

3. *Kreuzband des Atlas* (Lig. cruciforme atlantis)
Die kreuzförmigen Bandformen setzen sich aus 2 Teilen zusammen:

a) ***Queres Atlasband*** (Lig. transversum atlantis)
- zwischen den Massae lateralis direkt hinter dem Dens axis,
- hält den Dens axis in seiner Position,
- teilt das Wirbelloch des Atlas in einen vorderen Teil mit dem Dens axis und einen hinteren mit dem Rückenmark einschließlich seiner Häute,
- es artikuliert mit der dorsalen Gelenkfläche des Dens axis.

b) ***Fasciculi longitudinales***
- vertikal verlaufende Faserzüge zwischen dem Vorderrand des großen Hinterhauptloches und dem Körper des Axis.

4. Membrana tectoria
- breites im Wirbelkanal liegendes Band als Fortsetzung des hinteren Längsbandes, welches den Dens axis bedeckt.

Bänder, welche die Wirbelbögen miteinander verbinden

1. ***Membrana atlantooccipitalis posterior.***
2. ***Zwischendornfortsatzband*** (Lig. interspinale)
   - vom hinteren Atlasbogen zum Bogen des Axis,
3. ***Überdornfortsatzband*** (Lig supraspinale)
   - verbindet alle Halswirbel (➡ 10.1.5),
4. ***Nackenband*** (Lig. nuchae)
   - kraniale Fortsetzung und verbreiterter Teil des Lig. supraspinale vom 7. Halswirbel bis zum äußeren Hinterhaupthöcker (Protuberantia occipitalis externa),
   - besteht aus elastischem Bindegewebe.
   - bildet eine Scheidewand (Septum) und trennt Nackenmuskulatur in einen linken und rechten Anteil,
   - bildet Ursprung für den großen Rautenmuskel (M. rhomboideus major, ➡ S. 99) und den Trapezmuskel (M. trapezius, ➡ S. 96f).

Praxis Die Flügelbänder werden häufig bei Auffahrunfällen verletzt.

Bewegungen
Oberes Kopfgelenk
- vorwiegend ***Vor-*** und ***Rückwärtsneigungen*** (Nickbewegungen) sowie in geringem Maße Seitwärtsbewegungen.

Unteres Kopfgelenk
- vorwiegend ***Drehbewegungen*** (wie beim Kopfschütteln); ca. 70 % der Kopfdrehung.

Tab. 10.7 ***Bewegungen der Kopfgelenke***

Bewegungen	oberes Kopfgelenk	unteres Kopfgelenk
Beugung (Ventralflexion)	20°	–
Streckung (Dorsalextension)	10°	–
Seitneigung (Lateralflexion)	5°	–
Drehung (Rotation)	–	20° bis 30° nach jeder Seite

Durch das Zusammenwirken der Nickbewegungen im oberen und Drehbewegungen im unteren Kopfgelenk sind Bewegungen in allen 3 Raumebenen möglich. Darüber hinaus ermöglichen die 6 Gelenke eine sehr feine Abstufung der Kopfbewegungen.

Praxis Im klinischen Sprachgebrauch werden für den Bereich der HWS folgende Begriffe verwendet:
- Inklination (Vorneigen) anstelle von Ventralflexion,
- Reklination (Rückneigen) anstelle von Dorsalextension.

10.3.2 Untere Halswirbelsäule (C_3 bis C_7)

Bau des typischen Halswirbels
(Vertebra cervicalis)
- ***Wirbelkörper*** – klein und sattelförmig, besitzen seitliche Erhebungen bzw. Knochenkämme (Procc. uncinati),
- ***Wirbelloch*** – groß und dreieckig,
- ***Querfortsätze*** mit
  - rinnenförmigem Kanal für die Spinalnerven (Sulcus nervi spinalis),
  - Querfortsatzloch für die Wirbelarterie,
  - 2 kleine Knochenhöcker am äußeren Ende (Tuberculum anterius und posterius vertebrae cervcales) als Ursprung der Treppenmuskeln (Mm. scaleni, ➡ S. 352),
- ***Dornfortsätze*** – sind von C_3 bis C_6 schräg nach unten gerichtet und am dorsalen Ende gegabelt, sie werden von kranial nach kaudal länger, der Dornfortsatz des 7. Halswirbels steht annähernd horizontal, ist nicht ge gabelt und besonders lang,
- ***Gelenkfortsätze*** – sind um 45° gegen die Frontalebene geneigt.

Praxis Der Dornfortsatz des 7. Halswirbels ist ein guter Orientierungspunkt, weil sein Ende getastet bzw. (bei mageren Menschen) gesehen werden kann. Von hier aus können die Wirbel gezählt werden, weshalb für C_7 auch die Bezeichnungen Zählwirbel oder „hervorragender Wirbel" (Vertebra prominens) gebräuchlich sind.

Bild 10.14 ***4. Halswirbel***

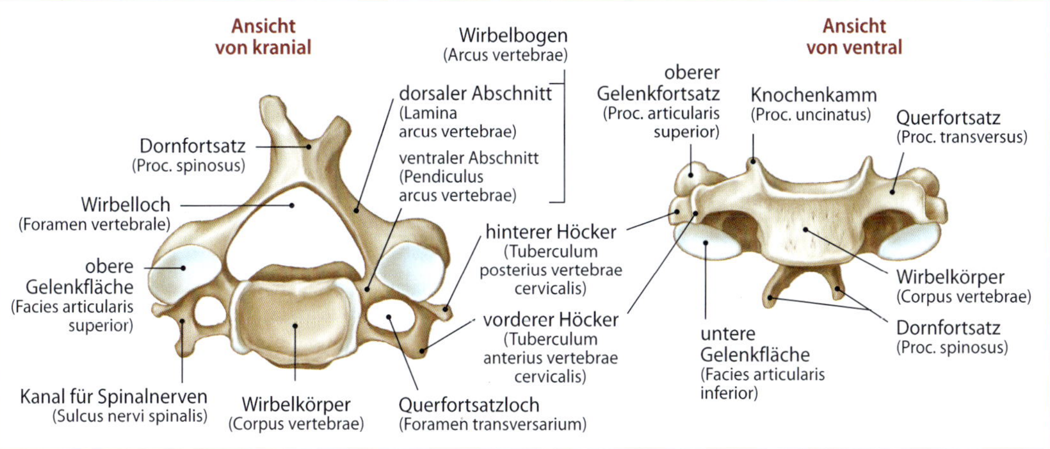

2/3 der HWS-Läsionen betreffen die untere Halswirbelsäule. Dabei ist die Wahrscheinlichkeit einer neurologischen Mitbeteiligung höher als bei Verletzungen der oberen HWS. Schädigungen im Bereich der unteren HWS können z. B. als Luxation bzw. Luxationsfraktur oder komplexe diskoligamentäre Läsion auftreten. ⌟

Unkovertebralgelenke

Die *Unkovertebralgelenke* (kleine „Halbgelenke") sind eine Besonderheit der Halswirbelsäule und stellen ein ***zusätzliches Gelenkpaar*** zwischen den Halswirbeln dar. In der Zeit vom 5. bis 10. Lebensjahr entwickeln sich Knochenkämme (Procc. uncinati) an den Deckplatten der Wirbelkörper (➡ Bilder 10.14 und 10.15). Zwischen diesen und den unteren Abschlussplatten der kranial liegenden Halswirbelkörper entstehen somit zusätzliche gelenkige Verbindungen. Ihr Gelenkspalt setzt sich mit der Zeit als Spalt in den Anulus fibrosus fort und kann sogar die Bandscheibe in 2 Hälften spalten.

Praxis Die Unkovertebralgelenke sind sehr verschleißanfällig. Eine häufige degenerative Erkrankung ist die Unkovertebralarthrose verbunden mit der Entwicklung knöcherner Randzacken, welche die austretenden Nervenwurzeln komprimieren können. In ungünstigen Fällen kann die Wirbelsäulenarterie (A. vertebralis) eingeengt werden. ⌟

Bandapparat (➡ 10.1.5, S. 338)
- vorderes und hinteres Längsband,
- gelbe Bänder,
- Zwischendornfortsatzbänder, die sich in das Nackenband fortsetzen,
- Zwischenquerfortsatzbänder.

Bild 10.15 ***Unkovertebralgelenke***

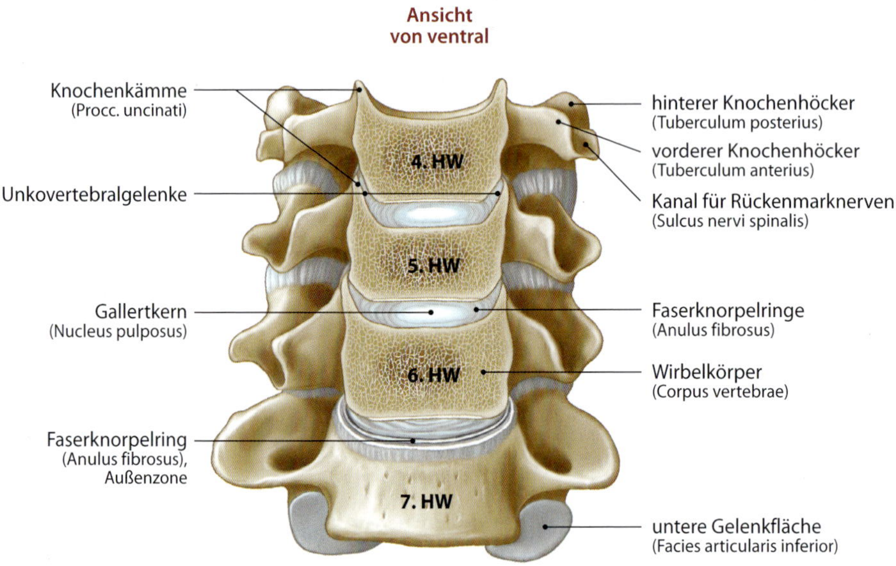

Bild 10.16 ***Lagebeziehungen von Unkonvertebralgelenken, Spinalnerven und Wirbelarterien***

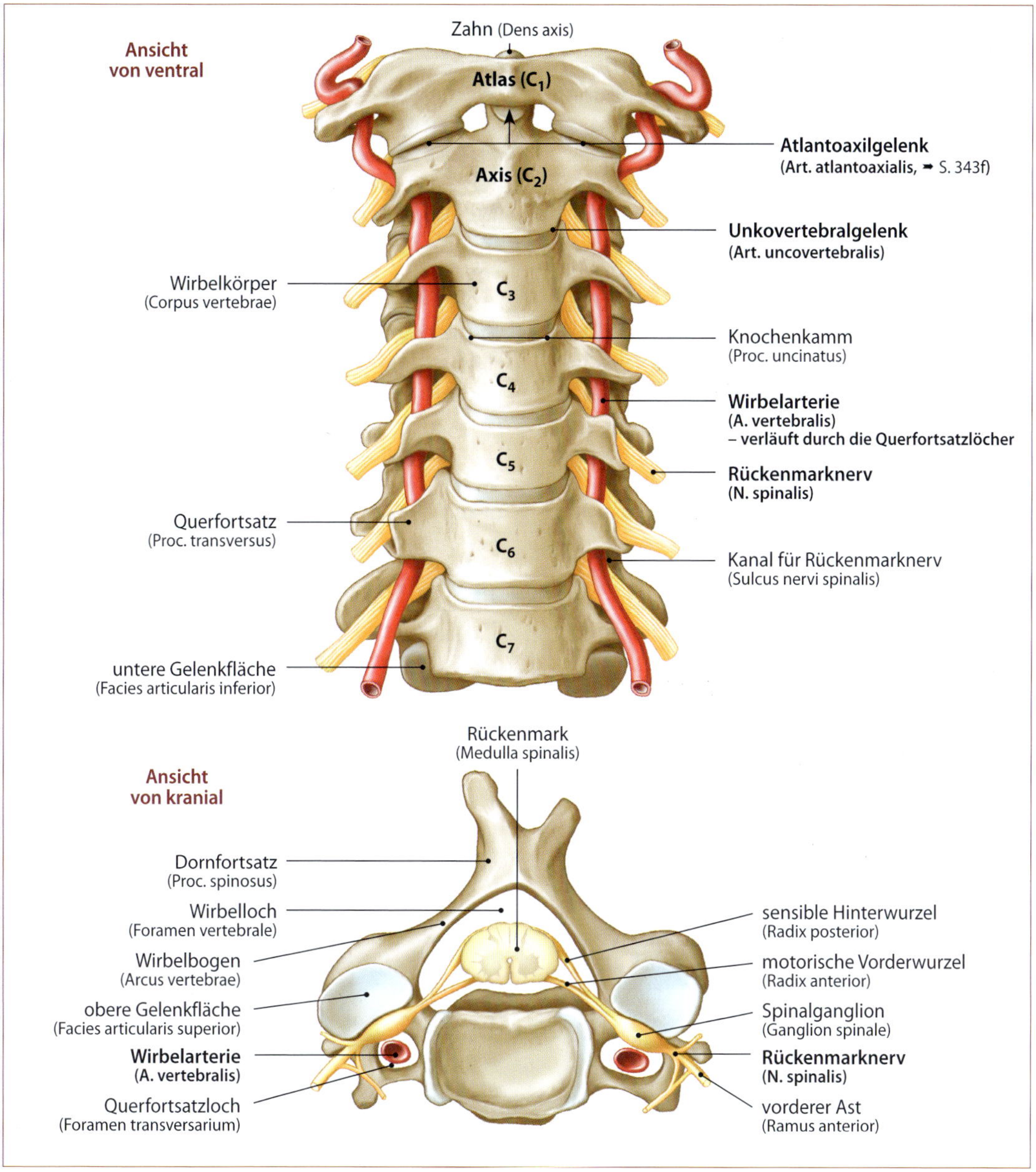

Bewegungen

In der unteren Halswirbelsäule sind folgende Bewegungen möglich:

- *Vorbeugen* (Ventralflexion, Inklination)
- *Rückbeugen* (Dorsalextension, Reklination),
- *Seitneigung* (Lateralflexion) nach links und rechts,
- *Drehung* (Rotation) nach links und rechts.

Obere und untere Halswirbelsäule ergänzen sich funktionell.

Bewegungsumfang

Der *Bewegungsumfang* der Wirbelsäule ist in ihren 3 Hauptabschnitten (HWS, BWS, LWS) verschieden. Dies liegt v. a. an der unterschiedlichen Form der kleinen Wirbelgelenke. (➨ 10.1.4.2, S. 337).

Tastbare Teile der HWS

- Querfortsatz des Atlas zwischen Warzenfortsatz und Kieferwinkel,
- Dornfortsatz des Axis – erster Vorsprung unter dem Hinterhauptbein,
- Dornfortsätze von C_3 bis C_6 – sind mehr oder weniger gut zu tasten, C_7.

Praxis Insbesondere bei Auto-Auffahrunfällen wird die Halswirbelsäule schnell und stark gebeugt und anschließend überstreckt. Die Folge ist ein Schleudertrauma (Beschleunigungstrauma) mit Muskelzerrungen und/oder Bänderrissen. Es kann sogar zu Wirbelbrüchen (Frakturen) oder -verschiebungen (Dislokationen) mit Gefährdung des verlängerten Marks (Medulla oblongata) und/oder zervikalen Rückenmarkes kommen. ┘

Merke! Die Halswirbelsäule (HWS) ist der beweglichste Wirbelsäulenabschnitt. Sie ist im Halsbereich lokalisiert und setzt sich aus den Wirbeln C_1 bis C_7 zusammen (C_1 = Atlas, C_2 = Axis).

Die Halswirbel besitzen als charakteristisches Merkmal das Querfortsatzloch, durch das A. und V. vertebralis ziehen. Die obere Halswirbelsäule stellt den Übergang zum Kopf dar und ist durch die besonderen gelenkigen Verbindungen des Atlas mit dem Axis sehr gut beweglich. Während das obere Kopfgelenk zwischen Atlas und Hinterhaupt eine optimale Kopfnei-

Bild 10.17 ***Bewegungen der unteren Halswirbelsäule*** *(Normalwerte)*

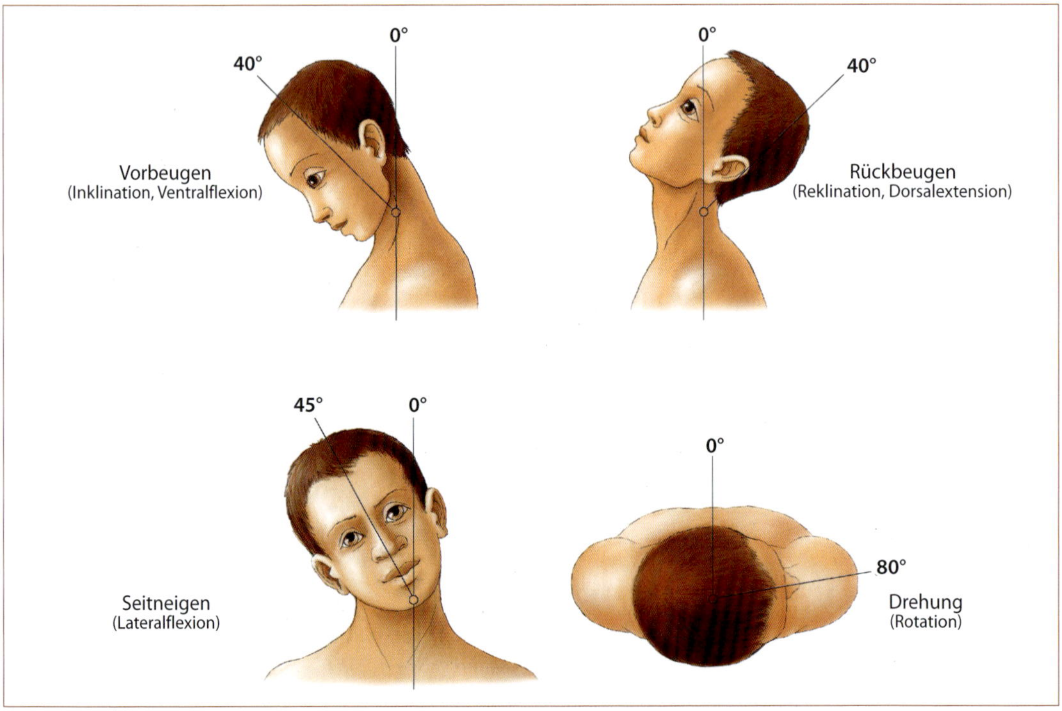

gung erlaubt, ermöglicht das untere zwischen Atlas und Axis eine sehr gute Drehung des Kopfes. In diesem Gelenkkomplex mit 3 Freiheitsgraden werden durch abgestimmte synergistisch-antagonistische Kontraktionen der tiefen Nackenmuskeln (➡ 10.4.3, S. 353) wichtige feinmotorische Bewegungen ausgeführt.
Die untere HWS ermöglicht ebenfalls Bewegungen in allen Richtungen, wobei die Stellung der Procc. uncinati einerseits besonders Flexion und Dorsalextension erleichtert. Andererseits verhindert sie extreme Rotationsbewegungen zum Schutz der Zwischenwirbelscheiben. Funktionell ergänzen sich beide Halswirbelsäulenabschnitte. ⌟

10.4 Muskeln der Halswirbelsäule und ihre Funktion

Die *Halsmuskulatur* besteht aus zahlreichen kurzen und langen Muskeln. Die kurzen Muskeln liegen in der Tiefe und die langen ziehen über diese hinweg.
Die Halsmuskeln sind für die Beugung, Streckung, Neigung und Drehung der HWS und des Kopfes sowie deren Statik zuständig.
Während die oberflächlich verlaufenden langen Muskeln lediglich eine *Grobeinstellung* vornehmen können, sind die tiefliegenden kurzen Muskeln für die *Feinmotorik* zuständig. Eine weitere Aufgabe besteht darin, den Kopf im Gleichgewicht zu halten.
Folgende Muskeln bzw. Muskelgruppen erfüllen diese Aufgaben:
- *Kopfwender* (M. sternocleidomastoideus, ➡ S. 98),
- *vordere Halsmuskeln,*
- *seitliche Halsmuskeln,*
- *Nackenmuskulatur.*

10.4.1 Prävertebrale Halsmuskeln (tiefe Halsmuskeln)

Die *prävertebralen Halsmuskeln* liegen in der Rinne zwischen den Wirbelkörpern und Querfortsätzen der Halswirbel, das heißt direkt vor der HWS hinter den Eingeweiden des Halses.

Hauptaufgabe
- *Ventralflexion* (Inklination) des Kopfes,
- *Lateralflexion* der HWS bei einseitiger Kontraktion.

Zu ihnen gehören (➡ S.3540)):
1. *Langer Kopfmuskel* (M. longus capitis),
2. *langer Halsmuskel* (M. longus colli cervicis),
3. *vorderer gerader Kopfmuskel* (M. rectus capitis anterior),
4. *seitlicher gerader Kopfmuskel* (M. rectus capitis lateralis).

Die 2 kurzen und 2 langen Muskeln sind senkrecht angeordnet. Ihre wesentlichen Funktionen sind *Flexion* und *Seitneigung* der HWS.

Bild 10.18 Prävertebrale Halsmuskeln

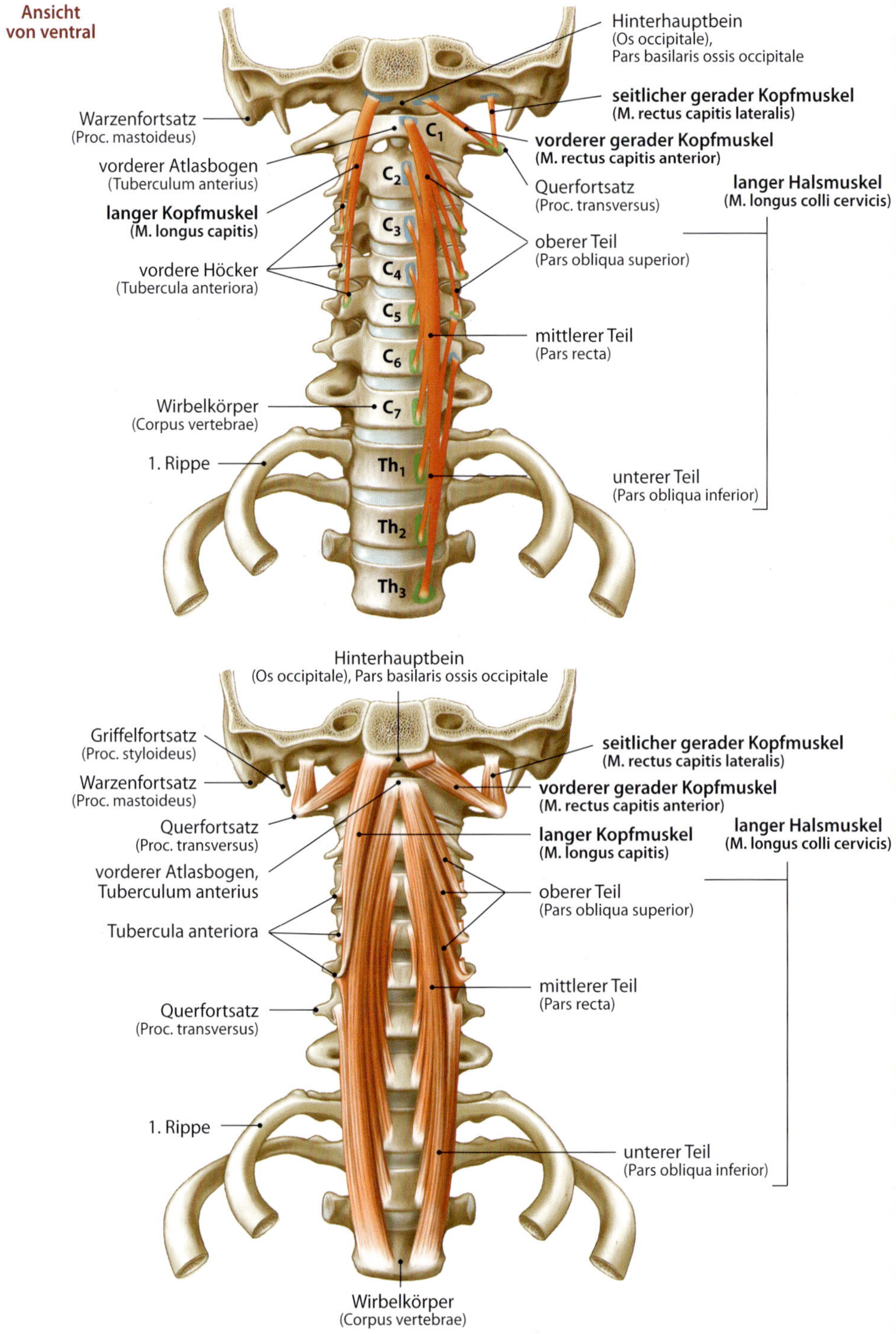

1. Langer Kopfmuskel *(M. longus capitis)*

Innervation	Plexus cervicalis ($C_1 - C_4$)
Ursprung	3. – 6. Halswirbel: Querfortsätze (Tubercula anteriora)
Ansatz	Hinterhauptbein (Os occipitale): Pars basilaris ossis occipitale
Funktion	*Einseitige Kontraktion:* • Lateralflexion und leichte Rotation des Kopfes zur ipsilateralen Seite *Beidseitige Kontraktion:* • Ventralflexion des Kopfes
Bemerkungen	Liegt am weitesten medial.

2. Langer Halsmuskel *(M. longus colli cervicis)*

Innervation	Plexus cervicalis ($C_2 - C_7$)
Ursprung	***Oberer Teil*** (Pars obliqua superior schräg absteigend): Querfortsätze (Tubercula anteriora) des 3. – 5. Halswirbels ***Medialer Teil*** (Pars recta): Wirbelkörper (Vorderseite) des 5. Hals- bis 3. Brustwirbels ***Unterer Teil*** (Pars obliqua inferior schräg aufsteigend): Querfortsätze (Tubercula anteriora) des 1. – 3. Brustwirbels
Ansatz	***Oberer Teil*** (Pars obliqua superior): vorderer Atlasbogen (Tuberculum anterius) ***Medialer Teil*** (Pars recta): 2. – 4. Halswirbelkörper (Vorderseite) ***Unterer Teil*** (Pars obliqua inferior): Querfortsätze (Tubercula anteriora) des 5. und 6. Halswirbels
Funktion	*Einseitige Kontraktion:* • Lateralflexion der HWS zur gleichen Seite *Beidseitige Kontraktion:* • Ventralflexion (Inklination): HWS
Bemerkungen	Liegt direkt auf der Vorderseite der HWS und verläuft vom Tuberculum anterius atlantis bis zum 3. Brustwirbelkörper.

3. Vorderer gerader Kopfmuskel *(M. rectus capitis anterior)*

Innervation	Vorderäste der Spinalnerven (C_1, C_2)
Ursprung	Atlas (Massa lateralis)
Ansatz	Hinterhauptbein (Pars basilaris)
Funktion	*Einseitige Kontraktion:* • Lateralflexion: oberes Kopfgelenk (Art. atlantooccipitalis) *Beidseitige Kontraktion:* • Ventralflexion (Inklination): oberes Kopfgelenk (Art. atlantooccipitalis)
Bemerkungen	Liegt lateral hinter dem langen Kopfmuskel.

4. Seitlicher gerader Kopfmuskel *(M. rectus capitis lateralis)*

Innervation	Vorderäste der Spinalnerven (C_1, C_2)
Ursprung	Atlas (Querfortsatz)
Ansatz	Hinterhauptbein (Pars basilaris)
Funktion	*Einseitige Kontraktion:* • Lateralflexion: oberes Kopfgelenk (Art. atlantooccipitalis) *Beidseitige Kontraktion:* • Ventralflexion (Inklination): oberes Kopfgelenk (Art. atlantooccipitalis)
Bemerkungen	Der Muskel liegt lateral vom M. rectus capitis anterior und bedeckt das Atlantookzipitalgelenk.

Praxis Können die prävertebralen Halsmuskeln durch Fehlbelastungen entstehende permanente Dauerkontraktionen der Halswirbelsäulenstrecker nicht mehr ausbalancieren, kann es zu Verhärtungen und Schmerzen im Nacken sowie degenerativen Veränderungen der Wirbelkörper kommen. ⌟

Merke! Die prävertebralen Muskeln liegen vor der HWS. Sie sind wichtige Antagonisten der Wirbelsäulenstrecker und spielen eine große Rolle in der Verbindung und Stabilisierung der HWS und des Kopfes. ⌟

10.4.2 Seitliche Halsmuskeln (Treppenmuskeln, Mm. scaleni)

Die *Treppenmuskeln* sind seitlich der HWS angeordnet, verspannen sie mit dem Brustkorb und verschließen den dorsolateralen Abschnitt der oberen Thoraxapertur. Außerdem stellen sie wichtige Einatemhilfsmuskeln dar, indem sie die Rippen anheben.

Zu den *Treppenmuskeln* gehören:
- *Vorderer Treppenmuskel* (M. scalenus anterior),
- *mittlerer Treppenmuskel* (M. scalenus medius),
- *hinterer Treppenmuskel* (M. scalenus posterior).

Praxis Das Scalenussyndrom, ein sog. Engpasssyndrom, entsteht durch Kompression des Armnervengeflechtes und der A. subclavia in der hinteren Scalenuslücke. Als Ursache kommt z. B. eine Hypertrophie der Scalenusmuskeln oder eine Halsrippe infrage.

Merke! Die vorderen und seitlichen Halsmuskeln sind überwiegend Beugemuskeln. Sie unterstützen die Flexion und Seitneigung des Kopfes.

Bild 10.19 ***Seitliche Halsmuskeln, Treppenmuskeln*** *(Mm. scaleni)*

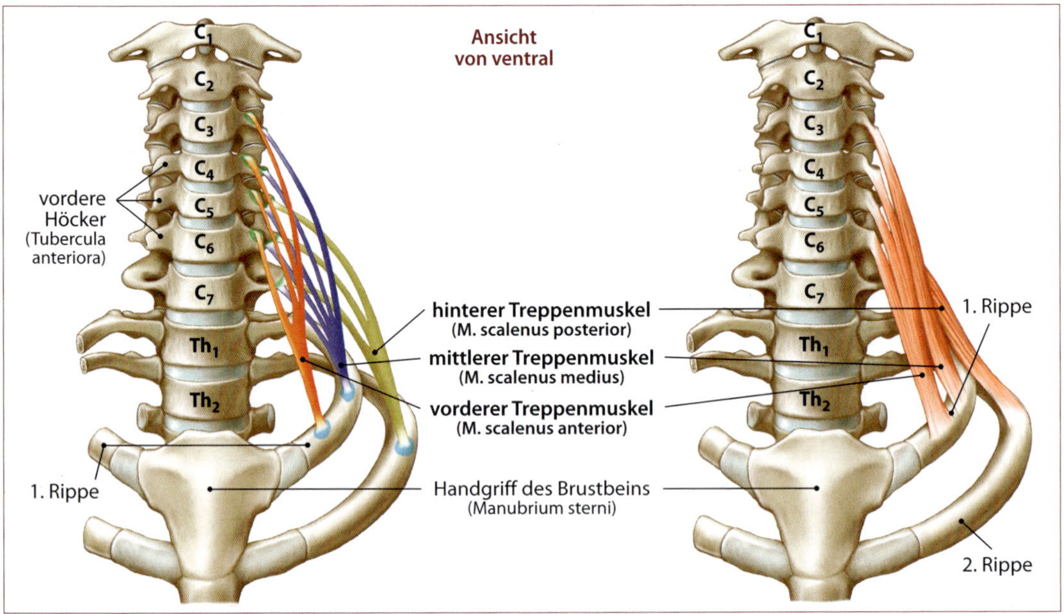

Treppenmuskeln *(Mm. scaleni)*

Innervation	Plexus cervicalis (C_4 – C_8)
Ursprung	***M. scalenus anterior:*** 3. – 6. Halswirbel (Tubercula anteriora der Querfortsätze) mit 4 Zacken ***M. scalenus medius:*** 3. – 7. Halswirbel (Tubercula anteriora der Querfortsätze) mit 6 Zacken ***M. scalenus posterior:*** 5. – 7. Halswirbel (Tubercula posteriora der Querfortsätze) mit 3 Zacken
Ansatz	***M. scalenus anterior:*** 1. Rippe ***M. scalenus medius:*** 1. Rippe ***M. scalenus posterior:*** 2. Rippe
Funktion	Punctum fixum (➡ 5.2.3.1, S. 60) an den Rippen: • Ventralflexion des Halses bei beidseitiger Kontraktion • Lateralflexion der HWS zur ipsilateralen Seite bei einseitiger Kontraktion Punctum mobile an den Rippen: • Heben der oberen Rippen (Einatemhilfsmuskel)
Bemerkungen	Es gibt 2 Scalenuslücken: – *vordere Scalenuslücke* zwischen dem M. sternocleidomastoideus und dem M. scalenus anterior. In ihr verläuft die V. subclavia. – *hintere Scalenuslücke* zwischen dem M. scalenus anterior und dem M. scalenus medius. Durch sie treten die A. subclavia und der Plexus brachialis.

10.4.3 Nackenmuskeln

Der Kopf muss auf der Halswirbelsäule im Gleichgewicht gehalten werden. Hierbei ist zu beachten, dass sein Schwerpunkt relativ weit nasal liegt und er aufgrund seines Eigengewichtes nach vorn kippen würde.
Die Aufgabe der Halsmuskeln besteht darin, durch präzises synergistisch-antagonistisches Zusammenwirken sowohl das Gleichgewicht des Kopfes als auch alle weiteren Bewegungen der HWS und des Kopfes zu gewährleisten.
Die *Nackenmuskulatur* befindet sich im hinteren Teil des Halses, der als Nacken (Nucha) bezeichnet wird. Sie ist die funktionelle Fortführung der Rückenmuskulatur. Aus dieser hat sich eine ganze Reihe von kleinen Muskeln differenziert, die v. a. im oberen Hals- bzw. Nackenbereich zu finden sind.

Die Nackenmuskeln sind ***Extensoren***. Sie sind aufgrund der Schwerpunktlage des Kopfes wesentlich stärker ausgebildet als ihre beugenden Gegenspieler im vorderen Halsbereich. Außerdem sind sie ständig gespannt, um ein Sinken des Kopfes zu verhindern.
Mit Ausnahme der tiefen Schicht verlaufen die meisten Nackenmuskeln schräg von kaudal-medial-dorsal nach kranial-lateral, sodass es bei ihrer Kontraktion gleichzeitig zu einer Lateralflexion zur gleichen Seite, Extension und Rotation kommt.

Die *Nackenmuskeln* lassen sich in eine tiefe und eine oberflächliche Schicht unterteilen:

Tiefe Schicht (➡ Bild 10.20)
Gerade Muskeln
- *Großer hinterer gerader Kopfmuskel* (M. rectus capitis posterior major),
- *kleiner hinterer gerader Kopfmuskel* (M. rectus capitis posterior minor).

Schräge Muskeln
- *Oberer schräger Kopfmuskel* (M. obliquus capitis superior),
- *unterer schräger Kopfmuskel* (M. obliquus capitis inferior).

Oberflächliche Schicht
(von oberflächlich nach tief)
- *Trapezmuskel* (M. trapezius, ➡ S. 96f),
- *Riemenmuskel des Kopfes* (M. splenius capitis, ➡ S. 355f),
- *Riemenmuskel des Halses* (M. splenius cervicis, ➡ S. 355f),
- *Halbdornmuskel des Kopfes* (M. semispinalis capitis, ➡ S. 395),
- *Halbdornmuskel des Halses* (M. semispinalis cervicis, ➡ S. 395),
- *Langmuskel des Kopfes* (M. longissimus capitis, ➡ S. 397f),
- *Langmuskel des Halses* (M. longissimus cervicis, ➡ S. 397f).

Tiefe Nackenmuskeln
(kurze Nackenmuskeln, Kopfgelenkmuskeln)
Hinweis:
Die tiefen Nackenmuskeln gehören zur autochthonen Rückenmuskulatur (➡ S. 389).

Die *tiefen Nackenmuskeln* (Mm. suboccipitales) liegen unter dem M. semispinalis capitis (➡ S. 395) und werden rechts und links von je 2 geraden und 2 schrägen kurzen Muskeln gebildet, welche allesamt vom N. suboccipitalis (dorsaler Ast des 1. Rückenmarksnerven) versorgt werden. Sie verlaufen zwischen dem ***Atlas*** oder ***Axis*** und dem ***Os occipitale***.
Die kurzen Nackenmuskeln spielen eine entscheidende Rolle bei den ***Feinbewegungen*** des Kopfes (z. B. Fokussieren des Blickes auf einen bestimmten Punkt) und der ***Fixation*** der Kopfgelenke. Außerdem können sie kräftig strecken und drehen.
Zusammen mit den langen Nackenmuskeln bilden sie einen wichtigen Teil des ***Verspannungssystems*** der Wirbelsäule.

Bild 10.20 Tiefe Nackenmuskeln – tiefe Schicht

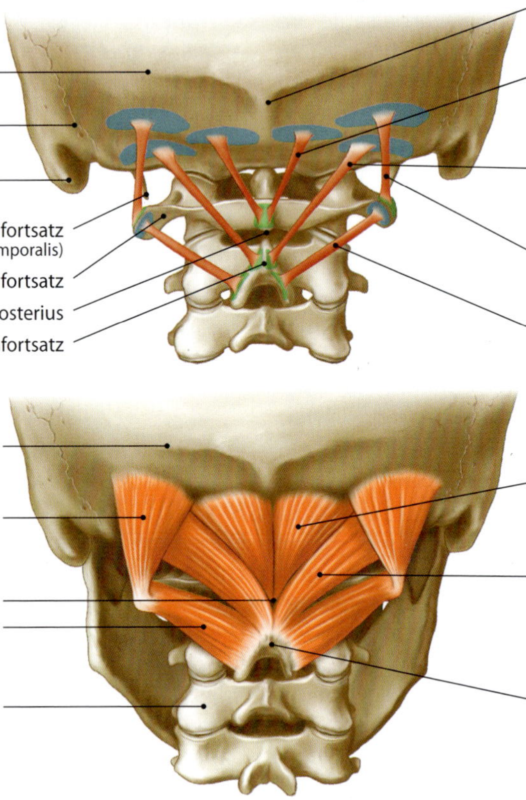

1. Großer hinterer gerader Kopfmuskel *(M. rectus capitis posterior major)*

Innervation	N. suboccipitalis (dorsaler Ast des 1. Rückenmarksnerven, C_1)
Ursprung	Axis (Dornfortsatz)
Ansatz	Os occipitale, Linea nuchalis inferior, mittleres Drittel
Funktion	*Einseitige Kontraktion:* • Ipsilaterale Rotation und Lateralflexion des Kopfes *Beidseitige Kontraktion:* • Dorsalextension
Synergisten	M. rectus capitis posterior minor, M. trapezius u. a.
Antagonisten	M. sternocleidomastoideus, M. rectus capitis anterior, Mm. scaleni u. a.
Bemerkungen	Der Muskel kann zweigeteilt sein.

2. Kleiner hinterer gerader Kopfmuskel *(M. rectus capitis posterior minor)*

Innervation	N. suboccipitalis (dorsaler Ast des 1. Rückenmarksnerven, C_1)
Ursprung	Atlas (Tuberculum posterius)
Ansatz	Os occipitale, medial des M. rectus capitis posterior major
Funktion	*Einseitige Kontraktion:* • Lateralflexion des Kopfes zur gleichen Seite *Beidseitige Kontraktion:* • Dorsalextension
Synergisten	M. rectus capitis posterior major, M. trapezius u. a.
Antagonisten	M. sternocleidomastoideus, M. rectus capitis anterior, Mm.scaleni u. a.
Bemerkungen	Der Muskel kann fehlen oder einseitig nur schwach ausgebildet sein.
Ursprung	Atlas (Querfortsatz)

→

3. Oberer schräger Kopfmuskel *(M. obliquus capitis superior)*

Innervation	N. suboccipitalis (dorsaler Ast des 1. Rückenmarksnerven, C_1)
Ansatz	Os occipitale, lateral des M. rectus capitis posterior major
Funktion	*Einseitige Kontraktion:* • Lateralflexion des Kopfes zur gleichen Seite *Beidseitige Kontraktion:* • Dorsalextension
Synergisten/Antagonisten	Komplexes Synergisten-/Antagonistenspiel fast aller Halsmuskeln

4. Unterer schräger Kopfmuskel *(M. obliquus capitis inferior)*

Innervation	N. suboccipitalis (dorsaler Ast des 1. Rückenmarksnerven, C_1)
Ursprung	Axis (Dornfortsatz)
Ansatz	Atlas (Querfortsatz)
Funktion	*Einseitige Kontraktion:* • Ipsilaterale Rotation *Beidseitige Kontraktion:* • Dorsalextension
Synergisten/ Antagonisten	Komplexes Synergisten-/Antagonistenspiel fast aller Halsmuskeln

Praxis Die Mm. rectus capitis posterior major, obliquus capitis superior und obliquus capitis inferior bilden ein sog. anatomisches Dreieck. Durch diese Lücke verlaufen die Wirbelarterie (A. vertebralis), die an der Blutversorgung des Gehirns beteiligt ist, und der N. suboccipitalis (dorsaler Ast des 1. Spinalnerven), der die Nackenmuskeln versorgt. ┘

Oberflächliche Schicht

Trapezmuskel (M. trapezius, ➡ S. 96f)

Der *Trapezmuskel* hat bei fixiertem Schultergürtel folgende Wirkungen auf die Halswirbelsäule:

Einseitige Kontraktion: Dorsalextension von Kopf und HWS (mit Hyperlordose) bei gleichzeitiger *Lateralflexion* zur gleichen Seite und kontralateralen *Rotation*.

Beidseitige Kontraktion: Dorsalextension von Kopf und HWS; bei einer Kontraktion der vorderen Halsmuskeln wirkt der Muskel als *Stabilisator* auf die HWS.

***Bild 10.21* Riemenmuskeln** *(M. splenii)*

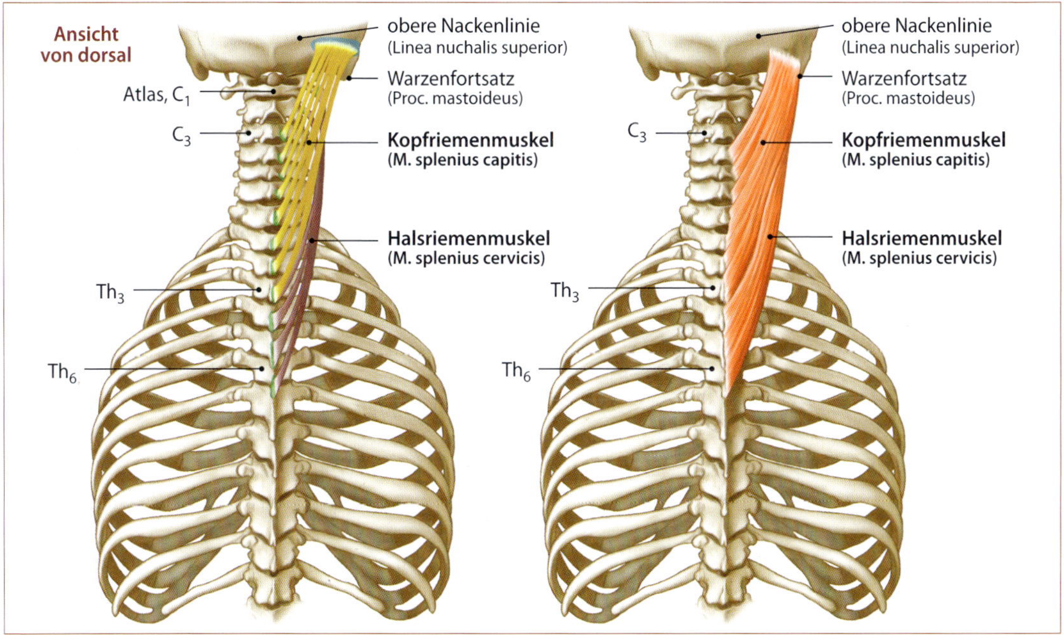

Riemenmuskeln *(Mm. splenii)*

Innervation	Dorsale Äste der Spinalnerven von $C_1 - C_5$
Kopfriemenmuskel *(M. splenius capitis)*	
Ursprung	Dornfortsätze von $C_4 - Th_3$, Lig. supraspinale
Ansatz	Warzenfortsatz, Linea nuchae superior
Halsriemenmuskel *(M. splenius cervicis)*	
Ursprung	Dornfortsätze von $Th_3 - Th_6$, Lig. supraspinale
Ansatz	Querfortsätze von $C_1 - C_3$
Funktion	*Einseitige Kontraktion:* • Ipsilaterale Lateralflexion und Rotation von Kopf und HWS *Beidseitige Kontraktion:* • Dorsalextension der HWS und des Kopfes • Verstärkung der Halslordose
Bemerkungen	Die Mm. splenii gehören zum spinotransversalen System (➡ 10.12.3.2, S. 398). Der M. splenius capitis bedeckt die Mm. semispinales unvollständig. Er wird lateral vom M. sternocleidomastoideus und medial vom M. trapezius bedeckt. Der M. splenius cervicis liegt unter dem M. serratus posterior superior.

Die *Nackenmuskeln* können aufgrund ihrer Lage in 3 Gruppen eingeteilt werden.

1. Gruppe

Verlauf: von den Querfortsätzen der HWS schräg nach dorsal-kaudal.

Muskeln: M. splenius cervicis (➡ S. 355f), M. longissimus (➡ S. 396f), M. iliocostalis cervicis (➡ S. 397f), M. levator scapulae (➡ S. 99).

Funktion: Dorsalextension, Seitneigung und Rotation der HWS, Verstärkung der Halslordose.

2. Gruppe

Verlauf: von kranial schräg nach kaudal-ventral.

Muskeln: M. semispinalis capitis (➡ S. 395), M. longissimus capitis (➡ S. 397f), M. splenius capitis (➡ S. 355f), tiefe Nackenmuskeln (➡ S. 353f).

Funktion: Dorsalextension der HWS, Verstärkung der Halslordose.

3. Gruppe

Verlauf: vom Hinterhauptbein und Warzenfortsatz zum Schultergürtel (inserieren nicht an der HWS).

Muskeln: M. trapezius (➡ S. 96f, 355), M. sternocleidomastoideus (➡ S. 98), überquert HWS diagonal.

Funktion: *Beidseitige Kontraktion*
- HWS wird gegenüber der BWS und in sich gestreckt,
- Halslordose wird verstärkt.

Gleichzeitige Kontraktion aller Muskelgruppen
- wirken in der sagittalen und in schrägen Ebenen als Verspannungszüge,
- fixieren die HWS in der Mittelstellung,
- halten den Kopf im Gleichgewicht, wenn Lasten auf ihm getragen werden.

Praxis Die hohe Beweglichkeit der Halswirbelsäule ist mit einer großen Belastung der beteiligten anatomischen Strukturen verbunden. Die Folge ist, dass häufig Halswirbel blockieren sowie Nackenmuskeln und Sehnen verspannen, was dann zu mehr oder weniger stark ausgeprägten Bewegungseinschränkungen führt. Ursachen der Nackenverspannungen können sein: Fehlhaltungen beim Schlafen oder Sitzen, Fehlbelastungen, z. B. zu langes Stehen, Sitzen oder einseitiges Tragen.
Die Muskeln werden hierbei so angespannt oder überdehnt, dass es zu Sauerstoffmangel und in der Folge zu Stoffwechselstörungen des Muskels kommt, die zu seiner schmerzhaften Verhärtung führen.
Symptome sind:
- ausgeprägte Nackenschmerzen häufig mit Ausstrahlung in Hals und Schulter,
- Kopf- und Halsbewegungen können nur unter Schmerzen erfolgen, weil die Nackenmuskeln verspannt sind,
- Schmerzen und Durchblutungsstörungen der Arme,
- Kopfschmerzen, Übelkeit, Erbrechen.

Merke! Die Nackenmuskeln sind in mehreren Schichten im dorsalen Teil des Halses (Nacken = Nuchae) angeordnet. Sie sind allesamt Strecker (Extensoren) der Halswirbelsäule (HWS) und des Kopfes. Die tiefen (kurzen) Nackenmuskeln liegen unmittelbar rechts und links neben den Wirbelkörpern. Durch ihr komplexes Zusammenspiel bewirken sie in den Kopfgelenken ein präzises und vielfältiges Bewegungsspiel des Kopfes betreffs Flexion, Dorsalextension, Lateralflexion und Rotation. Die oberflächlichen Muskeln des Nackens beteiligen sich lediglich an den Grobeinstellungen. ⌟

10.5 Aufgaben

1. Was versteht man unter
   a) oberer und
   b) unterer Halswirbelsäule? (10.3)
2. Welche Besonderheiten weisen die ersten beiden Halswirbel auf? (10.3.1)
3. Welcher Körperteil wird vom Atlas getragen? (10.3.1)
4. Welche anatomische Struktur befindet sich
   a) im ventralen und
   b) im dorsalen Abschnitt des Atlas? (10.3.1)
5. Unterscheiden Sie oberes und unteres Kopfgelenk. (10.3.1.1)
6. Welche Bänder schützen Dens axis und Rückenmark? (10.3.1.1)
7. Welche Bewegungen finden
   a) im oberen und
   b) im unteren Kopfgelenk statt? (10.3.1.1)
8. Welche Besonderheiten weisen die Halswirbel $C_3 - C_7$ auf? (10.3.2)
9. Was versteht man unter den Unkovertebralgelenken? (10.3.2)
10. Demonstrieren und diskutieren Sie die Bewegungsmöglichkeiten der HWS? (10.3.2)
11. Suchen Sie die tastbaren Teile der HWS auf. (10.3.2)
12. Welche Verletzungen können bei einem Schleudertrauma entstehen? (10.3.2)
13. Nehmen Sie eine Gliederung der Halsmuskeln vor. (10.4)
14. Was sind die grundsätzlichen Aufgaben der Halsmuskeln? (10.4.1)
15. Welche wesentlichen Aufgaben erfüllen die prävertebralen Halsmuskeln? (10.4.1)
16. Begründen Sie, warum die Mm. scaleni zu den Einatemhilfsmuskeln zählen. 10.4.2)
17. Beschreiben Sie Lage und Verlauf der kurzen (tiefen) Nackenmuskeln. (10.4.3)
18. Begründen Sie, warum die Nackenmuskulatur stärker als ihre Gegenspieler ausgebildet ist. (10.4.3)
19. Worin liegt die besondere funktionelle Bedeutung der kurzen Nackenmuskeln? (10.4.3)
20. Welche Wirkung hat der M. trapezius auf die HWS? (10.4.3)

10.6 Brustwirbelsäule (BWS) und Brustkorb (Thorax)

Die Brustwirbelsäule setzt sich aus 12 Brustwirbeln (Th_1 – Th_{12}) zusammen, die insgesamt die Brustkyphose bilden. Gemeinsam mit dem Brustbein und den Rippen bildet sie den knöchernen Brustkorb. Verschiedene Muskeln, Bänder und Gelenke verbinden die einzelnen Knochen miteinander derart, dass ein starrer und zugleich beweglicher „Käfig“ entsteht. Dessen rhythmische Bewegungen gewährleisten die Funktion der Lungen bei der Ein- und Ausatmung.

Bild 10.22 ***Brustwirbelsäule und Brustwirbel***

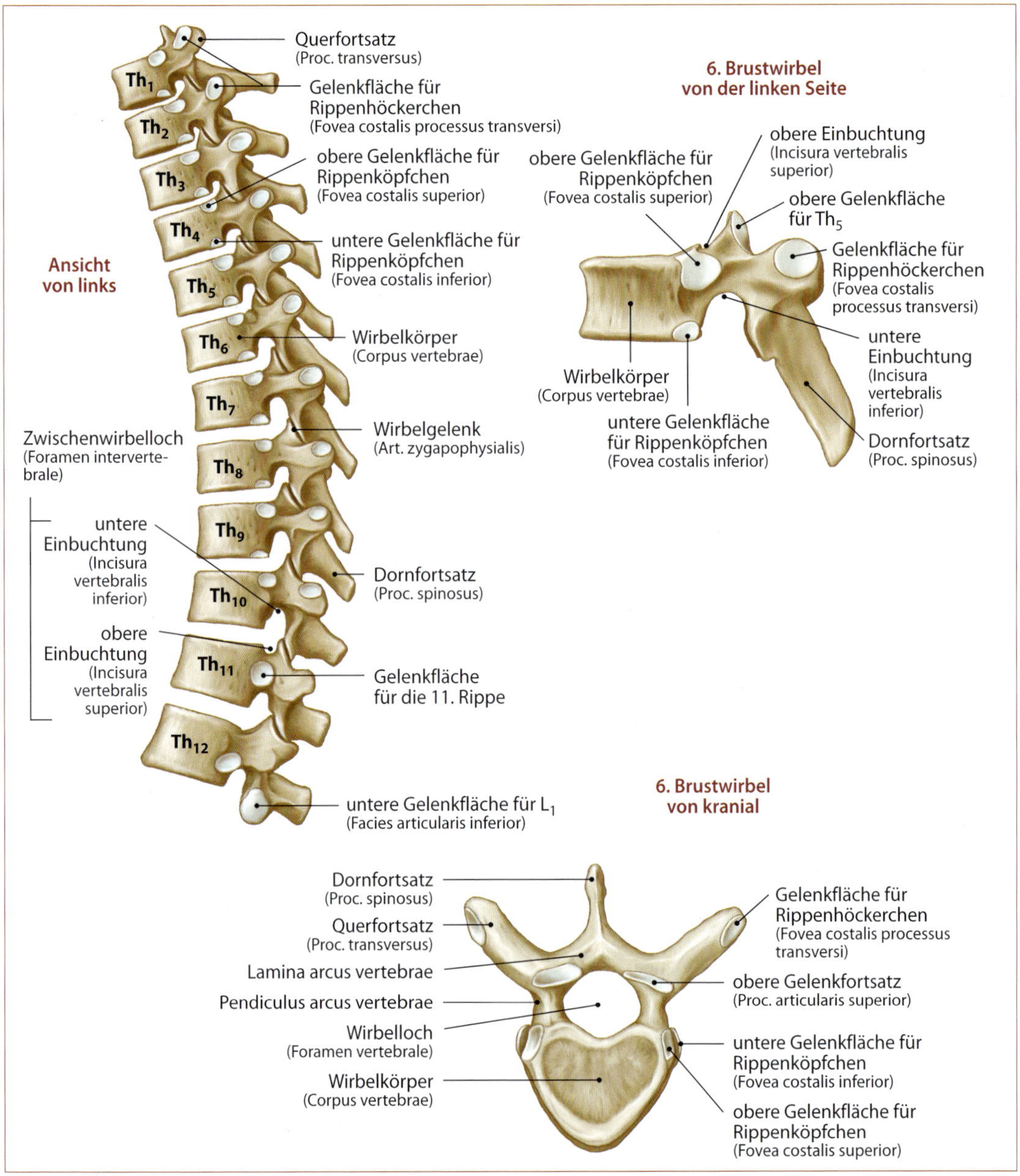

10.6.1 Besonderheiten der Brustwirbel

Die *Brustwirbel* (Vertebrae thoracicae) weisen folgende Besonderheiten auf:
- der ***Wirbelkörper*** (Corpus vertebrae) ist *dorsal höher* als ventral (Keilform), er besitzt *Gelenkflächen* für die Verbindung mit dem *Rippenköpfchen* (Caput costae),
- das ***Wirbelloch*** (Foramen vertebrae) ist nahezu rund, der ***Wirbelkanal*** (Canalis vertebrale) ist zwischen dem 5. und 6. Brustwirbel am engsten und dementsprechend ist das Rückenmark im Bereich der BWS am schwächsten,
- am ***Querfortsatz*** (Proc. transversus) befindet sich eine *Gelenkfläche* (Fovea costalis processus transversi) für die Verbindung mit dem *Rippenhöckerchen* (Tuberculum costae als sicheres Erkennungsmerkmal für die Brustwirbel),
- der kräftige, dreikantige ***Dornfortsatz*** (Proc. spinosus) ist sehr lang und nach dorsal-kaudal gerichtet, sodass die Dornfortsätze dachziegelartig übereinander liegen,
- die Gelenkflächen der ***Gelenkfortsätze*** (Procc. articulares) stehen frontal,
- der 12. Brustwirbel besitzt wie die Lendenwirbel einen Proc. accessorius und einen Proc. mamillaris (➡ S. 371).

Praxis Im Bereich der Brustwirbelsäule ist das pathologische Bild der Skoliose besonders häufig ausgeprägt.

10.6.2 Bewegungen der Brustwirbelsäule

Die Beweglichkeit der *Brustwirbelsäule* (➡ S. 340) ist im Vergleich mit der Halswirbelsäule bedeutend geringer. Sie wird maßgeblich vom mechanischen Widerstand des Thoraxskelettes beeinflusst. Besonders bewegungshemmend wirken die Rippen.

Ventralflexion **und** ***Dorsalextension in der Sagittalebene***

Ventralflexion und *Dorsalextension* des Rumpfes werden in der Hauptsache von der BWS realisiert. Dabei wird bei der Ventralflexion die Brustkyphose verstärkt und bei der Dorsalextension abgeflacht.

Die *Ventralflexion* wird eingeschränkt durch:
- die Zwischendornfortsatzbänder (Ligg. interspinalia),
- die Zwischenbogenbänder (Ligg. flava),
- das hintere Längsband (Lig. longitudinale posterius, ➡ 10.1.5),
- die straffen Gelenkkapseln der kleinen Wirbelgelenke.

Die *Dorsalextension* wird eingeschränkt durch:
- den knöchernen Kontakt der dachziegelartig übereinander liegenden Dornfortsätze,
- die Gelenkfortsätze, weil deren Gelenkflächen nahezu frontal stehen,
- das vordere Längsband (Lig. longitudinale anterius).

Lateralflexion in der Frontalebene

Die *Lateralflexion* ist im geringen Umfang möglich. Hierbei wird der Brustkorb auf der konvexen Seite gehoben und erweitert, die Zwischenrippenräume werden vergrößert. Auf der konkaven Seite senkt und verengt sich der Thorax, die Interkostalräume werden verkleinert.

Die Lateralflexion wird eingeschränkt durch:
- den knöchernen Kontakt der Gelenkfortsätze auf der konkaven Seite,
- die Zwischenbogenbänder (Ligg. flava),
- die Zwischenquerfortsatzbänder (Ligg. intertransversaria) auf der konvexen Seite.

Rotation um die Längsachse

Die *Rotation* in der BWS ist die Hauptkomponente bei der Oberkörperdrehung.

Tastbare Teile der BWS
- Dornfortsätze Th_1 (auf Höhe der oberen Schulterblattwinkel) bis Th_{12},
- Querfortsätze Th_1 bis Th_{12}.

Praxis Mit zunehmendem Alter verliert der Rippenknorpel z. B. durch Verkalkung an Elastizität. Dadurch wird der Thorax starrer und die Bewegungen der BWS werden eingeschränkt. Im Bereich der Brustwirbelsäule kommt es häufig zu Blockierungen der Wirbelbogengelenke oder Rippen-Wirbel-Gelenke mit bewegungsabhängigen Schmerzen.

Merke! Die Brustwirbelsäule (BWS) liegt zwischen der Hals- und Lendenwirbelsäule und weist eine physiologische Kyphose (konvexe Seite der Krümmung liegt dorsal) auf. Sie wird aus 12 Brustwirbeln (Vertebrae thoracicae, Th_1 - Th_{12}) gebildet, deren lange Dornfortsätze dachziegelartig übereinander liegen. Die steil gestellten Gelenkfortsätze erlauben in der Hauptsache Rotationsbewegungen. Die Brustwirbel sind gelenkig mit den Rippen verbunden. ⌟

10.6.3 **Brustkorb** (Thorax)

Der *Thorax* umschließt die Brusthöhle und den oberen Teil der Bauchhöhle. Er besitzt eine ***obere*** (Apertura thoracis superior) und eine ***untere Öffnung*** (Apertura thoracis inferior), wobei die obere wesentlich enger als die untere ist. Seine ***Form*** weist mehr oder weniger starke individuelle, alters- und geschlechtsspezifische Unterschiede auf. So stehen beim Neugeborenen die

Bild 10.23 ***Knöcherner Brustkorb***

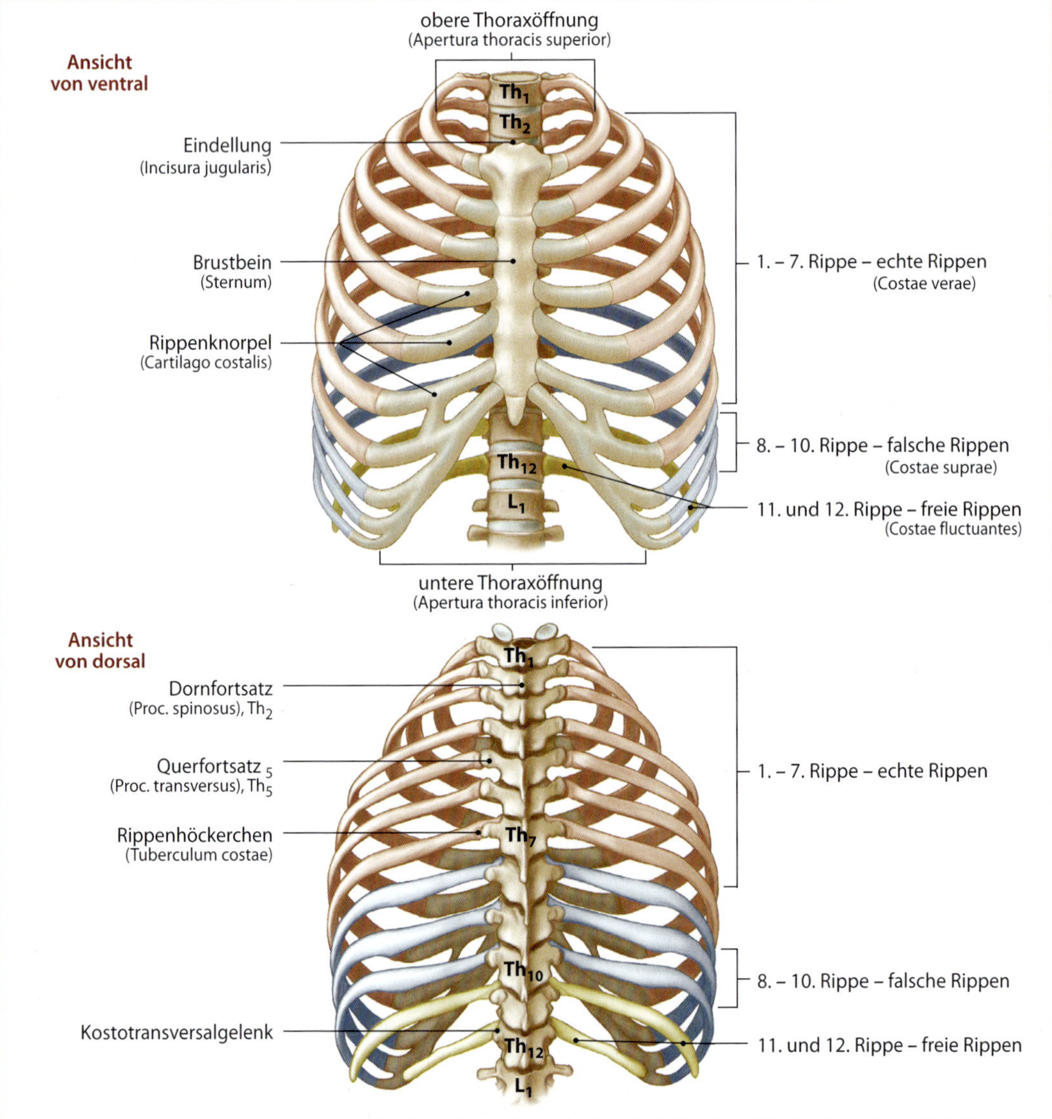

Rippen nahezu horizontal. Im Laufe des Lebens senken sie sich, der Thorax wird flacher und seine untere Apertur kleiner.
Der männliche Brustkorb ist normalerweise etwas länger und breiter als der weibliche.
Die knöchernen Elemente bilden zusammen mit den muskulären und ligamentären Wandstrukturen eine *stabile elastische Hülle.* Sie dient einerseits dem Schutz der Brustorgane und andererseits ermöglicht sie die Atembewegungen des Brustkorbes.
Die ***Brusthöhle*** wird durch den Mittelfellraum (Mediastinum) in die rechte Pleura mit rechter Lunge und die linke Pleura mit linker Lunge geteilt.
Im ***Mediastinum*** liegen folgende innere Organe:

- Herz,
- der größte Teil von Luft- und Speiseröhre,
- Thymus,
- Zwechfell- und Vagusnerven,
- Brustaorta,
- Grenzstrang des Sympathicus,
- obere Hohlvene und ein Teil der unteren Hohlvene,
- Milchbrustgang (Ductus thoracicus) und rechter Lymphstamm (Ductus lymphaticus dexter).

Unter der rechten Zwechfellkuppel liegt die Leber und unter der linken die Milz sowie Teile des Magens.

Praxis Die elastische Verspannung des Thorax wird in der 1. Hilfe bei der externen Herzdruckmassage genutzt.

Bau

Der ***knöcherne Thorax*** besteht aus:

- *12 Brustwirbeln* und den dazugehörigen Zwischenwirbelscheiben bzw. der Brustwirbelsäule (➡ 10.1.4.1, S. 333 und 10.6.1),
- *12 Rippenpaaren,*
- *Brustbein* (Sternum).

***Bild 10.24* Knöcherner Brustkorb von links**

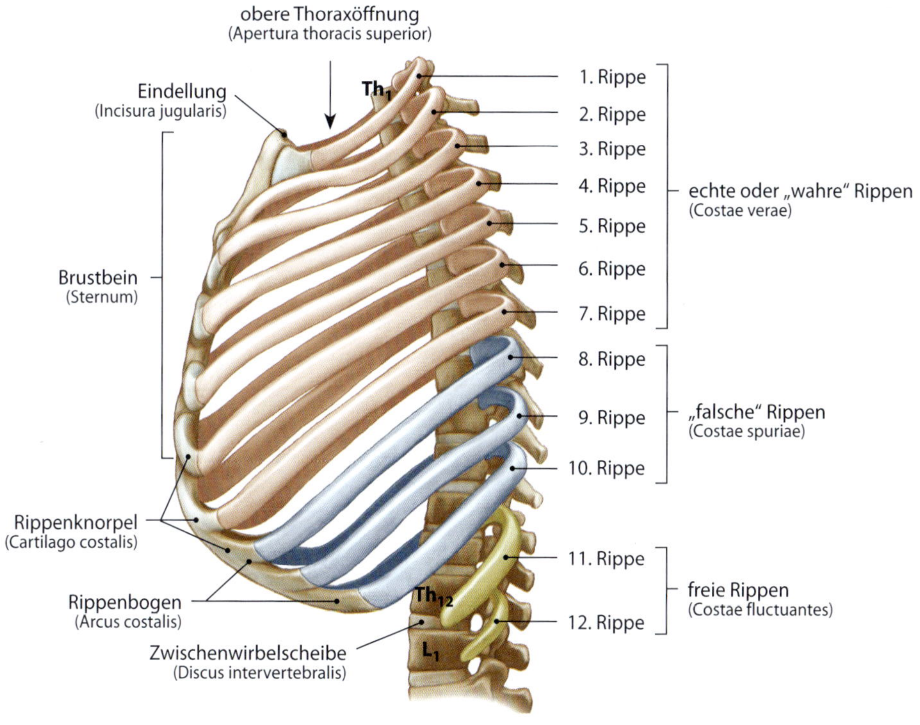

Rippen (Costae)
Jede *Rippe* (Costa) besteht aus:
- dem wirbelsäulenseitigen ***Rippenknochen*** mit
  - Rippenkopf (Caput costae),
  - Rippenhals (Collum costae),
  - Rippenhöckerchen (Tuberculum costae),
  - Rippenkörper (Corpus costae) mit Rippenwinkel (Angulus costae),
- dem brustbeinseitigen ***Rippenknorpel*** (Cartilago costalis).

Die 2 Rippen eines Paares sind gleich, in jedem Segment aber in Form und Größe verschieden.

Echte und ***falsche Rippen***
Nach ihrer Beziehung zum Brustbein werden *echte* (Costae verae) und *falsche* (Costae spurae) Rippen unterschieden.
Die echten Rippen sind durch ihren Rippenknorpel ***direkt*** mit dem Sternum verbunden. Dazu gehört das 1. bis 7. Rippenpaar.
Die falschen Rippen sind nur ***indirekt*** oder ***gar nicht*** mit dem Sternum verbunden.
Beim 8. bis 10. Rippenpaar verschmelzen die Rippenknorpel untereinander zum ***Rippenbogen*** (Arcus costalis). Dieser verbindet sich dann mit dem Brustbein.
Die Rippenpaare 11 und 12 erreichen das Sternum überhaupt nicht, sie werden daher auch als „freie Rippen" (Costae fluctuantes) bezeichnet. Die schmalen Räume zwischen den Rippen heißen *Zwischenrippenräume* oder Interkostalräume (ICR). In ihnen verlaufen die Interkostalmuskeln, Blutgefäße und Nerven.

Brustbein (Sternum)
Das *Brustbein* setzt sich von kranial nach kaudal aus folgenden 3 Segmenten zusammen:
- *Handgriff* (Manubrium sterni) mit Gelenkflächen für die Schlüsselbeine,
- *Körper* (Corpus sterni) mit Gelenkflächen für die Rippen,
- *Schwertfortsatz* (Proc. xiphoideus) – besteht in den ersten Lebensjahren aus Knorpelgewebe und verknöchert erst nach der Pubertät; Ansatzpunkt für Bauchmuskeln.

Tastbare Teile des Thorax
- Rippenwinkel der Rippen1 – 10,
- Zwischenrippenmuskulatur,
- Sternum einschließlich Einkerbung am Ende des Manubrium sterni (Incisura jugularis) und Schwertfortsatz.

Bild 10.25 Rippen** (Costae) – **Bau und Knochenverbindungen

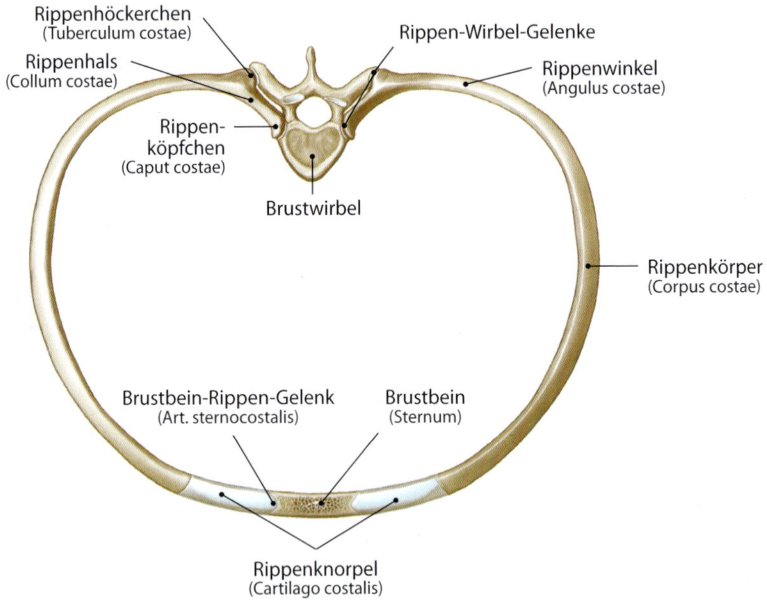

Bild 10.26 ***Brustbein*** *(Sternum)*

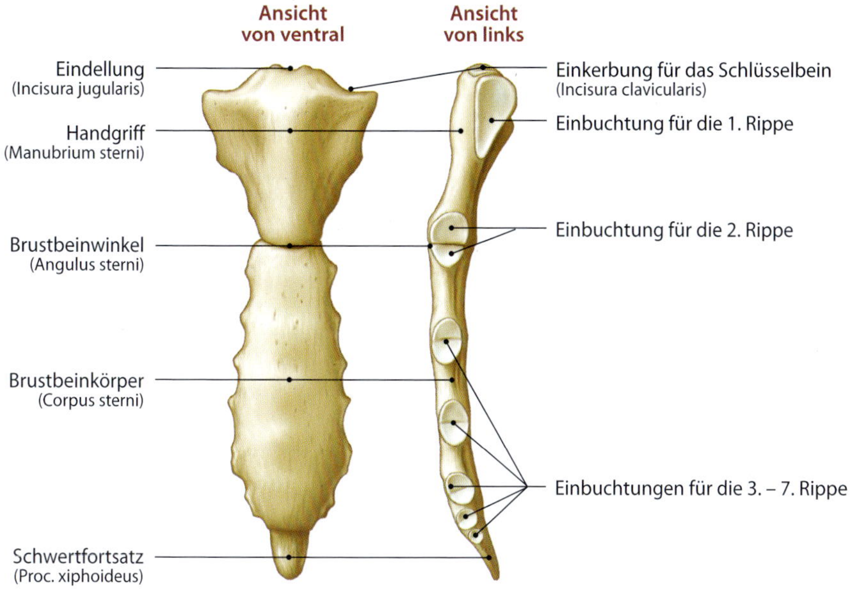

Knochenverbindungen des Thorax

Die Knochen des Thorax werden durch kleine Gelenke (Brustbein-Rippen-Gelenke und Rippen-Wirbel-Gelenke) elastisch verbunden (➡ Bild 10.25). Diese sind zwar morphologisch getrennt, bilden aber eine funktionelle Einheit.

Brustbein-Rippen-Gelenke

(Artt. sternocostales); Sternokostalgelenke

Die *Sternokostalgelenke* verbinden ventral die Rippen mit dem Brustbein. Es handelt sich teils um synoviale und teils um Knorpelgelenke (Synchondrosen).

Die Gelenke werden v. a. durch die ***Ligg. sternocostalia radiada*** stabilisiert. Diese Bänder ziehen vom Rippenknorpel in die Knochenhaut auf der Vorderseite des Sternums und verstärken sie zu einer dichten Bindegewebsplatte (Membrana sterni).

Bild 10.27 ***Brustbein-Rippen-Gelenke*** *(Artt. sternocostales)*

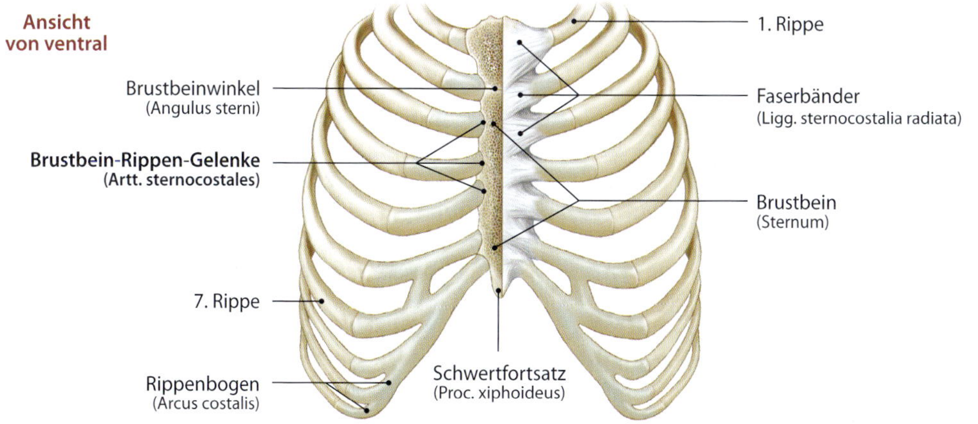

Bild 10.28 ***Rippen-Wirbel-Gelenke*** *(Artt. costovertebrales)* ***mit Bändern, Th_8 mit 8. Rippenpaar***

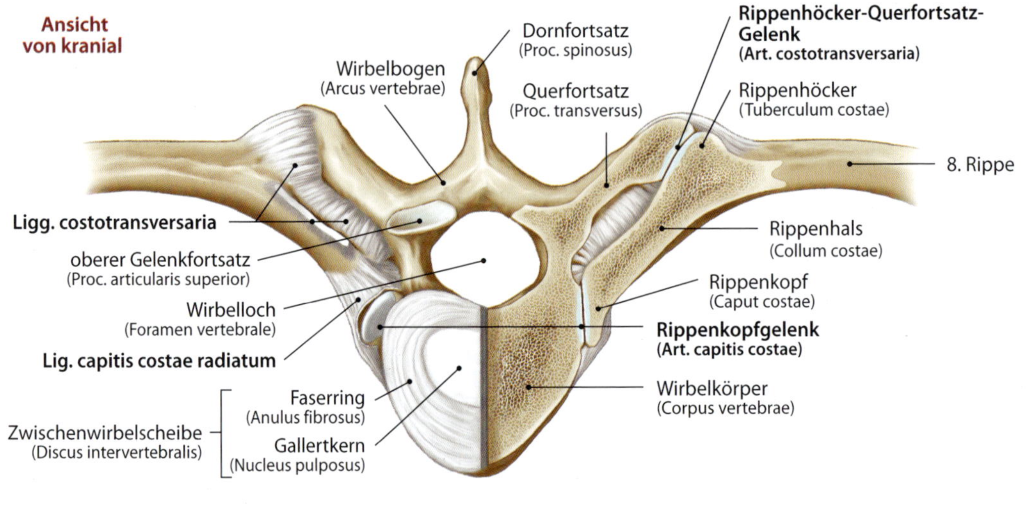

Rippen-Wirbel-Gelenke (Artt. costovertebrales); Kostovertebralgelenke (➡ Bilder 10.28 und 10.29)
Dorsal sind die Rippen durch 2 miteinander gekoppelte Gelenke mit den Brustwirbeln verbunden, den *Rippenkopf-* und den *Rippen-Querfortsatz-Gelenken.*

1. ***Rippenkopfgelenke*** (Artt. capitis costae)
   Gelenkpartner 2. bis 10. Rippe:
   - Rippenkopfgelenkfläche,
   - Gelenkpfanne: Fovea costalis inferior des darüber und Fovea costalis superior des darunter liegenden Brustwirbelkörpers einschließlich dazwischen liegender Bandscheibe.

   Die 1., 11. und 12. Rippe artikulieren nur mit einem Brustwirbelkörper.
   Außer von den Gelenkkapseln werden die Gelenke von 2 Bändern stabilisiert:
   - ***Lig. capitis costae radiatum*** – zieht vom Rippenkopf zum Wirbelkörper,
   - ***Lig. capitis costae intraarticulare*** – zieht vom Rippenkopf zur Bandscheibe (➡ Bild 10.31, S. 367).

2. ***Rippen-Querfortsatz-Gelenke*** (Artt. costotransversariae); Kostotransversalgelenke
   Gelenkpartner 1. – 10. Rippe:
   - Gelenkfläche des Rippenhöckerchens (Tuberculum costae) und
   - Gelenkfläche des benachbarten Brustwirbelquerfortsatzes (➡ Bild 10.22, S. 358).

   Die 11. und 12. Rippe besitzen ein solches Gelenk nicht, weil die Querfortsätze des 11. und 12. Brustwirbels keine Gelenkflächen besitzen.

Die Gelenke werden ebenfalls von einer Gelenkkapsel umgeben und zusätzlich durch die ***Ligg. costotransversaria*** stabilisiert. Die Bänder ziehen von den Rippenhälsen zu den Querfortsätzen. Sie schränken die Bewegung der Kostotransversalgelenke erheblich ein.

Bewegungen der Rippen bei den Atembewegungen (➡ Bild 10.29)
Die ständige Belüftung der Lungen (Ventilation) als Voraussetzung für den Gasaustausch wird durch die Rippen- bzw. Thoraxbewegungen in den Sternokostal- und Kostovertebralgelenken sowie die Zwerchfellbewegungen realisiert (➡ Physiologie der Atmung, Lehrbuch *Biologie, Anatomie, Physiologie* – Verlag Europa-Lehrmittel).
Bewegungen um die gemeinsame Drehachse der ***Rippenkopf-*** und ***Rippen-Querfortsatzge-***

lenke haben zur Folge, dass die vorderen Rippenabschnitte der gekrümmten, scharnierartig an der Wirbelsäule befestigten Rippen mitsamt dem Sternum gehoben bzw. gesenkt werden. Außerdem werden sie geringfügig gedreht.
Entsprechend des Verlaufs der durch das Drehzentrum beider Gelenke führenden gemeinsamen Drehachse passiert Folgendes:
- Hebung der kranialen Rippen → Vergrößerung des sagittalen Brustkorbdurchmessers,
- Hebung der kaudalen Rippen → Vergrößerung v. a. des transversalen queren Brustkorbdurchmessers.

Praxis Die Form des Thorax weist sowohl individuelle als auch geschlechts- und altersspezifische Unterschiede auf. Beim Neugeborenen und Säugling stehen die Rippen nahezu horizontal. Im Laufe des Lebens senken sie sich und der Brustkorb wird flacher und starrer. In den meisten Fällen ist der männliche Thorax breiter und länger als der weibliche.
Vor allem Jungen können von Fehlbildungen der vorderen Brustwand im Sinne einer Trichterbrust (Pectus excavatum) oder Kielbrust (Pectus carinatum) betroffen sein.
Erkrankungen des Brustkorbes sind:
Rippenbrüche, Rippenfellentzündungen, Pneumothorax, Interkostalneuralgien.
Als Beschwerden treten v. a. Atemnot, Husten und Schmerzen im Thorax auf.
Bei Eingriffen an den Brustorganen können oft die notwendigen Instrumente über die entsprechenden Interkostalräume eingeführt werden.
Die elastische Verspannung des Thorax wird in der 1. Hilfe bei der externen Herzdruckmassage genutzt. ┘

Bild 10.29 ***Rippen-Wirbel-Gelenke*** *(Artt. costovertebrales)* – ***Drehachsen und Rippenbewegungen***

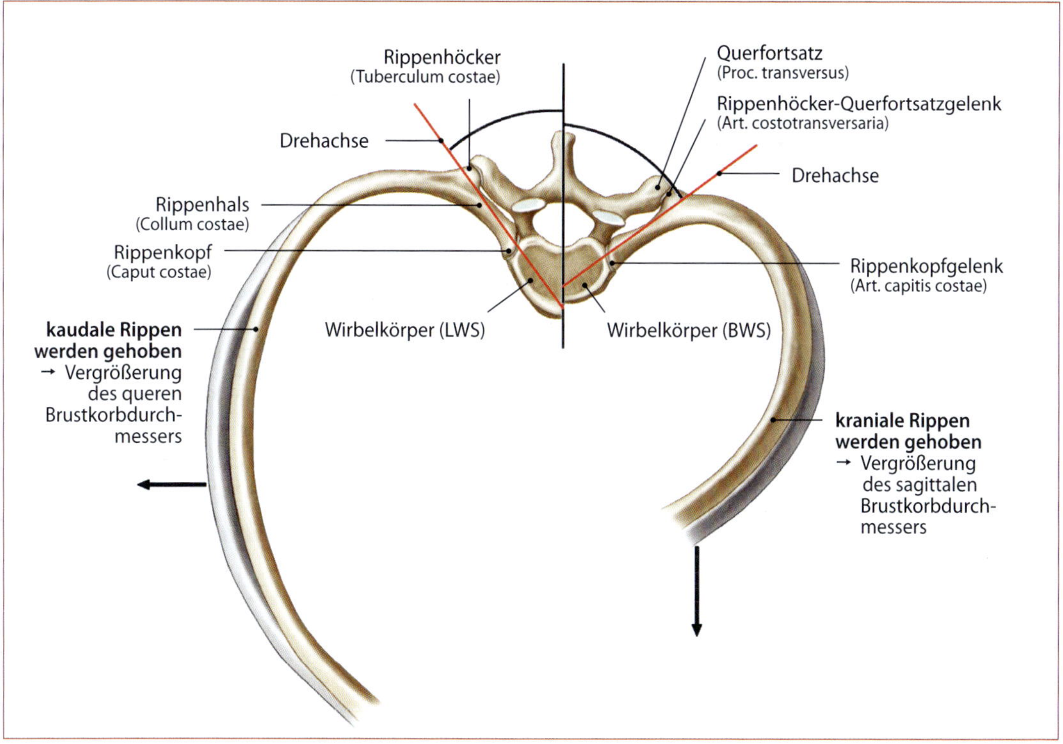

10.6.4 Muskeln des Thorax

Zur *Brustkorbmuskulatur* gehören:
- *Zwischenrippen-* oder *Interkostalmuskeln* (Mm. intercostales,
- *Zwerchfell* (Diaphragma)

Zwischenrippenmuskeln (Mm. intercostales)
Diese Muskeln füllen die 11 Zwischenrippen- oder Interkostalräume (ICR) aus und schließen sie luftdicht ab.

Die ***Mm. intercostales externi*** reichen dorsal von den Rippenhöckerchen bis ventral zur Knorpel-Knochen-Grenze. Zwischen den Rippenknorpeln werden sie durch eine bindegewebige Membran ersetzt.
Die ***Mm. intercostales interni*** hingegen ziehen von den Rippenwinkeln bis zum Sternum. Eine ebenfalls bindegewebige Membran ersetzt sie bis zur Wirbelsäule.
Die Interkostalmuskeln wirken bei den Atembewegungen mit.

Bild 10.30 ***Zwischenrippenmuskeln*** *(Mm. intercostales)*

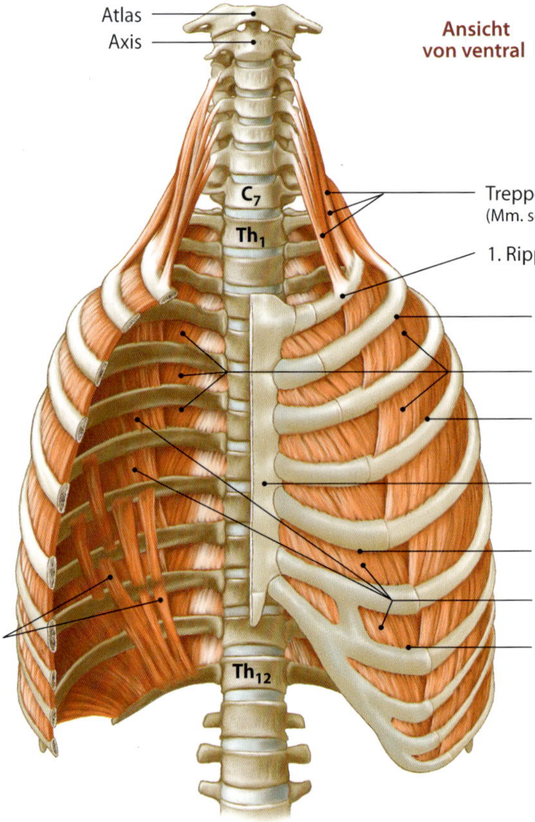

Tab. 10.8 ***Thoraxmuskeln*** *(Zwischenrippenmuskeln)*

Thoraxmuskeln	Ursprung	Ansatz	Faserverlauf
Äußere Zwischenrippenmuskeln (Mm. intercostales externi)	hinterer unterer Rippenrand	vorderer Oberrand der nächst tieferen Rippe	von dorsal-kranial schräg nach ventral-kaudal
Innere Zwischenrippenmuskeln (Mm. intercostales interni)	hinterer oberer Rippenrand	vorderer Unterrand der nächst höheren Rippe	von dorsal-kaudal schräg nach ventral-kranial

Bild 10.31 ***Rippen-Wirbel-Gelenke und Zwischenrippenmuskeln (ICM)***

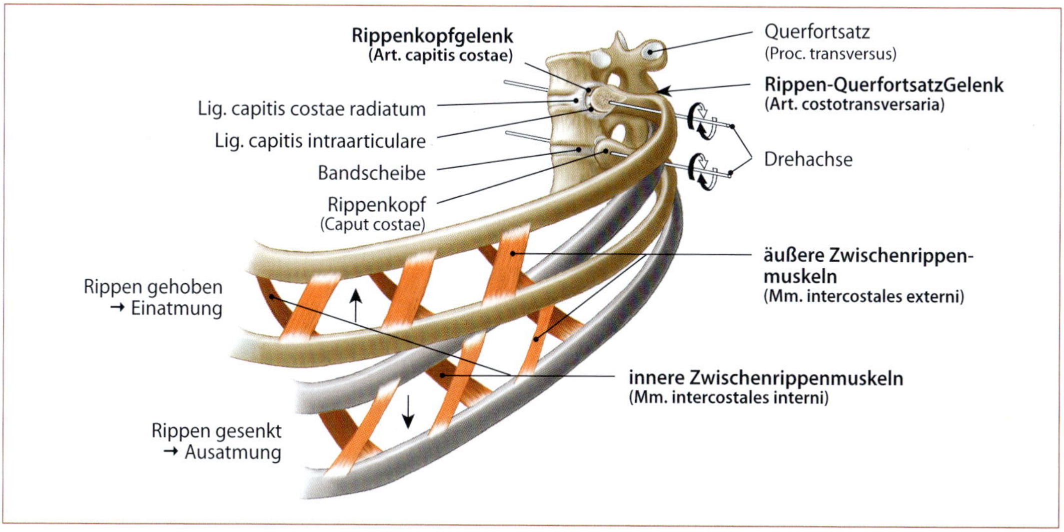

Eine weitere Verspannung des Brustkorbes erfolgt kranial durch die Treppenmuskeln, die von der HWS zu den 1. beiden Rippen ziehen (➡ 10.4.2, S. 352).

Zwerchfell (Diaphragma)
Das *Zwerchfell* ist eine kuppelartige Muskel-Sehnen-Platte, welche die untere Thoraxapertur zum Bauchraum hin verschließt, also den Thorax vom Abdomen trennt. Es besteht histologisch aus 2 Anteilen:
- *sehniger Anteil* (Centrum tendinium),
- *muskulärer Anteil.*

Das *Centrum tendinium* liegt kranial. Von ihm strahlen Muskelfaserbündel an den Rand der unteren Thoraxapertur.

Bild 10.32 ***Zwerchfell*** *(Diaphragma)*

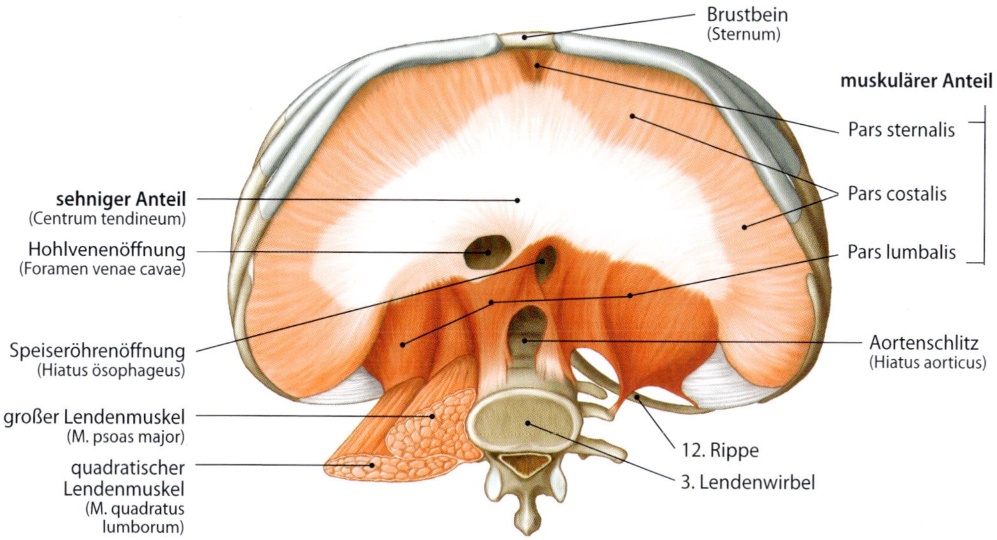

Bild 10.33 Lage des Zwerchfells

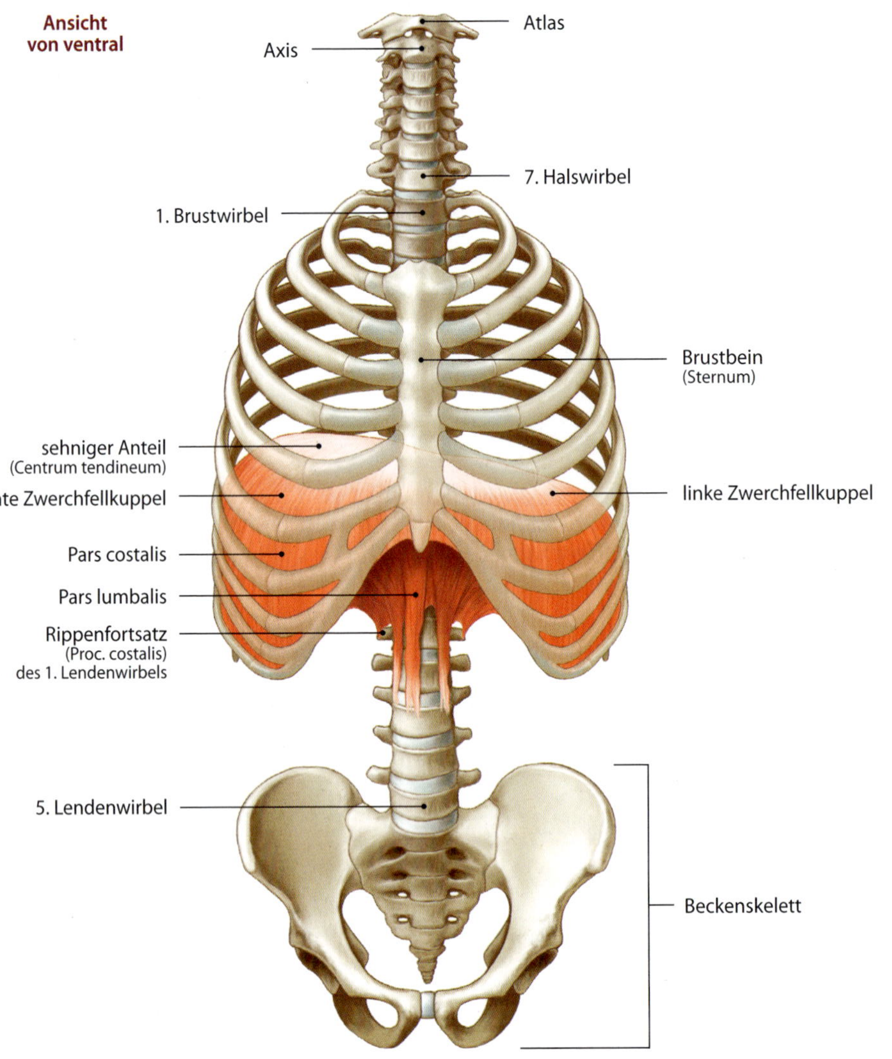

Muskulärer Anteil des Zwerchfells

Innervation	N. phrenicus aus dem Plexus cervicalis ($C_3 - C_5$)
Ursprung	***Pars sternalis:*** Schwertfortsatz (Hinterfläche), ***Pars costalis:*** unterer Rand des Rippenbogens, Innenfläche der 7. – 12. Rippe ***Pars lumbalis:*** Bauchseite der LWS
Ansatz	Centrum tendinium
Funktion	• Wichtigster Einatemmuskel, Bauchpresse
Bemerkungen	Bei der Zwerchfellkontraktion werden alle 3 Durchmesser der Brusthöhle erweitert. 1. Vergrößerung des queren Durchmessers durch Hebung der unteren Rippen, 2. Vergrößerung des vertikalen Durchmessers durch Senkung des Centrum tendiniums, 3. Vergrößerung des sagittalen Durchmessers durch Anhebung der oberen Rippen (über Sternum).

Tab. 10.9 Durchtrittsstellen des Zwerchfells für Organe, Gefäße und Nerven

Durchtrittsstellen	Lage	durchtretende Struktur
Aortenschlitz (Hiatus aorticus)	Lendenteil	Aorta descendes, Milchbrustgang (Ductus thoracicus)
Speiseröhrenöffnung (Hiatus ösophageus)	Lendenteil	Speiseröhre (Ösophagus), Vagusnerven
Hohlvenenöffnung (Foramen venae cavae)	Centrum tendinium	untere Hohlvene (V. cava inferior)

Praxis Die Zwerchfellkuppeln dienen bei der Interpretation von Thoraxaufnahmen als Orientierungshilfe.
Bei einer Phrenicuslähmung erschlafft das Zwerchfell und die Bauchorgane dringen in den Thoraxbereich, wodurch die Atemtätigkeit behindert wird.
Bei einem Zwerchfellbruch (Zwerchfellhernie) treten Bauchhöhlenorgane durch das Diaphragma in den Brustraum. ┘

Merke! Der knöcherne Brustkorb (Thorax) wird von der Brustwirbelsäule (BWS), dem Brustbein (Sternum) und den Rippen (Costae) gebildet. Diese Teile sind durch Gelenke verbunden (Sternokostalgelenke, Kostovertebralgelenke), die von zahlreichen Bändern stabilisiert werden.
Die äußeren und inneren Interkostalmuskeln sind in 2 Lagen angeordnet und ihre schräge Faserrichtung verläuft rechtwinklig zueinander. Dadurch können sich die Interkostalräume den ständig auftretenden Verformungen insbesondere bei der Lateralflexion des Rumpfes hervorragend anpassen.
Die stabförmigen, gekrümmten Rippen neigen sich nach kaudal. Jede Brustkorbhebung führt dadurch zu einer Erweiterung des Brustinnenraumes und damit zur Einatmung.
Die Konstruktion des Thorax verleiht ihm eine beträchtliche Festigkeit und hochgradige Elastizität, sodass er die Brustorgane, insbesondere Lungen und Herz, wirksam z. B. vor Stößen schützen und sich bei der Ein- und Ausatmung entsprechend bewegen kann.
Das Zwerchfell (Diaphragma) trennt die Brust- von der Bauchhöhle. Wichtige Durchtrittsstellen für Organe, Gefäße und Nerven befinden sich im Centrum tendinium und im Lendenteil. Das Diaphragma ist der wichtigste Einatemmuskel, weil es bei seiner Kontraktion den Brustkorb und damit auch die Brusthöhle und die Lungen allseitig erweitert. ┘

10.7 Aufgaben

1. Wodurch sind die Brustwirbel charakterisiert? (10.6.1)
2. Vergleichen Sie die Bewegungsmöglichkeiten von HWS und BWS und begründen Sie ihre Aussagen. (10.3, 10.6.2)
3. Was versteht man unter einer Skoliose? Welche Wirbelsäulenabschnitte sind meistens betroffen? (10.1.2)
4. Beschreiben Sie den Aufbau des Brustkorbes. (10.6.3)
5. Nennen Sie wichtige Brustorgane und beschreiben Sie kurz deren Lage. (10.6.3)
6. Aus welchen Teilen besteht
   a) das Brustbein und
   b) eine Rippe? (10.6.3)
7. Wie viel Rippenpaare gibt es beim Menschen? (10.6.3)
8. Unterscheiden Sie echte und falsche Rippen. (10.6.3)
9. Welche Beziehung haben die verschiedenen Rippenpaare zum Sternum? (10.6.3)
10. Wie sind die Knochen des Thorax miteinander verbunden? (10.6.3)
11. Beschreiben Sie die Rippen- bzw. Thoraxbewegungen bei der Ein- und Ausatmung unter Einbeziehung der Thoraxmuskeln. (10.6.3, 10.6.4)
12. Demonstrieren Sie die tastbaren Teile der Brustwirbelsäule und des Brustkorbes. (10.6.2, 10.6.3)
13. Beschreiben Sie Lage und Verlauf der Interkostalmuskeln. (10.6.4)
14. Beschreiben Sie die Lage und den Bau des Zwerchfells. (10.6.4)
15. Welche Wirkung hat die Kontraktion des Zwerchfells auf den Thorax? (10.6.4)
16. Für welche Strukturen bestehen Durchlässe im Zwerchfell? (10.6.4)

10.8 Lendenwirbelsäule (LWS)

Die *Lendenwirbelsäule* mit ihrer charakteristischen Lordose liegt zwischen der Brustwirbelsäule (BWS) und dem Kreuzbein (Os sacrum). Sie setzt sich aus 5 Lendenwirbeln (L_1 bis L_5) zusammen.

Bild 10.34 ***Lendenwirbelsäule** (LWS)*

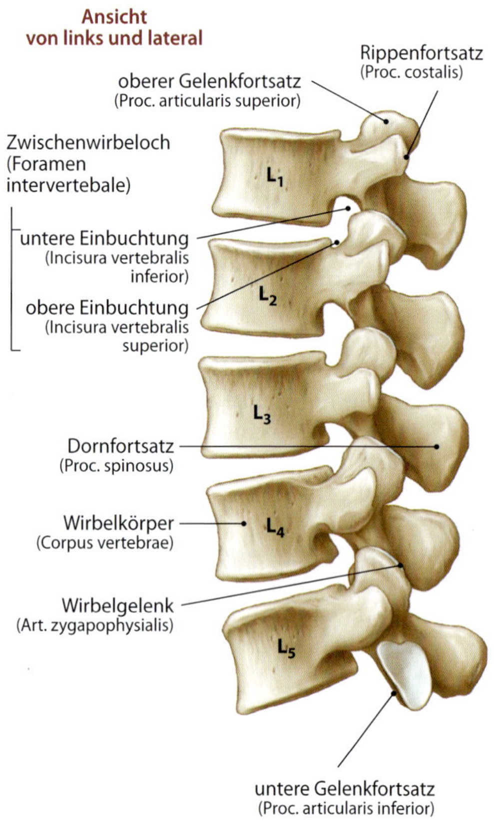

10.8.1 Besonderheiten der Lendenwirbel

Die *Lendenwirbel* weisen folgende Besonderheiten auf:

- ***Wirbelkörper*** (Corpus vertebrae) – deutlich größer als die der anderen Wirbel, queroval, nierenförmig, vorn höher als hinten, v. a. L_5),
- ***Dornfortsatz*** (Proc. spinosus) – hoch, kräftig, seitlich abgeflacht und horizontal gerichtet,

Bild 10.35 ***Lendenwirbel***

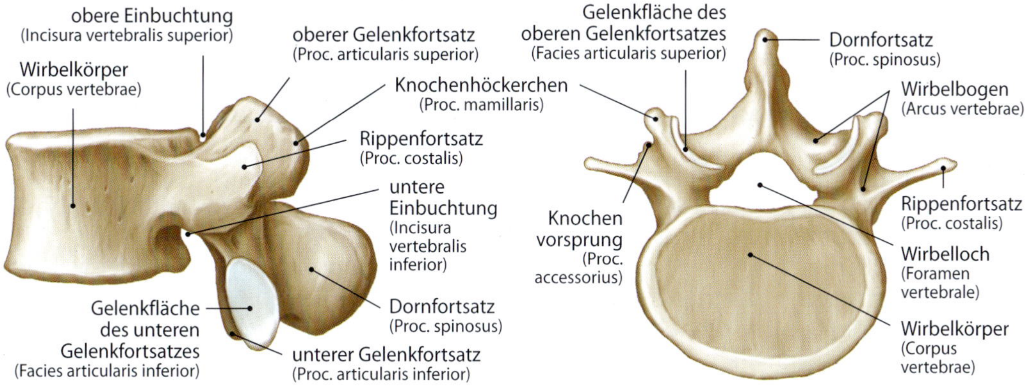

- ***Rippenfortsätze*** (Procc. costales) – lang und abgeplattet; sie werden in der Praxis oft als „Querfortsätze" bezeichnet; die eigentlichen Querfortsätze sind aber zurückgebildet und als kleine spitze Knochenvorsprünge (Procc. accesorii) mit den kräftigen Rippenfortsätzen verschmolzen,
- ***Gelenkfortsätze*** (Procc. articulares superior und inferior) – sehr kräftig; ihre Gelenkflächen sind senkrecht und sagittal orientiert; an den oberen Gelenkfortsätzen sind sie schräg nach dorsal und medial und an den unteren nach lateral und ventral ausgerichtet; an der Rückseite der oberen Gelenkfortsätze befindet sich jeweils ein rundliches Knochenhöckerchen (Proc. mamillaris) als Muskelursprungs- bzw. -ansatzstelle; der ***5. Lendenwirbel*** bildet eine ***Ausnahme*** – seine unteren Gelenkfortsätze sind fast frontal angeordnet und liegen flach auf den Gelenkfortsätzen des Kreuzbeins, sodass die LWS nicht vom Becken abgleiten kann,
- ***Wirbelloch*** (Foramen vertebrale) – relativ klein und wie ein gleichseitiges Dreieck geformt.

Bedeutung des 3. Lendenwirbels

L_3 ist aus folgenden Gründen von besonderer Bedeutung:
- der kräftige Wirbelbogen ist Ansatzpunkt (Punctum mobile) für mediale Zacken des vom Kreuzbein aufsteigenden langen Rückenmuskels (M. longissimus, ➡ S. 397f),
- der Dornfortsatz ist Ursprung (Punctum fixum) für vom Brustbereich herabziehende Faserbündel des Dornfortsatzmuskels (M. spinalis, ➡ S. 392f),
- er ist für die Statik der Wirbelsäule bedeutsam, weil er am Scheitel der Lendenlordose liegt und seine Deck- und Bodenplatte fast horizontal ausgerichtet sind,
- er ist der beweglichste Lendenwirbel.

Tastbare Strukturen der Lendenwirbelsäule
- *Dornfortsätze*
  Mithilfe von Orientierungspunkten sind die abgerundeten Dornfortsätze folgender Lendenwirbel wie folgt zu tasten:
  - L_1, indem man zunächst den spitzeren Dornfortsatz von Th_{12} aufsucht,
  - L_4 auf Höhe des Darmbeinkamms,
  - L_5 auf der Ebene zwischen Darmbeinkamm und den hinteren oberen Darmbeinstacheln.

Zwischenwirbellöcher und lumbale Spinalnerven

Für das Verständnis der radikulären Symptomatik (Beschwerden, die durch Reizung oder Schädigung eines Rückenmarknerven entstehen) ist eine genaue Kenntnis der topografischen Situation im Bereich der Zwischenwirbellöcher notwendig. Denn die Spinalnerven treten links und rechts durch die Zwischenwirbellöcher in das Rückenmark aus und ein. Jedes Foramen intervertebrale wird von folgenden Strukturen begrenzt:

- ventral: Hinterrand der Zwischenwirbelscheibe und der 2 benachbarten Wirbelkörper,
- kaudal und kranial: Pendiculi arcus vertebrae (➡ S. 331f) der 2 benachbarten Wirbel,
- dorsal: Kapsel des Wirbelgelenkes, Lig. flavum (➡ S. 338f).

Im Zwischenwirbelloch durchbricht der von einer meningealen Scheide umgebene Spinalnerv die harte Rückenmarkhaut (Dura mater spinalis).

Praxis Ursachen für ein radikuläres Beschwerdebild (Wurzelkompressionssyndrom, Nervenwurzelsyndrom) können sein: Wirbelfrakturen, Bandscheibenvorfall, Einblutungen, Entzündungen u. a.
Durch die horizontale Stellung der Dornfortsätze ist zwischen den einzelnen Lendenwirbeln relativ viel Platz. Der Wirbelkanal wird hier nur von Bindegewebe verschlossen, sodass man mit einer Punktionsnadel in den Wirbelkanal vordringen kann. Die Lumbalpunktion erlaubt einerseits die Entnahme von Rückenmarkflüssigkeit (Liquor cerebrospinalis) für diagnostische Zwecke, andererseits kann ein Betäubungsmittel eingespritzt werden, um die gesamte untere Körperhälfte zu betäuben (sog. Peridualanästhesie, geeignet für Operationen an den unteren Extremitäten). Der Punktionsort liegt in der Regel zwischen L_3 und L_4 und ist deshalb relativ unproblematisch, weil das Rückenmark nur bis in die Höhe von L_2 reicht. ⌟

10.8.2 Bewegungen der Lendenwirbelsäule

Der Bewegungsumfang der Wirbelsäule wird von kranial nach kaudal geringer. Auch das Bewegungsausmaß der LWS ist individuell recht unterschiedlich und altersabhängig. Am größten ist es bei Kindern von 2 bis 13 Jahren. Es verringert sich mit zunehmendem Alter.

Ventralflexion: bis ca. 40° bei Abschwächung der lumbalen Lordose,
Dorsalextension: bis ca. 30° bei Hyperlordosierung der LWS,
Lateralflexion: bis ca. 25° nach jeder Seite,
Rotation: Drehbewegungen sind aufgrund der Ausrichtung der Gelenkfortsätze kaum realisierbar. Dies ist wichtig für die Sicherung der Körperhaltung und des aufrechten Ganges.

Tab. 10.10 ***Verhalten der Wirbel, Zwischenwirbelscheiben und Bänder bei den Flexionsbewegungen***

Bewegung	oberer Wirbel	Zwischenwirbelscheibe	Bänder	Bemerkungen
Dorsal-extension	neigt sich nach dorsal, seine unteren Gelenkfortsätze und der Dornfortsatz bewegen sich nach kaudal	wird dorsal komprimiert und ventral gedehnt, Diskus hat Keilform, Nucleus pulposus wird nach ventral gedrückt und Anulus fibrosus ventral gespannt	vorderes Längsband wird gespannt und hinteres entspannt	Begrenzung der Bewegung durch vorderes Längsband, knöcherne Hemmung durch Wirbelbögen
Ventral-flexion	neigt sich geringfügig nach ventral und seine unteren Gelenkfortsätze bewegen sich nach kranial	Nucleus pulposus wird nach dorsal gedrückt, Anulus fibrosus wird dorsal angespannt, Diskus hat Keilform	hinteres Längsband, kurze Bänder und Kapsel werden maximal gespannt	Bänder begrenzen die Bewegung
Lateral-flexion	kippt zur konkaven Seite, Gelenkfortsatz der konkaven Seite wandert nach kaudal, jener der konvexen Seite nach kranial	wird auf der konkaven Seite komprimiert und auf der konvexen gedehnt, Nucleus pulposus wird zur konvexen Seite gedrückt, Diskus hat Keilform	gelbe Bänder und Kapsel werden auf der konkaven Seite gespannt und auf der konvexen entspannt	

Bild 10.36 ***Bewegungen der Lendenwirbelsäule***

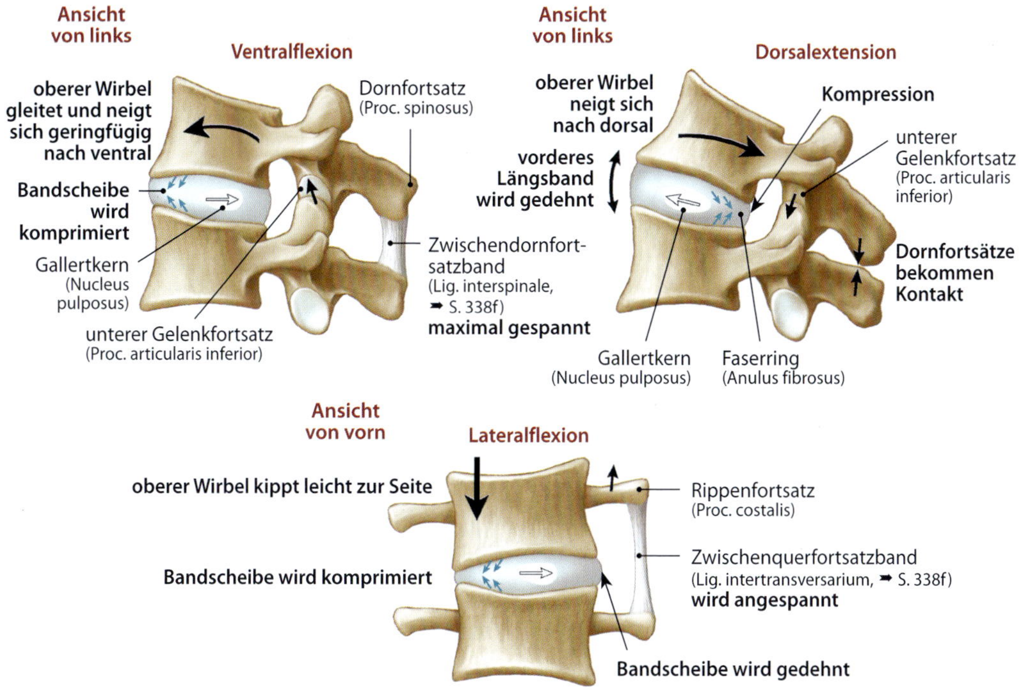

10.8.3 Wirbelgelenke und Bandapparat

Die Inkongruenz der Gelenkflächen wird bei den meisten *Wirbelgelenken* durch meniskusartige Einschlüsse oder auch durch Gelenkzwischenscheiben ausgeglichen.
Lage und Funktion der langen und kurzen ***Bänder*** der Wirbelsäule sind im Kapitel 10.1.5, S. 338 beschrieben.
Die ***Ligg. iliolumbalia*** (➠ Bild 8.5, S. 215) verbinden die Rippenfortsätze des 4. und 5. Lendenwirbels mit dem Darmbeinkamm.
Funktion
- Sie verbessern die Druckübertragung im Iliosakralgelenk,
- sie verhindern ein Auseinanderweichen der Beckenschaufeln,
- sie begrenzen wirkungsvoll die Bewegungsmöglichkeiten am lumbosakralen Übergang (➠ S. 374), wobei sie die Lateralflexion stärker hemmen als die Ventralflexion- und Dorsalextension.

Praxis Für das Verständnis radikulärer Beschwerden haben die lumbalen Spinalnerven eine große Bedeutung.
2/3 der Rückenschmerzen gehen von der Lendenwirbelsäule aus. Ursachen sind z. B. Schäden an den Zwischenwirbelscheiben oder Wirbelgelenken. Diese können zu einer Funktionsbeeinträchtigung der in und an den Zwischenwirbellöchern verlaufenden Nerven führen. Häufige Folgen sind Ischiasbeschwerden, Verspannungen der lumbalen Rückenmuskulatur und Rückenschmerzen. ⌟

Merke! Die aus 5 Lendenwirbeln bestehende Lendenwirbelsäule bildet den stabilsten unteren Abschnitt der Wirbelsäule, der nach dorsal konkav gekrümmt ist (Lendenlordose). Sie hat hauptsächlich tragende Funktion. Die Bewegungsausmaße verringern sich mit zunehmendem Alter und sind individuell unterschiedlich. Das relativ größte Bewegungsausmaß ihrer Bewegungen hat die Ventralflexion/Dorsalextension, insbesondere auf Höhe von $L_4 - L_5$. ⌟

10.9 Kreuzbein (Os sacrum) und Steißbein (Os coccygis)

(siehe auch Kap. 8)

Wie im Kapitel 8 bereits beschrieben, bilden Kreuz- und Steißbein mit den Hüftbeinen eine Einheit, den Beckengürtel.

Kreuzbein (Os sacrum)

Das *Os sacrum* überträgt über die Iliosakralgelenke (➡ 8.3.5, S. 212) die Masse des Rumpfes auf die Hüftbeine und die untere Extremität. Umgekehrt übertragen sich die Bewegungen der unteren Extremität über die Iliosakralgelenke nach kranial.

Das Kreuzbein besteht aus ***5 Kreuzbeinwirbeln*** (Vertebrae sacrales, S_1 – S_5), die bis zum Ende der Wachstumsphase zu einem einheitlichen Knochen verschmelzen. Der abgeplattete Knochen hat in der Ansicht von ventral eine dreieckige Form. Er befindet sich zwischen den beiden Hüftbeinen (Ossa coxae) und bildet den dorsalen Teil des knöchernen Beckens.

Folgende Teile sind am Kreuzbein zu unterscheiden:

- ***Kreuzbeinbasis*** (Basis ossis sacri) – kranialer Teil, ist über eine keilförmige Zwischenwirbelscheibe und 2 Gelenkfortsätzen mit dem 5. Lendenwirbel gelenkig verbunden,
- ***Promontorium ossis sacri*** – vordere, gegen die LWS abgewinkelte Kante des 1. Kreuzbeinwirbelkörpers,
- ***Kreuzbeinspitze*** (Apex ossis sacri) – ist über eine kleine Zwischenwirbelscheibe oder eine knöcherne Verbindung (Synostose) mit dem Steißbein verbunden,
- ***Vorderfläche*** (Facies pelvina ossis sacri) – konkav gekrümmt, dem kleinen Becken zugewandt, 4 Querleisten (Reste der Verschmelzungszonen von den Sakralwirbeln, welche die Lage der früheren Zwischenwirbelscheiben zeigen),
- ***Hinterfläche*** (Facies dorsalis ossis sacri) – konvex gekrümmte rauhe Fläche, 5 Längsleisten (Überbleibsel der Quer-, Dorn- und Gelenkfortsätze).

  An beiden Flächen befinden sich 4 paarige Öffnungen für den Durchtritt von Nervensträngen und Blutgefäßen.
- ***Seitliche Abschnitte*** (Partes laterales) – tragen jeweils eine ohrmuschelförmige Gelenkfläche (Facies auricularis), die mit der gleichnamigen Gelenkfläche des Darmbeins das Kreuzbein-Darmbein-Gelenk (➡ 8.3.5, S. 212) bildet.

  Dorsal der Facies auricularis befindet sich eine Rauigkeit (Tuberositas ossis sacri), welche den kräftigen Verstärkungsbändern des Iliosakralgelenkes als Ursprung dient.
- ***Kreuzbeinkanal*** (Canalis sacralis) – Fortsetzung des am großen Hinterhauptloch des Schädels beginnenden Wirbelkanals (Canalis vertebralis); in Höhe von S_3 oder S_4 befindet sich seine distale Öffnung (Hiatus sacralis). Sie wird durch Bänder verschlossen, sodass hier das Ende des Wirbelkanals liegt.

Lumbosakraler Übergang (Übergang von der LWS zum Kreuzbein)

Die Aufrichtung des Rumpfes hat zur Folge, dass die Längsachse des Kreuzbeins gegenüber der Lendenwirbelsäule nach dorsal abweicht. Auf diese Weise entsteht der sog. ***Lenden-Kreuzbein-Winkel*** als typisches Merkmal des menschlichen Achsenskeletts mit seiner vorderen Begrenzung, dem Promontorium.

Wegen der nach ventral geneigten Kreuzbeinbasis tendiert einerseits der 5. Lendenwirbel sich nach ventral und kaudal zu verschieben und andererseits kann das Kreuzbein nach dorsal ausweichen. Aufgrund dessen ist der lumbosakrale Übergang ein ***Schwachpunkt*** der Wirbelsäule. Bei der Übertragung der Last auf den Rumpf wird er deshalb durch kräftige Bänder und Muskeln stabilisiert, sodass eine normal entwickelte Wirbelsäule Bewegungsverlagerungen des Beckens jederzeit kompensieren kann.

Praxis Störungen des Bandapparates im Bereich des lumbosakralen Übergangs können ihn destabilisieren und zu schmerzhaften Lumbalgien führen.

Häufig wird der 5. Lendenwirbel zum Gleitwirbel und verschiebt sich mit den über ihm liegenden Wirbeln nach ventral über das geneigte Kreuzbeinplateau. Das Wirbelgleiten wird als Spondylolisthesis bezeichnet.

Bild 10.37 ***Kreuzbein*** *(Os sacrum)* ***und Steißbein*** *(Os coccygis)*

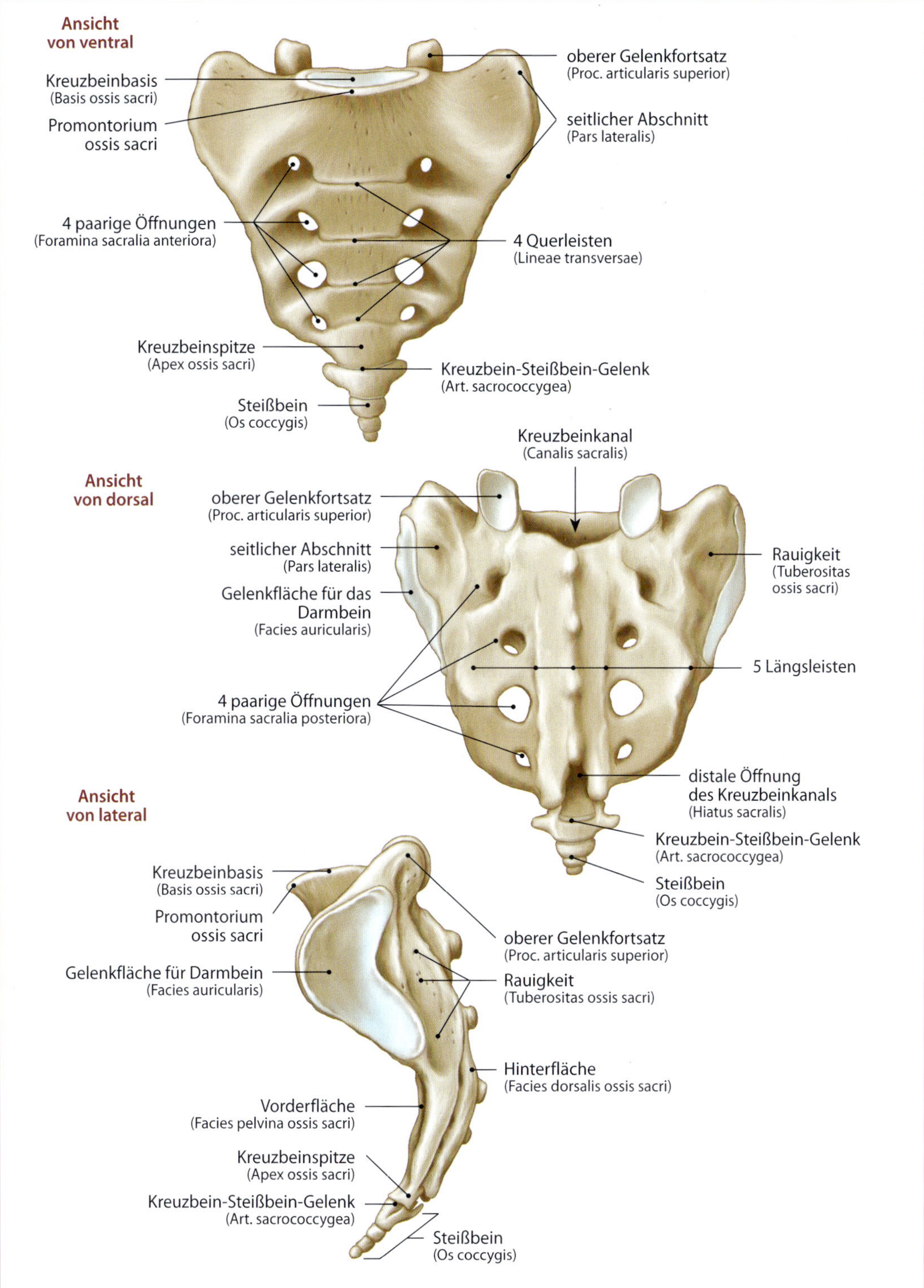

Geschlechtsmerkmale

Das Kreuzbein der Frau ist breiter, aufgrund der flacheren Kreuzbeinwirbelkörper kürzer und weniger gekrümmt als beim Mann.

Steißbein (Os coccygis)

Das *Steißbein* schließt an das Kreuzbein an und bildet das kaudale Ende der Wirbelsäule.
Beide Knochen sind durch ein Bandscheibenrelikt und periphere Bänder verknüft.
Das Os coccygis besteht meist aus 4 bis 5 Steißwirbelresten, die miteinander durch Synostosen verschmolzen sind. An seiner Basis artikuliert es im *Kreuzbein-Steißbein-Gelenk* mit der Kreuzbeinspitze. Möglich sind v. a. *passive Bewegungen* nach dorsal (Extension) und ventral (Flexion) bei der Darmentleerung und beim Geburtsvorgang.
Das Steißbein dient verschiedenen Bändern und Muskeln des Beckens und der Hüftgelenke als Ursprung bzw. Ansatz.

Merke! Kreuzbein (Os sacrum) und Steißbein (Os coccygis) sind sowohl Teil der Wirbelsäule als auch des Beckens.
Das Os sacrum besteht aus 5 miteinander verwachsenen Kreuzbeinwirbeln und ist zwischen den beiden Hüftbeinen eingekeilt.
Meist 4 oder 5 stark zurückgebildete und miteinander verschmolzene Wirbelknochen, die Steißbeinwirbel (Vertebrae coccygeae), bilden das Steißbein (Os coccygis). Dieses ist mit dem Kreuzbein durch das Kreuzbein-Steißbein-Gelenk (Amphiarthrose) verbunden.
Der Übergang von der LWS zum Kreuzbein (lumbosakraler Übergang) wird durch kräftige Hemmungsbänder und Muskeln stabilisiert, sodass die Bewegungsmöglichkeiten sehr begrenzt sind. Trotzdem stellt er einen Schwachpunkt der menschlichen Wirbelsäule dar.

10.10 Aufgaben

1. Vergleichen Sie Hals-, Brust- und Lendenwirbel (Gemeinsamkeiten, Unterschiede). (10.3.2, 10.6.1, 10.8.1)
2. Welche Besonderheit zeigt der 5. Lendenwirbel? (10.8.1)
3. Worin liegt die Bedeutung des 3. Lendenwirbels? (10.8.1)
4. Zwischen welchen Wirbeln wird die Lumbalpunktion ausgeführt? Begründen Sie Ihre Antwort. (10.8.1)
5. Beschreiben sie die Bewegungsumfänge
   a) der unteren Halswirbelsäule,
   b) der Brustwirbelsäule,
   c) der Lendenwirbelsäule. (10.1.6, 10.3.2, 10.6.2. 10.8.2)
6. Wovon hängen die Bewegungsausmaße der Wirbelsäule ab? (10.8.2)
7. Demonstrieren Sie die Bewegungen der LWS. (10.8.2)
8. Wie verlagern sich Wirbel und Zwischenwirbelscheiben bei den verschiedenen Bewegungen? (10.8.2)
9. Welche Funktion haben die Ligg. iliolumbalia? (10.8.3)
10. Beschreiben Sie die Lage und den Bau des Kreuzbeines. (10.9)
11. Was vesteht man unter dem lumbosakralen Übergang und welche klinische Bedeutung hat er? (10.9)

10.11 Rumpfmuskulatur

Zu den Muskeln des Rumpfes gehören:
1. Bauchmuskeln,
2. Rückenmuskeln.
Die *Rumpfmuskulatur* garantiert die aufrechte Körperhaltung. Dabei arbeiten Bauch- und Rückenmuskulatur teils als Synergisten und teils als Antagonisten. Ein ausgeglichenes Verhältnis von stützenden und haltenden *Rumpfmuskeln* ist die Voraussetzung für die Stabilität der Wirbelsäule und die aufrechte Körperhaltung. Ohne sie würde der Rumpf nach vorn kippen.

10.11.1 Bauchmuskeln und Leistengegend

Die *Bauchmuskeln* sind ***paarige Skelettmuskeln***. Sie umschließen als verstellbarer muskulös-sehniger Gürtel den Bauch- und Beckenraum und verbinden den Brustkorb (Thorax) mit dem Becken.
Leistenband (Lig. inguinale)
Das *Leistenband* bildet die Grenze zwischen der *Leistengegend* (Regio inguinalis) und dem Oberschenkel. Es wird von einem verdickten unteren Streifen der Aponeurose des äußeren schrägen Bauchmuskels gebildet und verläuft vom vorderen oberen Darmbeinstachel zum Schambeinhöcker.
Am Lig. inguinale haben die inneren und queren Bauchmuskeln teilweise ihre Ursprünge.
Leistenkanal (Canalis inguinalis)
Der ca. 4 – 5 cm lange *Leistenkanal* durchsetzt schräg die ventrale Bauchwand. Er beginnt innen mit dem ***inneren Leistenring*** (Anulus inguinalis profundus), zieht kaudal medial über die Mitte des Leistenbandes nach außen, wo er mit dem ***äußeren Leistenring*** (Anulus inguinalis superficialis) endet. Am Ende der Embryonalzeit wandern die Hoden durch den Leistenkanal in den Hodensack (Descensus testis).
Im Leistenkanal liegen:
Mann: Samenstrang (Funiculus spermaticus) mit Arterien, Venen, Lymphgefäßen, Nerven
Frau: Rundes Mutterband (Lig. teres uteri), Lymphgefäße, Nerven

Bild 10.38 Rumpfmuskulatur – Horizontalschnitt in Höhe des 3. Lendenwirbels

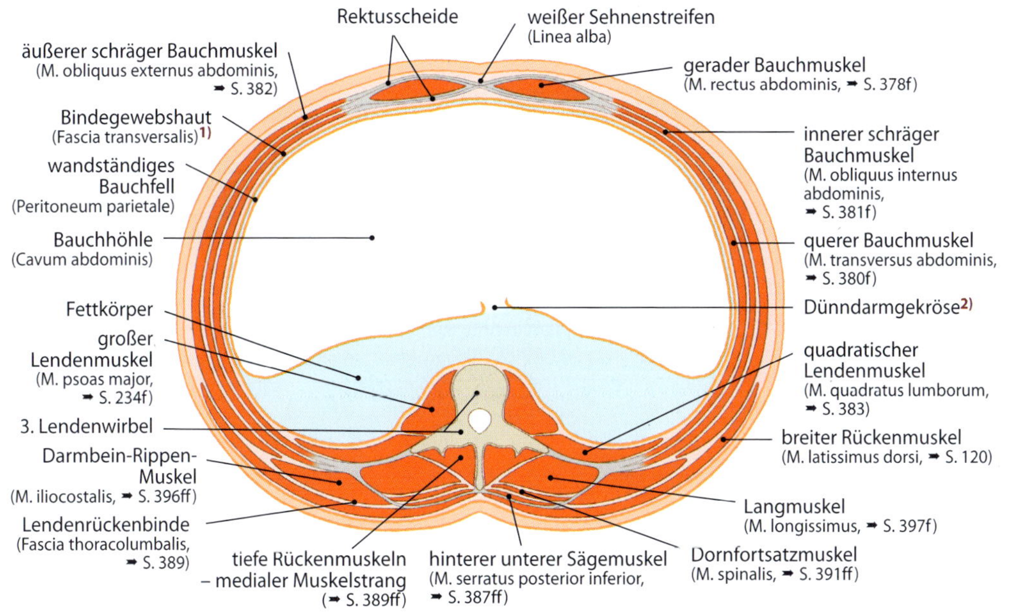

1) Überzieht die Innenfläche der Bauchwand und liegt der Innenfläche des M. transversus an.
2) (Mesenterium) – Aufhängeband für Leerdamm (Jejunum) und Krummdarm (Ileum).

Einteilung der Bauchmuskeln
Alle *Bauchmuskeln* mit Ausnahme des quadratischen Lendenmuskels (Benennung nach der Form), werden nach ihrer Verlaufsrichtung benannt.
Sie können in oberflächliche und dorsale (tiefe vertebrale) Bauchmuskeln eingeteilt werden.

10.11.1.1 Oberflächliche Bauchmuskeln

Zu den oberflächlichen Bauchmuskeln gehören

1. Ventrale** (vordere) **Bauchmuskeln
1. *gerader Bauchmuskel* (M. rectus abdominis),
2. *Pyramidenmuskel* (M. pyramidalis).

Bild 10.39 ***Gerader Bauchmuskel*** *(M. rectus abdominis)* ***und Pyramidenmuskel*** *(M. pyramidalis)*

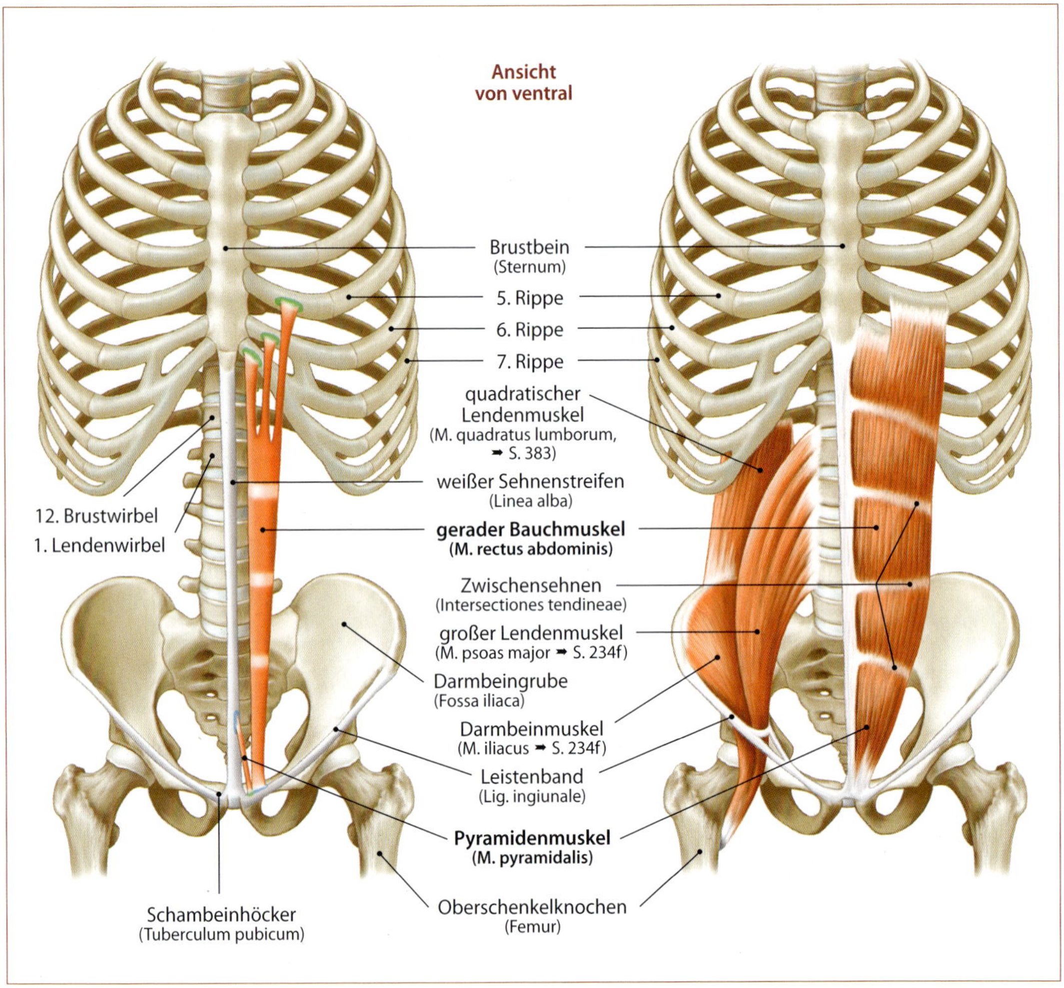

1. Gerader Bauchmuskel *(M. rectus abdominis)*

Innervation	Nn. intercostales (Th_5 – Th_{12})
Ursprung	5. – 7. Rippenknorpel mit 3 Zacken, Schwertfortsatz
Ansatz	Schambein: zwischen Schambeinhöcker (Tuberculum pubicum) und Symphyse
Funktion	• Ventralflexion des Rumpfes • Hebt vorderen Beckenrand an und zieht Thorax nach kaudal • An Bauchpresse beteiligt
Synergisten	M. obliquus internus und externus abdominis
Antagonisten	Rumpfstrecker (M. erector spinae)
Bemerkungen	Die beiden ca. 40 cm langen und 7cm breiten Mm. recti abdominis liegen links und rechts der Medianlinie des Bauches. Jeder Muskel befindet sich in einer Scheide, der *Rektusscheide*. Diese wird von den Aponeurosen der 3 seitlichen Bauchmuskeln gebildet und besteht aus einem vorderen und hinteren Blatt (Lamina anterior und posterior). Sie hat die Aufgabe, den M. rectus abdominis in seiner Lage zu halten, sowie dessen Führung bei Kontraktionen zu garantieren. Die geraden Bauchmuskeln werden quer von 3 bis 4 Zwischensehnen (Intersectiones tendineae) in mehrere funktionell unabhängige Abschnitte unterteilt. Die Zwischensehnen sind teilweise mit den Aponeurosen der anderen Bauchmuskeln verwachsen, sodass die geraden Bauchmuskeln in ihrer Lage fixiert werden und gleichzeitig eine widerstandfähige Längs-, Quer- und Schräggurtung der Bauchmuskulatur entsteht. Darüber hinaus ergibt sich eine Vielzahl von funktionellen Bewegungskombinationen.

2. Pyramidenmuskel *(M. pyramidalis)*

Innervation	N. subcostalis (Th_{12} – L_1)
Ursprung	Os pubis, Symphyse
Ansatz	Linea alba
Funktion	• Aktive Verspannung der Linea alba
Bemerkungen	Der Muskel ist beim Menschen verkümmert (rudimentär) und fehlt in 18 % der Fälle. Funktionell ist er bedeutungslos.

2. Laterale *(seitliche)* **Bauchmuskeln**

1. *querer Bauchmuskel* (M. transversus abdominis) – innen,
2. *innerer schräger Bauchmuskel* (M. obliquus internus abdominis) – Mitte,
3. *äußerer schräger Bauchmuskel* (M. obliquus externus abdominis) – außen.

Diese flächenhaften Muskeln bilden 3 direkt übereinander liegende Muskelplatten, deren Fasern in unterschiedlichen Richtungen verlaufen. Daraus resultieren zahlreiche Bewegungskombinationen. Die Muskelfasern des äußeren schrägen Bauchmuskels der einen Seite setzen sich geradlinig über die Aponeurosen in die Fasern des gegenüberliegenden inneren schrägen Bauchmuskels fort und umgekehrt. Die dadurch entstehenden Muskelgurte dienen der Stabilisierung der Bauchwand (➡ Bild 10.44). Weiterhin ist die rautenförmige Überkreuzung der Fasern wichtig für die Einschnürung der Bauchwand (Taillierung). Die Muskelfasern der seitlichen Bauchmuskeln gehen zur Medianlinie hin in flächige Sehnen (Aponeurosen) über. Diese bilden:

- die beiden ***Rektusscheiden*** als Gleithülle für die geraden Bauchmuskeln und
- die Mittellinie (*Linea alba*) – das ist ein Bindegewebsstrang, der vom Schwertfortsatz des Sternums bis zur Schambeinfuge (Symphysis pubica) zieht.
  Die ***Linea alba*** entsteht, indem sich die kollagenen Fasern aller Aponeurosen in diesem Bereich durchflechten. In ihrer Verlaufsmitte befindet sich der *Nabel* (Umbilicus).

Bild 10.40 **Querer Bauchmuskel** *(M. transversus abdominis)*

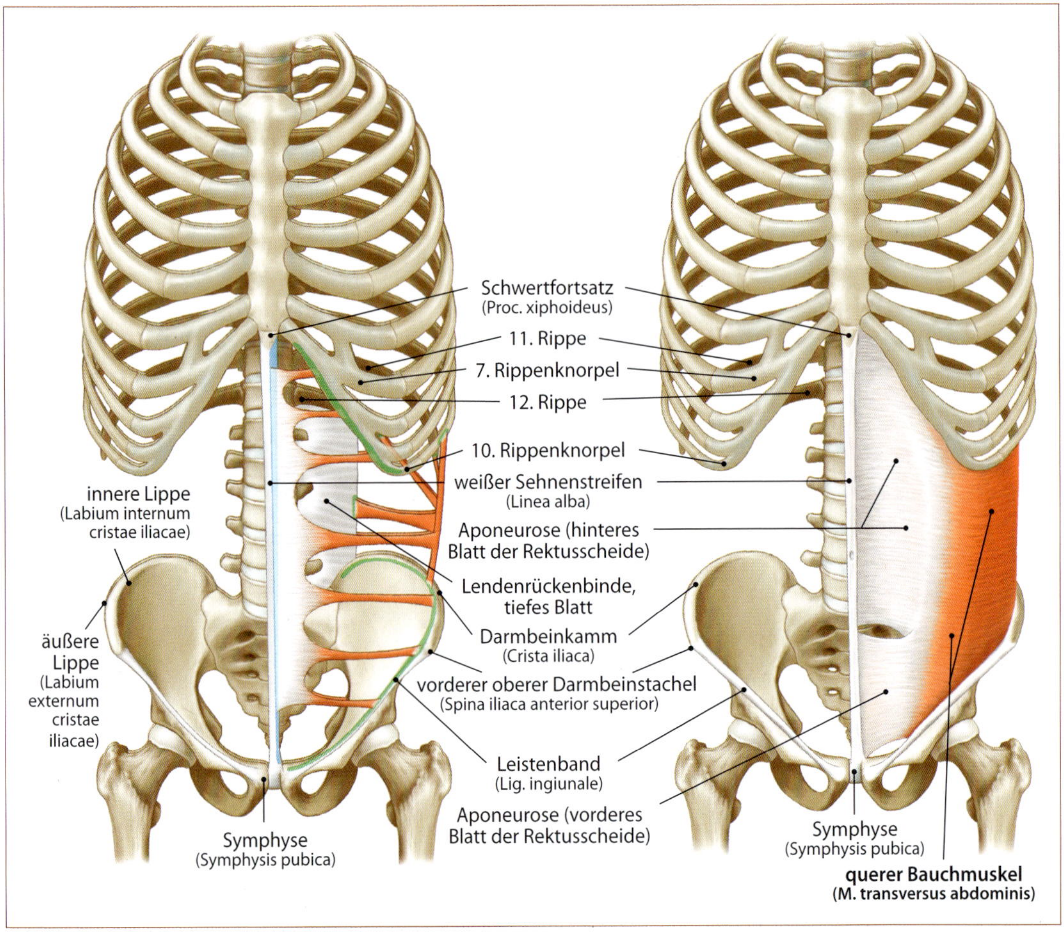

***1. Querer Bauchmuskel** (M. transversus abdominis)*

Innervation	Nn. intercostales ($Th_7 - Th_{10}$)
Ursprung	7. – 10. Rippenknorpel (Innenseite), 11. und 12. Rippe, Darmbeinkamm (Libium internum), vorderer oberer Darmbeinstachel (Spina iliaca anterior superior), seitliches Drittel des Leistenbandes (Lig. inguinale), tiefes Blatt der Lendenrückenbinde (Fascia thoracolumbalis)
Ansatz	Rektusscheide (dorsales Blatt), Linea alba
Funktion	*Beidseitige Kontraktion:* • Bauchpresse • Exspiration *Einseitige Kontraktion:* • Rumpfdrehung zur ipsilateralen Seite • Stabilisierung der LWS
Synergisten	M. obliquus internus und externus abdominis
Antagonisten	Zwerchfell (Diaphragma)
Bemerkungen	Seine horizontalen Fasern umgurten die Baucheingeweide; einige Faserbündel des kaudalen Teils bilden zusammen mit Fasern des inneren schrägen Bauchmuskels beim Mann den Hodenheber (M. cremaster).

***Bild 10.41 Innerer schräger Bauchmuskel** (M. obliquus internus abdominis)*

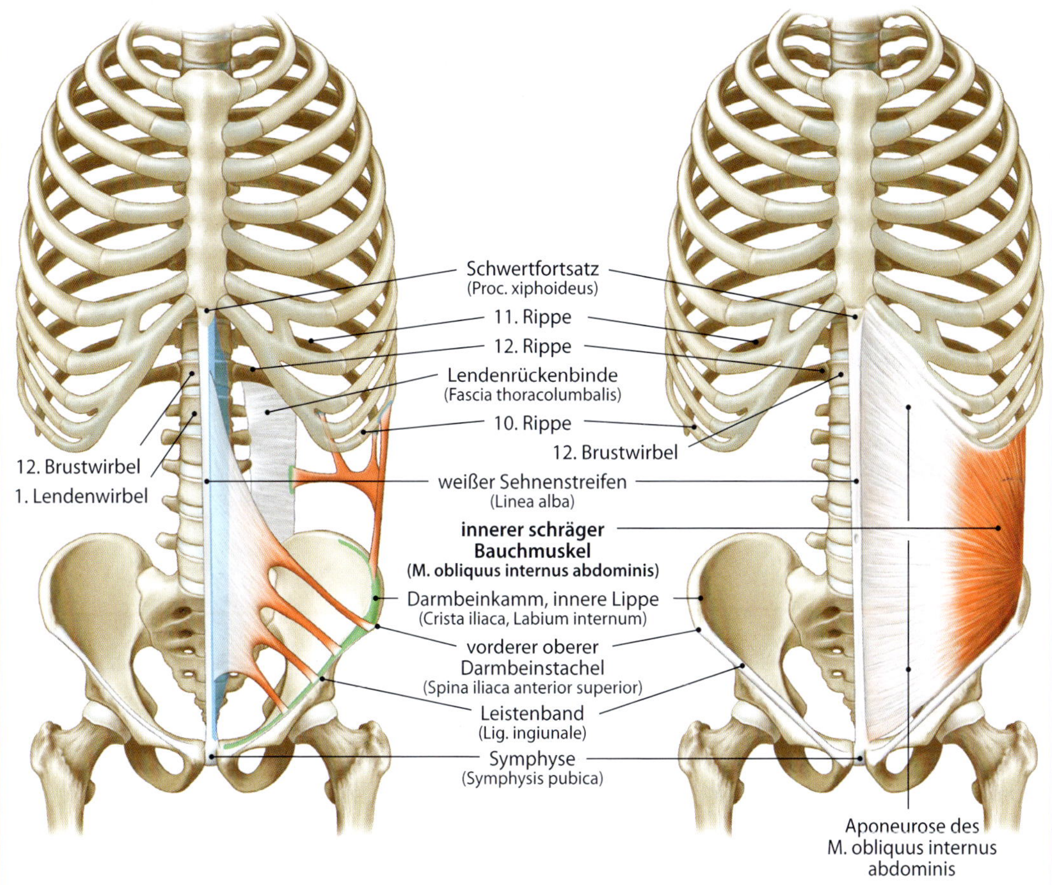

***2. Innerer schräger Bauchmuskel** (M. obliquus internus abdominis)*

Innervation	Nn. intercostales ($Th_{10} - L_1$)
Ursprung	Fascia thoracolumbalis (oberflächliches Blatt), Crista iliaca (Labium internum, ➡ 8.3.1, S. 210), Spina iliaca anterior superior, seitliche Hälfte des Leistenbandes
Ansatz	10. – 12. Rippe (untere Ränder), Rektusscheide, Linea alba
Funktion	*Beidseitige Kontraktion:* • Ventralflexion des Rumpfes • Kippt bei fixiertem Thorax Beckenvorderrand kranialwärts • Bauchpresse • Exspiration *Einseitige Kontraktion:* • Lateralflexion und Rumpfdrehung zur ipsilateralen Seite, Bauchpresse
Synergisten	Bauchmuskeln
Antagonisten	Zwerchfell (Diaphragma), Rumpfstrecker (M. erector spinae)
Bemerkungen	Die Fasern verlaufen schräg von kaudal lateral nach kranial medial. Einige Faserbündel bilden zusammen mit Fasern des queren Bauchmuskels beim Mann den Hodenheber (M. cremaster), der in den Samenstrang (Funiculus spermaticus) inseriert.

***Bild 10.42** **Äußerer schräger Bauchmuskel** (M. obliquus externus abdominis)*

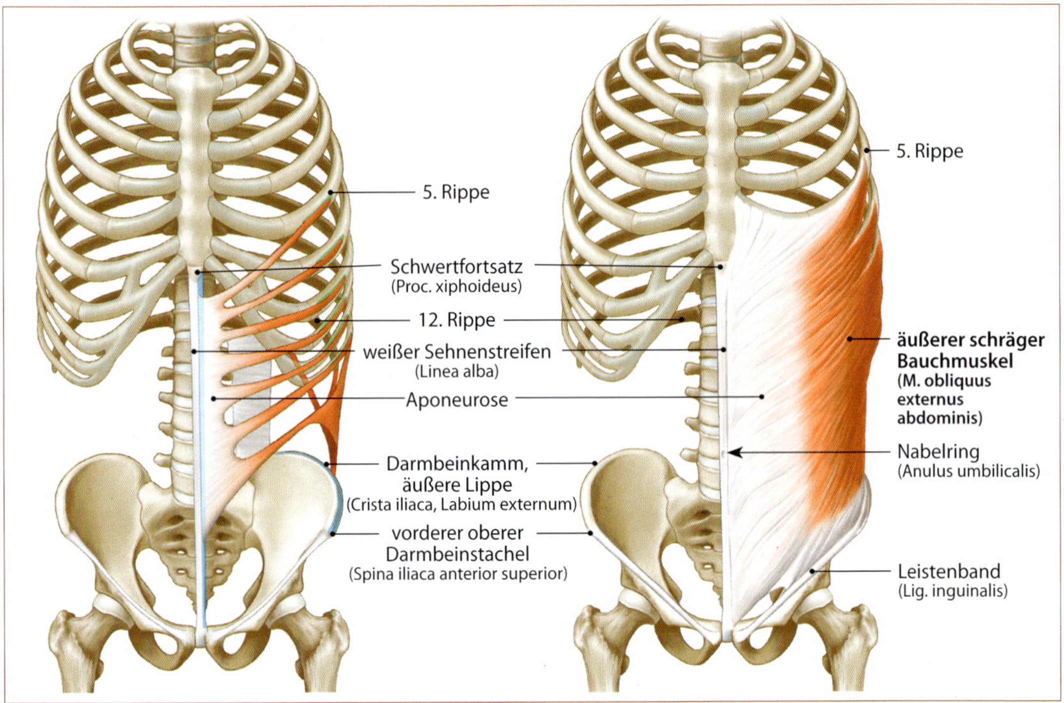

***3. Äußerer schräger Bauchmuskel** (M. obliquus externus abdominis)*

Innervation	Nn. intercostales ($Th_5 - Th_{12}$)
Ursprung	5. – 12. Rippe (Außenfläche) mit 8 Zacken
Ansatz	Crista iliaca (Labium externum), Rektusscheide, Linea alba
Funktion	*Beidseitige Kontraktion:* • Ventralflexion des Rumpfes • Kippt bei fixiertem Thorax Beckenvorderrand kranialwärts • Bauchpresse • Exspiration *Einseitige Kontraktion:* • Lateralflexion zur ipsilateralen Seite • Dreht Rumpf zur Gegenseite • Bauchpresse

→

Synergisten	Mm. obliquus internus abdominis, transversus abdominis, rectus abdominis
Antanogisten	Zwerchfell (Diaphragma), Rumpfstrecker (M. erector spinae)
Bemerkungen	Größter Bauchmuskel, dessen Fasern von kranial lateral nach kaudal medial verlaufen, sodass die 5 kranialen Zacken mit dem vorderen Sägemuskel und die kaudalen 3 Zacken mit dem breiten Rückenmuskel in Verbindung treten können; ein verstärkter Randzug seiner Aponeurose bildet das Leistenband (➡ S. 377).

10.11.1.2 Dorsale Bauchmuskeln

Zu den dorsalen Bauchmuskeln (tiefe prävertebrale Muskeln) gehören:

1. *quadratischer Lendenmuskel* (M. quadratus lumborum),
2. großer Lendenmuskel (M. psoas major, ➡ S. 234f).

Bild 10.43 ***Quadratischer Lendenmuskel*** *(M. quadratus lumborum)*

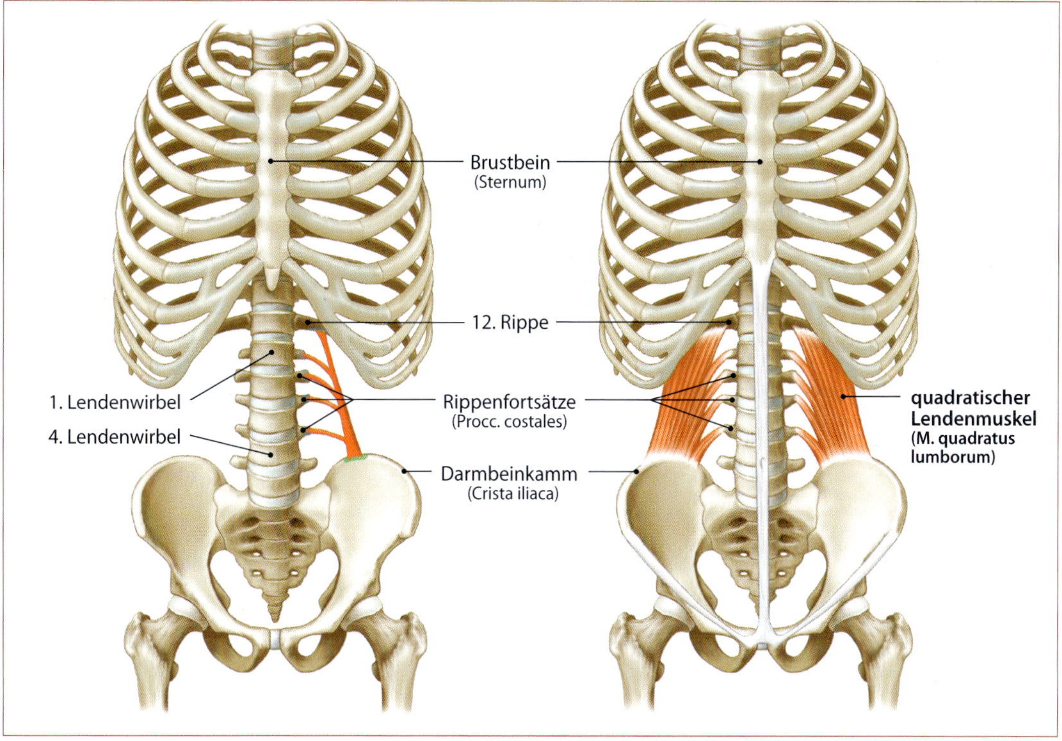

1. Quadratischer Lendenmuskel *(M. quadratus lumborum)*

Innervation	Nn. intercostales ($Th_{12} - L_3$)
Ursprung	Darmbeinkamm
Ansatz	12. Rippe, 1. bis 4. Lendenwirbel (Rippenfortsätze)
Funktion	*Beidseitige Kontraktion:* • Bauchpresse • Exspiration *Einseitige Kontraktion:* • Lateralflexion und Rumpfdrehung zur ipsilateralen Seite
Synergisten	Mm. obliquus internus und externus abdominis (Seitneigung)
Bemerkungen	Der Muskel füllt den Raum zwischen Darmbeinkamm, 12. Rippe und der Wirbelsäule aus und liegt vor dem M. erector spinae; besonders effizienter Stabilisator der LWS in der Frontalebene.

10.11.2 Aufgaben der Bauchmuskeln

Die *Bauchmuskeln* bilden in Gestalt von funktionellen Muskelschlingen 3 Verspannungssysteme der Bauchwand:

1. Vertikales Verspannungssystem der geraden Bauchmuskeln,
2. schräges Verspannungssystem des äußeren schrägen Bauchmuskels der einen Seite über die Aponeurosen der Rektusscheide zum inneren schrägen Bauchmuskel der gegenüberliegenden Seite,
3. horizontales Verspannungssystem der queren Bauchmuskeln mit ihren Aponeurosen.

Gemeinsam mit anderen Muskelgruppen, insbesondere den Rückenmuskeln, und der Schwerkraft üben die Bauchmuskeln einen entscheidenden Einfluss auf die Bewegungen des gesamten Organismus aus und ermöglichen zahlreiche Bewegungskombinationen. Sie sind auch hier Teil verschiedener Muskelschlingen (➡ S. 103), von denen die 2 wichtigsten kurz dargestellt werden sollen.

Muskelschlingen mit Beteiligung von Bauchmuskeln

1. *M. rhomboideus – M. serratus anterior – M. obliquus externus – M. adductor longus –Schlinge.*
   Die Schlinge verbindet die Wirbelsäule mit dem gegenseitigen Oberschenkel.
2. *M. rhomboideus – M. serratus anterior – M. obliquus externus – M. obliquus internus – M. gluteus medius –Schlinge.*
   Die Schlinge verbindet die obere mit der gegenseitigen unteren Extremität.

Bild 10.44 Muskelschlingen mit Beteiligung der Bauchmuskeln

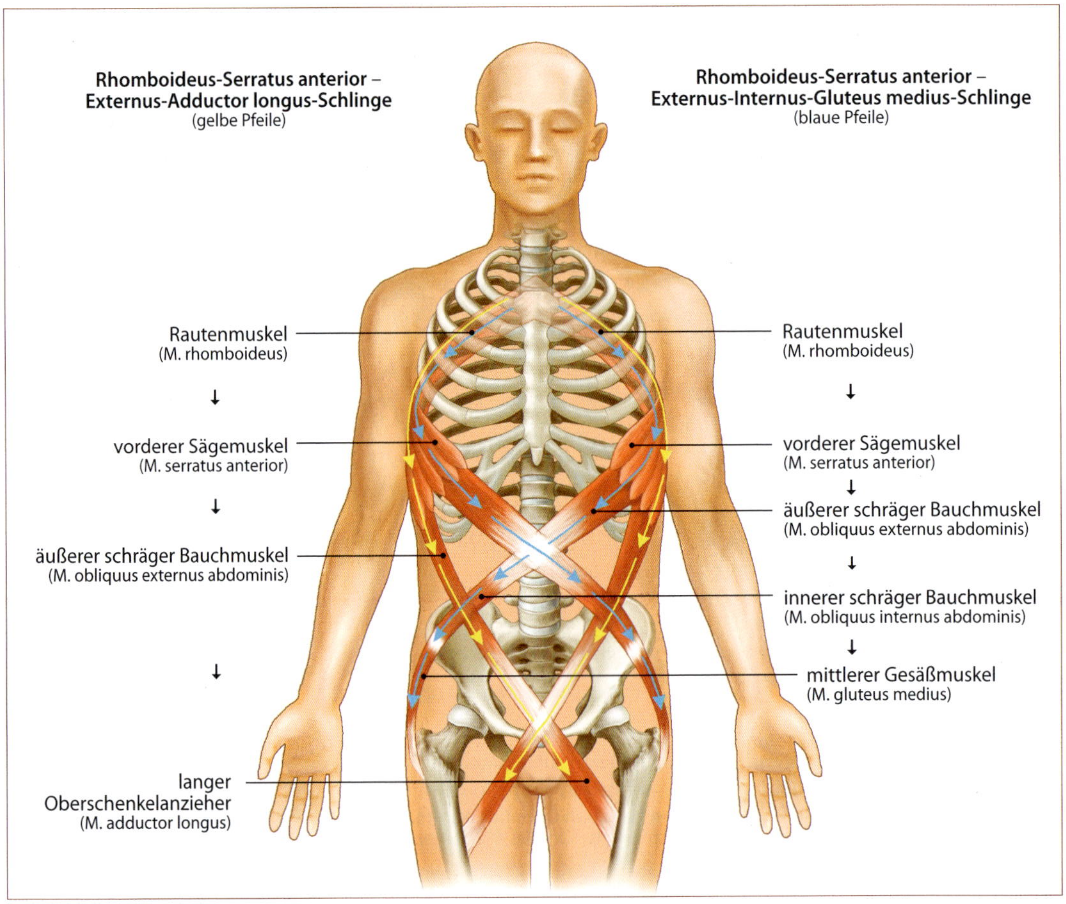

Rumpfbewegungen (➡ Bild 10.45)
Das Ausmaß der Bewegungen ist altersabhängig und individuell unterschiedlich. Folgende Bewegungen sind zu untzerscheiden:

- ***Ventralflexion*** und ***Hebung des Beckens***
  Diese Bewegungen werden v. a. durch die *Kontraktion* der *geraden Bauchmuskeln* bewerkstelligt. Unterstützend wirken die schrägen Bauchmuskeln sowie die Schwerkraft. Mit zunehmender Beugung wirkt der M. erector spinae (➡ Bild 10.48, S. 389) den Bewegungen entgegen.
  Das Aufrichten aus der Rückenlage durch die geraden Bauchmuskeln ist allerdings nur mit der Unterstützung des Darmbein-Lenden-Muskels (M. iliopsoas, ➡ S. 234f) möglich.
- ***Dorsalextension***
  Die Bewegung erfolgt durch die Kontraktion des M. erector spinae und allmählichem Nachlassen der Kontraktionskraft der geraden Bauchmuskeln.
- ***Lateralflexion***
  Bei der Lateralflexion kontrahieren äußerer und innerer schäger Bauchmuskel, quadratischer Lendenmuskel und autochthone Rückenmuskeln der gleichen Seite. Die gleichnamigen Muskeln der Gegenseite werden gedehnt und vorgespannt.
- ***Rotation***
  Bei der Drehbewegung des Rumpfes kontrahien der äußere schräge Bauchmuskel der einen Seite und der innere schräge Bauchmuskel der Gegenseite, wobei sich Brustkorb und Darmbein nähern. Auch bei dieser Bewegung erfolgt eine Dehnung und Vorspannung der gleichnamigen Muskeln der Gegenseite.

Stabilisierung der Rumpfwand
Die längs, quer und schräg verlaufenden Muskel- und Sehnenfasern bilden widerstandsfähige Verspannungssysteme:

- zur Stabilisierung der vorderen und seitlichen Bauchwand und ihrer Formerhaltung,
- zur Stabilisierung und Entlastung der Wirbelsäule im Zusammenwirken mit den Rückenmuskeln,
- für die korrekte Lage und den Schutz der Bauchorgane,
- zur Anpassung des Bauchvolumens an unterschiedliche Füllungszustände (Nahrungsaufnahme, unterschiedliche Darm- und Blasenfüllungen, größer werdender Uterus während der Schwangerschaft).

Bild 10.45 ***Rumpfbewegungen***

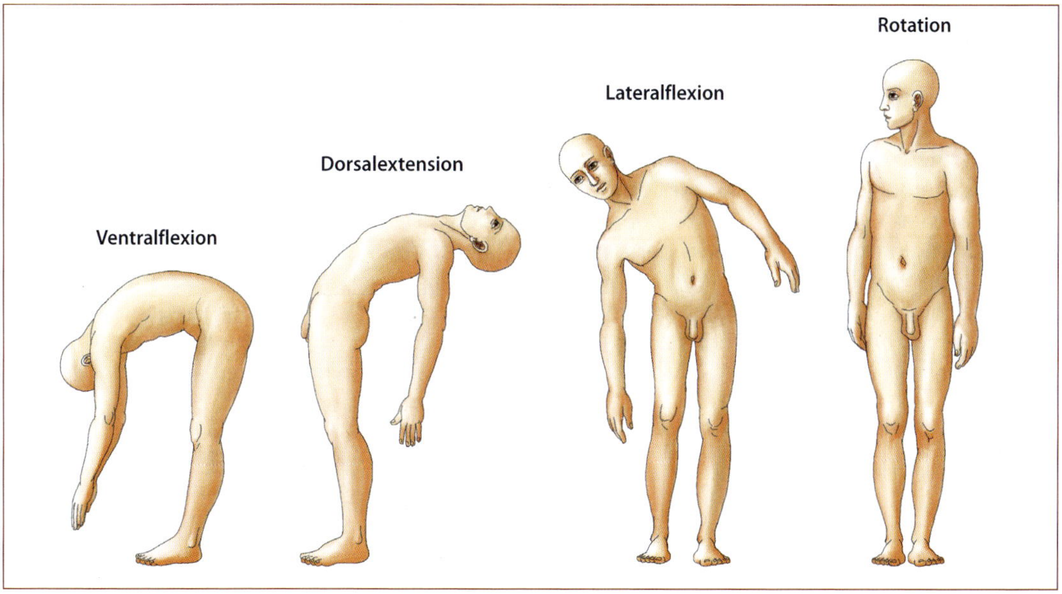

Änderung des intraabdominalen Druckes
Durch die gleichzeitige Kontraktion der Bauch-, Becken- und Zwerchfellmuskulatur und den Verschluss der Stimmritze wird der Druck in der Bauch- und Brusthöhle erhöht.

Ausatmung (Exspiration)
Alle Bauchmuskeln kontrahieren und folgendes passiert:
→ die Bauchhöhle wird eingeengt → die Eingeweide werden unter Druck gesetzt → das erschlaffte Zwerchfell (bei der Atmung Antagonist der Bauchmuskeln) wird nach kranial gedrängt → der Brustinnenraum wird verkleinert → der Brustinnendruck steigt → die Luft wird aus den Lungen gedrückt.
Einatmung (Inspiration)
Alle Bauchmuskeln erschlaffen (allerdings nicht vollständig, da sie sonst ihre übrigen Aufgaben nicht erfüllen könnten). Das Zwerchfell kontrahiert und drückt die Baucheingeweide nach kaudal. In der Brusthöhle und den Lungen entsteht ein Unterdruck, sodass Außenluft bis zum Druckausgleich in die Lungen strömen kann.

Bauchpresse
Unter *Bauchpresse* versteht man die aktive Erhöhung des intraabdominalen Druckes durch die gleichzeitige Kontraktion der Bauch- und Beckenbodenmuskeln sowie des Zwerchfells. Sie wird bei folgenden Vorgängen eingesetzt:
- Entleerung des Mastdarms (Stuhlgang) und der Harnblase (Miktion),
- Erbrechen (die Bauchpresse wirkt hier unwillkürlich),
- Unterstützung der Uteruskontraktionen in der Austreibungsphase der Geburt durch die „Presswehen",
- durch Erhöhung des Druckes in der gesamten Leibeshöhle, z. B. beim Heben schwerer Lasten, kann der Belastungsdruck in den Zwischenwirbelscheiben um bis zu 50% gesenkt werden.

Praxis Bei zu schwach ausgebildeten Bauchmuskeln wird durch das Überwiegen der Rückenmuskulatur die Lendenlordose verstärkt und es entsteht ein Hohlkreuz. Dies wiederum führt zu Verspannungen der Rückenmuskulatur und begünstigt Bandscheibenschäden. Beides sind wesentliche Ursachen von Rückenschmerzen. Für Menschen mit derartigen Problemen ist deshalb eine regelmäßige Kräftigung der Bauchmuskulatur durch gezieltes Training besonders wichtig.
Beim Anheben von schweren Lasten werden die Zwischenwirbelscheiben am lumbosakralen Übergang (➡ S. 374) besonders stark belastet. Eine nicht unbedeutende Entlastung der Wirbelsäule wird durch die Erzeugung eines kurzzeitigen Überdrucks in der Leibeshöhle erreicht.
Die Bauchdeckenreflexe bewirken bei mechanischen Einwirkungen eine Anspannung der Bauchmuskeln und üben somit eine wichtige Schutzfunktion aus.

Merke! Die Bauchmuskeln verbinden den Thorax mit dem Beckengürtel und umschließen die Bauchhöhle in Form eines komplexen Muskel-Sehnen-Mantels. Man unterscheidet:
- die vorderen, geraden Bauchmuskeln,
- die seitlichen, schrägen Bauchmuskeln und
- die hinteren, tiefen Bauchmuskeln.

Die Bauchmuskulatur erfüllt zusammen mit anderen Muskelgruppen folgende wichtige Aufgaben:
- Haltung, Stabilisierung und Entlastung der Wirbelsäule,
- allseitige Bewegung des Rumpfes und Beckens,
- Stabilisierung des Oberkörpers und seine Rotation und Lateralflexion,
- Mitwirkung bei der Ein- und Ausatmung,
- Erzeugung der Bauchpresse für eine Vielzahl physiologischer Vorgänge und den Schutz der Zwischenwirbelscheiben,
- Schutz der Bauchorgane.

10.12 Muskulatur des Rückens (Mm. dorsi)

Die zu den Skelettmuskeln gehörenden *Rückenmuskeln* liegen im Bereich des Rückens. Sie sind für die Funktion des Achsenskelettes (Schädelknochen, Knochen des Brustkorbes und der Wirbelsäule) eine unabdingbare Voraussetzung.
Insgesamt bilden sie ein kompliziertes System aus vielen einzelnen Muskelgruppen mit verschiedenen Teilfunktionen. Ihre zahlreichen Ursprünge und Ansätze befinden sich hauptsächlich an den Wirbeln und Rippen. Kennzeichnend ist ihr ständiger Spannungszustand.

Hauptaufgabe der Rückenmuskeln ist, die ***Wirbelsäule*** im Stehen zu ***stabilisieren*** und sie bei den verschiedenen Rumpfbewegungen (Ventral- und Lateralflexionen, Rotationen) zu ***sichern***.
Jede Bewegung des Rumpfes ist demnach mit einer Kontraktion bzw. Erschlaffung bestimmter Muskelzüge verbunden, sodass immer wieder eine Neuregulierung des Gesamtsystems erfolgen muss, um das Achsenskelett in seine neue Stellung zu bringen und zu sichern. All diese komplizierten Regelungen werden durch das Nervensystem gesteuert.

Praxis Eine leistungsfähige, intakte Haltemuskulatur ist der beste Schutz gegen Rückenschmerzen. ⌟

Merke! Die Rückenmuskulatur ist in erster Linie eine Halte- und Streckmuskulatur, deren wichtigste Aufgabe die Sicherung der aufrechten Körperhaltung ist. ⌟

10.12.1 Einteilung

Bei der Einteilung der Rückenmuskeln können nach Herkunft und Funktion 2 Gruppen unterschieden werden:

1. ***Sekundär auf den Rücken eingewanderte Muskeln***
   Diese an der Körperoberfläche liegenden Muskeln haben sich in der Embryonalentwicklung z. B. von den Extremitätenanlagen

Bild 10.46 Sekundäre Rückenmuskeln

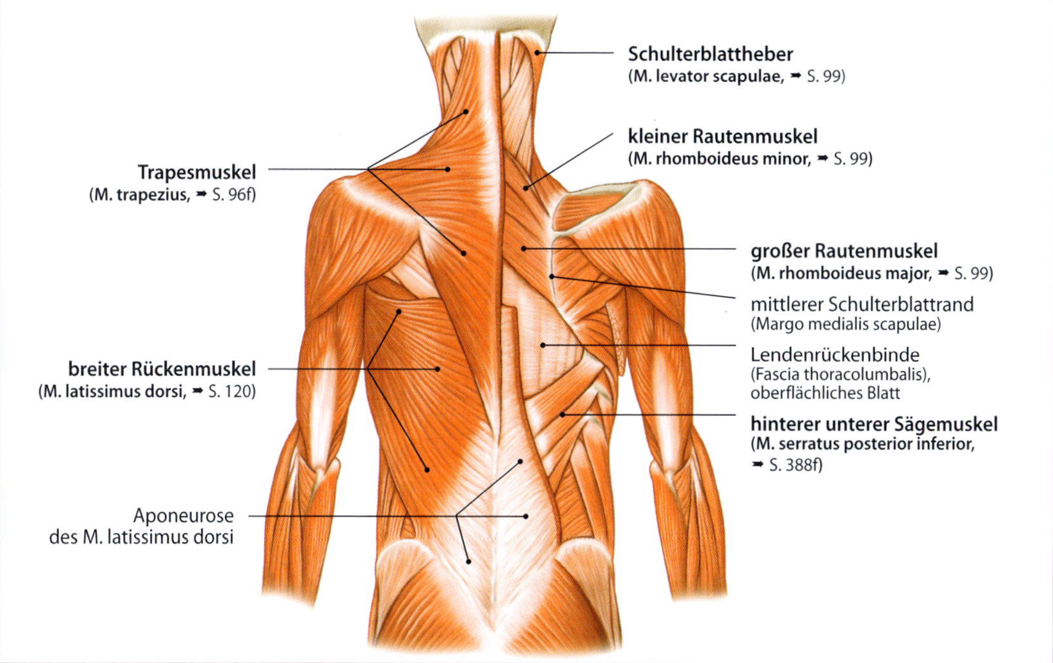

und der ventralen Rumpfwand auf den Rücken verlagert.
Dementsprechend werden sie von den ***vorderen Ästen der Rückenmarksnerven*** versorgt (Ausnahme: M. trapezius).

1.1 Oberflächliche Schicht
- *Trapezmuskel* (M. trapezius, ➡ S. 96f),
- *breiter Rückenmuskel* (M. latissimus dorsi, ➡ S. 120).

1.2 Mittlere Schicht
- *Kleiner Rautenmuskel* (M. rhomboideus minor, ➡ S. 99),
- *großer Rautenmuskel* (M. rhomboideus major, ➡ S. 99),
- *Schulterblattheber* (M. levator scapulae, ➡ S. 99).

1.3 Tiefe Schicht (spinokostale Muskeln, weil sie von den Dornfortsätzen zu den Rippen verlaufen)
- *Hinterer oberer Sägemuskel* (M. serratus posterior superior),
- *hinterer unterer Sägemuskel* (M. serratus posterior inferior, ➡ Bild 10.47).

***Bild 10.47* Hinterer oberer und hinterer unterer Sägemuskel**
(M. serratus posteriors superior und M. serratus posterior inferior)

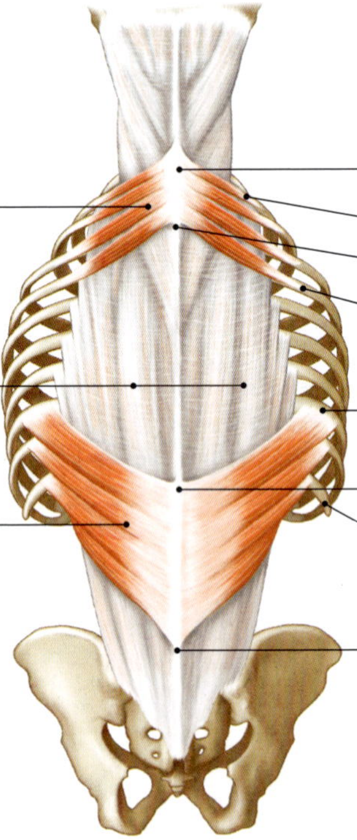

Hinterer oberer Sägemuskel *(M. serratus posterior superior)*

Innervation	Nn. intercostales (Th_1 – Th_4)
Ursprung	Dornfortsätze C_6 – Th_2 über lange Aponeurose, Nackenband
Ansatz	2. – 4. (5.) Rippe in Höhe des Rippenwinkels
Funktion	• Hebt die 2. – 4. Rippe (Einatemhilfsmuskel) *Beidseitige Kontraktion:* • Rumpfstreckung *Einseitige Kontraktion:* • Rumpfdrehung zur Gegenseite
Bemerkungen	Liegt unter den Rautenmuskeln und dem Trapezmuskel.

→

Hinterer unterer Sägemuskel *(M. serratus posterior inferior)*

Innervation	Nn. intercostales ($Th_9 - Th_{12}$)
Ursprung	Dornfortsätze $Th_{11} - L_2$, Lendenrückenbinde
Ansatz	9. – 12. Rippe (Unterrand)
Funktion	• Senkt die Rippen 9 –12 herab (Ausatemhilfsmuskel)
Bemerkungen	Liegt unter dem M. latissimus dorsi. Beide Serrati liegen als breitflächige Gurte über der autochthonen Rückenmussklatur.

2. Tiefe oder autochthone Rückenmuskeln

(primäre zur Wirbelsäule gehörende Muskeln, „ortsständige Rückenmuskulatur")

Die *autochthonen Rückenmuskeln* liegen der Wirbelsäule auf. Weil sie sich nur schwer voneinander trennen lassen, werden sie funktionell mit dem Sammelbegriff ***M. erector spinae*** zusammengefasst.

Unter den dorsalen Schultergürtelmuskeln liegend, wirken sie unmittelbar auf das Achsenskelett. Ihre Aufgabe ist:
- sie sichern die aufrechte Körperhaltung,
- sie sind an sämtlichen Bewegungen der Wirbelsäule in unterschiedlichem Maße beteiligt.

Lendenrückenbinde (Fascia thoracolumbalis)

Die *Fascia thoracolumbalis* ist eine derbsehnige, straff gespannte Bindegewebshülle, die aus einem oberflächlichen und einem tiefen Blatt besteht. Beide Blätter vereinigen sich lateral und bilden im unteren Brust- und Lendenbereich zusammen mit Querfortsätzen, Rippen und Dornfortsätzen eine ***osteofibröse Führungsrinne*** für den M. erector spinae.

Die Faszie umhüllt die tiefe Rückenmuskulatur und fixiert sie an der Wirbelsäule bzw. am Rumpf, sodass sie sich bei ihrer Kontraktion nicht von ihm abheben kann. Außerdem dient sie den Mm. latissimus dorsi, serratus posterior inferior, obliquus internus abdominis und transversus abdominis als Ursprung.

Kranial setzt sich ihr oberflächliches Blatt in die Fascia nuchae fort, welche als Teil der oberlächlichen Halsfaszie die tiefe (autochthone) Nackenmuskulatur bedeckt.

Bild 10.48 Ausbildung des Rückenstreckers *(M. erector spinae)*

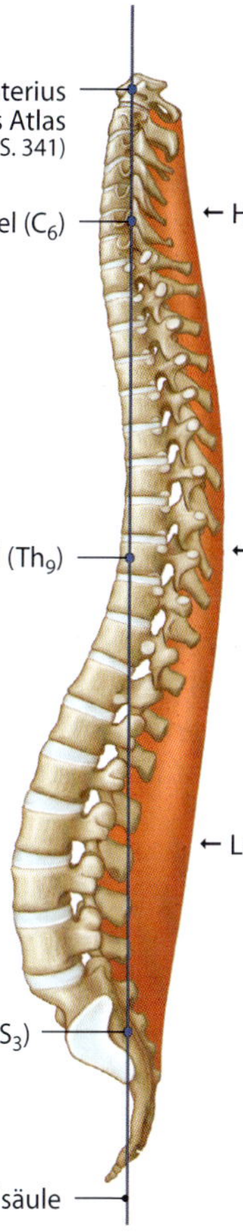

M. erector spinae

Der *M. erector spinae* liegt beidseits der Wirbelsäule und erstreckt sich vom Becken bis zum Schädel. Am mächtigsten ist er im Bereich der Hals- und Lendenlordose ausgebildet. Im Bereich der Brustwirbelsäule hingegen ist er stark abgeflacht (➡ Bild 10.48).

Der M. erector spinae setzt sich aus vielen kürzeren und längeren Muskeln zusammen, die in Rinnen lagern, welche vom Skelett vorgegeben sind.

Dabei kann man ***3 Hauptsysteme*** mit den dazugehörigen Bindegewebsbegrenzungen unterscheiden:

1. *Muskeln* ***um*** die ***Dornfortsätze***, z. B. M. spinalis (➡ S. 392f),
2. *Muskeln* in der Rinne ***zwischen*** den ***Dorn-*** *und* ***Querfortsätzen***, z. B. Mm. rotatores (➡ S. 394),
3. *Muskeln* in der Rinne ***zwischen Querfortsätzen*** *und* ***Rippen*** *bzw. direkt auf den* ***dorsalen Rippenabschnitten,*** z. B. die Mm. longissimus und iliocostales (➡ S. 397f).

Weiterhin bilden die tiefen Rückenmuskeln verschiedene Funktionssysteme, bei denen man wiederum 2 Muskelgruppen unterscheiden kann:

- ***unisegmentale Muskeln,*** zu ihnen gehören zahlreiche kurze Muskeln, die nur von einer Wirbelhöhe zur nächsthöheren oder nächsttieferen verlaufen,
- ***plurisegmentale Muskeln,*** das sind längere Muskeln, die mehrere Wirbel überspringen.

Um das Funktionsprinzip der tiefen Rückenmuskeln besser verstehen zu können, ist ***wichtig zu wissen***: Die Muskeln liegen in mehreren nicht scharf voneinander getrennten ***Schichten*** übereinander, wobei die ***kürzesten*** Muskeln (verbinden 2 benachbarte Wirbel) am ***tiefsten*** und die ***längsten*** (ziehen über die gesamte Wirbelsäule) am ***oberflächlichsten*** liegen. Entsprechend ihres Verlaufes unterscheidet man:

- ***Schrägzüge***
  Das Schrägsystem besteht aus kurzen Muskeln, die schräg zur Hauptrichtung verlaufen. Zu ihnen gehören: Mm. rotatores, Mm. multifidi, M. semispinalis (➡ S. 394f).
- ***Längszüge***
  Muskeln, die vertikal zwischen den Dorn- oder Querfortsätzen verlaufen: M. erector spinae, Zwischendornfortsatzmuskeln (➡ S. 391ff), Zwischenquerfortsatzmuskeln (➡ S. 391, 399f).

Es gilt das Prinzip: Die ***längs verlaufenden*** tiefen Rückenmuskeln bewirken ***Dorsalextension*** und ***Lateralflexion***, die ***schräg verlaufenden Rotation.***

Die autochthonen Rückenmuskeln werden als einzige Skelettmuskeln von den ***hinteren Ästen*** der ***Rückenmarksnerven*** versorgt (innerviert).
Sie werden unterteilt in:

- einen *medialen Muskelstrang,*
- einen *lateralen Muskelstrang* und
- *4 paarige tiefe Nackenmuskeln* (autochthone Rückenmuskeln, ➡ S. 353ff).

Praxis Bei Erschlaffung der tiefen Rückenmuskeln, z. B. infolge einer krankhaften Muskelatrophie, kann es zu Wirbelsäulendeformierungen (Hyperlordose, Skoliose) kommen.
Verspannungen der autochthonen Rückenmuskeln sind oft die Ursache für Rückenschmerzen. Eine räumliche Vorstellung dieser Muskeln ist für dessen erfolgreiche Behandlung ebenso nötig wie die Erfassung ihres Bauprinzips.

Merke! Die tiefen (autochthonen) Rückenmuskeln (M. erector spinae) als Teil der dorsalen Rumpfwandmuskulatur liegen entlang der Wirbelsäule vom Becken bis zum Kopf und übernehmen den größten Teil der Haltefunktion. Sie bilden ein kräftiges, stabilisierendes Muskelgeflecht aus kurzen, mittellangen und langen Muskelzügen, welche die Wirbel untereinander verstreben.
Entsprechend ihrer Lage auf der linken und rechten Rückenseite werden sie in einen medialen und einen lateralen Muskelstrang unterteilt. Beide Muskelstränge setzen sich aus Längszügen (Muskeln des spinalen, intertransversalen und sakrospinalen Systems) und Schrägzügen (Muskeln des transversospinalen und spinotransversalen Systems, ➡ S. 392ff) zusammen.
Eine weitere Muskelgruppe des M. erector spinae bilden die 4 paarigen tiefen Nackenmuskeln, die zwischen den ersten beiden Halswirbeln und dem Hinterhaupt verlaufen. Sie wirken im Wesentlichen auf die Kopfgelenke und spielen eine wichtige Rolle bei der Feineinstellung der Kopfhaltung.
Die tiefen Rückenmuskeln werden sämtlich von den hinteren Ästen der Spinalnerven innerviert.

10.12.2 Medialer Muskelstrang

Der *mediale Muskelstrang* besteht aus kurzen und langen Muskelzügen, welche sich in der Rinne (Sulcus dorsalis) zwischen den Dorn- und Querfortsätzen der Wirbel befinden. Alle Muskelursprünge und -ansätze sind auf die Wirbelsäule beschränkt. Er liegt in der Tiefe und wird vom lateralen Muskelstrang überdeckt.

Unterschieden werden:
- ***spinales System*** und
- ***transversospinales System***.

Hinweis:
Die folgenden Zusätze bei einigen autochthonen Rückenmuskeln bedeuten:
- capitis = Muskel im Kopfbereich,
- cervicis = Muskel im Halsbereich,
- thoracis = Muskel im Brustbereich,
- lumborum = Muskel im Lendenbereich.

Bild 10.49 Medialer Muskelstrang der tiefen oder autochthonen Rückenmuskeln

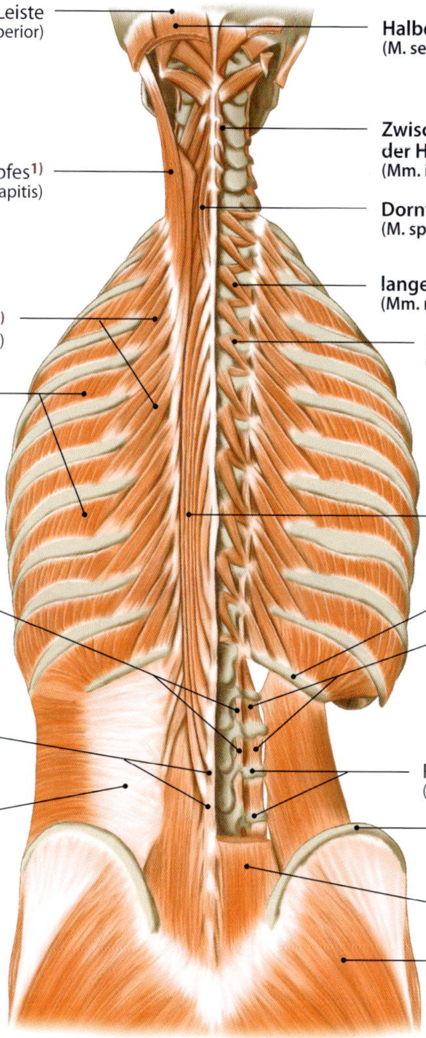

1) gehören zum lateralen Musklestrang

10.12.2.1 Spinales System des medialen Muskelstangs

Das *spinale System* besteht aus kurzen Muskeln zwischen den Dornfortsätzen.
Zum spinalen System gehören:
- *Zwischendornfortsatzmuskeln* (Mm. interspinales cervicis, lumborum), sie spannen sich zwischen 2 benachbarten Dornfortsätzen aus, fehlen an der BWS.
- *Dornfortsatzmuskel* (M. spinalis capitis, cervicis, thoracis), bildet Muskelbögen zwischen entfernter liegenden Wirbeln, ist an der BWS besonders ausgeprägt.
- *großer hinterer gerader* und *kleiner hinterer gerader Kopfmuskel* (M. rectus capitis posterior major und minor, ➡ S. 354).

Bild 10.50 Medialer Muskelstrang – spinales System

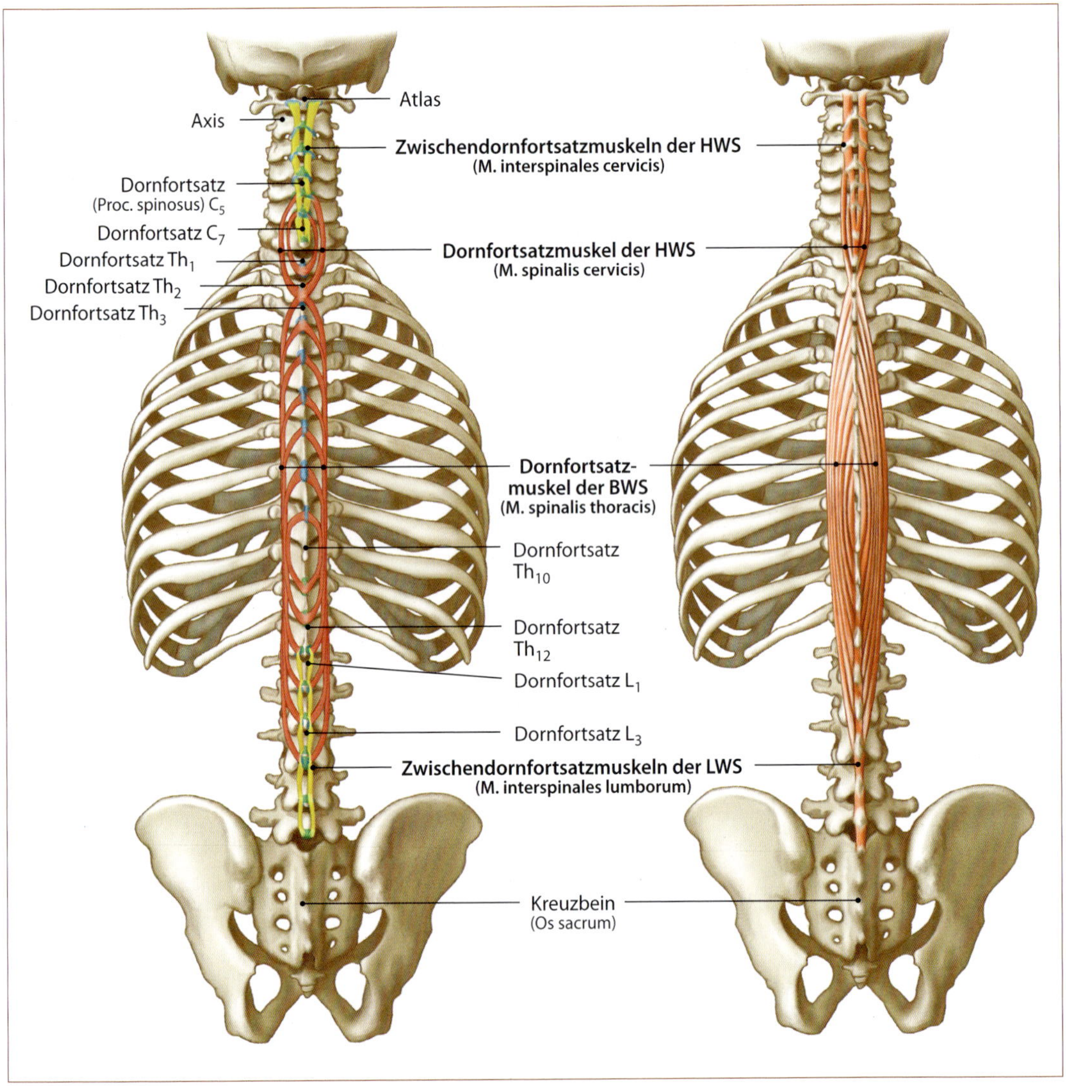

1. Zwischendornfortsatzmuskeln *(Mm. interspinales)*

Innervation	Dorsale Äste der Spinalnerven $C_2 - C_4$
Ursprung	***Mm. interspinales cervicis:*** Procc. spinosi $C_2 - Th_1$ ***Mm. interspinales lumborum:*** Procc. spinosi $L_2 - L_5$
Ansatz	Nächsthöherer Proc. spinosus
Funktion	*Beidseitige Kontraktion:* • Dorsalextension der HWS und LWS, *Einseitige Kontraktion:* • Lateralflexion der HWS und BWS zur gleichen (ipsilateralen) Seite • Stützfunktion in aufrechter Haltung
Synergisten	M. splenius capitis und cervicis, M. spinalis capitis und cervicis
Antagonisten	Bauchmuskulatur
Bemerkungen	Unisegmentale, kleine paarige Muskeln zwischen je 2 benachbarten Dornfortsätzen der Hals- und Lendenwirbel; im Bereich der BWS rudimentär oder fehlend.

2. Dornfortsatzmuskel *(M. spinalis)*

Innervation	Dorsale Äste der Spinalnerven $C_4 - L_1$
Ursprung	***M. spinalis cervicis:*** Procc. spinosi $C_5 - Th_2$
Ansatz	***M. spinalis cervicis:*** Procc. spinosi $C_2 - C_4$
Ursprung	***M. spinalis thoracis:*** Procc. spinosi $Th_{10} - L_3$ (lateral)
Ansatz	***M. spinalis thoracis:*** Procc. spinosi $Th_2 - Th_8$ (lateral)
Funktion	*Einseitige Kontraktion:* • Lateralflexion der HWS und BWS zur gleichen Seite *Beidseitige Kontraktion:* • Dorsalextension der HWS und BWS
Synergisten	Gesamte autochthone Rückenmuskulatur
Antagonisten	V. a. Bauchmuskulatur
Bemerkungen	Plurisegmental, überspringt mehrere Wirbel; ist am kräftigsten im Brustbereich.

10.12.2.2 Transversospinales System des medialen Muskelstrangs

Das *transversospinale System* besteht aus kurzen und langen Muskeln, die insgesamt einen Muskelzug vom Kreuzbein zum Kopf bilden. Dieser ist im Bereich der LWS am kräftigsten entwickelt. Die Muskelfasern verlaufen grundsätzlich von den Querfortsätzen schräg zu nächsthöheren Dornfortsätzen.
Folgende Muskelgruppen werden entsprechend ihrer Muskelfaserlänge unterschieden:

1. *Drehmuskeln* (Mm. rotatores, ➡ S. 394),
   - *kurze Drehmuskeln* (Mm. rotatores breves) überspringen 1 Wirbelsegment,
   - *lange Drehmuskeln* (Mm. rotatores longi) überspringen 2 Wirbelsegmente.
     Die Mm. rotatores sind vornehmlich im Brustbereich der Wirbelsäule ausgebildet.
2. *Vielgefiederte Muskeln* (Mm. multifidi, ➡ S. 394),
   - überspringen 1 – 3 Wirbelsegmente,
   - verlaufen von den Querfortsätzen der Lenden-, Brust- und Halswirbel schräg zu den Dornfortsätzen der Lenden-, Brust- und Halswirbel.
3. *Halbdornmuskeln* (Mm. semispinalis, ➡ S. 394f),
   - liegen im oberen Brust- und gesamten Halsbereich und reichen bis zum Hinterkopf.

Die Muskeln des transversospinalen Systems bewirken:
- *bei einseitiger Kontraktion*
  - Drehbewegung der betreffenden Abschnitte des Achsenskeletts zur Gegenseite,
- *bei beidseitiger Kontraktion*
  - Betonung der Hals- und Lendenlordose,
  - Streckung der Wirbelsäule.

Lagebeziehungen (von tief nach oberflächlich)
Mm. rotatores liegen am tiefsten
↓
Mm. multifidi
↓
M. semispinalis cervicis
↓
M. semispinalis capitis (stärkster Nackenmuskel).

Bild 10.51 A *Medialer Muskelstrang des M. erector spinae – transversospinales System*

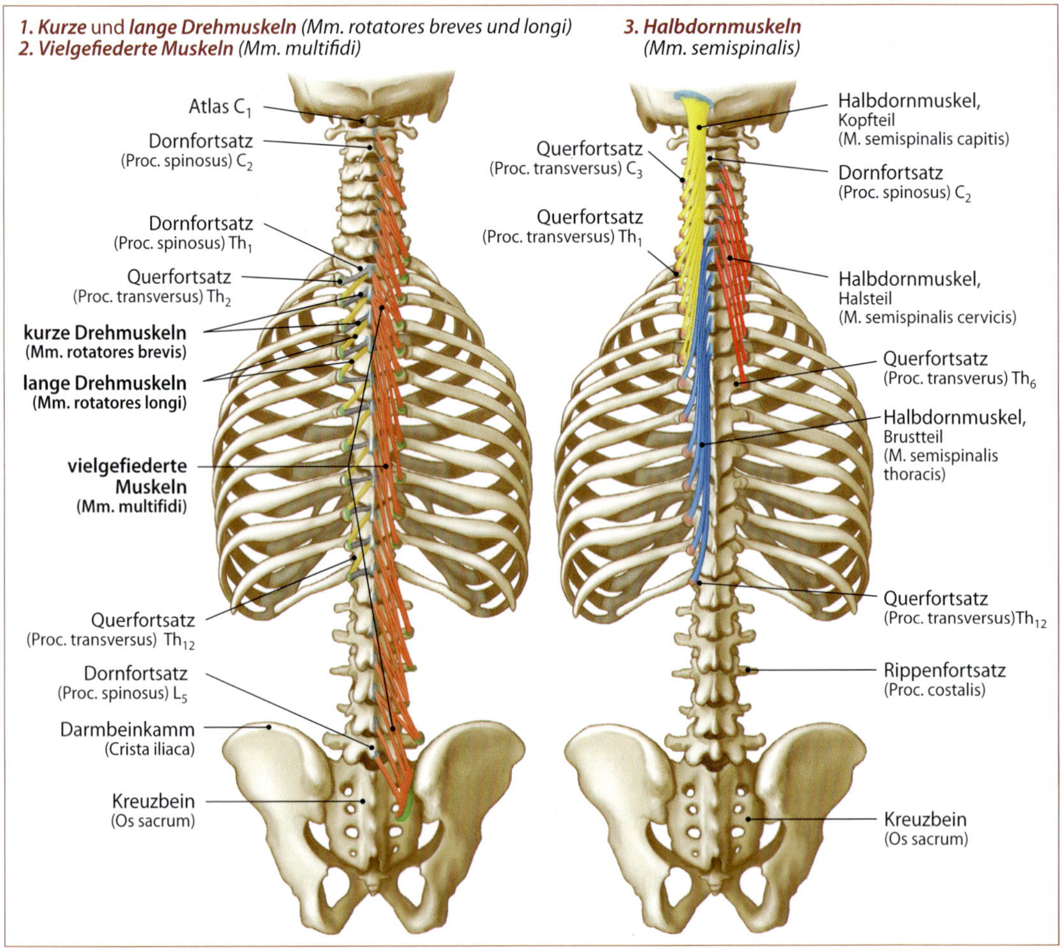

1. *Kurze* und ***lange Drehmuskeln*** *(Mm. rotatores breves und longi)*

Innervation	Dorsale Äste der Spinalnerven $C_1 - C_5$
Ursprung	***Mm. rotatores breves:*** Procc. transversi $C_2 - L_5$ ***Mm. rotatores longi:*** Procc. transversi $C_3 - L_5$
Ansatz	***Mm. rotatores breves:*** Procc. spinosi des nächsthöheren Wirbels ***Mm. rotatores longi:*** Procc. spinosi des übernächsten Wirbels
Funktion	*Einseitige Kontraktion:* • Rotation der Wirbelsäule zur Gegenseite *Beitseitige Kontraktion:* • Dorsalextension der Brustwirbelsäule

2. Vielgestaltige Muskeln *(Mm. multifidi)*

Innervation	Dorsale Äste der Spinalnerven $C_1 - C_5$
Ursprung	Kreuzbein (dorsale Fläche), Crista iliaca, Procc. mamillares $L_1 - L_5$, Procc.transversi $C_2 - Th_{12}$
Ansatz	Procc. spinosi $C_2 - L_5$
Funktion	*Einseitige Kontraktion:* • Rotation der Wirbelsäule zur Gegenseite • Lateralflexion zur gleichen Seite *Beidseitige Kontraktion:* • Dorsalextension der Wirbelsäule
Bemerkungen	Kurze, strangförmige plurisegmentale Muskeln, die im Hals- und Lendenbereich am kräftigsten sind und zum Schrägsystem gehören. →

3. Halbdornmuskel *(M. semispinalis)*

Innervation	Dorsale Äste der Spinalnerven $C_1 - C_5$
Ursprung	***M. semispinalis capitis:*** Procc. transversi $C_3 - Th_6$ ***M. semispinalis cervicis:*** Procc. transversi $Th_1 - Th_6$ ***M. semispinalis thoracis:*** Procc. transversi $Th_6 - Th_{12}$
Ansatz	***M. semispinalis capitis:*** Hinterhauptbein (zwischen Linea nuchalis superior und inferior) ***M. semispinalis cervicis:*** Procc. spinosi $C_2 - C_7$ ***M. semispinalis thoracis:*** Procc. spinosi $C_6 - Th_4$
Funktion	*Einseitige Kontgraktion:* • Lateralflexion zur gleichen Seite • Drehung von Kopf, HWS und BWS zur Gegenseite *Beidseitige Kontraktion:* • Reklination von Kopf, HWS und BWS • Stabilisierung der Kopfgelenke
Bemerkungen	Der Halbdornmuskel besteht aus den längsten Fasern des transversospinalen Systems; plurisegmental (überspringt 5 bis 7 Wirbel). Der auf den tiefen Muskelgruppen (Mm. rotatores, Mm. multifidi) liegende M. semispinalis cervicis wird vom mächtigen M. semispinalis capitis überdeckt. Dies ist der kräftigste Nackenmuskel und prägt als länglicher Muskelwulst entscheidend die Nackenkontur.

Bild 10.51 B Medialer Muskelstrang des M. erector spinae – transversospinales System

1. Kurze *und* ***lange Drehmuskeln*** *(Mm. rotatores breves und longi),* ***2. Vielgefiederte Muskeln*** *(Mm. multifidi),* ***3. Halbdornmuskeln*** *(Mm. semispinalis)*

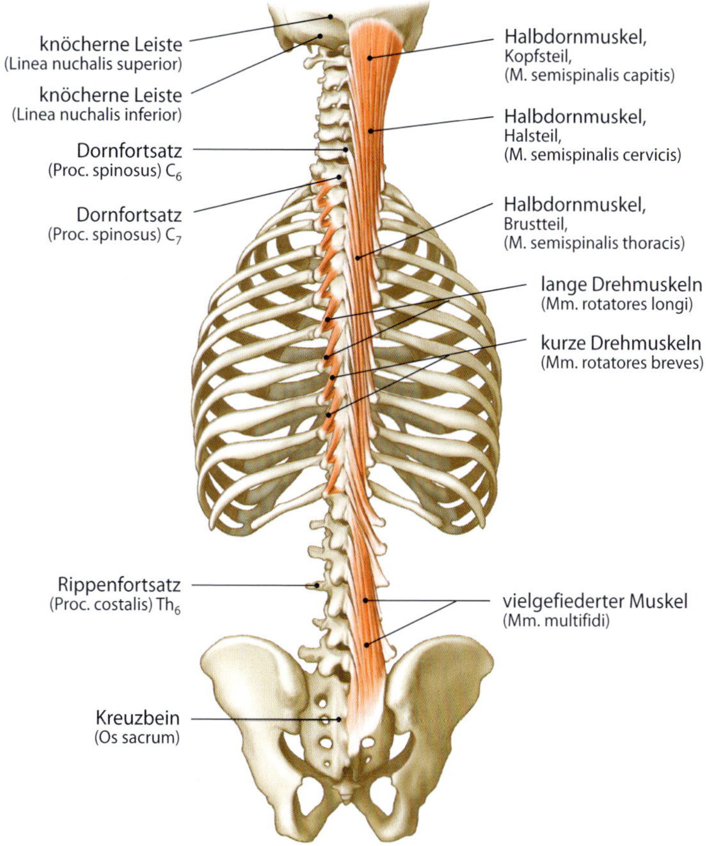

Praxis Nach Bandscheibenoperationen trägt ein gezieltes Training der Mm. multifidi entscheidend dazu bei, die Stabilität der betreffenden Wirbelsäulenabschnitte wieder zu erreichen bzw. zu verbessern. Die Mm. semispinales werden bei Auffahrunfällen häufig überdehnt und geschädigt. ┘

Merke! Der mediale Muskelstrang setzt sich aus Muskeln zusammen, deren Ursprünge und Ansätze auf die Wirbelsäule beschränkt sind. Er wird in ein spinales und transversospinales System untergliedert.
Die Muskeln des ***spinalen Systems*** verbinden die Dornfortsätze benachbarter Wirbel und bewirken bei einseitiger Kontraktion eine Lateralflexion von HWS und BWS zur ipsilateralen Seite und bei beidseitiger Kontraktion eine Dorsalextension von HWS, BWS und LWS.
Die Muskeln des ***transversospinalen Systems*** verlaufen schräg von den Quer- zu den Dornfortsätzen und bilden einen aktiven Stütz- und Halteapparat, der große statische Bedeutung für die aufrechte Körperhaltung hat.
Einseitige Kontraktion führt zur Rotation von Kopf, HWS und BWS zur kontralateralen Seite.
Beidseitige Kontraktion bewirkt eine Dorsalextension des Kopfes und der Wirbelsäule. ┘

10.12.3 Lateraler Muskelstrang

Der *laterale Muskelstrang* liegt oberflächlicher als der mediale und besteht aus ***langen Muskelsystemen***. Diese entspringen am Beckenrand und Kreuzbein und steigen bis zum Hals bzw. Hinterhaupt auf. Er verläuft in der Rinne (Sulcus costovertebralis) zwischen Querfortsätzen und Rippen. Die zugehörigen Muskeln besitzen zahlreiche Ursprünge und Ansätze an

Bild 10.52 Lateraler Muskelstrang der tiefen oder autothonen Rückenmuskeln

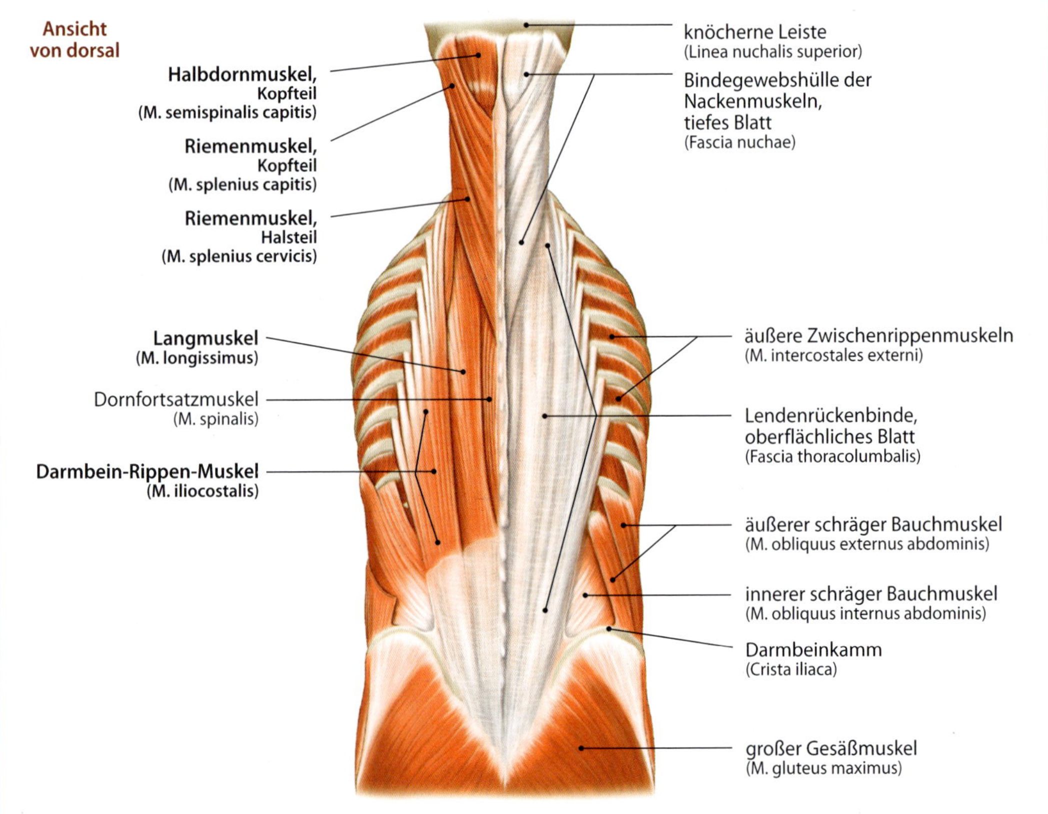

den Wirbelfortsätzen und Rippen. Funktionell sind sie sowohl der Wirbelsäule als auch dem Brustkorb zuzuordnen.

Der laterale Muskelstrang setzt sich aus 3 Systemen zusammen:

- *sakrospinales System,*
- *spinotransversales System,*
- *intertransversales System.*

10.12.3.1 Sakrospinales System des lateralen Muskelstrangs

Das *sakrospinales System* ist das ***breiteste*** und ***längste Muskelsystem***, das aus 2 großen Muskelzügen besteht.

1. *Langmuskel* (M. longissimus) – unterteilt in Brust-, Hals- und Kopfteil,
2. *Darmbein-Rippen-Muskel* (M. iliocostalis) – unterteilt in Lenden-, Brust- und Halsteil.

Beide Muskeln werden auch als Rückenstrecker (M. sacrospinalis) bezeichnet.

Bild 10.53 ***Lateraler Muskelstrrang – sakrospinales System***

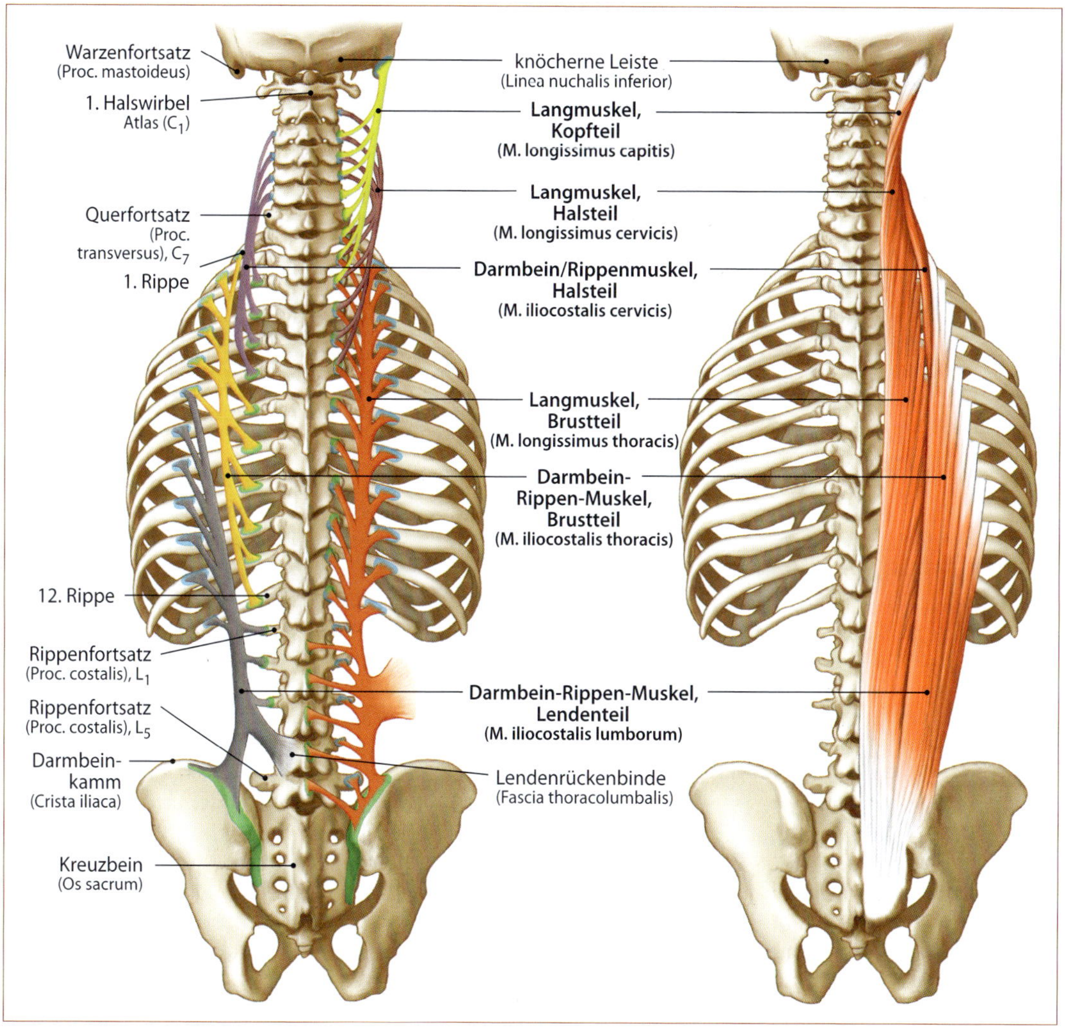

1. Langmuskel *(M. longissimus)*

Innervation	Dorsale Äste der Spinalnerven $C_1 - C_5$
Ursprung	***M. longissimus thoracis:*** Os sacrum (dorsale Fläche), Crista iliaca, Procc. spinosi und accesorii der LWS, Procc. transversi $Th_6 - Th_{12}$ ***M. longissimus cervicis:*** Procc. transversi $Th_1 - Th_6$ ***M. longissimus capitis:*** Procc. transversi $Th_1 - Th_3$
Ansatz	***M. longissimus thoracis:*** 2. bis 12. Rippe (Rippenwinkel), Rippenfortsätze $L_1 - L_5$, Querfortsätze $Th_1 - Th_{12}$ ***M. longissimus cervicis:*** Procc. transversi $C_2 - C_5$ ***M. longissimus capitis:*** Proc. mastoideus (Spitze)
Funktion	***Gesamter Muskel*** *Einseitige Kontraktion:* • Lateralflexion der Wirbelsäule zur gleichen Seite, *Beidseitige Kontraktion:* • Dorsalextension der Wirbelsäule ***M. longissimus capitis*** *Einseitige Kontraktion:* • Lateralflexion und Rotation des Kopfes zur gleichen Seite *Beidseitige Kontraktion:* • Dorsalextension des Kopfes.

2. Darmbein-Rippen-Muskel *(M. iliocostalis)*

Innervation	Dorsale Äste der Spinalnerven $Th_1 - L_1$
Ursprung	***M. iliocostalis lumborum:*** Darmbeinkamm, Kreuzbein, Fascia thoracolumbalis
Ansatz	***M. iliocostalis lumborum:*** 6. bis 12. Rippe (Rippenwinkel), Rippenfortsätze $L_1 - L_3$
Ursprung	***M. iliocostalis thoracis:*** 7. bis 12. Rippe (Rippenwinkel)
Ansatz	***M. iliocostalis thoracis:*** 1. bis 6. Rippe mit langen Sehnen
Ursprung	***M. iliocostalis cervicis:*** 3. bis 6. Rippe (Rippenwinkel)
Ansatz	***M. iliocostalis cervicis:*** Querfortsätze (Procc. transversi, $C_3 - C_6$)
Funktion	*Einseitige Kontraktion:* • Lateralflexion der Wirbelsäule zur gleichen Seite *Beidseitige Kontraktion:* • Dorsalextension der Wirbelsäule
Bemerkungen	Der *M. iliocostalis* verläuft lateral vom M. longissimus und bedeckt ihn im Bereich der LWS fast vollständig. Sein Lendenteil (*M. iliocostalis lumborum*) liegt von allen autochthonen Rückenmuskeln am weitesten lateral. Im Unterschied zum Langmuskel verjüngt er sich kranialwärts und reicht nur bis in die Halsregion. Erst hier bekommt er auch Kontakt zur Wirbelsäule. Vorher bilden die Rippenwinkel die notwendigen Ansatzpunkte. M. iliocostalis lumborum und M. iliocostalis thoracis unterstützen die Ausatmung, der M. iliocostalis cervicis unterstützt die Einatmung.

Merke! Das sakrospinale System ist der kräftigste Teil der autochthonen Rückenmuskulatur. Es wird aus 2 großen Muskelzügen (M. longissimus, M. iliocostalis) gebildet, die sich von der Wirbelsäule auf das Becken und die Rippen ausdehnen. Der Ursprung beider Muskeln ist eine mächtige Sehnenplatte, welche am Kreuzbein, dem Darmbeinkamm und der Lendenrückenbinde (Fascia thoracolumbalis) befestigt ist. Die Ansätze der Muskeln befinden sich lateral der Medianebene an den Querfortsätzen, Rippen und dem Warzenfortsatz.
Die Mm. longissimus und iliocostalis bewirken mit ihren sehr langen Hebelarmen bei einseitiger Kontraktion eine Lateralflektion der Wirbelsäule zur gleichen Seite und bei beidseitiger Kontraktion ihre Dorsalextension.
Der M. longissimus capitis neigt den Kopf nach dorsal und rotiert ihn zur ipsilateralen Seite. ⌟

10.12.3.2 Spinotransversales System des lateralen Muskelstrangs

Einziger Vertreter des *spinotransversalen Systems* ist der *Riemenmuskel* (M. splenius, ➡ S. 355f). Der Muskel gliedert sich in:
- ***Riemenmuskel des Kopfes*** (M. splenius capitis),
- ***Riemenmuskel des Halses*** (M. splenius cervicis).

Es handelt sich um einen ca. 1 cm dicken Nackenmuskel, der von der Halsmitte schräg nach lateral kranial zum Hinterhauptbein verläuft und die tiefer liegenden Muskeln (tiefe Nackenmuskeln, ➡ S. 353f, M. semispinalis capitis, ➡ S. 394f) umgurtet. Rechter und linker Muskel bilden eine v-förmige Muskelplatte.

Merke! Die Riemenmuskeln (Mm. splenius capitis und cervicis) verlaufen von den Dorn- zu den Querfortsätzen weiter kopfwärts liegender Wirbel. Sie bewirken bei einseitiger Kontraktion eine Lateralflexion und Rotation von Kopf, HWS und BWS zur ipsilateralen Seite. Beidseitige Kontraktion führt zur Dorsalextension von Kopf und HWS. Für die autochthonen Rückenmuskeln gilt: Spinotransverses System mit Rotation nach ipsilateral, transversospinales System mit Rota-tion nach kontralateral. ⌟

10.12.3.3 Intertransversales System des lateralen Muskelstrangs

Zum *intertransversalen System* gehören:

1. *Zwischenquerfortsatzmuskeln* (Mm. intertransversarii = Sammelbegriff)
   Die Mm. intertransversarii sind kurze, zwischen benachbarten Querfortsätzen verlaufende Muskeln. Ihre Ansätze liegen jeweils eine Etage tiefer. Sie sind am stärksten im Hals- und Lendenbereich ausgebildet.
   Je nach Lage werden sie eingeteilt in:
   Mm. intertransversarii cervicis, thoracis (fehlen meistens) und lumborum.
2. *Rippenhebemuskeln* (Mm. levatores costarum)
   Die kurzen Muskeln ziehen von den Querfortsätzen C_7 – Th_{11} zur nächsttieferen bzw. übernächsten Rippe.

Merke! Das intertransversale System wird von den Mm. intertransversarii und Mm. levatores costarum gebildet, die zwischen 2 benachbarten Querfortsätzen verlaufen. Die Muskeln verleihen der Wirbelsäule Stabilität. ⌟

Bild 10.54 ***Lateraler Muskelstrang – intertransversales System***

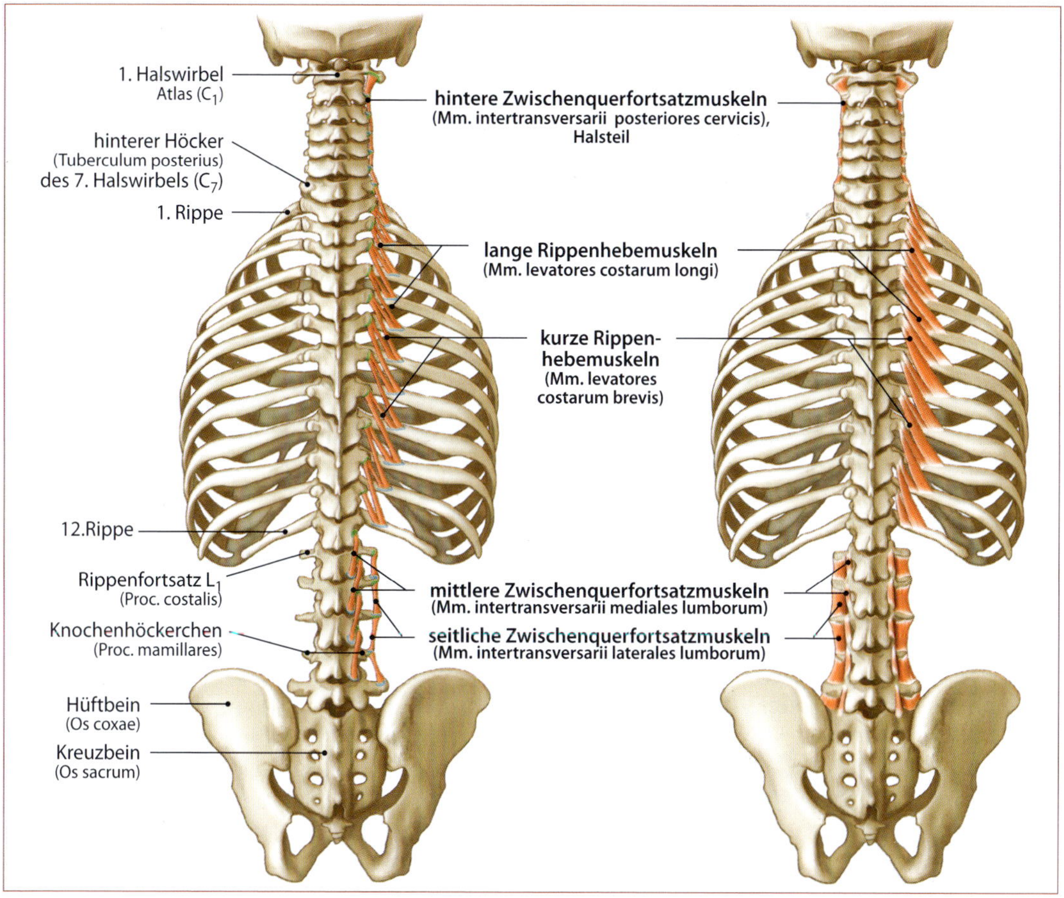

1. Zwischenquerfortsatzmuskeln *(Mm. intertransversarii)*

Innervation	***Rami ventrales der Spinalnerven*** $C_2 - C_7$, $Th_{12} - L_4$: Mm. intertransversarii anteriores und posteriores cervicis sowie laterales lumborum ***Rami dorsales der Spinalnerven*** $C_2 - L_4$: Mm. intertransversarii posteriores mediales cervicis und mediales lumborum
Ursprung	***Mm. intertransversarii anteriores cervicis:*** Tubercula anteriora der Procc. transversi $C_2 - C_7$ ***Mm. intertransversarii posteriores cervicis:*** Tubercula anteriora der Procc. transversi $C_2 - C_7$ ***Mm. intertransversarii mediales lumborum:*** Procc. accessorii und Procc. mamillares $L_1 - L_5$ ***Mm. intertransversarii laterales lumborum:*** Procc. costales $L_1 - L_5$
Ansatz	Nächsthöherer Querfortsatz
Funktion	*Einseitige Kontraktion:* • Lateralflexion der Hals- und Lendenwirbelsäule zur gleichen Seite *Beidseitige Kontraktion:* • Dorsalextension und Stabilisierung der Hals- und Lendenwirbelsäule
Bemerkungen	Die von den Rami ventrales innervierten Zwischenquerfortsatzmuskeln gehören nicht zu den autochthonen Rückenmuskeln.

2. Rippenhebemuskeln *(Mm. levatores costarum)*

Innervation	Dorsale Äste der Spinalnerven $C_8 - Th_{11}$
Ursprung	Spitze der Procc. transversii von $C_7 - Th_{11}$
Ansatz	***Mm. levatores costarum breves:*** Rippenwinkel der nächsttieferen Rippe, ***Mm. levatores costarum longi:*** Rippenwinkel der übernächsten Rippe
Funktion	*Einseitige Kontraktion:* • Lateralflexion zur gleichen (ipsilateralen) und Rotation zur gegenüberliegenden (kontralateralen) Seite *Beidseitige Kontraktion:* • Dorsalflexion der BWS
Bemerkungen	Die Rippenhebemuskeln sind v. a. im Brustbereich zu finden. Sie liegen unter den langen Rückenmuskeln und arbeiten hauptsächlich mit dem M. longissimus thoracis zusammen.

10.12.4 Gesamtwirkungen der Rumpfmuskulatur

Bei allen Rumpfbewegungen ist zu beachten:
- die Wirkung der ***Schwerkraft*** – sie wirkt entweder mit einer beabsichtigten Bewegung gleichsinnig oder dieser entgegen,
- die Lage des ***Körperschwerpunktes*** – die menschliche Wirbelsäule liegt relativ weit dorsal, sodass sie bei aufrechter Körperhaltung nicht mit dem Körperschwerpunkt übereinstimmt.

Vor allem die tiefe Rückenmuskulatur als komplexes Muskelgeflecht und die Bauchmuskulatur wirken der Schwerkraft entgegen und erhalten das Gleichgewicht bzw. verhindern ein Vornüber- oder Rückwärtsfallen.

Zusammenwirken der tiefen Rückenmuskeln mit den Bauchmuskeln

Die Bauchmuskeln wirken sowohl als Antagonisten als auch Synergisten zu den Rückenmuskeln.

Bei den *Vorneige-* und *Aufrichtebewegungen des Rumpfes* wirken die Bauchmuskeln als Antagonisten der Rückenmuskeln.

Es geschieht Folgendes:

Vorwärtsneigen (Ventralflexion, Inklination, ➡ Bild 10.45, S. 385)
- die geraden und schrägen Bauchmuskeln kontrahieren und ziehen den Rumpf zusammen mit der Schwerkraft nach vorn unten,
- gleichzeitig geben die stark gegliederten tiefen Rückenmuskeln und Gesäßmuskeln in ihrer Kontraktion nach und steigern ihre Spannung.

  Ihr graduell veränderbarer Spannungszustand bestimmt, in welcher Stellung der Rumpf gehalten bzw. weiter gebeugt werden soll.

Soll die aufrechte Haltung wieder eingenommen werden (Aufrichten), muss die Kontraktion der Rückenmuskeln zu- und jene der Bauchmuskeln abnehmen.

Die kräftigsten Muskelmassen für das Vorwärts-

Bild 10.55 Zusammenwirken von Bauch- und Rückenmuskeln

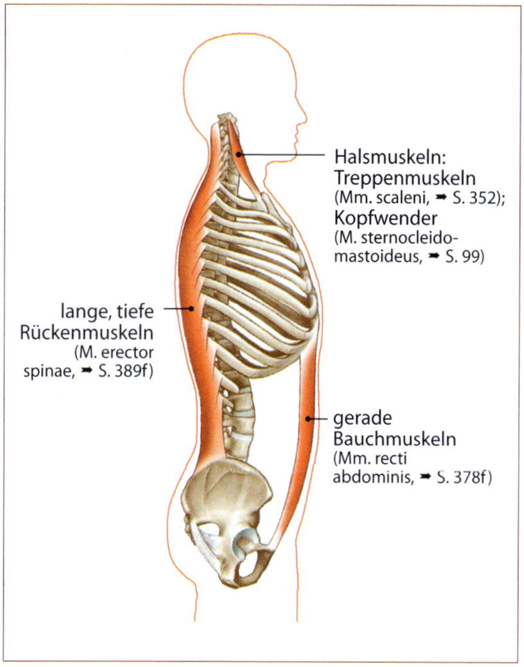

neigen des Rumpfes befinden sich im Bereich der HWS und LWS (➞ Bild 10.48, S. 390).

Rückwärtsneigung (Dorsalextension, Reklination, Überstreckung (➞ Bild 10.45, S. 385)

- die Kontraktion der Rückenmuskeln leitet die Bewegung ein und die Schwerkraft führt sie weiter,
- gleichzeitig wirken die ventralen Bauchmuskeln der Schwerkraft regulatorisch entgegen, indem sie ihre Spannung graduell verändern.

Seitwärtsneigung (Lateralflexion)

- Muskelkontraktion der seitlichen konkaven Körperhäfte leitet die Bewegung ein und die Schwerkraft führt sie weiter,
- gleichzeitig arbeiten die Muskeln der konvexen Körperwand der Schwerkraft regulatorisch entgegen, indem sie ihre Spannung graduell verändern.

Bei den ***Seitwärtsneigungen*** und ***Drehbewegungen*** des Körpers wirken Rücken- und Bauchmuskeln als Synergisten in Gestalt von Muskelschlingen.

Beispiel: Rumpfdrehung.
Die Bewegung erfolgt durch eine Muskelschlinge, die aus folgenden synergistisch wirkenden Muskeln bzw. Muskelsystemen gebildet wird:

- M. obliquus externus dexter,
- Mm. intercostales dexter,
- Mm. levatores costarum dexter,
- Muskeln des transversospinalen Systems der rechten Seite und
- Mm. splenii der Gegenseite.

Bild 10.56 Rumpfdrehung

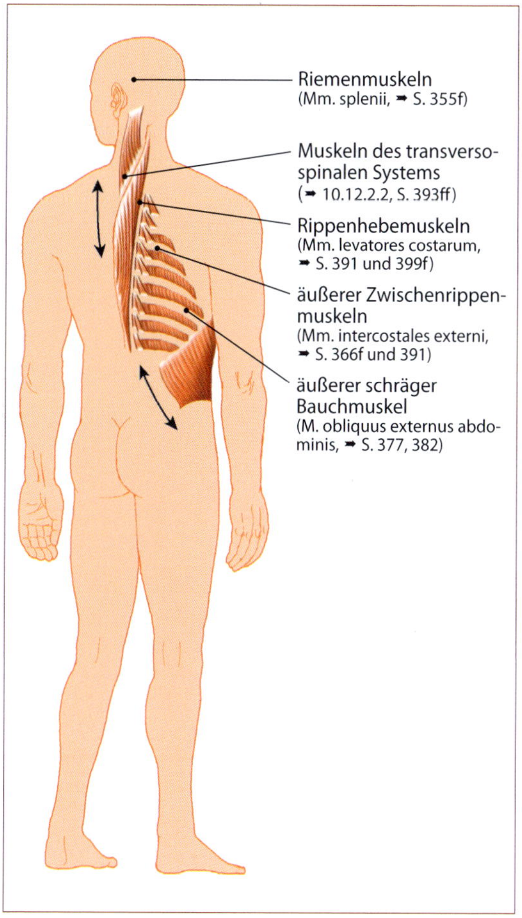

Wirkung auf das Becken
Rücken- und Bauchmuskeln bewegen nicht nur den Rumpf gegen das Becken, sondern auch das Becken gegen den Rumpf. Es geschieht Folgendes:
- die *Rückenmuskeln kontrahieren* und kippen das Becken nach ventral, die Lendenlordose wird verstärkt und der Brustkorb gedehnt (Inspiration),
- gleichzeitig wird die Spannung der Bauchmuskulatur herabgesetzt.
- die *Bauchmuskeln kontrahieren* und heben das Becken nach kranial, die Lendenlordose wird verringert und der Thorax wird nach kaudal gezogen (Exspiration),
- gleichzeitig wird die Spannung der Rückenmuskulatur herabgesetzt.

Die Verstellung des Beckens verändert die Lage der Hüftgelenke.
Dadurch wird der Bewegungsspielraum der Beine verändert.

Unterstützung der Wirbelsäule durch die oberflächlichen Rückenmuskeln
Einige *oberflächliche Rückenmuskeln* unterstützen die Wirbelsäule bei der Erfüllung ihrer statischen und dynamischen Aufgaben:
- *Trapezmuskel* (M. trapezius, ➡ S. 96f)
  Der oberflächlichste Rückenmuskel nimmt den gesamten Nackenbereich ein. Er stabili-

***Bild 10.57** Wirkung der Rücken- und Bauchmuskeln auf das Becken*

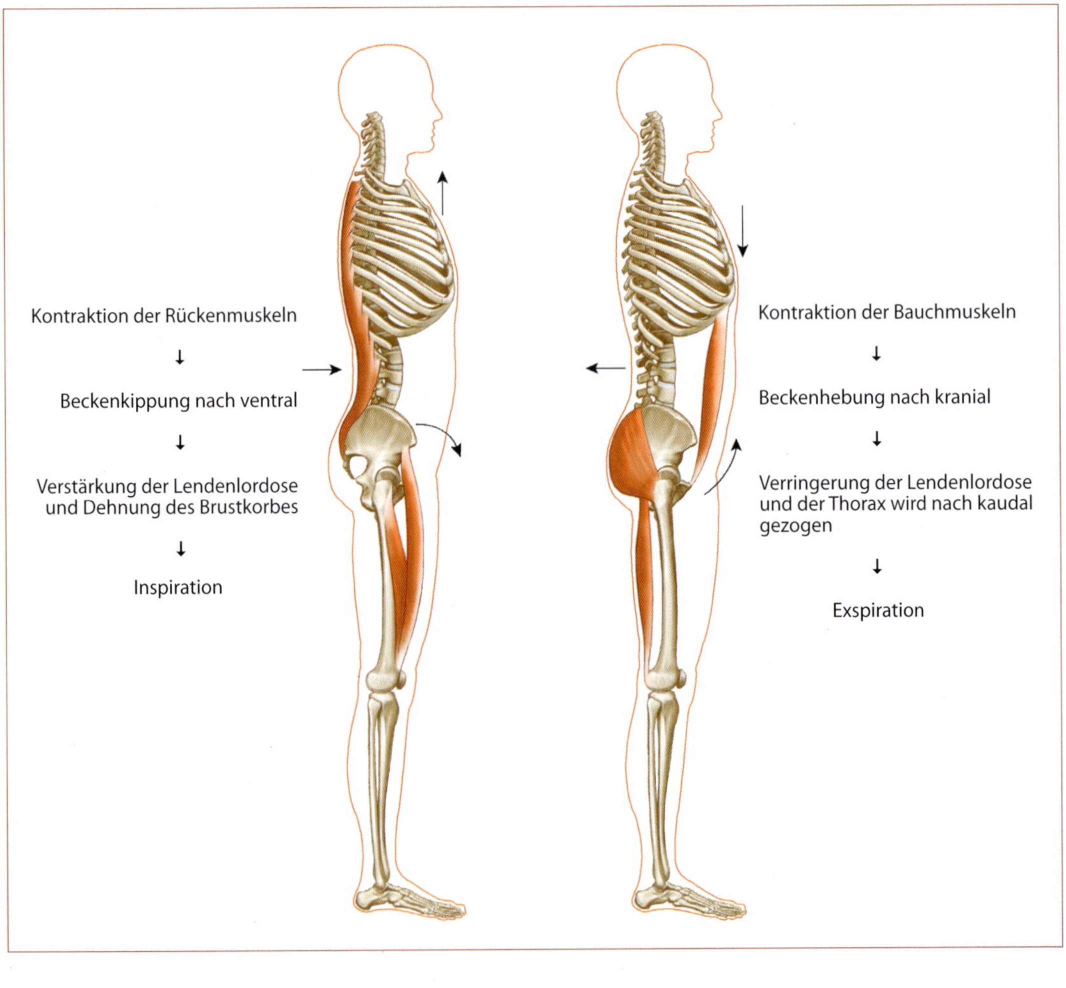

siert die Wirbelsäule, hebt die Schlüsselbeine und bewegt die Schulterblätter.
- *Breiter Rückenmuskel* (M. latissimus dorsi, ➡ S. 120)
  Der flächenmäßig größte Muskel des menschlichen Körpers liegt unmittelbar unter der Hautoberfläche. Er stabilisiert ebenfalls die Wirbelsäule und beteiligt sich an der Lateralflexion des Rumpfes.

Gleichgewichtsbewegungen
Oft besteht die Aufgabe der Muskeln nur darin, das labile Körpergleichgewicht beim Gehen und Stehen aufrechtzuerhalten. Hierfür sind die Muskeln des unteren Drittels der BWS und jene der LWS zuständig.

Zusammenfassend kann festgestellt werden:
- die verschiedenen Bewegungen des Rumpfes werden von mehreren Muskelschlingen realisiert,
- das vielfältigste und feinste Bewegungsspiel ermöglichen die Kopfgelenke (➡ 10.3.1.1, S. 342f) mit den dazugehörigen tiefen Nackenmuskeln (➡ 10.4.3, S, 353f),
- die Bewegungsvielfalt des Rumpfes nimmt von kranial nach kaudal ab, es dominieren Vorwärts- und Rückwärtsneigen, Seitwärtsneigungen werden immer geringer und Rotationen sind überhaupt nicht mehr möglich.

Praxis Nicht selten ist eine zu schwache bzw. in ihrer Koordination gestörte Rumpfmuskulatur die Ursache für die Entstehung von Rückenschmerzen. Darüber hinaus können derartige Ungleichgewichte (muskuläre Dysbalancen) die Gelenkmechanik verändern, zu degenerativen Veränderungen der Facettengelenke führen und den Verschleiß der Bandscheiben beschleunigen.
Eine erfolgreiche Vorbeugung oder Behandlung gelingt nur dann, wenn sowohl die tiefliegenden, wirbelsäulenstabilisierenden und oberflächlichen Rückenmuskeln als auch die Bauchmuskeln gleichermaßen trainiert werden.

Merke! Durch das Zusammenwirken von Schwerkraft und der Spannung der Rücken- und Bauchmuskulatur wird die Körperhaltung gewährleistet. Dabei bewirkt die Rückenmuskulatur ein Aufrichten und Zurückbeugen des Rumpfes, während ihn die Bauchmuskulatur nach ventral zieht.
Die tiefen Rückenmuskeln regulieren mit den Gesäßmuskeln aufgrund ihrer veränderbaren Spannung das Vorwärtsneigen des Rumpfes.
Die Bewegungsrichtungen des Rumpfes werden von verschiedenen Muskelschlingen bestimmt und durch die oberflächlichen Rückenmuskeln unterstützt.

10.13 Aufgaben

1. Was versteht man unter der Rumpfmuskulatur? 10.11)
2. Welcher Muskelart gehören die Bauchmuskeln an? (10.11.1)
3. Beschreiben Sie Lage und Funktion des Leistenbandes und des Leistenkanals. (10.11.1)
4. Nehmen Sie eine Einteilung der Bauchmuskeln vor. (10.11.1)
5. Beschreiben Sie Lage, Ursprünge, Ansätze und Funktionen der 4 paarigen Bauchmuskeln. (10.11.1)
6. Was ist zum Faserverlauf der Bauchmuskeln zu sagen und welche Bedeutung hat er? (10.11.1)
7. Was verstehen Sie unter der Rektusscheide und welche Bedeutung hat sie? (10.11.1)
8. Welche Körperbewegungen werden durch die Bauchmuskeln realisiert? (10.11.2)
9. Wie wird die Bauchwand stabilisiert? (10.11.2)
10. Warum ist die regelmäßige Kräftigung der Bauchmuskulatur wichtig? (10.11.2)
11. Geben Sie einen Überblick über weitere Funktionen der Bauchmuskeln. (10.11.2)
12. Was versteht man unter der Bauchpresse und welche physiologischen Vorgänge werden durch sie realisiert? (10.11.2)
13. Was ist beim Heben schwerer Lasten zu beachten? (10.11.2)
14. Welche Rolle spielen die Bauchmuskeln bei der Atmung? (10.11.2)
15. Nehmen Sie eine Gliederung der Rückenmuskeln vor. (10.12.1)
16. Was ist die Hauptaufgabe der Rückenmuskeln. (10.12)
17. Unter welchem Sammelbegriff werden die tiefen Rückenmuskeln zusammengefasst? (10.12.1)
18. Was versteht man unter der Facia thoracolumbalis? (10.12.1)
19. Beschreiben Sie den M. erector spinae. (10.12.1)
20. Wie sind die tiefen Rückenmuskeln angeordnet und wie werden sie innerviert? (10.12.1)
21. Nehmen Sie eine Einteilung der autochthonen Rückenmuskeln vor. (10.12.1)
22. Wie heißen die 2 Muskelsysteme des medialen Muskelstranges? (10.12.2)
23. Welche Muskeln bilden
    a) das spinale und
    b) das transversospinale System?
    Wie sind sie angeordnet und welche Funktionen führen sie aus? (10.12.2)
24. Nennen Sie die 3 Muskelsysteme, die den lateralen Muskelstrang bilden. (10.12.3)
25. Beschreiben Sie das sakrospinale System (Muskeln, Anordnung, Funktion). (10.12.3)
26. Wo liegen die Riemenmuskeln und welche Funktionen führen sie aus? (10.12.3)
27. Welche Muskeln bilden das intertransversale System, wo liegen sie und was ist ihre Aufgabe? (10.12.3)
28. Erläutern Sie die Rolle der Schwerkraft bei den verschiedenen Rumpfbewegungen. (10.12.4)
29. Wie wirken Bauch- und Rückenmuskeln beim Vorwärts- und Rückwärtsneigen des Rumpfes zusammen? (10.12.4)
30. Welche Wirkung üben die Bauch- und Rückenmuskeln auf das Becken aus? (10.12.4)
31. Erläutern Sie Folgen von muskulären Ungleichgewichten der Rumpfmuskulatur und Möglichkeiten ihrer Vorbeugung.

1. Bertolini, R. (Hrsg.): Systematische Anatomie des Menschen, VEB Verlag Volk und Gesundheit, Berlin 1987
2. Bertolini, R., G. Leutert: Atlas der Anatomie des Menschen, VEB Georg Thieme Leipzig 1978
3. Kapandji, Ibrahim A.: Funktionelle Anatomie der Gelenke, 3. unveränderte Auflage, Ferdinand Enke Verlag, Stuttgart 2001
4. Leutert, G., W. Schmidt: Funktionelle und systematische Anatomie für Gesundheitsberufe, 11. Auflage, Urban & Fischer Verlag, München, Jena
5. Lippert, H.: Lehrbuch Anatomie, 5. Auflage, Urban & Fischer Verlag, München 2000
6. Netter, F.: Atlas der Anatomie des Menschen, 2. überarbeitete und erweiterte Auflage, G. Thieme Verlag, Stuttgart, New York 2000
7. Pschyrembel: Klinisches Wörterbuch, Berlin 2007
8. Rohen, J. W., Elke Lütjen-Drecoll: Funktionelle Anatomie des Menschen, 11. überarbeitete und erweiterte Auflage, Schattauer GmbH, Stuttgart 2006
9. Schuhmacher, G-H., G. Aumüller: Topografische Anatomie des Menschen, 7. Auflage, Urban & Fischer Verlag, München, Jena 2004
10. Sobotta, J.: Atlas der Anatomie des Menschen, (Hrsg. R. Putz und R. Pabst), Band 1 und 2, 21. neu bearbeitete Auflage, Urban & Fischer Verlag, München, Jena 2000
11. Tittel, K.: Beschreibende und funktionelle Anatomie des Menschen, 13. Auflage, Urban & Fischer Verlag, München, Jena 2000
12. Trebsdorf, M.: Biologie, Anatomie, Physiologie, Lehrbuch und Atlas, 13. Auflage, Verlag Europa-Lehrmittel, Nourney, Vollmer GmbH & Co. KG, Haan-Gruiten 2013
13. Welsch,Ulrich., (Hrsg.) Wolfgang Kummer (Hrsg.), Th. Deller: Histologie und mikroskopische Anatomie, 5. Auflage 2018, Urban & Fischer

Stichwortverzeichnis

A

G

T

Muskelursprünge und -ansätze des rechten Fußskeletts

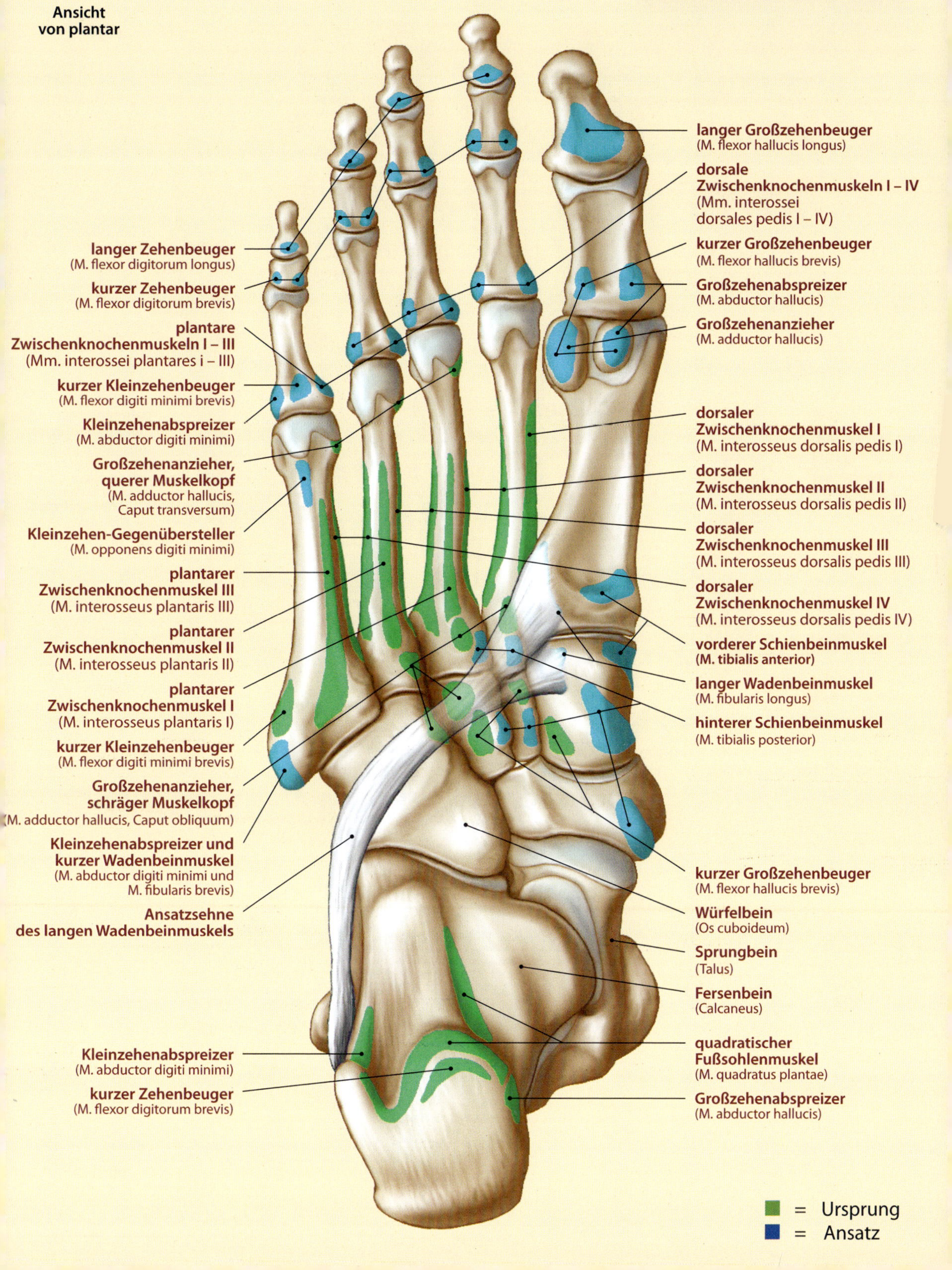

Muskelursprünge und -ansätze der rechten Hand

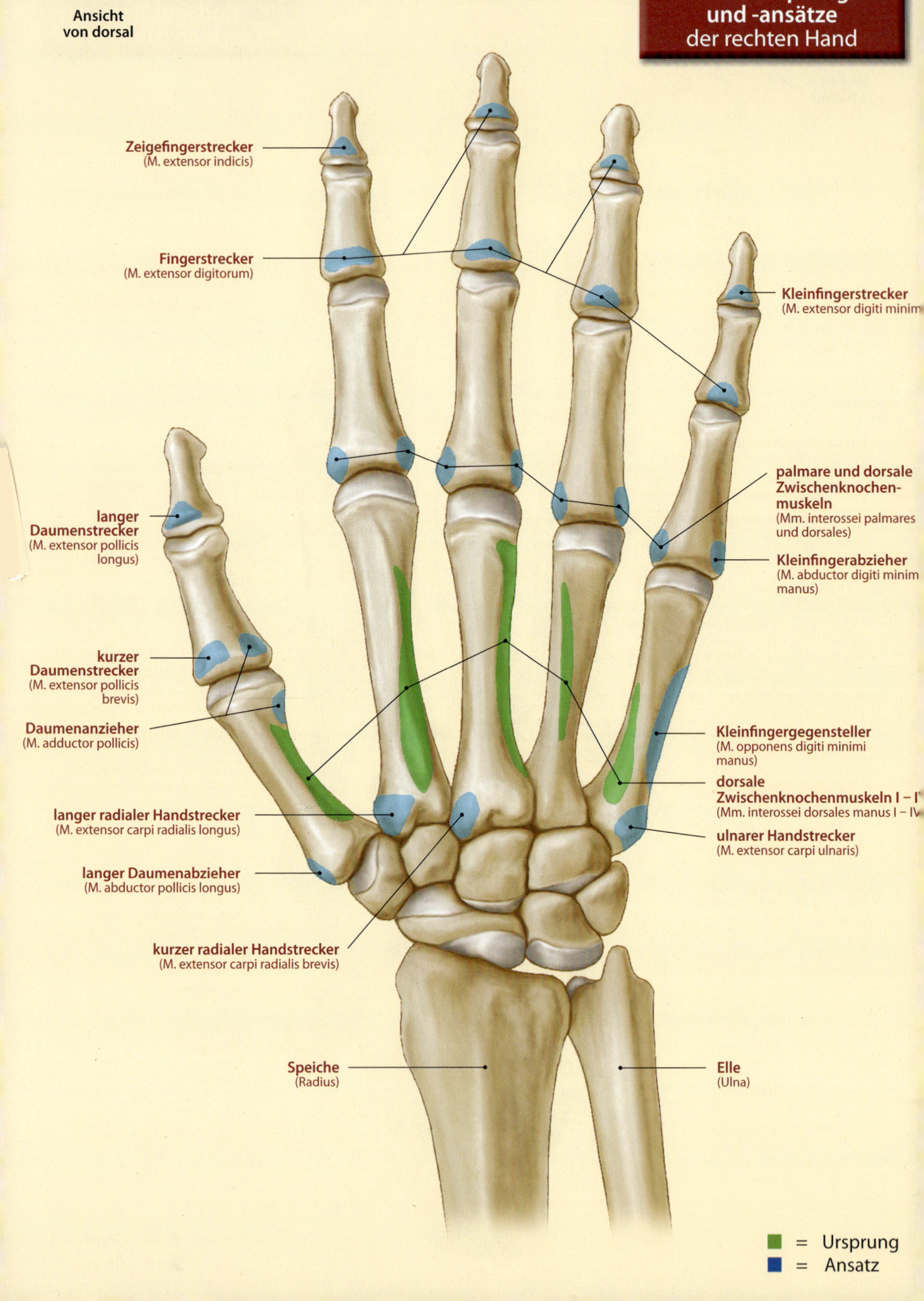